Lehrrettungsassistent und Dozent im Rettungsdienst

Steffen Pluntke

Lehrrettungsassistent und Dozent im Rettungsdienst

Für die Aus- und Weiterbildung

Mit 120 Abbildungen

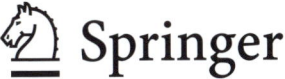

Steffen Pluntke
Otto-Hahn-Ring 9
14480 Potsdam

ISBN-13 978-3-642-34939-3   ISBN 978-3-642-34940-9 (eBook)
DOI 10.1007/978-3-642-34940-9

Die Deutsche Nationalbibliothek verzeichnet diese Publikation in der Deutschen Nationalbibliografie;
detaillierte bibliografische Daten sind im Internet über http://dnb.d-nb.de abrufbar.

Springer Medizin
© Springer-Verlag Berlin Heidelberg 2013
Dieses Werk ist urheberrechtlich geschützt. Die dadurch begründeten Rechte, insbesondere die der Übersetzung, des Nachdrucks, des Vortrags, der Entnahme von Abbildungen und Tabellen, der Funksendung, der Mikroverfilmung oder der Vervielfältigung auf anderen Wegen und der Speicherung in Datenverarbeitungsanlagen, bleiben, auch bei nur auszugsweiser Verwertung, vorbehalten. Eine Vervielfältigung dieses Werkes oder von Teilen dieses Werkes ist auch im Einzelfall nur in den Grenzen der gesetzlichen Bestimmungen des Urheberrechtsgesetzes der Bundesrepublik Deutschland vom 9. September 1965 in der jeweils geltenden Fassung zulässig. Sie ist grundsätzlich vergütungspflichtig. Zuwiderhandlungen unterliegen den Strafbestimmungen des Urheberrechtsgesetzes.

Produkthaftung: Für Angaben über Dosierungsanweisungen und Applikationsformen kann vom Verlag keine Gewähr übernommen werden. Derartige Angaben müssen vom jeweiligen Anwender im Einzelfall anhand anderer Literaturstellen auf ihre Richtigkeit überprüft werden.

Die Wiedergabe von Gebrauchsnamen, Warenbezeichnungen usw. in diesem Werk berechtigt auch ohne besondere Kennzeichnung nicht zu der Annahme, dass solche Namen im Sinne der Warenzeichen- und Markenschutzgesetzgebung als frei zu betrachten wären und daher von jedermann benutzt werden dürfen.

Planung: Dr. Anna Krätz, Heidelberg
Projektmanagement: Gisela Schmitt, Heidelberg
Lektorat: Dr. Doortje Cramer-Scharnagl, Edewecht
Projektkoordination: Barbara Karg, Heidelberg
Umschlaggestaltung: deblik Berlin
Fotonachweis Umschlag: © Manoj Singh / fotolia.com
Zeichnungen: Christine Goerigk, Ludwigshafen
Satz: Fotosatz-Service Köhler GmbH – Reinhold Schöberl, Würzburg

Gedruckt auf säurefreiem und chlorfrei gebleichtem Papier

Springer Medizin ist Teil der Fachverlagsgruppe Springer Science+Business Media
www.springer.com

Vorwort

»Die Kunst des Lehrens hat wenig
mit der Übertragung von Wissen zu tun.
Ihr grundlegendes Ziel muss darin bestehen,
die Kunst des Lernens auszubilden.«
(Ernst von Glasersfeld, amerikanischer Kommunikationsforscher, 1917–2010)

Der Rettungsdienst in Deutschland ist ein integraler Bestandteil des Gesundheitssystems. Die Qualität der rettungsdienstlichen Leistung wird nicht nur durch die notfallmedizinische Infrastruktur bestimmt, sondern auch durch die Aus-, Fort- und Weiterbildung der Rettungsfachkräfte. Um diese Aufgabe wahrzunehmen, braucht man Lehrkräfte, die sowohl notfallmedizinisch als auch pädagogisch qualifiziert sind. Die praktische Ausbildung von Rettungsassistenten und Rettungssanitätern auf den Rettungswachen wird von Lehrrettungsassistenten übernommen. Die schulische Ausbildungsphase begleiten hingegen haupt- und nebenberufliche Lehrkräfte an den Rettungsdienstschulen. Die Anforderungen an ihre pädagogische Qualifikation sind länderspezifisch geregelt. In der Regel sollten sie Lehrrettungsassistent oder Dozent im Rettungsdienst sein.

Bislang fehlte auf dem deutschsprachigen Büchermarkt ein Standardwerk, das alle berufspädagogischen Themen der Aus-, Fort- und Weiterbildung im Rettungsdienst umfassend abdeckt. Diese Lücke wird nun geschlossen. Den Leser erwartet eine systematische und verständlich dargestellte Einführung in die rettungsdienstliche Berufspädagogik. Das Konzept des Buches greift dazu die curricularen und praktischen Schwerpunkte der Qualifizierung zum Lehrrettungsassistenten und zum Dozenten im Rettungsdienst auf, um angehende Rettungsdienstausbilder zu einer handlungs- und teilnehmerorientierten Aus-, Fort- und Weiterbildung zu befähigen. Aber auch erfahrene Lehrkräfte können mithilfe des Buches nicht nur ihre Kenntnisse erweitern und vertiefen, sondern auch Lehrveranstaltungen für künftige Lehrrettungsassistenten und Dozenten im Rettungsdienst planen, durchführen und nachbereiten. Das Themenspektrum ist breit angelegt und umfasst folgende Bereiche: rettungsdienstliche Berufskunde, Bildungssystem, Lernpsychologie, Arbeits- und Zeitmanagement, Unterrichtsplanung, Unterrichtsmethoden und -medien, Lernkontrollen und Beurteilungen, Kommunikation, Gruppenprozesse, Konfliktmanagement sowie Grundlagen des Arbeits- und Sozialrechts.

Um den Textfluss nicht zu stören, ist nur die männliche Sprachform gewählt worden. Alle personenbezogenen Aussagen gelten jedoch für Frauen und Männer gleichermaßen. Im Text wird anstatt der Langform für Lehrrettungsassistent (LRA) und Dozent im Rettungsdienst (Dozent) die in Klammer angegebene allgemein übliche Abkürzung verwendet.

Nur durch die geduldige Unterstützung durch meine Frau Nicole und meine Tochter Nastasia war die Arbeit an diesem Buch überhaupt möglich. Dafür möchte ich ihnen herzlich danken. Michael Baumann und Mario Garbrecht gaben mir wertvolle Hinweise zum Manuskript. Meine Danksagung gilt auch Dr. Stefan Schnittger, Marianne Prenz und Hubertus C. Diemer vom DRK Landesverband Brandenburg e. V. Erst sie ermöglichten es mir, dieses Buchprojekt zu verwirklichen. Nicht zuletzt gebührt auch Frau Dr. Anna Krätz vom Springer-Verlag für die intensive Betreuung mein Dank.

Steffen Pluntke
Potsdam, November 2012

Der Autor

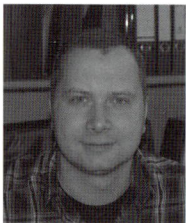

Steffen Pluntke

Der Autor ist Pädagoge und Bildungsreferent beim DRK Landesverband Brandenburg e. V. In Zusammenarbeit mit der Landesrettungsschule Brandenburg bildet er Lehrrettungsassistenten aus.

Der Autor hat nach dem Abschluss der mittleren Reife zunächst eine Verwaltungslehre abgeschlossen. Anschließend hat er auf dem zweiten Bildungsweg sein Abitur nachgeholt. Mit dem Zivildienst ist er in Kontakt mit dem DRK und der Lehrtätigkeit gekommen. Nach ersten Anfängen als Ausbilder für Erste Hilfe war er als Multiplikator in der Erwachsenenbildung tätig. Parallel hat er das Studium für das Lehramt an Gymnasien an der Universität Potsdam absolviert. Nach einer Tätigkeit an einer Privatschule hat er hauptberuflich an den DRK Landesverband Brandenburg e. V. als Bildungsreferent gewechselt. Dort hat er sich zum Dozenten in der Erwachsenenbildung und zum Qualitätsmanager weiterqualifiziert.

Seit 2003 veröffentlicht er als Fachautor regelmäßig zu unterschiedlichen Fragen des Gesundheitsdienstes, Arbeitsschutzes und der pädagogischen Qualifizierung. 2010 hat er sein Buch »Richtiges Verhalten bei Notfall, Unfall und Beinaheunfall am Arbeitsplatz« publiziert.

Inhaltsverzeichnis

1	**Qualifikationen im Rettungsdienst**	1
1.1	Rettungspersonal	2
1.2	Bildungspersonal	12
2	**Bildungssystem der Bundesrepublik Deutschland**	17
2.1	Organisation des Bildungssystems	18
2.2	Struktur des Bildungssystems	19
2.3	Bildungsurlaub	24
3	**Grundbegriffe der Erwachsenenbildung**	25
3.1	Andragogik und Erwachsenenbildung	26
3.2	Aus-, Fort- und Weiterbildung	26
3.3	Pädagogik	27
3.4	Didaktik	27
3.5	Lehrplan und Curriculum	28
4	**Grundlagen des Lernens**	31
4.1	Biologische Grundlagen des Lernens	32
4.2	Lernen	36
4.3	Lerntheorien	39
4.4	Lerntypen und Lernstile	46
4.5	Motivation	49
4.6	Besonderheiten des Lernens im Erwachsenenalter	56
5	**Gedächtnis**	59
5.1	Das Dreispeichermodell	60
5.2	Gedächtnisarten	63
5.3	Vergessen und Behalten	64
6	**Organisation und Förderung des Lernens**	67
6.1	Lernstrategien	68
6.2	Gedächtnisregeln	71
6.3	Lern- und Mnemotechniken	71
6.4	Arbeits- und Zeitmanagementmethoden	79
7	**Unterrichten und Ausbilden**	83
7.1	Funktionen von Unterricht und Ausbildung	84
7.2	Formen des Lehrens	84
7.3	Kompetenzen von Ausbildern im Rettungsdienst	85
7.4	Motivierendes Ausbilderverhalten	88
8	**Lernziele**	93
8.1	Lernzielbereiche	94
8.2	Lernzieltaxonomie	95

8.3	Lernzielhierarchie	96
8.4	Formulierung von Lernzielen	98
8.5	Aufgaben von Lernzielen	100

9 Planung von Aus- und Weiterbildung — 103

9.1	Formen von Lehrveranstaltungen	104
9.2	Prinzipien der Aus- und Weiterbildung	108
9.3	Phasen des Unterrichts	109
9.4	Unterrichtsplanung	114

10 Unterrichtsmethoden — 119

10.1	Sozialformen	122
10.2	Aktionsformen	127

11 Unterrichtsmedien — 137

11.1	Grundsätze und Funktionen des Medieneinsatzes	138
11.2	Einteilung der Medien	138
11.3	Standardmedien	139

12 Lernkontrollen und Beurteilungen — 147

12.1	Bezugsnormen	148
12.2	Lernkontrollen	149
12.3	Beurteilungen	157

13 Soziales Management — 169

13.1	Grundlagen der Kommunikation	170
13.2	Gruppenprozesse	182
13.3	Konfliktmanagement	186

14 Grundlagen des Arbeitsrechts — 201

14.1	Aufgaben des Arbeitsrechts	202
14.2	Rechtliche Grundlagen des Arbeitsrechts	203
14.3	Hauptgebiete des Arbeitsrechts	203
14.4	Arbeitsvertrag	205
14.5	Berufsausbildung	214
14.6	Duale Struktur der Interessenvertretung	217

15 Grundlagen des Sozialrechts — 221

15.1	Prinzipien der sozialen Sicherung	222
15.2	Entwicklung der Sozialversicherung	223
15.3	Versicherungspflicht	224
15.4	Zweige der Sozialversicherung	224
15.5	Sozialgerichtsbarkeit	227

Serviceteil	229
Literatur	230
Stichwortverzeichnis	236

Qualifikationen im Rettungsdienst

1.1　Rettungspersonal　– 2
1.1.1　Rettungshelfer　– 2
1.1.2　Rettungssanitäter　– 3
1.1.3　Rettungsassistent　– 4
1.1.4　Exkurs – Ausgewählte Rechtsfragen　– 7

1.2　Bildungspersonal　– 12
1.2.1　Lehrrettungsassistent　– 13
1.2.2　Dozent im Rettungsdienst　– 15

Eine Qualifikation ist die Fähigkeit einer Person, eine bestimmte geistige bzw. praktische Tätigkeit auf einem gewissen Niveau auszuführen. Man erreicht sie durch Aus- bzw. Fortbildung, Übung und Erfahrung. Das Spektrum der Qualifikationen im Rettungsdienst ist breit. Für die Arbeit des Lehrrettungsassistenten (LRA) und des Dozenten im Rettungsdienst (Dozent) sind vor allem die Qualifikationen des Rettungs- und Bildungspersonals von besonderem Interesse.

1.1 Rettungspersonal

In Deutschland gibt es auf der nichtärztlichen Seite mehrere Qualifikationen, die sich mit der Rettung in medizinischen Notfällen beschäftigen. LRA/Dozenten sind aufgrund ihrer Stellung gleichermaßen Ratgeber und Ansprechpartner, wenn es um die (Weiter-)Qualifizierung im Rettungsdienst geht. Sie sollten deshalb mit den Grundzügen der rettungsdienstlichen Berufskunde des nichtärztlichen Personals vertraut sein.

> **Grundlagen der Ausbildung des Personals im Rettungsdienst**
> - Grundsätze zur Ausbildung des Personals im Rettungsdienst des Bund-Länder-Ausschusses Rettungswesen vom 20.09.1977
> - Rettungsassistentengesetz (RettAssG) vom 10.07.1989
> - Ausbildungs- und Prüfungsverordnung für Rettungsassistentinnen und Rettungsassistenten (RettAssAPrV) vom 07.11.1989
> - Rettungsdienstgesetze der Bundesländer
> - Gemeinsame Grundsätze der ausbildenden Hilfsorganisationen (ASB, DRK, JUH, MHD) für die Ausbildung von Praktikanten an Lehrrettungswachen
> - Gemeinsame Rahmenbedingungen der ausbildenden Hilfsorganisationen (ASB, DRK, JUH, MHD) zur Ausbildung der »verantwortlichen Ausbilder an der Lehrrettungswache« (Lehrrettungsassistent)

■ **Allgemeine Fortbildungspflicht**
Die Tätigkeit im Rettungsdienst setzt eine regelmäßige Fortbildung voraus. Rettungshelfer, Rettungssanitäter und Rettungsassistenten sind unabhängig von ihrer Qualifikation jährlich fortzubilden. Diese Fortbildung basiert zum einen auf der Empfehlung der ausbildenden Hilfsorganisationen, zum anderen auf den in den verschiedenen Ländern vorhandenen Gesetzen und Verordnungen sowie auf der Empfehlung der Bundesärztekammer zur Notkompetenz. Je nach länderrechtlichen Regelungen umfasst die Fortbildung zwischen 24 und 40 h. Sinn der medizinisch-fachlichen Fortbildungen ist die Festigung der Kenntnisse und Fertigkeiten in den notfallmedizinischen Bereichen und die Vermittlung neuer medizinischer Aspekte. Die Überwachung der Aus- und Weiterbildung des nichtärztlichen Personals obliegt dem Ärztlichen Leiter Rettungsdienst (ÄLRD).

1.1.1 Rettungshelfer

Die einfachste Form der Ausbildung im Rettungsdienst ist der Rettungshelfer (◘ Abb. 1.1). Es handelt sich dabei um Personen, die an einer über die Fachdienstausbildung für den Sanitätsdienst hinausgehenden rettungsdienstlichen Ausbildung teilgenommen haben. Aufgrund der geringeren berufsspezifischen Qualifikation sind Rettungshelfer nicht zur alleinigen Überwachung von Notfallpatienten im Regelrettungsdienst geeignet. Je nach Landesrecht ist ein begleitender Einsatz auf verschiedenen Rettungsmitteln möglich.

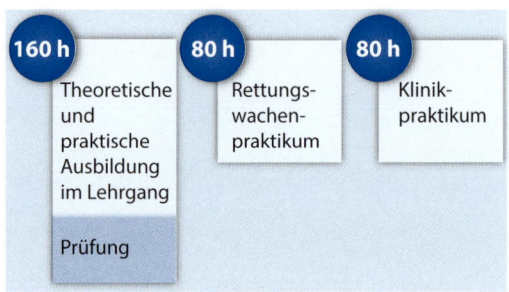

◘ **Abb. 1.1** Ausbildungsablauf zum Rettungshelfer nach den Grundsätzen der Hilfsorganisationen

- **Ausbildung**

Rechtlich ist als Zugangsvoraussetzung keine bestimmte Schulbildung vorgeschrieben. In der Regel wird jedoch mindestens der Hauptschulabschluss oder eine abgeschlossene Berufsausbildung vorausgesetzt. Voraussetzung zur Teilnahme an der Rettungshelferausbildung ist eine Erste-Hilfe-Ausbildung, die nicht länger als 1 Jahr zurückliegen darf.

Rettungshelfer ist keine geschützte Berufsbezeichnung. Ausbildung und Prüfung sind nicht gesetzlich geregelt. Die Hilfsorganisationen haben sich deshalb 1995 auf gemeinsame Grundsätze für eine Mindestausbildung von Rettungshelfern verständigt. Die Ausbildungszeit umfasst insgesamt 320 h. Lediglich in Nordrhein-Westfalen wurde die Rettungshelferausbildung zwischenzeitlich gesetzlich geregelt. Allerdings umfasst sie dort insgesamt nur 160 h. Wegen der deutlich kürzen Ausbildungszeit wird sie in anderen Bundesländern nicht als Rettungshelferausbildung, sondern nur als Sanitätsausbildung anerkannt und zur Verdeutlichung des Qualifikationsunterschiedes als »Rettungshelfer NRW« bezeichnet. Bei der Ausbildung zum Rettungshelfer haben sich die Hilfsorganisationen an den Inhalten der Ausbildung zum Rettungssanitäter orientiert, sodass alle Ausbildungsabschnitte auf die Ausbildung zum Rettungssanitäter angerechnet werden können.

Die 80 h umfassende klinische Ausbildung soll zusammenhängend oder in 2 Blöcken von je 40 h durchgeführt werden. Die übrige Ausbildung kann in Blöcken oder berufsbegleitend erfolgen.

1.1.2 Rettungssanitäter

Die Qualifizierung zum Rettungssanitäter ist durch kein Bundesgesetz normiert. Seit 1977 ist die Ausbildung zum Rettungssanitäter jedoch durch die »Grundsätze zur Ausbildung des Personals im Rettungsdienst« (520-Stunden-Programm) des Bund-Länder-Ausschusses »Rettungswesen« bundesweit einheitlich geregelt. Diese Grundsätze stellen formal kein Gesetz und keine Verordnung dar. Sie sind als Empfehlungen zu verstehen. Auch wenn es sich um eine vollwertige Berufstätigkeit handelt, stellt der Begriff Rettungssanitäter weder eine anerkannte Berufsausbildung noch eine Berufsbezeichnung dar.

Während früher Rettungssanitäter selbstständig im Regelrettungsdienst eingesetzt wurden, dürfen sie heute nur noch neben einem verantwortlichen Rettungsassistenten auf einem Rettungswagen oder eigenverantwortlich im qualifizierten Krankentransport eingesetzt werden. Zwischen Rettungssanitäter und Rettungsassistent besteht in dienstlicher Hinsicht ein Weisungsverhältnis, nach dem der Rettungssanitäter die Anweisungen des Rettungsassistenten befolgen muss.

- **Ausbildung**

Die Ausbildung zum Rettungssanitäter setzt sich aus mehreren Phasen zusammen und umfasst insgesamt 520 h (• Abb. 1.2). Aus diesem Grund wird die Ausbildung oftmals kurz als 520-Stunden-Programm bezeichnet. Die Ausbildungsinhalte sind in einem Lernzielkatalog formuliert. Die Prüfung wird vor einem Prüfungsausschuss gemäß den landesspezifischen Regelungen abgelegt. Die gesamte Ausbildung soll in 2 Jahren abgeschlossen sein. Sowohl der Abschluss als Rettungssanitäter als auch abgeschlossene Ausbildungsabschnitte werden in allen Bundesländern anerkannt. Auf Antrag wird die Ausbildung zum Rettungssanitäter in vollem Umfang auf die Ausbildung zum Rettungsassistenten anerkannt.

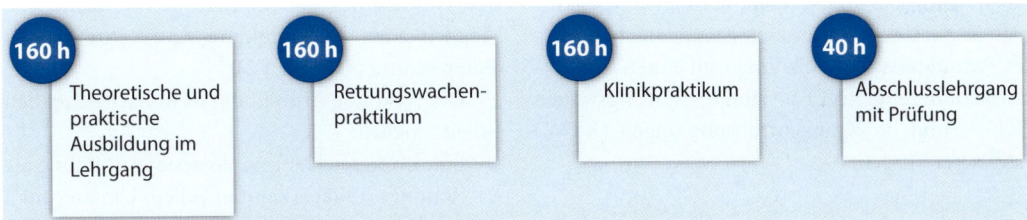

• Abb. 1.2 Ausbildungsablauf zum Rettungssanitäter

- **Prüfungsbestimmungen**

Die Zulassung zur Prüfung ist dem Prüfling spätestens 2 Wochen vor der Prüfung mitzuteilen. Die Prüfung zum Rettungssanitäter gliedert sich in je einen schriftlichen, mündlichen und praktischen Teil.

Die schriftliche Prüfung dauert mindestens 2 h. Sie wird von 2 Mitgliedern des Prüfungsausschusses unabhängig voneinander bewertet. Bei unterschiedlicher Bewertung ist die Note durch den Prüfungsvorsitzenden festzulegen.

Bei der mündlichen Prüfung wird jeder Prüfling mindestens 20 min geprüft.

Die praktische Prüfung kann im Zusammenhang mit der mündlichen Prüfung erfolgen. Jeder Prüfling wird 20 min geprüft.

Die Prüfung ist bestanden, wenn jeder Prüfungsabschnitt mit mindestens »ausreichend« (Note 4) bewertet wurde. Über die bestandene Prüfung wird ein Zeugnis erstellt, auf dem alle Prüfungsnoten verzeichnet sind. Besteht der Prüfling die Prüfung nicht, wird ihm dies vom Prüfungsausschuss schriftlich mitgeteilt. Die Prüfung kann maximal 2-mal wiederholt werden.

1.1.3 Rettungsassistent

Der Rettungsassistent ist der am höchsten qualifizierte nichtärztliche Mitarbeiter im Rettungsdienst. In Deutschland wurde im Jahre 1989 das Rettungsassistentengesetz (RettAssG) verabschiedet. Es handelt sich dabei um ein Bundesgesetz, das den Rahmen für die Berufsausbildung zum Rettungsassistenten vorgibt und dem Schutz der Berufsbezeichnung »Rettungsassistent/in« dient. Die Berufsbezeichnung »Rettungsassistent/in« darf nur mit behördlicher Erlaubnis geführt werden. Der Beruf des Rettungsassistenten ist ein Assistenzberuf. Die selbstständige Durchführung ärztlicher Maßnahmen ist auch dem Rettungsassistenten nicht gestattet. Rettungsassistenten können auf einem Notarzteinsatzfahrzeug (NEF), einem Rettungswagen (RTW) und im Krankentransportwagen (KTW) eingesetzt werden.

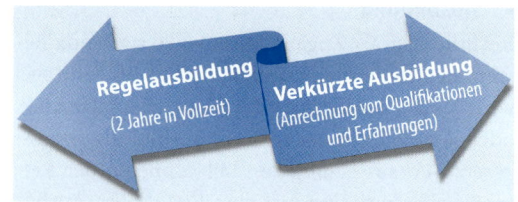

◘ Abb. 1.3 Möglichkeiten der Ausbildung zum Rettungsassistenten

- **Ausbildung**

Die Ausbildung soll entsprechend der Aufgabenstellung des Berufs als Helfer des Arztes insbesondere dazu befähigen, am Notfallort bis zur Übernahme der Behandlung durch den Arzt lebensrettende Maßnahmen bei Notfallpatienten durchzuführen, die Transportfähigkeit solcher Patienten herzustellen, die lebenswichtigen Körperfunktionen während des Transports zum Krankenhaus zu beobachten und aufrechtzuerhalten sowie kranke, verletzte und sonstige hilfsbedürftige Personen, auch soweit sie nicht Notfallpatienten sind, unter sachgerechter Betreuung zu befördern (Ausbildungsziel).

Für die Ausbildung zum Rettungsassistenten sind das Rettungsassistentengesetz (RettAssG) und die Ausbildungs- und Prüfungsordnung für Rettungsassistentinnen und Rettungsassistenten (RettAssAPrV) maßgeblich. Letzteres enthält Details zur Ausbildung und Prüfung. Um zum Rettungsassistenten ausgebildet werden zu können, muss man folgende Voraussetzungen erfüllen:
- Vollendung des 18. Lebensjahres
- gesundheitliche Eignung zur Ausübung des Berufes (ärztliche Bescheinigung)
- Hauptschulabschluss oder gleichwertige Schulbildung oder eine abgeschlossene Berufsausbildung

Der Gesetzgeber hat im RettAssG verschiedene Möglichkeiten der Ausbildung zum Rettungsassistenten eröffnet (◘ Abb. 1.3).

Die verkürzte Ausbildung ist in nachstehenden Fällen möglich:
- Eine erfolgreich abgeschlossene Ausbildung als Rettungssanitäter kann in vollem Umfang auf den Rettungsassistentenlehrgang angerechnet werden. Ferner haben ausgebildete Rettungs-

sanitäter die Möglichkeit, sich Berufserfahrung im Rettungsdienst auf die praktische Ausbildung anrechnen zu lassen.
- Krankenschwestern, Krankenpfleger, Kinderkrankenschwestern und Kinderkrankenpfleger mit Erlaubnis nach § 1 (1) Nr. 1 oder 2 des Krankenpflegegesetzes (KrPflG) sind auch ohne Teilnahme an einem Lehrgang nach § 4 RettAssG zur staatlichen Prüfung zuzulassen, wenn sie an einem Ergänzungslehrgang von mindestens 300 h teilgenommen haben.
- Für Soldaten der Bundeswehr, Polizeivollzugsbeamte der Bundespolizei oder der Polizei eines Landes wird der Lehrgang nach § 4 RettAssG auf Antrag um 600 h, sofern er in Vollzeitform durchgeführt wird, um 6 Monate, verkürzt, wenn sie folgende Prüfungen bestanden haben:
  - die Sanitätsprüfung und den fachlichen Teil der Unteroffizierprüfung für Unteroffiziere im Sanitätsdienst der Bundeswehr,
  - die Fachprüfung für die Verwendung als Sanitätsbeamter der Bundespolizei oder
  - eine vergleichbare Fachprüfung für die Verwendung im Sanitätsdienst der Polizei eines Landes.

Eine Übergangsregelung nach § 13 (1) RettAssG ermöglichte zudem Rettungssanitätern, im Rahmen eines Anerkennungsverfahrens die Berufsbezeichnung Rettungsassistent zu erwerben. Hierfür war der Nachweis notwendig, dass die Ausbildung noch vor Inkrafttreten des Gesetzes 1989 begonnen oder abgeschlossen wurde.

Die Regelausbildung zum Rettungsassistenten dauert in Vollzeitform 2 Jahre (2800 h) und gliedert sich in eine 1-jährige Ausbildung an einer staatlich anerkannten Schule für Rettungsassistenten und eine 1-jährige Praxiszeit im Rettungsdienst (◘ Abb. 1.4).

- **Prüfungsbestimmungen**

Die staatliche Prüfung auf dem Weg zum Rettungsassistenten umfasst je einen schriftlichen, mündlichen und praktischen Teil. Der Prüfling legt die Prüfung bei der Schule ab, an der er den Lehrgang abschließt. Die Zulassung sowie die Prüfungstermine sollen dem Prüfling spätestens 4 Wochen vor Prüfungsbeginn schriftlich mitgeteilt werden. Die

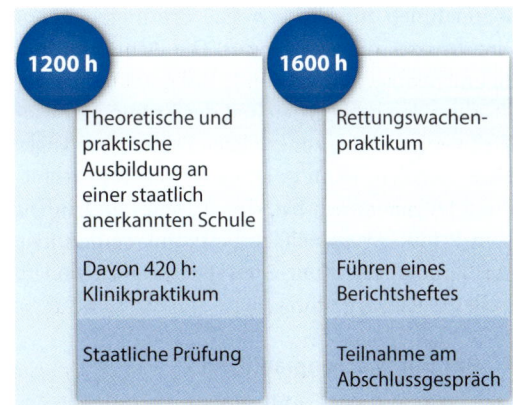

◘ **Abb. 1.4** Regelausbildungsablauf zum Rettungsassistenten

Prüfung ist bestanden, wenn jeder Prüfungsteil mit mindestens »ausreichend« (Note 4) benotet wird. Über die bestandene staatliche Prüfung wird ein Zeugnis erteilt. Besteht der Prüfling nicht, erhält er darüber eine schriftliche Mitteilung, in der die Prüfungsnoten angegeben sind. Jeder Teil der Prüfung kann 1-mal wiederholt werden, wenn der Prüfling die Note »mangelhaft« (Note 5) oder »ungenügend« (Note 6) erhalten hat. Über die Prüfung ist eine Niederschrift anzufertigen, aus der Gegenstand, Ablauf und Ergebnisse der Prüfung sowie etwa vorkommende Unregelmäßigkeiten hervorgehen.

Der schriftliche Teil der Prüfung erstreckt sich auf die in Anlage 1 Abschnitt A Nr. 1–5 der RettAssAPrV genannten Stoffgebiete. Der Prüfling hat aus diesen Stoffgebieten in einer Aufsichtsarbeit schriftlich gestellte Fragen zu beantworten. Die Aufsichtsarbeit dauert 3 h.

Die mündliche Prüfung wird von mindestens 2 Fachprüfern abgenommen und benotet. In dieser Prüfung hat der Prüfling Fragen aus den Stoffgebieten der Anlage 1 Abschnitt A der RettAssAPrV zu beantworten. Die Prüflinge werden einzeln oder in Gruppen von bis zu 5 Personen geprüft. Die Prüfung soll für den einzelnen Prüfling mindestens 10 und nicht länger als 20 min dauern.

Im praktischen Teil der Prüfung hat der Prüfling am Beispiel von 3 ausgewählten Fällen zu demonstrieren, dass er die zur Berufsausübung benötigten Kenntnisse und Fertigkeiten beherrscht. Auf Verlangen des Prüfers sind die vorgenommenen

Maßnahmen zu erläutern. Die Prüflinge werden einzeln oder zu zweit geprüft. Die Demonstration soll nicht länger als 15 min je Fall dauern. Hat der Prüfling den praktischen Teil der Prüfung zu wiederholen, so darf er zur erneuten Prüfung nur zugelassen werden, wenn er an einer weiteren Ausbildung teilgenommen hat, deren Dauer und Inhalt vom Prüfungsvorsitzenden bestimmt werden. Die Wiederholungsprüfung muss spätestens 12 Monate nach der letzten Prüfung abgeschlossen sein.

- **Rettungswachenpraktikum**

Die Praxiszeit darf nach bestandener staatlicher Prüfung nur in einer zur Annahme von Praktikanten ermächtigten Einrichtung des Rettungsdienstes (Lehrrettungswache) abgeleistet werden.

In einem Einführungsgespräch wird der Praktikant über alle dienstlichen, rechtlichen und organisatorischen Belange der Rettungswache informiert und in diese eingewiesen. Alle Einweisungen sind auf der Lehrrettungswache aktenkundig zu machen. Die Unterlagen müssen 10 Jahre aufbewahrt werden. Es schließen sich Einweisungen in Rettungs- und Transporttechnik, medizinische Geräte bzw. Produkte, fahrzeugtechnische Ausstattungen, Berichtswesen, Dokumentation, Fernmeldetechnik und Hygiene an.

Während der Praxiszeit sind die für die Berufsausübung wesentlichen Kenntnisse und Fertigkeiten durch praktischen Einsatz in den Bereichen Krankentransportwagen (KTW), Rettungstransportwagen (RTW) und Notarztwagen (NAW) zu vermitteln. Dabei soll auch der Praxisbetrieb einer Rettungswache kennengelernt werden. Zur Vertiefung der Kenntnisse und Fertigkeiten ist die begleitende Teilnahme an mindestens 50 Unterrichtsstunden zwingend vorgeschrieben.

Gemäß § 2 (2) RettAssAPrV erfordert der Nachweis über die erfolgreiche Ableistung des Rettungswachenpraktikums die Vorlage eines Berichtsheftes und die Teilnahme am Abschlussgespräch. Am Abschlussgespräch nehmen der Praktikant, der für ihn verantwortliche Lehrrettungsassistent und ein von der zuständigen Behörde beauftragter Arzt teil. Im Abschlussgespräch wird festgestellt, ob der Praktikant die wesentlichen Kenntnisse und Fertigkeiten an der Lehrrettungswache erworben hat. Die erfolgreiche Ableistung der praktischen Tätigkeit wird durch eine Bescheinigung bestätigt. Ergibt sich im Abschlussgespräch, dass der Praktikant die praktische Tätigkeit nicht erfolgreich abgeleistet hat, entscheidet der Arzt gemeinsam mit dem Lehrrettungsassistenten über eine angemessene Verlängerung der Praxiszeit. Eine Verlängerung ist nur 1-mal zulässig. Der Verlängerung folgt ein weiteres Abschlussgespräch. Kann auch nach dem Ergebnis dieses Gespräches die erfolgreiche Ableistung des Abschlussgespräches nicht bescheinigt werden, darf die gesamte praktische Tätigkeit nur 1-mal wiederholt werden.

> Mit Beschluss vom 15.03.2002 hat das Bundesverwaltungsgericht entschieden, dass Rettungssanitäter, die an einer verkürzten Ausbildung zum Rettungsassistenten teilnehmen, weder ein Berichtsheft vorlegen noch am Abschlussgespräch teilnehmen müssen (Aktenzeichen: 3 B 110/01).

- **Lehrrettungswache**

Die Rettungswache muss gewährleisten, dass der Praktikant während seiner praktischen Tätigkeit alle für die Berufsausübung wesentlichen Kenntnisse und Fertigkeiten vermittelt bekommt. Die Anforderungen an Lehrrettungswachen beruhen im Wesentlichen auf folgenden Regelungen:
- § 7 (2) RettAssG
- Gemeinsame Grundsätze der ausbildenden Hilfsorganisationen (ASB, DRK, JUH, MHD) für die Ausbildung von Praktikanten an Lehrrettungswachen
- länderspezifische Regelungen zur Erteilung der Ermächtigung von Rettungswachen zur Annahme von Praktikanten

Insbesondere in den Gemeinsamen Grundsätzen der ausbildenden Hilfsorganisationen ist eine Vielzahl von personellen, sachlichen und organisatorischen Anforderungen an Lehrrettungswachen verzeichnet, um die Einheitlichkeit der Ausbildung sicherzustellen (◘ Tab. 1.1). Die Grundsätze werden durch die jeweiligen landesspezifischen Regelungen konkretisiert (z. B. Höhe des Notfallaufkommens pro RTW, Mindesteinsätze des Praktikanten).

☐ **Tab. 1.1** Anforderungskriterien an Lehrrettungswachen. *LRA* Lehrrettungsassistent, *HLW* Herz-Lungen-Wiederbelebung, *RTW* Rettungswagen

Personelle Voraussetzungen	Medizinische Aufsicht durch einen im Rettungsdienst erfahrenen Arzt (Fachkundenachweis Rettungsdienst)
	Ausreichende Anzahl von LRA
Sachliche Voraussetzungen	Angemessene Desinfektionseinrichtungen
	Mindestens 1 RTW
	Fahrzeughalle zur Durchführung praktischer Ausbildungsteile
	Geeigneter Raum für Unterrichtszwecke
	Literatur
	Funktionsfähige Unterrichtsmittel in ausreichender Zahl – mindestens 2 HLW-Phantome (jeweils 1 Erwachsener, 1 Säugling), Intubations- und Infusionstrainer
Organisatorische Voraussetzungen	Ganzjähriger Betrieb der Rettungswache
	Anerkennung gemäß Landesrecht
	Anbindung der Rettungswache an Notarztdienst oder Krankenhaus
	Dokumentation der Ausbildungsleistung (Aufbewahrung mindestens 10 Jahre)
	Prüfung der Tätigkeitsnachweise des Praktikanten
	Einführungs-, Zwischen- und Abschlussgespräch mit Praktikanten

1.1.4 Exkurs – Ausgewählte Rechtsfragen

Rechtsfragen sind neben medizinischen Inhalten ein stetiger Begleiter in Aus- und Weiterbildungen. Sowohl in der Ausbildung von Rettungsassistenten und Rettungssanitätern als auch in der Qualifizierung zum Lehrrettungsassistenten (LRA) sind die Themen Notkompetenz und Schweigepflicht obligatorisch.

Notkompetenz

Im Rendezvoussystem des Rettungsdienstes kommt es regelmäßig vor, dass das nichtärztliche Personal vor dem Notarzt am Notfallort eintrifft. Oft wird die Notwendigkeit eines Notarztes erst vom Rettungsdienstpersonal vor Ort erkannt und dieser nachgefordert oder Rettungstransportwagen und Notarztwagen werden zwar gleichzeitig angefordert, der Notarzt benötigt aber mehr Zeit für die Anfahrt. Diese Zeitspanne kann für die Patientenversorgung kostbare Minuten bedeuten, da einige medizinische Notfallmaßnahmen umso mehr Erfolg versprechen, je eher sie durchgeführt werden. Das Rettungsdienstpersonal stellt sich in derartigen Situationen immer wieder die Frage, ob es medizinische Maßnahmen durchführen darf, welche dem Arztvorbehalt unterliegen.

Mit Inkrafttreten des Heilpraktikergesetzes (HeilprG) wurde im Jahre 1939 die allgemeine Kurierfreiheit, die bis zu diesem Zeitpunkt bestand, aufgehoben. Die Ausübung der Heilkunde ist seitdem in Deutschland Ärzten und Heilpraktikern vorbehalten. Allen anderen Personen ist die Ausübung der Heilkunde unter Strafandrohung verboten. Auch das Rettungsassistentengesetz (RettAssG) trifft keine Aussage darüber, welche einzelnen medizinischen Maßnahmen Rettungsassistenten im Notfalleinsatz in Abwesenheit eines Notarztes durchführen dürfen und müssen. Das nichtärztliche Personal ist daher grundsätzlich nicht zur selbstständigen Ausübung ärztlicher Tätigkeiten befugt.

In der Rettungsdienstpraxis kann sich die Notwendigkeit ergeben, dass spezifisch ärztliche Maßnahmen eigenständig durch das Rettungsdienstpersonal durchgeführt werden müssen bzw. können (☐ Abb. 1.5).

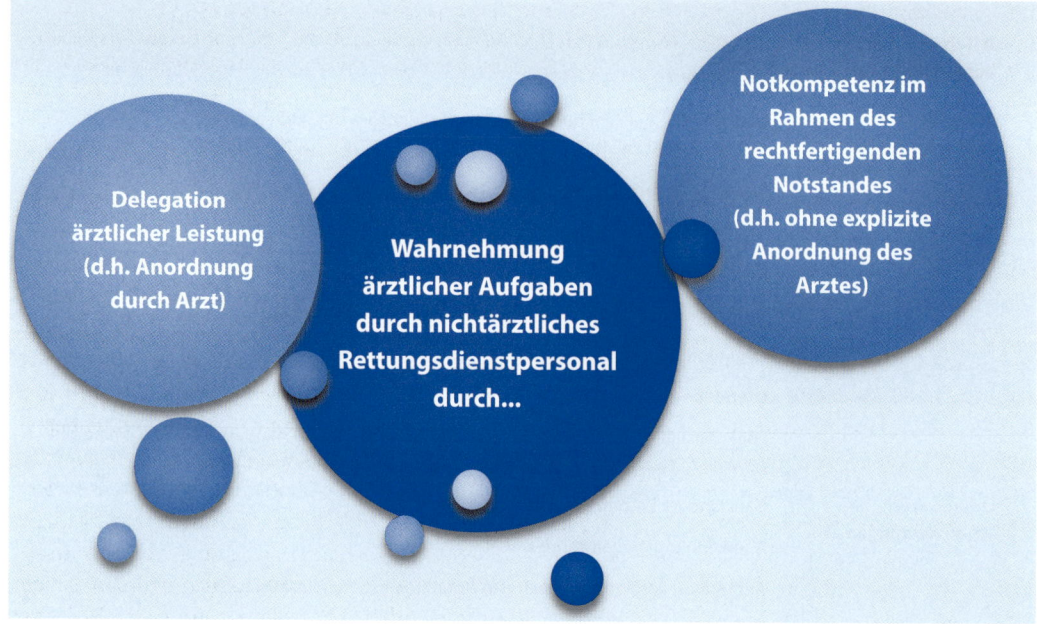

Abb. 1.5 Wahrnehmung ärztlicher Aufgaben durch Rettungsdienstpersonal

- **Delegation**

Ein an der Einsatzstelle physisch anwesender (!) Notarzt kann nach der Untersuchung des Patienten bestimmte ärztliche Aufgaben an nichtärztliches Personal delegieren. Die Übertragung von Aufgaben ist zur Erfüllung des Einsatzauftrages üblich. Grundsätzlich erfordert die Delegation ärztlicher Maßnahmen auf nachgeordnetes nichtärztliches Personal vom Delegierenden die Erfüllung wichtiger Voraussetzungen:
- Entscheidung, ob sich die Maßnahme überhaupt zur Delegation eignet
- Entscheidung, ob sich der Mitarbeiter überhaupt zur Übertragung eignet
- Sicherstellung einer ordnungsgemäßen Überwachung

Die Gesamtverantwortung wird bei einer Delegation nicht abgegeben, sondern aufgeteilt (**Abb. 1.6**). Im Rahmen seiner Anordnungsverantwortung darf der Arzt nur das anordnen, was er nicht persönlich durchführen muss. Er darf die Aufgaben nur an denjenigen delegieren, der aufgrund seiner Qualifikation in der Lage ist, die Anordnung fehlerfrei auszuführen. Der Arzt muss räumlich in der Nähe sein, um im Bedarfsfall (z. B. Fragen, Fehler) eingreifen zu können.

Das Rettungsdienstpersonal trägt die Durchführungsverantwortung und muss die übertragene Aufgabe nach dem aktuellen, erlernten Sachstand richtig ausführen. Zur Vermeidung eines Übernahmeverschuldens muss der Rettungsdienstmitarbeiter, der eine Maßnahme übernehmen soll, dem Arzt ungefragt mitteilen, wenn er diese nicht sicher beherrscht.

- **Notkompetenz**

Der Begriff Notkompetenz ist gesetzlich nicht geregelt. Er bezeichnet die Rechtfertigung für Maßnahmen für nichtärztliches Personal außerhalb des gesetzlich beschriebenen Kompetenzbereiches. Ret-

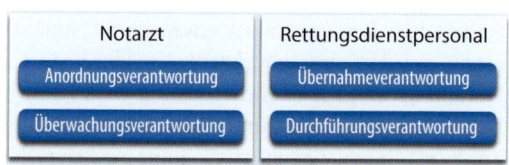

Abb. 1.6 Aufteilung der Gesamtverantwortung bei ärztlicher Delegation

tungsdienstmitarbeiter haben – wie jeder andere Bürger – die Pflicht zur Hilfeleistung gemäß § 323 c Strafgesetzbuch (StGB). Darüber hinaus haben Rettungsdienstmitarbeiter eine Garantenstellung. Da sie sich beruflich dem Rettungsdienst widmen, werden an ihre Hilfeleistungsfähigkeit höhere Ansprüche gestellt.

Trotz einer flächendeckenden notärztlichen Versorgung sind im Einzelfall Situationen denkbar, in denen das Rettungsdienstpersonal nach eigener Entscheidung – ohne ärztliche Delegation und Weisung – und damit in voller eigener Verantwortung überbrückende Maßnahmen zur Lebenserhaltung und zur Abwendung schwerer gesundheitlicher Störungen durchführen muss, die ihrer Art nach ärztliche Maßnahmen sind. Für den objektiv gegebenen Verstoß gegen den Arztvorbehalt zur Ausübung der Heilkunde kann der Rettungsdienstmitarbeiter in dieser Situation den rechtfertigenden Notstand nach § 34 StGB in Anspruch nehmen. Der Verstoß ist damit nicht rechtswidrig.

§ 34 StGB – Rechtfertigender Notstand
»Wer in einer gegenwärtigen, nicht anders abwendbaren Gefahr für Leben, Leib, Freiheit, Ehre, Eigentum oder ein anderes Rechtsgut eine Tat begeht, um die Gefahr von sich oder einem anderen abzuwenden, handelt nicht rechtswidrig, wenn bei Abwägung der widerstreitenden Interessen, namentlich der betroffenen Rechtsgüter und des Grades der ihnen drohenden Gefahren, das geschützte Interesse das beeinträchtigte wesentlich überwiegt. Dies gilt jedoch nur, soweit die Tat ein angemessenes Mittel ist, die Gefahr abzuwenden.«

- **Maßnahmen der Notkompetenz**

Die Bundesärztekammer (BÄK) hat 1992 eine »Stellungnahme zur Notkompetenz des Rettungsassistenten« veröffentlicht. In den Jahren 2003 und 2004 wurde sie um eine »Empfehlung zu Medikamenten, die im Rahmen der Notkompetenz gegeben werden können« erweitert. Durch die Stellungnahme soll die Rechtssicherheit des Rettungsdienstpersonals erhöht werden. Die BÄK besitzt keine gesetzgeberische Kompetenz. Ihre Stellungnahme ist deshalb rechtlich nicht verbindlich. Dennoch kann sie nach Auffassung von Juristen als eine Art vorweggenommenes Sachverständigengutachten betrachtet werden, wenn es um die Bewertung der Strafbarkeit bzw. Straflosigkeit der Tätigkeit in Notsituationen ohne Notarzt geht.

Notkompetenz des Rettungsassistenten
Die Stellungnahme der BÄK zur Notkompetenz spricht nur von einer Notkompetenz des Rettungsassistenten. In der Fachliteratur wird jedoch häufig auch dem Rettungssanitäter eine Notkompetenz zugesprochen. Rettungshelfer finden hingegen keine Erwähnung.

Welche Maßnahmen konkret vom Rettungsdienstpersonal durchgeführt werden sollen und können, richtet sich nach dem Stand der Wissenschaft bzw. Technik und vor allem nach dem Ausbildungsstand des Rettungsdienstmitarbeiters. Nach der Stellungnahme der BÄK können folgende, an sich Ärzten vorbehaltene Maßnahmen eigenständig von Rettungsassistenten im Rahmen einer Notkompetenz durchgeführt werden, um Menschenleben zu retten oder schwere gesundheitliche Schäden vom Patienten abzuwenden (◘ Abb. 1.7). Im Einzelfall kann es aufgrund besonderer Ausbildung und Kenntnisse auch weitere Notkompetenzmaßnahmen geben. Zudem enthält die Stellungnahme der BÄK zur Notkompetenz lediglich Empfehlungen, die durch den ärztlichen Verantwortlichen des Rettungsdienstträgers konkretisiert werden können.

- **Voraussetzungen**

Seine Entscheidung, im Rahmen der Notkompetenz spezifisch ärztliche Maßnahmen durchzuführen, trifft der Rettungsassistent für jeden Einzelfall

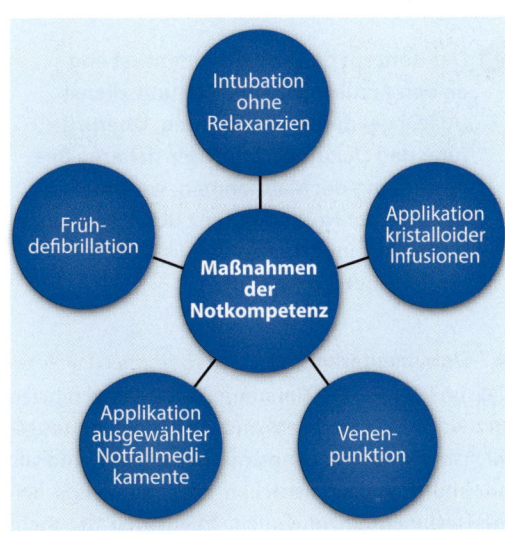

◘ **Abb. 1.7** Maßnahmen im Rahmen der Notkompetenz gemäß Bundesärztekammer

eigenverantwortlich. Ein Handeln unter Berufung auf die Notkompetenz setzt jedoch immer voraus, dass
- der Rettungsassistent am Notfallort auf sich allein gestellt ist und rechtzeitige ärztliche Hilfe, etwa durch An- oder Nachforderung des Notarztes (z. B. schlechte Wetterverhältnisse, hohes Verkehrsaufkommen, Massenunfall) nicht erreichbar ist,
- die Maßnahmen aufgrund der Beurteilung durch den Rettungsassistenten zur unmittelbaren Abwehr von Gefahren für das Leben und die Gesundheit des Notfallpatienten dringend erforderlich sind (Eilbedürftigkeit),
- das gleiche Ziel durch weniger eingreifende Maßnahmen nicht erreicht werden kann (Prinzip der Verhältnismäßigkeit) und
- die Hilfeleistung nach den besonderen Umständen des Einzelfalles für den Rettungsassistenten zumutbar ist (Zumutbarkeit). Zumutbar ist eine Hilfeleistung dem Rettungsdienstpersonal, wenn es in der Durchführung der vorgesehenen Maßnahme ausgebildet wurde und die Durchführung der Maßnahme beherrscht.

Werden invasive Maßnahmen ohne Vorliegen der dargestellten Voraussetzungen vorgenommen, drohen straf-, zivil- sowie arbeitsrechtliche Konsequenzen.

> Das Konzept der Notkompetenz ist eng an den Ärztlichen Leiter Rettungsdienst (ÄLRD) gekoppelt. Ausbildung, Überprüfung und Dokumentation der sicheren Beherrschung der Maßnahmen, welche im Rahmen der Notkompetenz übernommen werden können, unterliegen seiner kontinuierlichen Kontrolle.

- **Dokumentation**

Die im Rahmen der Notkompetenz durchgeführten ärztlichen Maßnahmen sind durch das Rettungsdienstpersonal zu dokumentieren. Hierbei sind alle wesentlichen diagnostischen und therapeutischen Maßnahmen aufzunehmen. Ebenso ist die nicht rechtzeitige Erreichbarkeit des Notarztes trotz An- bzw. Nachforderung schriftlich zu vermerken. Die Dokumentation ist dem verantwortlichen Arzt zur Kenntnis zu geben.

- **Medikamentengabe**

Der Ausschuss »Notfall-, Katastrophenmedizin und Sanitätswesen« der BÄK hat sich für eine Liste und Erläuterungen zu ausgewählten Notfallmedikamenten ausgesprochen, deren Applikation vom Rettungsassistenten im Rahmen der Notkompetenz durchgeführt werden kann (◘ Tab. 1.2). Die Rahmenvorgabe dieser Medikamentenliste kann vom ÄLRD den regionalen Gegebenheiten angepasst werden.

Da es sich bei der Gabe von Medikamenten um eine ursprünglich ärztliche Aufgabe handelt, die spezifisches ärztliches Fachwissen voraussetzt und enorme Gesundheitsrisiken für den Patienten birgt, sind an die Medikamentengabe durch Rettungsdienstpersonal besondere Anforderungen zu stellen.

Um den Schutz des Patienten zu gewährleisten, muss der Rettungsassistent bei der eigenverantwortlichen Applikation bestimmter Medikamente über fundierte Kenntnisse hinsichtlich Wirkungen, Nebenwirkungen, Kontraindikationen und Wechselwirkungen verfügen. Des Weiteren muss er fähig sein, sämtliche Komplikationen zu beherrschen, die sich aus der Gabe des Medikamentes ergeben können. Deshalb bestimmt die Liste des Ausschusses »Notfall-, Katastrophenmedizin und Sanitätswesen« der BÄK, dass sämtliche Medikamente, die Rettungsassistenten in einer Notkompetenzsituation eigenverantwortlich applizieren können sollen, zuvor vom ÄLRD freigegeben werden müssen. Der ÄLRD muss eindeutig festlegen, in welchen Situationen welche Medikamente von welchen Personen in welcher Dosierung verabreicht werden dürfen. Des Weiteren hat das Rettungsdienstpersonal Anamnese, klinischen Befund, Indikation und Dosierung des jeweiligen Medikaments zu dokumentieren und dem ÄLRD vorzulegen.

Der ÄLRD hat nach der BÄK dafür Sorge zu tragen, dass alle haupt- und ehrenamtlich tätigen Rettungsassistenten seines Verantwortungsbereiches umfassend geschult sind, dass sie sämtliche Gefahren und Risiken beherrschen können, die sich aus der Gabe der entsprechenden Medikamente ergeben können.

Tab. 1.2 Medikamente der Notkompetenz gemäß Bundesärztekammer

Indikation	Medikament
Volumenmangelschock	Elektrolytlösung als Infusion
Reanimation und anaphylaktischer Schock	Adrenalin
Hypoglykämischer Schock	Glukose 40 %
Obstruktive Atemwegszustände	β_2-Sympathomimetikum als Spray
Krampfanfall	Benzodiazepin als Rektiole
Akutes Koronarsyndrom	Nitratspray bzw. -kapseln
Verletzungen und ausgewählte Schmerzsymptome	Analgetikum

Schweigepflicht

Als Grundlage für eine gute Arzt-Patienten-Beziehung spielt das Vertrauen eine besondere Rolle. Die Gewissheit, dass der Arzt die Informationen, die er vom Patienten erhält, nicht weitergeben oder unbefugt verwenden wird, bildet eine wesentliche Voraussetzung für dieses Vertrauen. Die Schweigepflicht in der Medizin geht historisch auf den Eid des Hippokrates (um 460–370 v. Chr.) zurück. Die ärztliche Schweigepflicht der Moderne ist sowohl straf- als auch berufsrechtlich verankert:

- § 203 Strafgesetzbuch (StGB) – Verletzung von Privatgeheimnissen
- § 9 Musterberufsordnung der Ärzte (MBO) bzw. Parallelvorschrift in den Berufsordnungen der jeweiligen Landesärztekammern – Schweigepflicht

Eid des Hippokrates – Abschnitt zur Schweigepflicht
Was auch immer ich bei der Behandlung oder auch unabhängig von der Behandlung im Leben der Menschen sehe oder höre, werde ich, soweit es niemals nach außen verbreitet werden darf, verschweigen, in der Überzeugung, dass derartige Dinge unaussprechbar sind.

Wesen und Umfang

Die Schweigepflicht dient dem Schutz des persönlichen Lebens- und Geheimbereiches des Patienten im Rahmen der medizinischen Behandlung. Patienten sollen sich bedenkenlos dem ärztlichen und nichtärztlichen Personal anvertrauen können, ohne befürchten zu müssen, dass schützenswerte Informationen – insbesondere über Krankheit oder Gesundheitszustand – an Dritte gelangen. Die Schweigepflicht besteht über den Tod des Patienten und die Beendigung der Berufstätigkeit des Schweigepflichtigen hinaus. Sie gilt gegenüber jedermann (z. B. Angehörige, Polizei, Staatsanwaltschaft, Presse, nicht am konkreten Einsatz beteiligte Kollegen). Der Polizei sind auf Verlangen die persönlichen Daten des Patienten im Rahmen der allgemeinen Ausweispflicht und das Transportziel für die Durchführung weiterer Ermittlungen mitzuteilen. Das Wesen der Schweigepflicht wird dadurch nicht verletzt. Mitteilungen gegenüber an der Behandlung des Patienten beteiligten Personen stellen keine Verletzung der Schweigepflicht dar.

Umfang der Schweigepflicht
- Identität des Patienten
- Tatsache und Grund der Behandlung
- Anamnese
- Untersuchungsbefund
- Diagnose
- Gesundheitszustand
- Therapie
- Transportziel
- Behandlungsdokumentation
- Informationen, die während der Behandlung bekannt werden (z. B. familiäre, wirtschaftliche und finanzielle Situation, Sucht, Hygiene)

Tab. 1.3 Offenbarungsbefugnisse (Auszug). *IfSG* Infektionsschutzgesetz, *SGB* Sozialgesetzbuch, *StGB* Strafgesetzbuch

Einwilligung	Gesetzliche Verpflichtung	Rechtfertigender Notstand
Bewusste Einwilligung des Patienten	Meldepflicht bei übertragbaren Krankheiten nach § 6 IfSG	Offenbarung dient einem höheren Interesse als dem des Patienten an der Geheimhaltung (z. B. Verdacht auf Kindesmisshandlung, Suizidankündigung, Benachrichtigung der Angehörigen bei Transportverweigerung)
Mutmaßliche Einwilligung des Patienten	Auskunftpflicht gegenüber Sozialversicherungsträger (§§ 294 ff. SGB V)	
	Verhinderung einer geplanten Straftat (§ 138 StGB)	

- **Schweigepflichtige**

Der Schweigepflicht im Rettungsdienst unterliegen nicht nur die heilbehandelnden Berufe, sondern auch Angehörige anderer Heilberufe, die eine staatlich geregelte Ausbildung erfordern (z. B. Mitarbeiter des Rettungsdienstes) sowie Personen, die zur Vorbereitung auf den heilbehandelnden Beruf tätig sind (z. B. Praktikanten, Medizinstudenten). Sowohl Rettungsdienstmitarbeiter als auch Auszubildende sind berufsmäßige Gehilfen des Notarztes. Grundsätzlich entscheiden berufsmäßige Gehilfen und in Ausbildung stehende Personen über die Berechtigung oder Verpflichtung der Offenbarung in eigener Verantwortung (Tab. 1.3). Ist der Hauptberufsträger Arzt, haben berufsmäßig tätige Gehilfen und in Ausbildung stehende Personen jedoch eine von derjenigen des Notarztes abgeleitete Schweigepflicht. Sie haben zu schweigen, bis der Notarzt seinerseits zur Offenbarung berechtigt ist.

- **Zeugnisverweigerungsrecht**

Während üblicherweise Zeugen vor Gericht umfassend und wahrheitsgemäß aussagen müssen, haben verschiedene Berufsgruppen ein sowohl in der Straf- als auch in der Zivilprozessordnung verankertes Schweigerecht. Man spricht hier von einem Zeugnisverweigerungsrecht aus beruflichen Gründen. Schweigepflicht und Zeugnisverweigerungsrecht entfallen wiederum, wenn gesetzliche Offenbarungspflichten bestehen oder der Patient der Offenbarung zustimmt.

Die Rettungsdienstmitarbeiter sind die berufsmäßigen Gehilfen des Notarztes. Sie haben dementsprechend im Strafrecht ein vom Hauptverpflichteten abgeleitetes Zeugnisverweigerungsrecht. Wird der Notarzt von der Schweigepflicht entbunden, darf der Rettungsdienstmitarbeiter das Zeugnis nicht verweigern.

Im Gegensatz zum Straf- haben im Zivilverfahren nicht nur Ärzte, sondern auch das nichtärztliche Personal ein eigenständiges Zeugnisverweigerungsrecht. Wird z. B. in einem Zivilprozess der Notarzt vom Patienten von der Schweigepflicht entbunden, der Rettungsdienstmitarbeiter hingegen nicht, so ist er nicht zur Aussage befugt. Wird er jedoch von der Schweigepflicht entbunden, darf er das Zeugnis nicht verweigern.

1.2 Bildungspersonal

Die Aus- und Weiterbildung des Rettungsdienstpersonals ist eine wichtige Aufgabe. In den Rettungsdienstschulen und auf den Rettungswachen werden pädagogisch geschulte Fachkräfte benötigt, die theoretische Kenntnisse und fachpraktische Fertigkeiten professionell vermitteln. Das Aufgabenspektrum des rettungsdienstlichen Bildungspersonals ist breit und verlangt konkret auf das Aufgabenfeld zugeschnittene Qualifikationen (Abb. 1.8).

Unabhängig von der Art der pädagogischen Qualifikation müssen sich auch LRA/Dozenten regelmäßig fortbilden. Eine rechtliche Verpflichtung

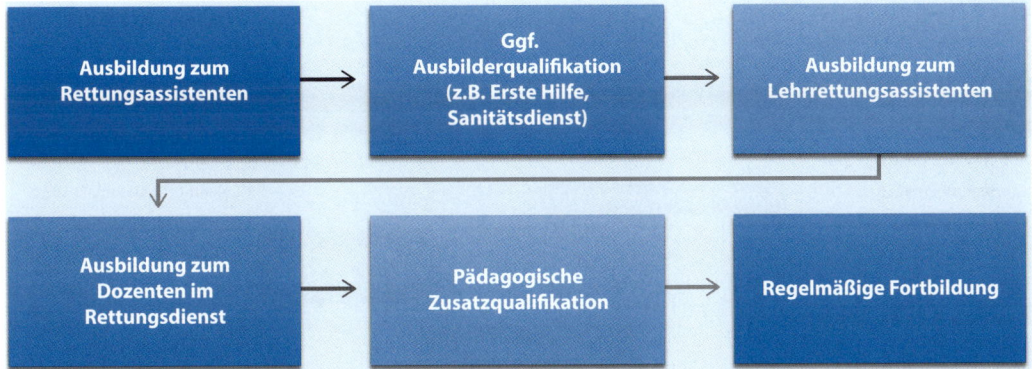

Abb. 1.8 Qualifikation der Lehrkräfte in der Rettungsdienstausbildung. (Mod. nach Becker 2010)

dazu existiert bislang nicht. Anzustreben ist jedoch eine 3-jährliche pädagogische Fortbildung.

1.2.1 Lehrrettungsassistent

Lehrrettungsassistenten (LRA) sind Rettungsassistenten, die für die theoretische und praktische Ausbildung von Praktikanten in der Ausbildung zum Rettungshelfer, Rettungssanitäter und Rettungsassistenten auf der Lehrrettungswache verantwortlich sind. Der LRA ist das wichtigste Bindeglied zwischen schulischer Ausbildung und praktischer Tätigkeit.

> » Die Ermächtigung zur Annahme von Praktikanten ... setzt voraus, dass die Einrichtung aufgrund ..., ihrer personellen Besetzung ... geeignet ist, eine dem Ausbildungsziel ... gemäße praktische Tätigkeit unter Aufsicht einer Rettungsassistentin oder eines Rettungsassistenten zu ermöglichen (§ 7 (2) RettAssG). «

Weder Begriff noch Qualifikation des LRA sind gesetzlich im RettAssG bzw. in der RettAssAPrV verankert. Zur praktischen Ausbildung ist lediglich ein Rettungsassistent einzusetzen. In den landesrechtlichen Bestimmungen zur Erteilung der Ermächtigung von Rettungswachen zur Annahme von Praktikanten wird hingegen vom betreuenden Rettungsassistenten eine Ausbilderqualifikation (LRA) gefordert. Inhalte und Umfang der Qualifizierung zum LRA sind in den landesrechtlichen Regelungen nicht zu finden, sodass das Generalsekretariat des Deutschen Roten Kreuzes zuletzt im Jahr 2000 ein aktualisiertes Curriculum über den Bildungsgang »Verantwortlicher Ausbilder an der Lehrrettungswache (Lehrrettungsassistent)« vorlegte, das in die Ordnung für Aus-, Fort- und Weiterbildung (Teil Rettungsdienst, Anlage 5.2) aufgenommen wurde. Die Regelungen zur Ausbildung von LRA basieren demzufolge nicht auf gesetzlicher Normierung, sondern auf einer Festlegung der Hilfsorganisationen. Inhaltliche Abweichungen in der Ausbildung zum LRA bei verschiedenen Bildungsanbietern sind daher zulässig. Darüber hinaus ist auch die Festlegung von Zugangsbedingungen zur Qualifizierung zum LRA nicht gesetzlich normiert. Sie können jedoch von den Bildungsanbietern aufgestellt werden. Der Nachweis folgender Voraussetzungen ist im Allgemeinen üblich:

- Vollendung des 24. Lebensjahres
- abgeschlossene Ausbildung zum Rettungsassistenten
- mindestens 2-jährige Tätigkeit im Rettungsdienst
- ggf. Nachweis von je 30 h Fortbildung innerhalb der letzten 2 Jahre
- ggf. polizeiliches Führungszeugnis

> Aufgrund der fehlenden gesetzlichen Vorgaben ist »Lehrrettungsassistent« kein Berufsbild, sondern eine Qualifikation, die nur innerhalb der rettungsdienstlichen Institutionen gültig ist.

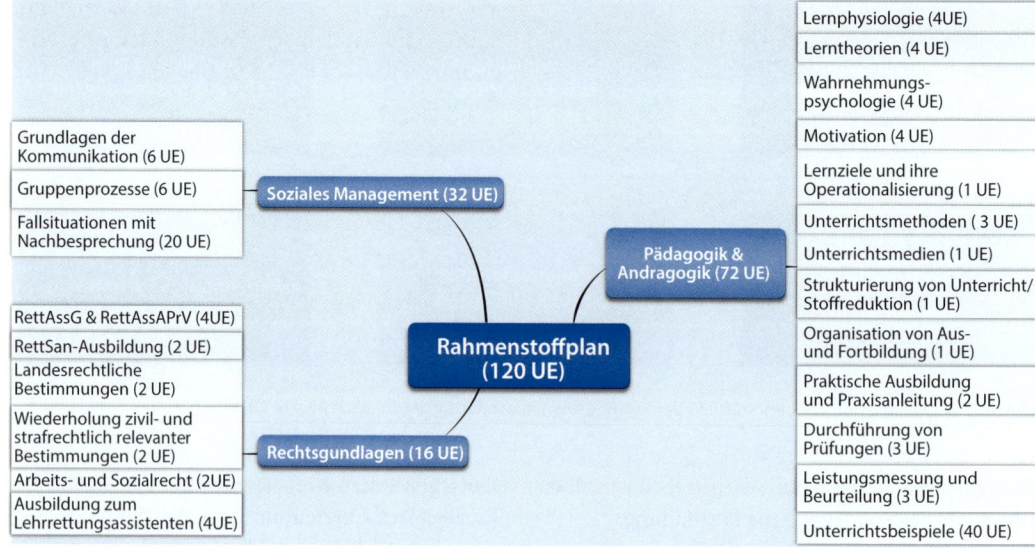

☐ **Abb. 1.9** Ausbildungsinhalte zum LRA gemäß DRK-Curriculum. *RettAssAPrV* Ausbildungs- und Prüfungsverordnung für Rettungsassistentinnen und Rettungsassistenten, *RettAssG* Rettungsassistentengesetz, *RettSan* Rettungssanitäter, *UE* Unterrichtseinheit(en)

- **Ausbildung und Prüfung**

Die Ausbildung zum LRA erfolgt in einem Lehrgang. Der Lehrgang umfasst 120 Unterrichtseinheiten (☐ Abb. 1.9) und dauert bei Durchführung in Vollzeitform mindestens 3 Wochen. Es dürfen nicht mehr als 10 % der Unterrichtszeit versäumt werden. Die Ausbildung dient zur Erlangung von Kenntnissen, die der LRA zur Ausübung seiner Tätigkeit benötigt.

Dem Lehrgang schließt sich eine Prüfung an. Sie besteht aus einem – bezogen auf die Inhalte der Ausbildung – schriftlichen Test, einer Lehr- bzw. Unterweisungsprobe und einem Prüfungsgespräch.

Der Teilnehmer erhält nach vollständiger und erfolgreicher Absolvierung des Lehrganges ein Zertifikat.

- **Aufgaben und Anforderungsprofil des Lehrrettungsassistenten**

Im Curriculum über den Bildungsgang »Verantwortlicher Ausbilder an der Lehrrettungswache (Lehrrettungsassistent)« sind nachstehende Aufgaben des LRA beschrieben:

- fachliche und organisatorische Vorbereitung des Rettungswachenpraktikums
- Erstellung eines Ausbildungsplanes
- selbstständige Durchführung der Ausbildung im Rettungswachenpraktikum
- Verpflichtung zur gewissenhaften fachlichen und organisatorischen Umsetzung der rettungsdienstlichen Aus- und Fortbildung nach den Vorgaben des Gesetzgebers, der zuständigen Behörden und der Verbände
- Sorge für die ordnungsgemäße Dokumentation (Überwachung der Berichtshefte usw.)
- Durchführung von Einführungs- und Zwischengesprächen
- verantwortliche Bescheinigung der Praktikumsteilnahme
- Beratung und Unterstützung der Leitung der Einrichtung in Fragen der rettungsdienstlichen Praktikantenausbildung
- Beratung und Unterstützung der Praktikanten in arbeitsrechtlichen und die Ausbildung betreffenden Fragen
- Sicherstellung der notwendigen verwaltungstechnischen Maßnahmen
- Vorbereitung des Praktikanten auf das Abschlussgespräch

1.2 · Bildungspersonal

- Durchführung des Abschlussgespräches gemeinsam mit dem verantwortlichen Arzt
- Dokumentation und Bescheinigung des Verlaufes und des Ergebnisses des Abschlussgespräches mit dem verantwortlichen Arzt
- kontinuierliche Zusammenarbeit mit rettungsdienstlichen Schulungseinrichtungen
- Ansprechpartner für das sonstige Rettungsdienstpersonal der Rettungswache in fachlichen Fragen

Zur Wahrnehmung dieser Aufgaben werden vom LRA gefordert:
- notfallmedizinische Kenntnisse und Fertigkeiten
- berufsbezogene Rechtskenntnisse
- praktische Erfahrungen im Rettungsdienst
- zielgruppengerechte Ausbildungsdurchführung
- Fähigkeit zur objektiven Bewertung von Leistung und Verhalten
- vorbildliches Verhalten
- situationsgerechte Menschenführung
- Fähigkeit zur Zusammenarbeit

1.2.2 Dozent im Rettungsdienst

Die Qualifizierung zum Dozenten im Rettungsdienst (Dozent) stellt eine pädagogische Weiterbildung für Rettungsassistenten bzw. Lehrrettungsassistenten zum Lehrgangsleiter in der rettungsdienstlichen Aus- und Weiterbildung dar. Die Qualifizierung muss fachlich begleitet werden. Hier kommen Lehrkräfte mit universitärer Qualifikation aus dem Bereich der Erziehungswissenschaften (Pädagogik, Erwachsenenbildung) in Betracht.

Dozenten im Rettungsdienst sind Rettungsassistenten, die überwiegend hauptberuflich an einer Rettungsdienstschule für die fachtheoretische und fachpraktische rettungsdienstliche Aus- und Weiterbildung eingesetzt werden. Sie sind Prüfer in der Rettungsdienstausbildung und wirken bei der Entwicklung von Lehr- und Lernunterlagen mit. Dozenten im Rettungsdienst arbeiten für bestimmte Ausbildungsprogramme in der Notfallrettung und im Krankentransport eng mit Fachreferenten zusammen. Sie sind für die fachpraktische und fachtheoretische Ausbildung im organisatorischen Bereich gleichwertige Partner der Ärzte.

Inhalte der Ausbildung zum Dozenten im Rettungsdienst
- Lernpsychologische Grundlagen
- Einsatz von Unterrichtsmethoden und Unterrichtsmedien
- Gruppenprozesse
- Planung und Durchführung von Unterricht
- Kommunikation
- Konfliktmanagement
- Lernzielkontrollen und Beurteilungen
- Prüfungsangst
- Rechtsfragen

Voraussetzungen zur Teilnahme an der Ausbildung zum Dozenten im Rettungsdienst sind:
- abgeschlossene Ausbildung zum Rettungsassistenten
- mindestens 2-jährige Tätigkeit im Rettungsdienst
- ggf. polizeiliches Führungszeugnis

Ausbildung und Prüfung

Die Ausbildung von Dozenten im Rettungsdienst erfolgt in einem Lehrgang, in dem die Kenntnisse und Fertigkeiten, die die Dozenten im Rettungsdienst zur Ausübung ihrer Tätigkeit benötigen, vermittelt werden. Im Lehrgang erhalten die Dozenten im Rettungsdienst auch die zur Ausübung ihrer Tätigkeit notwendige fachdidaktische Kompetenz. Die Ausbildung läuft in Vollzeitform und umfasst mindestens 160 Unterrichtseinheiten. In der Regel wird die Qualifizierung in 4 1-wöchigen Präsenzveranstaltungen durchgeführt. Zusätzlich zu den Präsenzveranstaltungen sind Hausaufgaben zu bearbeiten. Es dürfen nicht mehr als 10 % der Unterrichtszeit versäumt werden. Die Ausbildung zum Lehrrettungsassistenten kann im vollen Umfang angerechnet werden. Die Ausbildung verkürzt sich in diesem Fall auf 40 Unterrichtseinheiten. Neben der fachbezogenen rettungsdienstlichen Fortbildung sollen

Dozenten im Rettungsdienst sich kontinuierlich fortbilden.

Der Lernerfolg wird in folgenden Prüfungen von einer Kommission festgestellt:
- schriftliche Prüfung
- mündliche Prüfung
- Prüfungslehrprobe mit ausführlichem Planungsentwurf
- Unterweisungsentwurf mit praktischer Demonstration
- Übungen bzw. Unterrichtsversuche mit abschließendem Auswertungsgespräch

Bildungssystem der Bundesrepublik Deutschland

2.1 Organisation des Bildungssystems – 18
2.1.1 Zuständigkeiten – 18
2.1.2 Schulpflicht – 18
2.1.3 Abschlüsse – 18
2.1.4 Privatschulen – 19

2.2 Struktur des Bildungssystems – 19
2.2.1 Elementarbereich – 19
2.2.2 Grundschule – 20
2.2.3 Sekundarbereich – 20
2.2.4 Tertiärer Bereich – 22
2.2.5 Quartärer Bereich – 23

2.3 Bildungsurlaub – 24

Als Bildungssystem bezeichnet man die öffentlichen und privaten Bildungseinrichtungen. Das deutsche Bildungssystem gliedert sich in einen allgemeinbildenden und einen berufsbildenden Teil. Es ist vielfältig gegliedert und weist eine Fülle von Bildungsgängen, Zugangswegen und Abschlüssen auf.

2.1 Organisation des Bildungssystems

2.1.1 Zuständigkeiten

Nach dem Grundgesetz (GG) ist die Ausübung der staatlichen Befugnisse und die Erfüllung der staatlichen Aufgaben Angelegenheit der Länder, sofern das Grundgesetz keine andere Regelung trifft oder zulässt. Die Bundesländer haben das Recht der Gesetzgebung in den Bereichen Schule, Hochschule, Erwachsenenbildung und Weiterbildung. Die Gesetzgebungskompetenz für die außerschulische Berufsbildung liegt hingegen beim Bund.

- **Verwaltung**

Die Schulen bilden das öffentliche Schulwesen. Der Besuch der öffentlichen Schulen ist kostenlos. Man bezeichnet sie auch als Regelschulen. Jeder Schüler, der die formalen Aufnahmevoraussetzungen erfüllt, hat einen Rechtsanspruch auf den Besuch der gewünschten Regelschule. Das gesamte Schulwesen steht gemäß Artikel 7 Grundgesetz unter der Aufsicht des Staates. Damit ist nicht der Bund gemeint, sondern die jeweiligen Bundesländer. Die Länder sind primär für die Schulgesetzgebung und die Verwaltung des Bildungswesens zuständig. Zu ihren Aufgaben gehören Planung und Organisation der Schulstruktur, Festlegung der Unterrichtsinhalte und -ziele, Beaufsichtigung der Tätigkeit der Lehrkräfte und Zulassung von Schulbüchern. Nach den geltenden Bestimmungen darf kein Schulbuch in den Schulen eingeführt werden, welches das zuständige Kultusministerium nicht genehmigt hat.

In vielen Ländern ist das Schulwesen in einem eigenen Schulgesetz geregelt. Die Kosten für das Lehrpersonal trägt das Land, für das sonstige Personal und die Sachkosten kommt die Kommune auf. Die Kommunen werden dabei als Schulträger bezeichnet. Die einzige Ausnahme ist Bayern, wo der Freistaat Schulträger ist. Hochschulen sind generell Einrichtungen der Länder.

- **Kultusministerkonferenz**

Damit innerhalb der föderalistischen Struktur eine Koordination des Bildungswesens bzw. Vergleichbarkeit gewährleistet wird, kooperieren die Länder in verschiedenen Gremien. Insbesondere die 1948 gegründete »Ständige Konferenz der Kultusminister der Länder der Bundesrepublik Deutschland«, kurz KMK (für Kultusministerkonferenz), hat sich auf gewisse Mindeststandards und Regelungen geeinigt, die von allen Bundesländern eingehalten werden sollen. Die KMK hat keine gesetzgeberischen Kompetenzen. Ihre Beschlüsse und Empfehlungen müssen einstimmig gefasst werden. Im sog. Hamburger Abkommen haben sich die Länder verpflichtet, die wichtigsten Schularten unter einheitlichen Bezeichnungen anzubieten.

2.1.2 Schulpflicht

Die Schulpflicht setzt in Deutschland mit Vollendung des 6. Lebensjahrs ein und beträgt 9 (in einigen Bundesländern 10) Vollzeitschuljahre. Nach Erfüllung der allgemeinen Schulpflicht unterliegen Jugendliche, die nach der Klassenstufe 10 keine allgemeinbildende oder berufliche Schule in Vollzeitform besuchen, der Teilzeitschulpflicht (Berufsschulpflicht). Diese beträgt in der Regel 3 Teilzeitschuljahre, wobei sich die konkrete Teilzeitschulpflicht nach der Dauer des Ausbildungsverhältnisses in einem anerkannten Ausbildungsberuf richtet. Für Jugendliche, die weder eine weiterführende allgemeinbildende Schule besuchen noch in ein Ausbildungsverhältnis eintreten, gibt es in einzelnen Ländern Regelungen einer verlängerten Vollzeitschulpflicht im beruflichen Schulwesen.

2.1.3 Abschlüsse

Jede Schulform der Sekundarstufe ist berechtigt, bestimmte Abschlüsse zu vergeben. Man spricht auch von Berechtigungen, weil ein Abschlusszeugnis (z. B. einer Realschule) dazu berechtigt, in eine an-

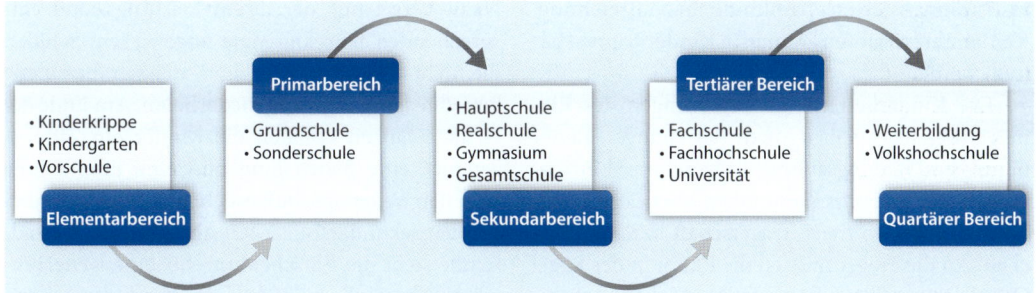

◘ Abb. 2.1 Bereiche des Bildungssystems (vereinfacht)

dere Schulform zu wechseln. Abgangszeugnisse werden an jeden Schüler vergeben, die – aus welchen Gründen auch immer – vorzeitig eine Schule verlassen. Die Landtage bzw. die Kultusminister können die Abschlüsse eines Bundeslandes nicht einfach beliebig verändern. Diese müssen durch das Schulgesetz geregelt sein und bedürfen – um bundesweit anerkannt zu werden – der Zustimmung der übrigen 15 Bundesländer.

2.1.4 Privatschulen

In Deutschland befinden sich die öffentlichen Schulen in staatlich-kommunaler Trägerschaft. Es existieren allerdings auch private bzw. freie Schulen, die unter Trägerschaft von Körperschaften des öffentlichen oder privaten Rechts, der Kirche oder von Einzelpersonen stehen und eine Ersatz- bzw. Ergänzungsfunktion haben. Sie verstehen sich u. a. als pädagogische und/oder weltanschauliche Alternative zum staatlichen Regelschulsystem. Bekannte Beispiele sind die freien Waldorfschulen bzw. die Montessori-Schulen. Die privaten Schulen nennen sich »frei«, weil sie sich in freier, d. h. nicht staatlicher Trägerschaft befinden. Oftmals werden sie einfach nur als Privatschulen bezeichnet.

Das Recht zur Errichtung von Schulen in freier Trägerschaft wird durch Artikel 7 Abs. 4 des Grundgesetzes ausdrücklich gewährleistet. Ein staatliches Schulmonopol ist verfassungsrechtlich ausgeschlossen. Die meisten Privatschulen sind Ersatzschulen. Alle staatlich anerkannten Ersatzschulen haben Prüfungsrecht und vergeben Regelschulabschlüsse. Sie heißen Ersatzschulen, weil man an ihnen ersatzweise der allgemeinen Schulpflicht nachkommen kann. Ersatzschulen haben einen Rechtsanspruch auf weitgehende staatliche Finanzierung. Sie unterliegen der staatlichen Schulaufsicht.

2.2 Struktur des Bildungssystems

Das Bildungssystem der Bundesrepublik Deutschland gliedert sich in 5 Bereiche, die sich vor allem auf das Alter des Lernenden beziehen (◘ Abb. 2.1).

2.2.1 Elementarbereich

Der Elementarbereich umfasst Einrichtungen für Kinder im Alter von wenigen Monaten bis zum Schuleintritt. Er gehört in Deutschland nicht zum staatlichen Schulsystem, sondern ist der Kinder- und Jugendhilfe zugeordnet. Seit dem 1.8.1996 hat jedes Kind einen Rechtsanspruch auf einen Kindergartenplatz, sofern es zwischen 3 und 6 Jahre alt ist. Durch das Kinderförderungsgesetz (KiföG) wird der Kreis der Kinder auf unter 3 Jahren erweitert, die Anspruch auf Betreuung in einer Tageseinrichtung haben. Es besteht Anspruch auf einen Betreuungsplatz, wenn dies für die Entwicklung der Kinder geboten ist, die Eltern berufstätig sind, Arbeit suchen oder sich in einer Ausbildung befinden. Ab dem 1.8.2013 wird es für alle Kinder, die das 1. Lebensjahr vollendet haben, einen Rechtsanspruch auf einen Betreuungsplatz geben. Deutschland ist, beruhend auf den Ideen des Pädagogen Friedrich Fröbel (1782–1852), das Ursprungsland der Kindergärten und damit der traditionellsten Form der institutionalisierten frühkindlichen Erziehung. Kinder unter 3 Jahren können in Kinderkrippen betreut werden.

Die Kinderbetreuungseinrichtungen des Elementarbereiches haben einen Betreuungs-, Erziehungs- und Bildungsauftrag. Träger dieser Einrichtungen sind meistens Kommunen, aber es gibt auch Einrichtungen in freier Trägerschaft bzw. der Kirchen. An die Träger müssen die Eltern in der Regel Gebühren bezahlen, die nach dem Einkommen gestaffelt sind.

2.2.2 Grundschule

Die Grundschule (Primarbereich) ist Pflichtschule für alle (nicht sonderschulbedürftigen) Kinder. Alle Kinder, die bis zum 30.6. eines Jahres 6 Jahre alt geworden sind, werden schulpflichtig. Kinder, welche erst in der zweiten Hälfte des Jahres 6 werden, können eingeschult werden, wenn bestimmte Voraussetzungen erfüllt sind. Nicht für schulreif befundene, aber schulpflichtige Kinder kommen in der Regel in einen Schulkindergarten oder eine Vorschule, um sie pädagogisch auf die Schule vorzubereiten und um Defizite auszugleichen.

Die gemeinsame Grundschule umfasst in Berlin und Brandenburg 6, in allen anderen Bundesländern 4 Jahre. Die Schule hat den Doppelauftrag, allen Kindern ein Basiswissen im Schreiben, Lesen und Rechnen zu vermitteln und auf den im Anschluss zu wählenden Bildungsgang vorzubereiten. Schwerpunkte der Bildungsarbeit sind die Verbesserung der Sprachkompetenz und die Entwicklung eines grundlegenden Verständnisses mathematischer und naturwissenschaftlicher Zusammenhänge. Vielfach gibt es bereits das Fach Englisch als erste Fremdsprache.

- **Bewertung**

In den ersten 2 Jahren bekommen die Kinder keine Noten, sondern ausführliche Beurteilungen über ihr Lernverhalten, ihre Fortschritte und ihr Verhalten. Erst ab Klasse 3 werden diese Beurteilungen von Zensuren abgelöst. Der Übergang von der Jahrgangsstufe 1 in die Jahrgangsstufe 2 erfolgt für alle Kinder ohne Versetzung. Ab Jahrgangsstufe 2 werden die Kinder in der Regel durch Versetzung bzw. Nicht-Versetzung der ihrem Leistungsstand entsprechenden Jahrgangsstufe zugewiesen. Schüler, die nicht versetzt worden sind, müssen die zuletzt besuchte Jahrgangsstufe wiederholen. Am Ende der Grundschulzeit erhalten die Kinder ein Ziffernzeugnis, eine Beurteilung und eine Empfehlung über den weiteren Schulbesuch in der sich anschließenden Sekundarstufe I. Mit Abschluss der Grundschule steht die Entscheidung für eine weiterführende Schule an.

- **Förderschulen/Sonderschulen**

Für Schülerinnen und Schüler, die aufgrund körperlicher oder geistiger Einschränkungen dem Unterricht in den allgemeinbildenden Schulen nicht folgen können, gibt es unterschiedliche Typen von Förderschulen, die in einigen Bundesländern auch Sonderschulen, Förderzentren oder Schulen für Behinderte genannt werden. In den letzten Jahren werden Kinder und Jugendliche mit sonderpädagogischem Förderbedarf im wachsenden Maße nicht in spezifischen Förderschulen, sondern integrativ gemeinsam mit Kindern ohne besonderen Förderbedarf in den allgemeinbildenden Schulen unterrichtet.

2.2.3 Sekundarbereich

Der Sekundarbereich ist in die allgemeinbildende Sekundarstufe I (Klassenstufen 5 bzw. in Berlin und Brandenburg 7–10) und in die sowohl für Allgemeinbildung als auch für die berufliche Bildung zuständige Sekundarstufe II (Klassenstufen 11–13) unterteilt. Diese sehr frühe Zuordnung der Kinder in die weiterführenden Schulformen ist ein wesentliches Merkmal des deutschen Pflichtschulwesens.

Sekundarbereich I

Der Sekundarbereich I umfasst die Bildungsgänge der Hauptschule, der Realschule, des Gymnasiums und der Gesamtschule.

- **Hauptschule**

Die Bezeichnung Hauptschule geht auf das Hamburger Abkommen der KMK von 1964 zurück, das nach einer Vereinheitlichung des Schulwesens in allen Bundesländern strebte. Die Wahl des Begriffes

Hauptschule sollte zum Ausdruck bringen, dass diese Schulform von der Mehrheit der Heranwachsenden besucht werden sollte. Bei der Unterrichtsgestaltung soll die grundsätzliche Berufsorientierung durch Anschaulichkeit, Handlungsorientierung und Berufsnähe des Lernens zum Ausdruck gebracht werden. Die Hauptschule schließt mit der Klassenstufe 9, in einigen Bundesländern mit der Klassenstufe 10 ab. In anderen Bundesländern wiederum gibt es keine Hauptschulen (mehr).

- **Realschule**

Die Realschule reicht von der Klassenstufe 5 (bzw. in Berlin und Brandenburg von der Klassenstufe 7) bis 10. Sie bietet eine erweiterte Allgemeinbildung und führt mit dem mittleren Schulabschluss zur Fachoberschulreife.

Schon im 17. Jahrhundert wurden Realschulen gegründet, die in Abgrenzung zu den geistig ausgerichteten Lateinschulen die »Realien« in den Mittelpunkt der Schulbildung setzten und eine berufsorientierte Ausbildung für kaufmännische und gewerbliche Führungspositionen anboten. So wie die Hauptschule trägt die Realschule ihren Namen erst seit dem Hamburger Abkommen von 1964. Die Realschule ist gekennzeichnet durch den Verbund von Theorie und Praxis. Die Absolventen wechseln nach dem Schulbesuch überwiegend in das duale System der Berufsausbildung. Einige besuchen Fachoberschulen mit verschiedenen Schwerpunktsetzungen (u. a. Wirtschaft, Technik).

- **Gymnasium**

Seit dem Düsseldorfer Abkommen 1955 heißen alle höheren Schulen, die zur Hochschulreife führen, einheitlich Gymnasium. Das Gymnasium umfasst in der Regel die Klassenstufen 5 (bzw. in den Ländern mit 6-jähriger Grundschule 7) bis 12 oder 13. In einer Reihe von Bundesländern wird das Abitur bereits nach 8 gymnasialen Jahrgangsstufen, also am Ende von Jahrgangsstufe 12, vergeben. Die allgemeine Hochschulreife kann auch auf dem zweiten Bildungsweg erlangt werden. So können Berufstätige ein Abendgymnasium oder – bei Aussetzen der Berufstätigkeit – ein Kolleg besuchen, um das Abitur zu erwerben.

Das Gymnasium vermittelt eine vertiefte Allgemeinbildung und schafft Voraussetzungen für den Eintritt in berufliche Ausbildungsgänge auch nicht wissenschaftlicher Berufe, in denen eine erhöhte Bildungsanforderung gestellt wird. Am Ende gibt es eine Reifeprüfung, das Abitur. Das Abschlusszeugnis gilt als Befähigungsnachweis zum Studium an Hochschulen.

- **Gesamtschule**

Bei der Gesamtschule werden 2 Hauptformen unterschieden: die kooperative bzw. additive und die integrative Gesamtschule. In der kooperativen Gesamtschule sind Haupt- und Realschule sowie die Unterstufe des Gymnasiums pädagogisch und organisatorisch zusammengefasst. Ziel der kooperativen Gesamtschule ist es, Schülern trotz des weitgehenden Unterrichtes in den eigenen Schulzweigen Schnittstellen zu den anderen Schulformen und deren Schülern zu bieten.

Bei der integrierten Gesamtschule ist die Unterscheidung der verschiedenen Schularten aufgehoben. Alle Schüler werden in einer Schule zusammengefasst und entsprechend ihrer Interessen und Fähigkeiten in einem differenzierten Kurssystem unterrichtet. Es gibt gemeinsamen Kernunterricht in der Jahrgangsklasse, leistungsdifferenzierte Kurse in einzelnen Fächern und einen Wahlpflichtbereich, der die Neigung der Schüler berücksichtigt. Die Entscheidung über den Abschluss soll auf diesem Wege möglichst lange offen gehalten werden.

Sekundarbereich II

Der Sekundarbereich II gliedert sich in die allgemeinbildenden und beruflichen Schulen. Unter dem Begriff berufliches Schulwesen werden verschiedene Schulformen zusammengefasst, die zu sehr unterschiedlichen beruflichen und schulischen Abschlüssen führen. Ziel dieser Angebote ist die Vermittlung einer Berufsfähigkeit. In Abhängigkeit vom besuchten Bildungsgang beinhaltet diese Berufsfähigkeit das ganze Spektrum der Möglichkeiten – von einer ersten beruflichen Orientierung bis hin zu vollständigen Berufsabschlüssen. Eine Vielzahl der Angebote ermöglicht es mit dem Abschluss zudem, (höhere) allgemeinbildende Schulabschlüsse – vom Hauptschulabschluss bis zur allgemeinen Hochschulreife – zu erwerben. Aufgrund der Vielfalt des beruflichen Schulwesens werden an dieser Stelle nur ausgewählte Vertreter vorgestellt.

- **Gymnasiale Oberstufe**

Aufbauend auf dem Unterricht in der Sekundarstufe I ist der Unterricht in der gymnasialen Oberstufe in der Regel schulhalbjahresbezogen gegliedert. Innerhalb bestimmter Pflichtfächer haben die Schüler die Möglichkeit der individuellen Schwerpunktbildung. Neben einem erhöhten Anspruchsniveau ist der Unterricht durch eine wissenschaftseinführende Bildung gekennzeichnet. Wer die gymnasiale Oberstufe absolviert hat, ist formal berechtigt und inhaltlich-methodisch qualifiziert, ein in Deutschland angebotenes Hochschulstudium aufzunehmen.

- **Berufliche Gymnasien/Fachgymnasien**

Diese Schulart wird in einigen Bundesländern als berufliches Gymnasium, in anderen Ländern als Fachgymnasium bezeichnet. Beide Formen führen als gymnasiale Oberstufen mit berufsbezogenen Schwerpunkten (z. B. Wirtschaft, Technik) zur allgemeinen Hochschulreife. Diese Schulformen bauen auf einem mittleren Schulabschluss auf und dauern 3 Jahre.

- **Berufsschule**

Berufsschulen werden vorrangig von Berufsschulpflichtigen, welche sich in der beruflichen Erstausbildung befinden und in einem betrieblichen Ausbildungsverhältnis stehen, besucht. Die Berufsschule hat die Aufgabe, im Rahmen der Berufsausbildung vor allem fachtheoretische Kenntnisse zu vermitteln, die allgemeine Bildung zu vertiefen und zu erweitern. Der Berufsschulabschluss im Rahmen der Berufsausbildung berechtigt zum Besuch der Berufsaufbauschule oder Fachschule. Der Unterricht wird als Teilzeitunterricht, an einem oder mehreren Wochentagen oder als Blockunterricht abgehalten.

Die Berufsschule muss im Rahmen der Schulpflicht bzw. Teilzeitschulpflicht von arbeitslosen Jugendlichen und solchen, die ein Arbeitsverhältnis ohne Berufsausbildung eingegangen sind, besucht werden. Hierzu werden von den Berufsschulen spezielle Bildungsgänge (z. B. Berufsvorbereitungsjahr, Berufsgrundbildungsjahr) eingerichtet. Die Jugendlichen bekommen dort eine allgemeine oder auf ein Berufsfeld bezogene berufliche Grundbildung vermittelt.

- **Fachoberschule**

Der Besuch der Fachoberschule umfasst in der Regel die Jahrgangsstufen 11 und 12 und baut auf einem mittleren Schulabschluss auf. In der beruflichen Sonderform, d. h. im Anschluss an eine duale Berufsausbildung, dauert die Fachoberschule in Vollzeit 1 Jahr. Beide Angebote vermitteln berufliche Kenntnisse und bereiten die Studierberechtigung an der Fachhochschule vor. Die Fachoberschule gliedert sich in die Fachrichtungen Wirtschaft und Verwaltung, Technik, Gesundheit und Soziales, Gestaltung, Ernährung und Hauswirtschaft sowie Agrarwirtschaft.

2.2.4 Tertiärer Bereich

An die Sekundarstufe schließt sich der tertiäre Bereich an, der Hochschulen, Fachhochschulen und Fachschulen umfasst.

- **Hochschulen/Fachhochschulen**

Hochschulen und Fachhochschulen sind Stätten der wissenschaftlichen Forschung und Lehre. An ihnen kann ein berufsqualifizierender Abschluss erworben werden. Zugangsvoraussetzung ist die allgemeine Hochschulreife (Abitur). Fachhochschulen vermitteln im Studium eine anwendungsorientierte Lehre auf wissenschaftlicher Basis. Zugangsvoraussetzung ist die Fachhochschulreife.

- **Fachschule**

Fachschulen richten den Fokus auf eine fachlich orientierte Berufsfortbildung. Sie fördern in Voll- oder Teilzeitform die berufliche Spezialisierung mit einer stärkeren Durchdringung des beruflichen Fachwissens und setzen einen Berufsabschluss in einem anerkannten Ausbildungsberuf sowie eine 1- bis 2-jährige Berufserfahrung voraus. Genau genommen sind sie damit Einrichtungen der beruflichen Weiterbildung. Der Fachschulbesuch ermöglicht den Aufstieg in mittlere und gehobene Berufspositionen, da eine erheblich höhere Qualifikation (z. B. Meister, staatlich geprüfter Betriebswirt) erworben wird. Träger sind sehr häufig Verbände, Gewerkschaften oder Innungen.

2.2.5 Quartärer Bereich

Den Schlussstein des Bildungssystems bildet der quartäre Sektor, der die Weiterbildung umfasst. Dieser Bereich repräsentiert eine Vielzahl von Bildungsgängen und Fachrichtungen aus den Bereichen der allgemeinen, beruflichen, kulturellen, politischen und wissenschaftlichen Weiterbildung, welche von staatlichen, privaten, gemeinnützigen, betrieblichen, öffentlichen Einrichtungen sowie Einrichtungen der Kirchen, Gewerkschaften und anderen gesellschaftlichen Gruppen angeboten werden.

- **Fernunterricht**

Fernunterricht ist eine Form der Weiterbildung, bei der nach der Definition des Fernunterrichtsschutzgesetzes (FernUSG) der Lehrende und der Lernende ausschließlich oder überwiegend räumlich getrennt sind und der Lehrende den Lernerfolg überwacht. Eine Vielzahl von Fernlehrinstituten bietet Fernlehrgänge mit allgemeinbildenden und berufsbildenden Inhalten gegen Entgelt an. 1976 wurde das Fernunterrichtsschutzgesetz verabschiedet. Seitdem müssen aller Fernlehrgänge staatlich, d. h. von der Zentralstelle für Fernunterricht (ZFU), zugelassen sein. Ausgenommen von der Zulassungspflicht sind Angebote von Einrichtungen auf Hochschulebene sowie solche, die der Freizeit und Unterhaltung dienen. Zugelassene Fernlehrgänge erhalten ein Zulassungssiegel mit einer Zulassungsnummer. Diese Zulassungsnummer muss der Veranstalter im Informationsmaterial als nachprüfbaren Hinweis auf die erteilte staatliche Zulassung aufführen.

- **Vor- und Nachteile**

Die Unterrichtsmedien bestehen aus schriftlichem Unterrichtsmaterial in Form sog. Lehr- bzw. Studienbriefe. Im Anschluss an jeden Studienbrief hat der Teilnehmer die Möglichkeit der Selbstkontrolle. In der Regel muss ein vorgeschriebenes Quantum als Einsendeaufgaben zur Fremdkontrolle bei der Fernlehreinrichtung eingereicht werden. Der Fernunterricht bietet gegenüber anderen Formen der Weiterbildung eine Reihe von Vorteilen. Sein größter Vorzug liegt darin, dass man weitgehend unabhängig von einer Bildungseinrichtung lernen und seine Lernzeit selbst bestimmen kann. Wenn man am Fernunterricht teilnehmen möchte, sollte man aber auch evtl. mit Schwierigkeiten rechnen:

- Kein persönlicher Kontakt zu Lehrkräften oder anderen Teilnehmerinnen und Teilnehmern.
- Fragen oder Lernschwierigkeiten können nur schriftlich oder telefonisch mit der Fernlehreinrichtung geklärt werden.
- Wie auch bei anderen Formen nebenberuflicher Weiterbildung verfügt man über weniger Freizeit.

- **Abschlüsse**

Ein Teil der Fernlehrgänge bereitet auf anerkannte Abschlussprüfungen, staatliche bzw. öffentlich-rechtliche Abschlussprüfungen vor. Diese Prüfungen sind Externenprüfungen, d. h., das Fernlehrinstitut ist nicht die Prüfungsstelle. Die Prüfer sind den Fernlehrgangsteilnehmenden daher in der Regel nicht bekannt. Die für derartige Prüfungen zuständigen Stellen und Institutionen sind u. a.:

- Kultusministerien für schulische Abschlüsse
- Industrie- und Handelskammern und Handwerkskammern für öffentlich-rechtliche Abschlüsse
- Fachschulen, z. B. für die Abschlüsse Techniker/Technikerin, Betriebswirt/Betriebswirtin

Von den oben genannten staatlichen oder öffentlich-rechtlichen Prüfungen strikt zu unterscheiden sind sog. institutsinterne Prüfungen: Sie haben keinen amtlichen Charakter und bedeuten auch nicht die staatliche Anerkennung der Teilnahme am Lehrgang oder die staatliche Anerkennung des Lehrgangsabschlusses. Hier gibt es 3 Möglichkeiten:

- Nach einer schriftlichen und ggf. auch mündlichen Prüfung im Fernlehrinstitut erhalten die Teilnehmenden ein Zeugnis oder eine Urkunde.
- Bei einer sog. Heimprüfung werden besondere Prüfungsaufgaben pro Fach gestellt, deren Benotung in einem Abschlusszeugnis festgehalten wird. Hinzu kommt u. U. eine Abschlussurkunde, die eine Gesamtnote ausweist.
- Die Teilnahmebescheinigung bestätigt, dass der Fernlehrgang vollständig absolviert wurde.

2.3 Bildungsurlaub

Als Bildungsurlaub bezeichnet man die Teilnahme eines Arbeitnehmers an einer staatlich anerkannten Veranstaltung zum Zwecke der beruflichen, politischen und ggf. auch der allgemeinen und kulturellen Bildung. Er ist eine besondere Form des Urlaubs, die der Weiterbildung dient. Der Bildungsurlaub wird auch als Bildungsfreistellung bezeichnet, um den Begriff Urlaub und seine entsprechenden Assoziationen zu vermeiden. In gesetzlicher Hinsicht ist zunächst der Anspruch auf Bildungsurlaub zu beachten. Aufgrund der den Ländern zustehenden Gesetzgebungskompetenz hat eine Reihe von Ländern Regelungen geschaffen, die den Bildungsurlaub behandeln. Bildungsurlaubsgesetze wurden von 12 Bundesländern erlassen. In Baden-Württemberg, Bayern, Sachsen und Thüringen gibt es keine Bildungsurlaubsgesetze.

- **Voraussetzungen**

Wegen der Vielzahl der Bildungsurlaubs- bzw. Bildungsfreistellungsgesetze variieren die Voraussetzungen für den Bildungsurlaub von Bundesland zu Bundesland in einigen Details. Für Einzelheiten muss an dieser Stelle auf das jeweilige Bildungsurlaubsgesetz verwiesen werden. Anspruchsberechtigt sind neben Arbeitnehmern auch Auszubildende. Für Letztere gelten teilweise Sondervorschriften. Bildungsfreistellung kann erst beantragt werden, wenn das Arbeitsverhältnis mindestens seit 6 Monaten besteht. Die Kosten der Veranstaltung sind vom Arbeitnehmer zu tragen. Ein Arbeitnehmer darf nicht für jede beliebige Veranstaltung bezahlte Freistellung beanspruchen. In einigen Bildungsurlaubsgesetzen wird beschrieben, was unter beruflicher und politischer Weiterbildung zu verstehen ist. In anderen wiederum werden bestimmte Veranstaltungen ausgeschlossen – insbesondere solche, die der Erholung, Unterhaltung bzw. Freizeitgestaltung dienen. Nach allen Bildungsurlaubsgesetzen muss eine Bildungsveranstaltung von anerkannten Trägern der Weiterbildung durchgeführt werden oder die Veranstaltung muss als Weiterbildungsmaßnahme anerkannt sein.

- **Umfang**

Die meisten Landesgesetze gehen von einer bezahlten Freistellung von 5 Arbeitstagen pro Jahr bzw. 10 Arbeitstagen in 2 aufeinanderfolgenden Kalenderjahren aus. Nicht genommener Bildungsurlaub verfällt ersatzlos. Der Anspruch ist rechtzeitig zwischen 4 und 6 Wochen vor Beginn der Weiterbildungsveranstaltung beim Arbeitgeber anzumelden. Die Teilnahme ist nachzuweisen. Der Arbeitgeber kann die Arbeitsbefreiung ablehnen, wenn ihr – je nach Landesrecht – betriebliche Gründe entgegenstehen. Eine Ablehnung muss der Arbeitgeber dem Arbeitnehmer so früh wie möglich, in der Regel 2–3 Wochen vor Beginn der Veranstaltung, schriftlich mitteilen. Wird ein Arbeitnehmer während seines Bildungsurlaubs arbeitsunfähig krank, werden die Tage der Arbeitsunfähigkeit, die durch ein ärztliches Attest nachzuweisen sind, nicht auf den Bildungsurlaub angerechnet.

Grundbegriffe der Erwachsenenbildung

3.1 Andragogik und Erwachsenenbildung – 26

3.2 Aus-, Fort- und Weiterbildung – 26

3.3 Pädagogik – 27

3.4 Didaktik – 27

3.5 Lehrplan und Curriculum – 28

Wie in jeder Fachdisziplin gibt es auch in der Erwachsenenbildung zentrale Grundbegriffe, mit deren Bedeutung der Lehrrettungsassistent (LRA) bzw. der Dozent im Rettungsdienst (Dozent) vertraut sein müssen.

3.1 Andragogik und Erwachsenenbildung

Der Begriff Andragogik (griech. *andros* = Mann, Mensch; griech. *agein* = führen, leiten, ziehen) bezeichnet die Wissenschaft vom Lehren und Lernen in der Erwachsenenbildung. Die Andragogik hebt sich von der Pädagogik ab, indem sie die Eigenständigkeit und Besonderheit der Erwachsenenbildung betont. Im Gegensatz zur Bildungsarbeit mit Kindern und Jugendlichen geht es dabei nicht um Erziehung, sondern um die partnerschaftliche Auseinandersetzung mit den Lerninhalten. Methoden der Kinder- und Jugendbildung können nicht ohne Weiteres auf eigenverantwortlich handelnde Erwachsene übertragen werden. Die Andragogik berücksichtigt die Besonderheiten erwachsener Lerner und formuliert Prinzipien zur erwachsenengerechten Unterrichtsgestaltung. Heute weitaus gebräuchlicher als der Begriff Andragogik ist die Bezeichnung Erwachsenenbildung.

3.2 Aus-, Fort- und Weiterbildung

- **Ausbildung**

Unter Ausbildung versteht man den Erwerb eines berufsqualifizierenden Abschlusses für einen anerkannten Ausbildungsberuf. Gesetzliche Grundlage ist das Berufsbildungsgesetz (BBiG). Die Berufsausbildung erfolgt in Deutschland überwiegend innerhalb eines dualen Systems, d. h. im Ausbildungsbetrieb und begleitend in der Berufsschule. Es gibt für jeden Ausbildungsberuf eine Ausbildungsordnung, die das jeweilige Berufsbild beschreibt und regelt, wie die Ausbildung erfolgen soll. Sie listet die Kenntnisse und Fertigkeiten auf, die vermittelt werden sollen, enthält eine Gliederung, wie die Ausbildung sachlich und zeitlich zu verlaufen hat, und regelt Organisation und Inhalt der Prüfungen. Auch die Ausbildungsdauer ist darin festgeschrieben.

Im weiteren Sinne gehört ebenso die Ausbildung an gesonderten Bildungseinrichtungen zur Berufsausbildung (z. B. Ausbildung zum Rettungsassistenten an anerkannten Rettungsdienstschulen). Auch ein Hochschul- bzw. Fachschulstudium mit einem anerkannten Abschluss, dem aber nicht unbedingt ein konkretes und normiertes Berufsbild entsprechen muss, stellt eine Ausbildung dar.

- **Fortbildung**

Die Begriffe Fort- und Weiterbildung werden umgangssprachlich häufig synonym füreinander gebraucht, obwohl sie – rein formal – unterschiedliche Bedeutungen haben.

Der Begriff Fortbildung ist eng mit der Berufsausübung verbunden. Die Fortbildung stellt eine Weiterqualifizierung im ausgeübten bzw. erlernten Beruf dar. Zusammen mit der Berufsausbildung und der beruflichen Umschulung gehört sie zur beruflichen Bildung. Die berufliche Bildung insgesamt ist ein Teil der Erwachsenenbildung. Nach § 1 BBiG soll die berufliche Fortbildung ermöglichen, die beruflichen Kenntnisse und Fertigkeiten zu erhalten, zu erweitern und dem aktuellen Wissensstand anzupassen. Die berufliche Fortbildung versetzt jemanden in die Lage, seine bereits wahrgenommene berufliche Tätigkeit künftig besser auszuführen. Sie ist eine Fortführung der beruflichen Ausbildung. Eine neue formale Qualifikation bzw. ein neuer Abschluss wird dadurch nicht erworben. Die Fortbildung kann formalisiert durch öffentlich-rechtliche Abschlüsse (z. B. Industrie- und Handelskammer) oder nicht formalisiert durch sog. Zertifikate freier Bildungsträger sein.

Zu unterscheiden sind 2 Arten der Fortbildung – abhängig von der Zielsetzung des Teilnehmers: Die **Anpassungsfortbildung** dient dazu, die beruflichen Qualifikationen zu erhalten, zu erweitern oder der technischen Entwicklung anzupassen. Die **Aufstiegsfortbildung** dient der Vorbereitung auf höher qualifizierte bzw. anspruchsvollere Aufgaben. Mit ihr wird oftmals ein beruflicher Aufstieg angestrebt (z. B. Qualifizierung zum Rettungswachenleiter). In der Regel setzt eine Aufstiegsfortbildung eine abgeschlossene Berufsausbildung und eine einschlägige, meist mehrjährige Berufserfahrung voraus.

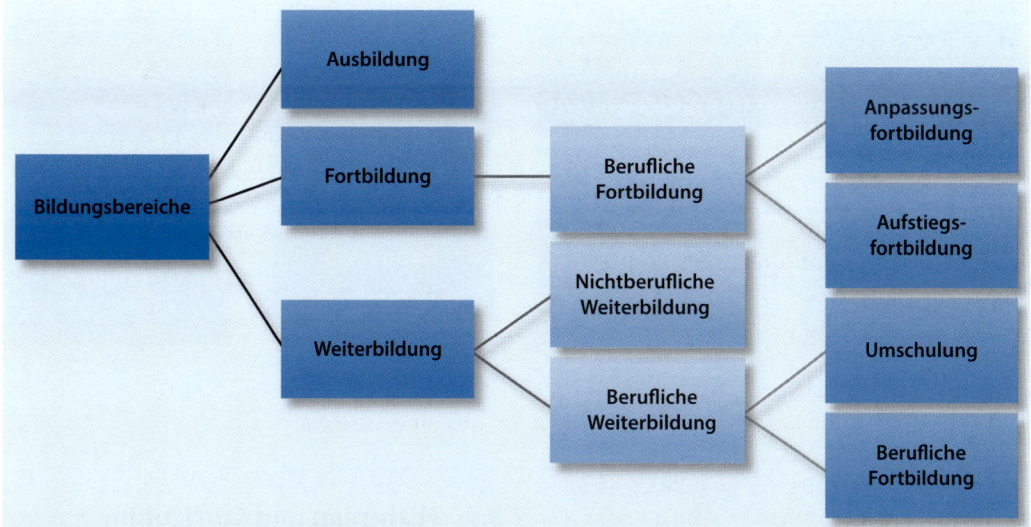

Abb. 3.1 Gliederung der Aus-, Fort- und Weiterbildung

- **Weiterbildung**

Weiterbildung ist ein sehr weitgefasster Begriff. Er umfasst sowohl die berufliche als auch die nichtberufliche Weiterbildung.

Während die berufliche Fortbildung dem Erhalt der beruflichen Handlungsfähigkeit im ausgebildeten Beruf dient (z. B. jährliche notfallmedizinische Pflichtfortbildung des Rettungsassistenten), steht bei der beruflichen Weiterbildung der Erwerb einer neuen Qualifikation für spezielle Bereiche im Vordergrund (z. B. Weiterbildung des Rettungsassistenten zum Rettungswachenleiter oder Lehrrettungsassistenten). Ein weiterer Teilbereich der beruflichen Weiterbildung ist die Umschulung, d. h. das Erlernen eines neuen Berufes.

Die nichtberufliche Weiterbildung bezieht sich auf eine allgemeine Weiterbildung (z. B. Fremdsprachenkurs, PC-Kurs), die in jedem Lebensbereich verwertbar ist.

Eine Übersicht über die Gliederung der Aus-, Fort- und Weiterbildung bietet ◘ Abb. 3.1.

3.3 Pädagogik

Im Wort Pädagogik sind 2 Wortstämme enthalten: griech. *pais* = Kind, Knabe; griech. *agein* = führen, leiten, ziehen. Zusammengefasst ergibt sich daraus wörtlich genommen der »Kinder- bzw. Knabenführer«. Der Pädagoge war im alten Griechenland ursprünglich derjenige, der die Kinder bzw. Knaben zur Schule begleitete. Später wurde im Zuge einer Bedeutungsumwandlung der in der Schule tätige Erzieher selbst als Pädagoge bezeichnet. Die Pädagogik ist der heutigen Wortbedeutung nach die Wissenschaft von der Bildung und Erziehung sowie deren Institutionalisierung (z. B. Schulen, Weiterbildungseinrichtungen). Ziel der Pädagogik ist die Förderung des Menschen.

3.4 Didaktik

Didaktik (griech. *didáskein* = lehren, unterrichten, lernen, belehrt werden) ist die Wissenschaft vom effektiven Lehren und Lernen. Aufgabe der Didaktik ist es, die Faktoren zu beschreiben, die den Lernprozess beeinflussen. Welche Faktoren das sind, gibt das didaktische Wirksystem wider (◘ Abb. 3.2). Es verdichtet die Komplexität der Aus- und Weiterbildung auf 8 Kernelemente. Alle Elemente müssen bei der Planung von Bildungsveranstaltungen durch den LRA/Dozenten berücksichtigt und aufeinander abgestimmt werden.

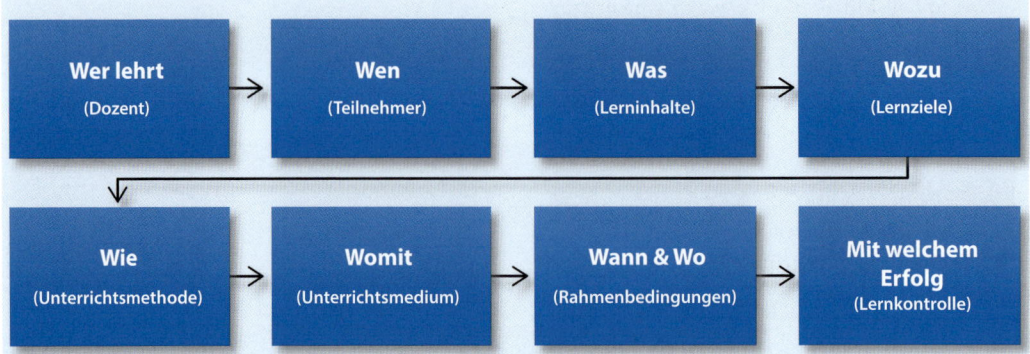

Abb. 3.2 Modell des didaktischen Wirksystems

Fachdidaktik

Vom Begriff der Didaktik ist derjenige der Fachdidaktik abzugrenzen. Die Fachdidaktik ist die Wissenschaft und Praxis vom Lehren und Lernen in speziellen Fächern und Fachgebieten. Das Verhältnis zwischen (allgemeiner) Didaktik und Fachdidaktik ist dadurch gekennzeichnet, dass sich die (allgemeine) Didaktik nicht auf spezifische Fachbereiche bezieht, sondern sich mit dem fachunabhängigen Lehren und Lernen befasst, während gerade die Fachdidaktik auf die Besonderheiten ihrer Fachgebiete eingeht. So fragt die Fachdidaktik Rettungsdienst danach, welche spezifischen Unterrichtsmethoden und Lehr-lern-Möglichkeiten es in der Aus- und Weiterbildung im Rettungsdienst gibt. Die Fachdidaktik stellt somit eine Konkretisierung und Anpassung der (allgemeinen) Didaktik an einen bestimmten Fachbereich dar.

Methodik

Im Zusammenhang mit der Didaktik wird häufig der Begriff Methodik verwendet. Zur Unterscheidung von Didaktik und Methodik erweist sich eine vereinfachende Formulierung als hilfreich.

> Die Didaktik befasst sich mit dem »Was«, d. h. mit Zielen und Inhalten, die Methodik mit dem »Wie«, d. h. den möglichen Wegen des Unterrichts, den Methoden und Medien.

3.5 Lehrplan und Curriculum

Die Begriffe Curriculum und Lehrplan haben jeweils eigene Bedeutungen. Sie werden heute dennoch weitestgehend synonym verwendet.

Lehrplan

Ein Lehrplan enthält Aussagen über Kenntnisse, Fertigkeiten, Einstellungen und Haltungen, die an eine bestimmte Gruppe von Personen zu vermitteln sind. Sie sind Lehrstoffkataloge, die für Unterweisungen und Unterricht als Planungsgrundlage dienen. Ein Lehrplan ist auf die Aufzählung der Unterrichtsinhalte beschränkt.

Ein Lehrplan bietet eine:
- Aufstellung der Lerninhalte
- Verteilung der ausgewählten Lerninhalte auf die gesamte Ausbildungsdauer (z. B. auf die einzelnen Ausbildungsabschnitte oder Ausbildungsjahre)
- Abfolge der ausgewählten Lerninhalte auf einzelne Ausbildungsphasen (z. B. im 1. Ausbildungsjahr)

Curriculum

Das Curriculum (lat. *currere* = laufen) stellt eine Weiterentwicklung des Lehrplanes dar, indem es auf wissenschaftlichen Erkenntnissen der Didaktik aufbaut. Ein Curriculum umfasst u. a.:
- Lernziele (Qualifikationen, die angestrebt werden)
- Lerninhalte (Pflicht- und Wahlthemen)

3.5 · Lehrplan und Curriculum

- Methoden (Mittel und Wege, um die Lernziele zu erreichen)
- Evaluation (Diagnose der Ausgangslage sowie Messung des Lehr- und Lernerfolges mit objektivierten Methoden)

Ein Curriculum ist also mehr als die bloße Auflistung und zeitliche Verteilung der Unterrichtsthemen. Es lässt einen begründeten pädagogisch-didaktischen Zusammenhang erkennen. Die inhaltliche Umsetzung eines Curriculums wird durch andere Instrumentarien (Fachbücher, Lehr- und Lernmaterialien, persönliche Unterrichtsführung der Lehrkraft) geleistet.

Grundlagen des Lernens

4.1 Biologische Grundlagen des Lernens – 32
4.1.1 Gehirn – 32
4.1.2 Nervenzellen – 33
4.1.3 Lernen aus biologischer Sicht – 34
4.1.4 Neuroplastizität – 35
4.1.5 Aufgaben der Hirnhälften im Lernprozess – 35

4.2 Lernen – 36
4.2.1 Merkmale des Lernens – 36
4.2.2 Formen des Lernens – 38

4.3 Lerntheorien – 39
4.3.1 Behaviorismus – 39
4.3.2 Kognitivismus – 41
4.3.3 Konstruktivismus – 45

4.4 Lerntypen und Lernstile – 46
4.4.1 Lerntypen – 46
4.4.2 Lernstile – 48

4.5 Motivation – 49
4.5.1 Motivationsarten – 50
4.5.2 Bedürfnispyramide nach Maslow – 51
4.5.3 X-Y-Theorie – 53
4.5.4 Zweifaktorentheorie – 54

4.6 Besonderheiten des Lernens im Erwachsenenalter – 56
4.6.1 Eigenschaften erwachsener Lerner – 56
4.6.2 Erwachsenengerechte Unterrichtsgestaltung – 57

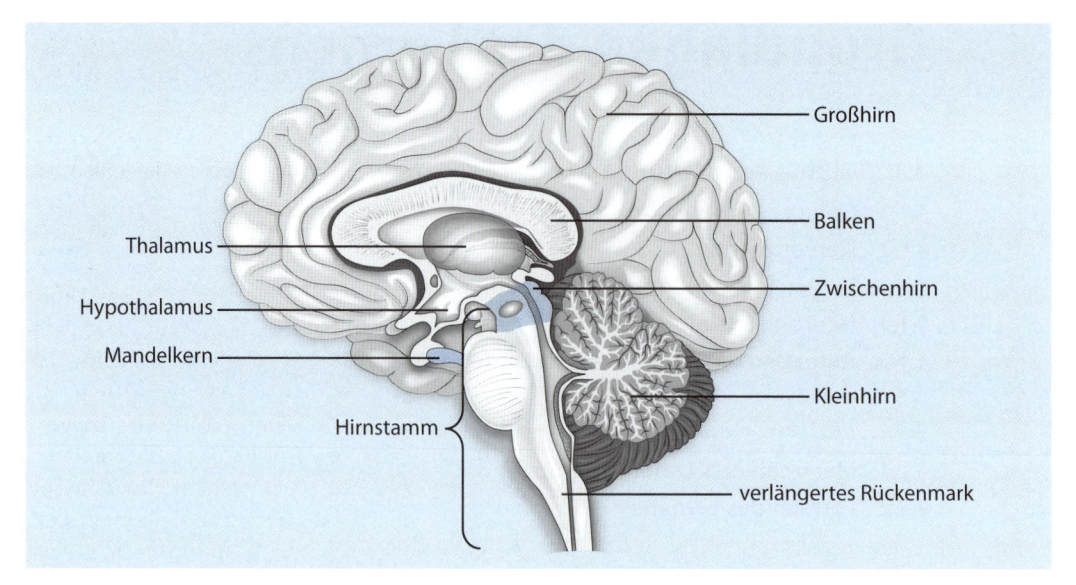

Abb. 4.1 Aufbau des Gehirns

Um Lehren zu können, muss man das Lernen verstehen. Nur ein Lehrrettungsassistent (LRA) bzw. Dozent im Rettungsdienst (Dozent), der die Grundlagen des Lernens kennt, kann daraus begründete didaktisch-methodische Konsequenzen für die Gestaltung seiner Aus- und Weiterbildung ziehen.

4.1 Biologische Grundlagen des Lernens

Das Lernvermögen des Menschen beruht auf den komplexen Strukturen und Funktionen des Nervensystems und seiner Bestandteile. Für Lernprozesse ist das Gehirn das wesentliche Organ. Um die vielfältigen Mechanismen, die weitreichenden Möglichkeiten, aber auch die Grenzen des Lernens verstehen zu können, sind Grundkenntnisse der dazugehörigen biologischen Prozesse im Gehirn notwendig.

Das Gehirn wird in Groß- und Kleinhirn, Zwischenhirn und Hirnstamm unterteilt (Abb. 4.1), wobei es allerdings nur als Einheit funktioniert. Jeder Bereich übernimmt bestimmte (lernbezogene) Aufgaben. Das Gehirn besteht aus Nervenzellen sowie dazwischenliegenden Faserverbindungen, die das Stütz- und Versorgungsgewebe für die Nervenzellen bilden.

4.1.1 Gehirn

Das Gehirn hat sich im Rahmen der Evolution im Laufe von Hunderten Millionen Jahren entwickelt. Es wiegt etwa 1400 g und macht nur etwa 2 % des Körpergewichts aus. Es verbraucht jedoch mehr als 20 % der Energie. Das Hirn liegt geschützt in der Schädelkapsel, überzogen von 3 Hirnhäuten, und schwimmt in einer speziellen Flüssigkeit, dem Liquor.

- **Großhirn**

Das Großhirn ist der am höchsten entwickelte Bereich des menschlichen Gehirns und nimmt 80 % des gesamten Hirnvolumens ein, beansprucht zwei Drittel der Hirnmasse und ist in 2 stark zerfurchte Halbkugeln (Hemisphären) unterteilt, die durch ein dickes Nervenbündel miteinander verbunden sind. Die Nervenzellen sind auf einer dünnen Rindenschicht an der Oberfläche verteilt. Um möglichst viele Nervenzellen auf der Oberfläche unterbringen zu können, haben sich im Laufe der Evolution viele Falten und Furchen gebildet. Die äußere Hirnrinde (Neokortex) des Großhirns ermöglicht höhere geistige Funktionen (Lern-, Sprach- und Denkfähigkeit) und beherbergt Bewusstsein und Gedächtnis. Hier kommen die Informationen aus den Sinnesorganen an, werden verarbeitet und im Gedächtnis gespeichert.

▪ Kleinhirn

Das Kleinhirn besteht ebenfalls aus 2 Hemisphären und ist für das Gleichgewicht und die Koordination der Muskelbewegungen zuständig. Außerdem dient es der Automatisierung wiederkehrender Bewegungen. Lernt man Bewegungsabläufe (z. B. beim Tanzen), so muss man jedes Bewegungsdetail bewusst ausführen. Hierbei beeinflusst das Großhirn direkt die Bewegungsabläufe. Mit einiger Übung braucht man sich aber nicht mehr auf jedes Bewegungsdetail konzentrieren. Das Kleinhirn sorgt für die automatisierte Bewegungsabfolge.

▪ Zwischenhirn

Im Zwischenhirn entstehen Gefühle wie Freude, Angst oder Wut. Es filtert den Informationsfluss von den Sinnesorganen zum Großhirn. Nicht alle Informationen gelangen gleich schnell in das Langzeitgedächtnis. Das Zwischenhirn ist ferner Schalt- und Steuerzentrale für Bewegungen, für wichtige Körperfunktionen und Verhaltensweisen wie z. B. den Schlaf-wach-Rhythmus, Hunger und Durst, das Schmerz- und das Temperaturempfinden.

▪ Hirnstamm

Der Hirnstamm ist der entwicklungsgeschichtlich älteste Teil des Gehirns. Er befindet sich an der Schädelbasis, direkt oberhalb des Punktes, an dem die Wirbelsäule endet. Diesen Bereich teilt der Mensch mit niederen Wirbeltieren wie etwa den Echsen und Vögeln. Aus diesem Grund wird der Hirnstamm auch Reptilienhirn genannt. Der Hirnstamm ist das Steuerzentrum für lebenserhaltende Aktivitäten wie Atmung, Herzschlag, Stoffwechsel und Blutdruck.

▪ Limbisches System

Maßgeblichen Einfluss auf das Lernen und Gedächtnis hat das limbische System, welches zwar kein eigenständiger Teil des Gehirns, aber mit vielen Hirnbereichen vernetzt ist. Alle Säugetiere verfügen über ein limbisches System, weswegen es häufig als Säugetierhirn bezeichnet wird. Da sich das limbische System – evolutionär betrachtet – noch vor dem denkenden Teil der Großhirnrinde entwickelt hat, zeigen Appelle an das Gefühl generell eine stärkere Wirkung, als die, die an die Vernunft gerichtet sind. LRA/Dozenten müssen daher wissen, dass Lehren, Lernen und Lernerfolge nicht nur vom Vorwissen und von der Intelligenz, sondern auch von Interesse, Lernbereitschaft, Motivation, Lernfreude, Aufmerksamkeit, Lernwille und Ausdauer des Lernenden abhängen. Genau dies wird vom limbischen System gesteuert, aktiviert und beeinflusst. Das limbische System prüft jede neue Information bzw. Situation, ob sie mit positiven (neu, gut, vorteilhaft, lustvoll, bedeutsam) oder negativen Eigenschaften (alt, schlecht, nachteilig, schmerzhaft, unwichtig) verbunden ist. Dieser unbewusste Vorgang hat grundlegenden Einfluss auf den Lernerfolg. Bei einer positiven Bewertung werden körpereigene Substanzen freigesetzt, die das Lernen stimulieren. Viele der ablaufenden Prozesse sind unbewusst, können den Lernerfolg dennoch stark beeinflussen. Damit wird das limbische System zu einem Hauptkontrolleur des Lernerfolges. Aufgrund seiner Funktion als Gefühlszentrale wird das limbische System als emotionales Gehirn bezeichnet.

4.1.2 Nervenzellen

Baustein des Gehirns ist die elektrisch aktive Nervenzelle (Neuron). Ein Mensch besitzt ca. 10 Mrd. dieser Neuronen, von denen jedes über 10000–15000 Verbindungen zu Nachbarneuronen besitzt. Damit besteht das Gehirn aus einem vernetzten System, das über 100 Billionen Kontaktstellen verfügt. Neuronen sind für die Informationsweitergabe und -verarbeitung verantwortlich. Der Zellkörper ähnelt in Aufbau und Funktion dem anderer Zellen – mit dem Unterschied, dass sich Nervenzellen weder teilen noch erneuern können. Schematisch bestehen die Nervenzellen aus 4 Teilen (◘ Abb. 4.2).

Neuronen transportieren Informationen nur in eine Richtung. Dendriten sind baumartige Verzweigungen und stellen die »Antennen« der Neuronen dar. Sie sind durch ihre Verästelungen stark vergrößert, sodass eintreffende Informationen von vielen Seiten her aufgenommen werden können. Das Axon ist der Ausgangskanal der Nervenzelle. Es dient dazu, Informationen in andere Nervenzellen zu übertragen. Die über die Dendriten empfangenen Signale werden gebündelt und an das Axon weitergeleitet. Das Axon spaltet sich an seinem Ende in kleine Ästchen auf, die an ihren Enden Ver-

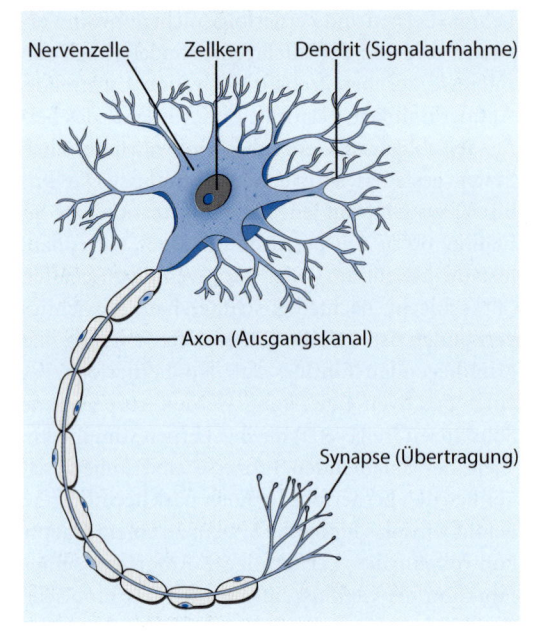

Abb. 4.2 Bestandteile einer Nervenzelle

dickungen aufweisen. Diese Verdickungen werden als Synapsen bezeichnet. Die Synapsen sind nur durch einen winzigen Spalt (synaptischer Spalt) von den Dendriten anderer Nervenzellen getrennt. Das sind die eigentlichen Orte der Informationsübertragung von Nervenzelle zu Nervenzelle. Wenn eine Nervenzelle über sein Axon einen elektrischen Impuls zu den Synapsen sendet, nennt man das Feuern.

4.1.3 Lernen aus biologischer Sicht

Rezeptoren sind die Sensoren in den Sinnesorganen, die Informationen wie Bilder, Töne usw. aus der Umwelt aufnehmen und sie in die Sprache des Nervensystems übersetzen. Im Gehirn sind die Rezeptoren mit Neuronen verbunden. Erst die über die Sinnesorgane aufgenommenen Reize bilden die Ausgangsbasis für die Informationsaufnahme und deren spätere Speicherung. Der gesamte Signal- und Informationstransport geschieht elektrochemisch – zum einen durch elektrische Spannung (Aktionspotenzial) und zum anderen durch chemische Botenstoffe (Neurotransmitter). Eine besondere Rolle bei der Reiz- bzw. Informationsübermittlung spielen die Synapsen. Das elektrische Signal wird nicht direkt an die Dendriten anderer Neuronen übermittelt, sondern endet am Endköpfchen des jeweiligen Axons. Durch das Aktionspotenzial werden hier Neurotransmitter freigesetzt, welche den synaptischen Spalt überwinden und von den Dendriten der empfangenen Nervenzelle aufgenommen werden. Durch diese Erregungsübertragung bilden sich bei wiederholtem Feuern in den neuronalen Netzen zuerst sog. Engramme, d. h. Erregungsmuster. Erfolgt später ein Reiz, der gleich oder ähnlich diesem vorherigen ist, verstärkt er den vorgebahnten Weg. Reize sind dann stärker, d. h. nachhaltiger, wenn sie

- an vorgebahnte Reizspuren anschließen können (an bereits vorhandenes Wissen anknüpfen) und
- viele Neuronen erregen (nachhaltiges Lernen mit Kopf, Herz und Hand).

Je häufiger und intensiver also bestimmte Verbindungen benutzt werden, desto stärker werden sie. Was anfänglich eine schwache Spur und kurzzeitige Erregung war, etabliert sich bei Wiederholung als stabiler Gedächtnisinhalt. Diesen Vorgang nennt man aus biologischer Sicht Lernen.

Lernen – eine Analogie
»Um die Auswirkungen des Lernens im Gehirn bildhaft darzustellen, kann man sich eine große frisch beschneite Fläche vorstellen. Um an eine Information zu gelangen, muss man diese Fläche von einem zum anderen Ende überqueren. Mit jedem Schritt sinkt man ein und kommt nur mühsam voran bzw. an die abzurufende Information. Beschreitet man diesen Weg ein zweites Mal, kann man die hinterlassenen Spuren nutzen und kommt bereits schneller voran. Mit jedem weiteren Durchlauf der Strecke in den eingetretenen Spuren wird der Weg zur benötigten Information immer einfacher. Bei Nichtgebrauch der eingetretenen Spuren wird der Weg dorthin wieder beschwerlicher, da sie von neuem Schnee langsam überlagert werden« (Seiler 2011).

Lernen ist ein Prozess, der auf dem Wachstum neuer Synapsen oder der Stärkung der bereits bestehenden Synapsen beruht. Neuronale Netze bauen sich auf, formieren sich neu, erweitern sich bzw. bauen sich bei Nichtverwendung wieder ab. Wissen und Erfahrungen ändern stets die Struktur von Milliarden von Nervenzellen. Das Gehirn ist kein starrer

Computer, sondern knüpft unablässig neue Verbindungen.

4.1.4 Neuroplastizität

Bis zur Geburt baut eine Nervenzelle einige Tausend Kontakte auf. Bestehen die Kontakte erst einmal, ändert sich die Anzahl der Neuronen nicht mehr, ihre Verbindungen untereinander hingegen schon. Das Gehirn mit seinen Synapsen und Neuronen hat die Fähigkeit, sich beständig den Erfordernissen seines Gebrauchs anzupassen. Diese Anpassung ist eine wesentliche Voraussetzung für das Lernen. Änderungen in den neuronalen Netzwerken bzw. Synapsenverbindungen – aufgrund von Gebrauch und Nichtgebrauch – werden als Neuroplastizität bezeichnet. Diese Fähigkeit spielt bereits bei der frühen Gehirnentwicklung eine wesentliche Rolle, denn durch genetische Informationen allein kann nicht festgelegt werden, welche der vielen Neuronen sich miteinander verknüpfen. Im Kleinkindalter ist das Gehirn noch relativ strukturarm und muss daher in der Lage sein, Verbindungen so aufzubauen, dass es den Anforderungen der Umwelt genügen kann und trotzdem flexibel genug bleibt, um auf zukünftige Veränderungen, die immer Lernprozesse erfordern, reagieren zu können. Die Umwelt hat daher einen maßgeblichen Einfluss auf die individuelle Entwicklung des Gehirns. Aber auch wenn die Lernfähigkeit im frühen Kindesalter am größten ist, bleibt sie doch – zwar individuell unterschiedlich und lernaktivitätsabhängig – bis ins hohe Alter erhalten. Jeder Mensch kann daher lebenslang lernen.

4.1.5 Aufgaben der Hirnhälften im Lernprozess

Das Großhirn ist in eine linke und rechte Hirnhemisphäre geteilt und durch einen Nervenstrang (Corpus callosum) miteinander verbunden. Jede Gehirnhälfte ist mit der jeweils gegenüberliegenden Seite des Körpers verbunden und erhält direkt von dort Impulse. Das Corpus callosum, auch Balken genannt, besteht aus 200 Mio. Nervenzellen, über die Informationen aus der linken in die rechte Hirnhälfte und umgekehrt transportiert werden. Wie wichtig der Balken für das Lernen ist, wurde in der zweiten Hälfte des 20. Jahrhunderts zufällig entdeckt. In den 1960er Jahren litten in den USA einige Menschen an außergewöhnlich starker Epilepsie. Ausgehend von der einen Hirnhälfte breitete sich ein epileptischer Anfall auf die andere aus. Da beide Hälften unabhängig voneinander mit Blut versorgt werden, entschieden sich die Ärzte zur Durchtrennung des Corpus callosum. Die Patienten hatten danach zwar kaum noch Probleme mit Epilepsie, waren jedoch nicht mehr lernfähig. Alles, was dem linken Gesichtsfeld präsentiert und rechtshemisphärisch verarbeitet wurde, konnte von den Patienten nicht mehr sprachlich benannt werden. Der Informationsaustausch über den Balken war unterbrochen. Dem französischen Chirurgen Paul Broca war bereits 1864 aufgefallen, dass Verletzungen einer bestimmten Zone der linken Hirnhälfte regelmäßig zu einer Sprachstörung führten: Die Betroffenen konnten zwar Sprache weiterhin verstehen, sie aber selber nicht mehr oder kaum noch hervorbringen.

Solche Untersuchungen und Experimente führten zur Entdeckung der Spezialisierung und Arbeitsteilung der Hirnhälften (◘ Abb. 4.3). Obwohl beide Gehirnhälften gleichberechtigt sind, haben sie sich doch auf bestimmte Aufgaben spezialisiert. Der Mensch kann nur lernen, wenn seine Gehirnhälften kooperieren.

Linke Gehirnhälfte

Bei rund 95 % der Menschen ist die linke Hirnhälfte dominant, da sich das Denken in der Schule hauptsächlich auf Analyse und Logik fokussiert. Die linke Gehirnhälfte steuert die rechte Körperhälfte und ist verantwortlich für die Bewältigung mathematischer Probleme, sprachlicher Aufgaben sowie für die Begriffsbildung. Sie ermöglicht das logische Denken. Menschen mit stark entwickelter linker Gehirnhälfte haben eine ausgeprägte Begabung zu kombinieren, zu analysieren und Zusammenhänge herzustellen. Sie können oft aus wenigen Informationen die richtigen Schlüsse ziehen.

Rechte Gehirnhälfte

Menschen, die vorwiegend mit ihrer linken Gehirnhälfte arbeiten, haben nicht selten Schwierigkeiten,

Linke Gehirnhälfte	Rechte Gehirnhälfte
(sprachlich rational)	(bildlich emotional)
Sprache, Lesen	Bilder
Gedächtnis für Wörter	Gedächtnis für Personen
Mathematik	Gefühle
Logisches Denken	Kreatives Denken
Analyse	Kunst
Ordnung	Vorstellungskraft
Details	Körpersprache
Merke:	Merke:
ZDF =	3 F =
Zahlen, Daten, Fakten	Farbe, Form, Fantasie

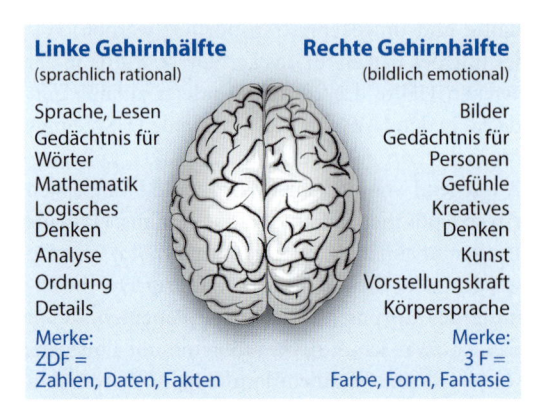

Abb. 4.3 Aufgaben der Gehirnhälften

ein Bild zu malen oder anderweitig kreativ tätig zu sein. Bei diesen Tätigkeiten sind nämlich im hohen Maße die Fähigkeiten der rechten Gehirnhälfte gefordert. Die rechte Gehirnhälfte ist sowohl für Emotionen und räumliche Orientierung als auch für die Fähigkeit Inhalte zusammenzufassen zuständig. Sie steuert die linke Körperhälfte und ist für ganzheitliches, intuitives und bildhaftes Denken verantwortlich. Menschen, welche hauptsächlich mit dieser Seite arbeiten, sind oft erfinderisch, künstlerisch begabt und haben eine visuelle Veranlagung.

Lernen mit beiden Gehirnhälften

Obwohl das Gehirn über unterschiedliche Funktionsbereiche verfügt, arbeitet es als Ganzes. Kein Bereich ist isoliert. Nur in Kombination mit anderen Gehirnbereichen entwickelt es seine Funktionsfähigkeit. Bereits während des Lernprozesses müssen beide Hirnhälften miteinander vernetzt werden (vernetztes Lernen), um sowohl
- das Lernen und Speichern als auch
- das Abrufen von Gedächtnisinhalten zu erleichtern.

Sprachlich-analytisches, abstraktes Denken der linken Hemisphäre soll mit den bildhaft-konkreten Funktionen der rechten Gehirnhälfte kombiniert werden (z. B. Abstraktionen visualisieren, Einzelaspekte in Zusammenhänge bringen, Rollenspiele, Entspannungsphasen, Kreativität ermöglichen).

Unabhängig davon gehören Menschen unterschiedlichen Lerntypen an. Menschen, die linkshemisphärisch dominant veranlagt sind, können besser mit abstrakten Zahlen, Analysen und Symbolen umgehen, während rechtshemisphärisch dominante Menschen besser lernen, wenn sie auf bildhafte Vorstellungen zurückgreifen. Um unterschiedliche Lerntypen anzusprechen, muss der Lernstoff schon deswegen vom LRA/Dozenten auf differenzierte Art und Weise angeboten werden.

4.2 Lernen

Der Begriff Lernen hat seine Wurzeln im Gotischen und Indogermanischen und ist verwandt mit den Begriffen »wissen«, »gehen« und »nachspüren«. Das Gelernte hinterlässt gewissermaßen eine Spur, es wird sichtbar.

Lernen ist überlebenswichtig. Dies gilt für alle Lebewesen, insbesondere für den Menschen. Die Fähigkeit zu lernen gilt als sein entscheidendes Potenzial. Es ermöglicht ihm, sich erfolgreich an neue Situationen anzupassen und (neue) Probleme eigenständig zu lösen.

Im allgemeinen Sprachgebrauch wird das Lernen vorwiegend mit dem zumeist mühsamen Einprägen von Faktenwissen und dem Erwerb von Fähigkeiten und Fertigkeiten in Schule, Ausbildung, Studium und Weiterbildung verbunden. Bereits nach diesem Alltagsverständnis ist Lernen kein passiver Vorgang. Lernen ist vielmehr ein aktiver Prozess, bei dem Informationen aufgenommen, verarbeitet, interpretiert und gespeichert werden.

4.2.1 Merkmale des Lernens

Lernen ist ein zentraler Begriff in Pädagogik, Psychologie, Biologie sowie Soziologie. Je nach Fachrichtung werden bestimmte Aspekte betont oder vernachlässigt, sodass es keine einheitliche Definition des Lernens gibt. Dennoch gibt es typische Merkmale, die das Lernen kennzeichnen (Abb. 4.4).

- **Beabsichtigt oder nicht beabsichtigt**

Beabsichtigtes Lernen umfasst alle Lernprozesse, die von einem selbst oder von anderen Personen mit einer bestimmten Absicht bewusst ausgelöst werden. Vieles lernt man im Leben allerdings auch zufällig, ungeplant und ohne Absicht. Solche

Lernen ist ...

- Auf Erfahrung mit der Umwelt zurückzuführen
- Ein lebenslanger Prozess
- Nicht direkt sichtbar
- Beabsichtigt oder nicht beabsichtigt
- Eine dauerhafte Veränderung im Verhalten(-spotenzial)

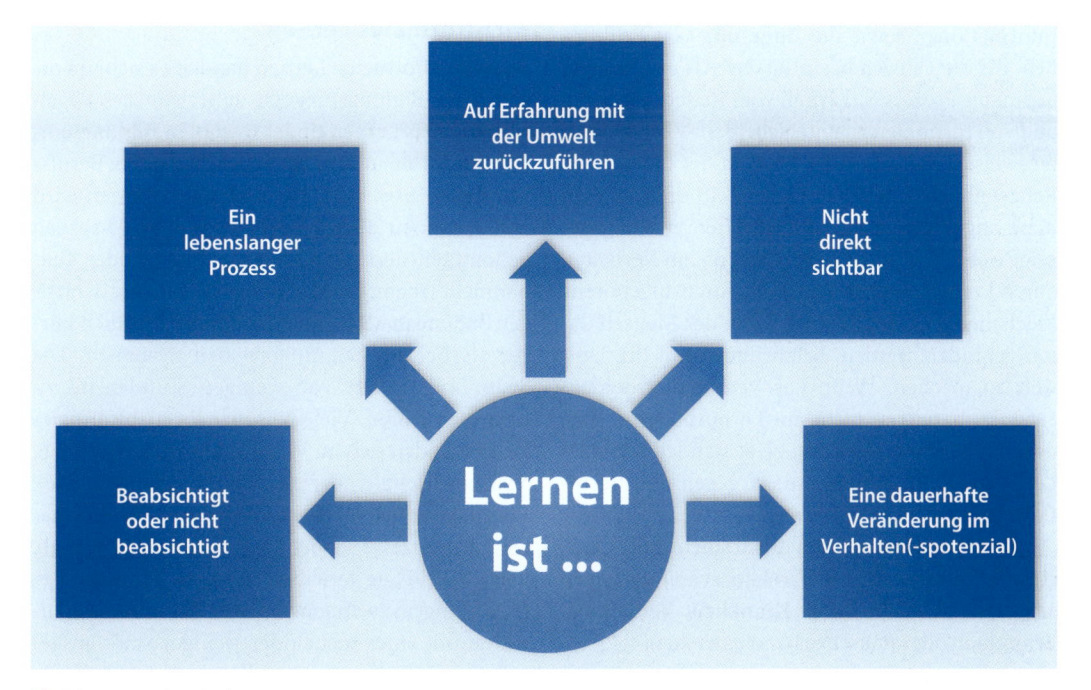

Abb. 4.4 Merkmale des Lernens

Lernprozesse bezeichnet man als unbeabsichtigtes Lernen.

▪ Nicht direkt sichtbar

Lernen ist ein geistiger Prozess, der nicht direkt beobachtbar ist. Sichtbar ist nur das Resultat in Form von Verhaltensänderungen – vorausgesetzt, diese werden gezeigt. Beobachtet werden kann also nur, wie sich ein Mensch in einer früheren Situation A und in einer späteren Situation B verhält. Daraus kann man auf dazwischenliegende Lernprozesse schließen und Lernen quasi messen. Lernen ist ein Prozess, der – mal mehr, mal weniger – Zeit benötigt.

▪ Dauerhafte Veränderung im Verhalten(-spotenzial)

Lernen ist mit individuellen Anstrengungen verbunden, die dem Menschen niemand abnehmen kann. Neben dem Prozess der Aneignung spielt beim Lernen auch der Prozess der Speicherung der Verhaltensänderung eine entscheidende Rolle. Der Begriff Verhalten bezieht sich dabei auf folgende Verhaltensbereiche:
- geistiges (kognitives) Verhalten, z. B. Aufzählung von Symptomen einer Krankheit
- motorisches (psychomotorisches) Verhalten, z. B. Anlegen eines Druckverbandes
- emotionales (affektives) Verhalten, z. B. wertschätzender Umgang mit Patienten

Um von einem Lernvorgang zu sprechen, muss eine Änderung im Verhalten oder im Verhaltenspotenzial über eine bestimmte Zeit hinweg stabil bleiben. Die Einschränkung der relativen Dauerhaftigkeit wird gemacht, da Erlerntes nach längeren Zeiträumen vergessen oder durch neue Erfahrungen verändert werden kann. Lernen liegt auch dann vor, wenn ein neu gelerntes Verhalten nicht direkt gezeigt wird, der Mensch jedoch über das Potenzial verfügt, in einer passenden Situation das neue Verhalten zu zeigen. Lernvorgänge können auch zu einer Einschränkung des Verhaltens führen – vor allem, wenn mit dem Verhalten unangenehme Konsequenzen verbunden sind.

▪ Erfahrungen mit der Umwelt

Das Lernen basiert auf dem Sammeln von Erfahrungen. Der Lernende muss sich dazu aktiv mit seiner Umwelt auseinandersetzen. Erfahrung umfasst die Aufnahme, Auswertung und Umsetzung von

Informationen sowie die Äußerung von Reaktionen, die die Umwelt beeinflussen. Als erfahrungsbedingter Prozess ist Lernen vom Reifen, Wachsen und von Instinkten zu unterscheiden. Viele Verhaltensweisen sind angeboren. Allein der biologische Reifestatus entscheidet über den Zeitpunkt, an dem diese angeborenen Verhaltensweisen erstmals gezeigt werden. Um zu überprüfen, ob ein Verhalten durch Lernen entsteht und nicht durch angeborene Mechanismen oder Reifung, kann der Mensch daran gehindert werden, Erfahrungen mit der Umwelt zu machen. Wenn das Verhalten trotzdem entsteht, basiert es nicht auf Lernprozessen, sondern ist angeboren. Häufig zeigt sich jedoch, dass Lern- und Reifungsprozesse sich gegenseitig beeinflussen.

Durch den Hinweis auf die Erfahrung als Ursache des Lernens werden Verhaltensveränderungen ausgeschlossen, die durch Krankheit, Verletzung, Ermüdung oder Rauschzustand entstehen.

- **Lebenslanger Prozess**

Lernen ist nicht zeitlich limitiert. Die tägliche Aufnahme und Verarbeitung von Informationen, der Austausch mit anderen Menschen zur Bildung neuer Meinungen und Einstellungen sind Lernprozesse, die unabhängig vom Lebensalter alltäglich stattfinden.

4.2.2 Formen des Lernens

Formales Lernen

Als formales Lernen wird ein von Bildungsträgern veranstaltetes, planmäßig strukturiertes Lernen bezeichnet, welches zu anerkannten Abschlüssen und Zertifikaten führt. Formales Lernen findet im institutionellen Rahmen (z. B. Rettungsdienstschule) statt, in dem professionelles Personal den Bildungsprozess organisiert, steuert, bewertet und zertifiziert. Die vergebenen Zertifikate und Zeugnisse sind in der Regel staatlich anerkannt und verleihen Berechtigungen für die Ausübung einer Berufstätigkeit und den Einstieg in andere Bildungsgänge. Das formale Lernen ist durch verschiedene Regelwerke reglementiert, die neben Zugangsvoraussetzungen u. a. auch Lernziele, Zeitumfang und Prüfungen festlegen.

Nichtformales Lernen

Beim nichtformalen Lernen handelt es sich um organisierte Bildungsprozesse außerhalb des Regelsystems. Das Lernen findet sowohl in Bildungseinrichtungen als auch in Betrieben, Vereinen, Berufsverbänden usw. statt. Nichtformales Lernen wird von Personen aller Altersgruppen in Anspruch genommen und kann zu Abschlüssen oder Teilnahmebescheinigungen führen. Die Dauer derartiger Bildungsmaßnahmen ist durchschnittlich kürzer als bei solchen in formalen Systemen. Die Spannbreite reicht von wenigen Stunden bis zu mehreren Jahren. Viele Beispiele für nichtformales Lernen finden sich im Weiterbildungsbereich (z. B. Volkshochschule, aber auch Rettungsdienstschule). Ein nicht unbeträchtlicher Anteil der nichtformalen Lernprozesse schließt mit einem Zertifikat ab. Diese Zertifikate verleihen zu einem Teil sogar Berechtigungen, zu einem anderen Teil sind es Dokumente mit einer mehr oder weniger stark ausgeprägten Verkehrsgeltung, die als wertsteigernde Beigabe bei Bewerbungen sinnvoll genutzt werden können.

> Eine eindeutige Zuordnung zum formalen bzw. nichtformalen Lernen ist nicht immer möglich, da es Überschneidungs- und Grenzbereiche gibt.

Informelles Lernen

Nur ein Teil der (beruflichen) Kompetenzen werden durch formales bzw. nichtformales Lernen angeeignet. Ein nicht minderer Anteil wird abseits pädagogisch organisierter Veranstaltungsformen erworben. Lernen, das nicht in Bildungs- oder Berufsbildungseinrichtungen stattfindet und üblicherweise nicht zur Zertifizierung oder Bescheinigung führt, wird als informelles Lernen bezeichnet. Hierzu zählen Lernprozesse, welche im Alltag, im Familienkreis oder in der Freizeit stattfinden. Informelles Lernen erfolgt in den meisten Fällen beiläufig und ohne ein spezielles Ziel zu verfolgen (z. B. Zeitungslektüre, TV-Dokumentation). Informelles Lernen – beabsichtigt oder nicht – zeichnet sich vor allem durch ein hohes Maß an Selbststeuerung aus und ist nicht auf das Erreichen von Abschlüssen oder Zertifikaten gerichtet.

4.3 Lerntheorien

Die Gestaltung einer erfolgreichen Aus- und Weiterbildung durch den LRA/Dozenten setzt Kenntnisse über Lerntheorien voraus.

Lerntheorien sind Modelle, die versuchen, das Lernen psychologisch zu beschreiben und zu erklären. Sie formulieren allgemeingültige Aussagen über die Gesetzmäßigkeiten des Lernens. Der komplexe Vorgang des Lernens wird durch Lerntheorien mit möglichst einfachen Prinzipien und Regeln erklärt. Je nach Lerntheorie werden unterschiedliche Schlüsse für das Lehren und Lernen gezogen. Es gibt eine Vielzahl von Lerntheorien, aber keine allgemeingültige Theorie, die alle Aspekte des Lernens erklären kann. Lerntheorien werden in 3 Kategorien aufgeteilt: Behaviorismus, Kognitivismus und Konstruktivismus.

4.3.1 Behaviorismus

Der Behaviorismus (engl. *behaviour* = Verhalten) ist die Lehre vom Verhalten. Es handelt sich dabei um eine der ältesten Strömungen in der Lernforschung. Der Behaviorismus entwickelte sich zu Beginn des 20. Jahrhunderts und setzte sich ab 1920 durch. Das Verhalten des Menschen wird als Ergebnis der auf ihn einwirkenden Umwelteinflüsse betrachtet. Im Mittelpunkt steht das sichtbare und damit erfassbare Verhalten des Menschen. Der Lernende wird als Blackbox angesehen und übernimmt eine passive Rolle. Das Verhalten wird allein durch äußere Vorgänge gesteuert, psychische und geistige Aspekte werden nicht betrachtet. Stattdessen wird davon ausgegangen, dass das Lernen durch Belohnung und Bestrafung gesteuert wird. Während die erwünschten positiven Reaktionen durch Belohnung gestärkt werden können, werden unerwünschte bzw. negative Reaktionen dadurch verringert, dass sie unbelohnt bleiben oder bestraft werden.

Nach Auffassung des Behaviorismus ist das Lernen das Ergebnis einer Reiz-Reaktions-Kette. Auf bestimmte Reize folgen bestimmte Reaktionen. Ein Reiz führt in die Blackbox (Input), das Ergebnis ist eine Reaktion (Output). Die in der Blackbox stattfindenden Zwischenschritte, d. h. die inneren Prozesse im menschlichen Gehirn, bleiben jedoch verschlossen. Sobald sich eine Reiz-Reaktions-Kette aufgebaut hat, ist der Lernprozess abgeschlossen (Abb. 4.5).

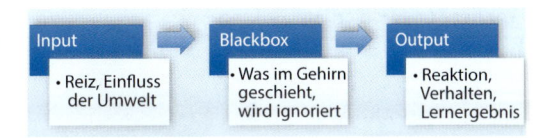

Abb. 4.5 Behavioristisches Lernen

Klassisches Konditionieren

Die erste Untersuchung der klassischen Konditionierung war ein Ergebnis des Zufalls. Der russische Wissenschaftler Iwan Pawlow (1849–1936) wollte ursprünglich keine Untersuchungen zum Lernverhalten anstellen. Vielmehr stieß er auf das klassische Konditionieren, als er Forschungen zur Verdauung durchführte. Pawlow hatte eine Methode entwickelt, die es erlaubte, Verdauungsprozesse bei Hunden zu untersuchen. Damit seine Hunde Verdauungssekrete produzierten, gab er ihnen Fleischpulver. Nachdem er diese Prozedur mehrfach wiederholte, beobachtete er ein unerwartetes Verhalten bei den Tieren. Sie speichelten nun, bevor ihnen das Fleischpulver gegeben wurde, d. h. bereits als sie das Fleischpulver bzw. Pawlow sahen. Pawlow hatte so durch Zufall beobachten können, dass das Lernen aus der Verbindung zweier Reize entstehen kann. Pawlow legte seine Arbeiten zur Verdauungsforschung nieder und konzentrierte sich fortan auf die Erforschung des beobachteten Phänomens. In einer nächsten Phase wählte er einen Glockenton aus und versicherte sich, dass sein Versuchshund darauf nicht mit einer Absonderung von Speichel reagierte. In einer anschließenden Konditionierungsphase, die sich über mehrere Tage erstreckte, ließ Pawlow jedes Mal einen Glockenton erklingen, bevor er seinem Hund Futter gab. Am Ende des Konditionierungsprozesses speichelte der Hund schon, wenn er nur den Glockenton hörte. Die Konditionierung verschwand allmählich wieder, als Pawlow Futtergabe und Glockenton entkoppelte, also dem Hund dauerhaft den Glockenton darbot, ohne Futter zu geben.

▪ Prinzip

Die klassische Konditionierung zeichnet sich durch den Aufbau von Verbindungen zwischen Reizen

Vor der Konditionierung

1. Unbedingter Reiz (Futter) → Unbedingte Reaktion
Ein unkonditionierter Reiz löst eine unkonditionierte Reaktion aus

2. Neutraler Reiz (Ton) → Kein Speichelfluss
Ein neutraler Reiz löst keinen Speichelfluss aus

Während der Konditionierung

3. Neutraler Reiz (Ton) + Unbedingter Reiz → Unbedingte Reaktion
Der unkonditionierte Reiz wird mehrfach unmittelbar nach dem neutralen Reiz dargeboten. Der unkonditionierte Reiz löst weiterhin eine unkonditionierte Reaktion aus

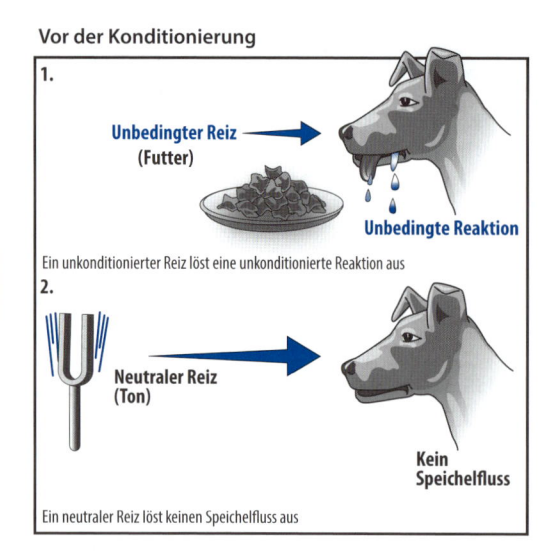

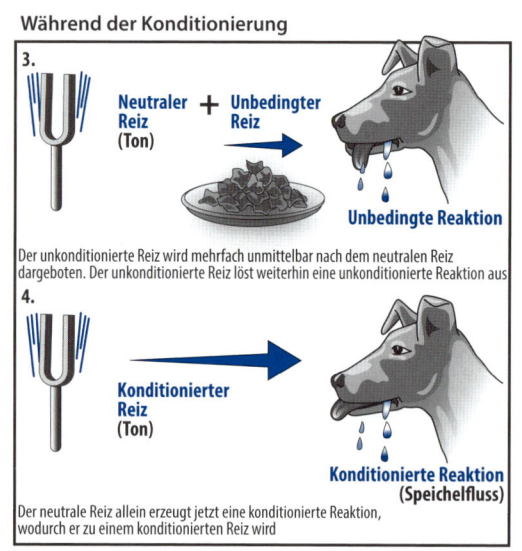

4. Konditionierter Reiz (Ton) → Konditionierte Reaktion (Speichelfluss)
Der neutrale Reiz allein erzeugt jetzt eine konditionierte Reaktion, wodurch er zu einem konditionierten Reiz wird

Abb. 4.6 Prinzip der klassischen Konditionierung

und Reaktionen aus (Abb. 4.6). Man spricht deswegen auch vom Reiz-Reaktions-Lernen. Ein unbedingter Reiz (Futter) ruft natürlicherweise – also ohne dass der Organismus das erst erlernen muss – einen Reflex, d. h. eine unbedingte Reaktion (Speichelabsonderung) hervor. Ein neutraler Reiz (Glockenton) wird nun mehrfach mit dem unbedingten Reiz (Futter) gekoppelt. Dies führt dazu, dass bereits der neutrale Reiz (Glockenton) die Reaktion (Speichelfluss) auslöst, die bis dahin nur auf den unbedingten Reiz (Futter) erfolgte. Aus dem ursprünglich neutralen Reiz (Glockenton) wird ein bedingter Reiz. Die auf ihn folgende Reaktion ist keine angeborene, sondern eine erlernte. Wird der Glockenton im weiteren Verlauf dargeboten, ohne dass anschließend Futter gegeben wird, lässt der Speichelfluss mit der Zeit nach und tritt überhaupt nicht mehr auf. In diesem Fall spricht man von Löschung.

- **Der kleine Albert**

Pawlows Befunde aus Tierversuchen gelten auch für den Menschen. Das klassische Beispiel dafür ist ein Experiment aus dem Jahre 1919 mit dem kleinen Albert. Albert war ein 11 Monate altes Kind und Versuchsperson in einem Experiment zur klassischen Konditionierung. Wissenschaftler konditionierten Albert so, dass er auf Ratten mit Angst reagierte. Dies taten sie, indem immer dann, wenn Albert die Ratte berührte, hinter seinem Rücken 2 Eisenstangen laut zusammengeschlagen wurden. Vor diesem Experiment reagierte Albert neugierig auf Ratten. Der Lärm erschreckte Albert jedoch so, dass er nach wenigen Versuchsdurchgängen schon zu schreien begann, wenn er die Ratte nur sah. Der für Albert ursprünglich neutrale Reiz (Ratte) wurde durch die Konditionierung mit erschreckendem Lärm selbst zu einem Auslösereiz für Angst. Diese gelernte Angst dehnte sich derart aus, dass Albert bald vor allem Kuscheligen und Fellartigen Angst hatte.

- **Bewertung**

Mithilfe der klassischen Konditionierung ist eine Erklärung des gesamten Lernverhaltens des Menschen nicht möglich – vor allem nicht komplexere Lernprozesse. Dieses Modell des Lernens gibt allerdings wichtige Erklärungen für emotionale Reaktionen. Heute wird die klassische Konditionierung noch oft für therapeutische Zwecke eingesetzt (z. B. zum Erwerb von Abneigung bei Nikotin-, Alkohol- und Drogensucht).

Operantes Konditionieren

- **Thorndikes Katzen**

Etwa zeitgleich mit Pawlow führte der US-amerikanische Forscher Edward Thorndike (1874–1949) Lernexperimente mit Katzen durch. Im Gegensatz zu Pawlow, den die Verknüpfung von Reizen interessierte, wollte Thorndike herausfinden, wie sich Verhaltenskonsequenzen auf das Verhalten selbst auswirken. Er sperrte dazu eine hungrige Katze in einen Käfig und stellte außerhalb des Käfigs Futter auf. Die Katze versuchte aus dem Käfig zu entkommen, indem sie sich an die Gitterstäbe krallte, kratzte und biss. Durch Zufall krallte sie sich irgendwann an eine Drahtschlaufe, die über einen Mechanismus mit der Klapptür des Käfigs verbunden war (Lernen durch Versuch und Irrtum). Dadurch konnte sie aus dem Käfig entweichen und an das Futter gelangen. Die Katze wurde in der folgenden Zeit wieder in den Käfig gesperrt und zog immer gezielter an der Drahtschlaufe. Sie hatte gelernt, sich damit zu befreien. Das erfolglose Verhalten, welches sie noch beim ersten Versuch gezeigt hatte, verschwand allmählich. Dieses Lernen durch Versuch und Irrtum wird als Übergangsmodell zwischen klassischem und operantem Konditionieren betrachtet.

- **Skinners Tauben und Ratten**

Der US-Amerikaner Burrhus Skinner (1904–1990) setzte die Arbeit von Thorndike fort und prägte den Begriff »operantes Konditionieren« (oft auch als instrumentelles Konditionieren bezeichnet). Skinner experimentierte in ähnlicher Weise wie Thorndike und Pawlow, allerdings mit Tauben und Ratten.

Bei Pawlows Hunden erschien der Reiz (Glockenton) unabhängig von einer Reaktion der Hunde. Bei Skinner hingegen wird ein bestimmter Reiz erst dann präsentiert, wenn das Individuum eine bestimmte Reaktion zeigt, d. h. es werden Verbindungen zwischen Verhaltensweisen und nachfolgenden Konsequenzen aufgebaut. Skinners Augenmerk galt den Konsequenzen, die auf ein Verhalten folgten. Der Begriff operant bezeichnet ein spontanes Verhalten (selbstständiges Suchen nach einem Weg, um den Käfig zu öffnen), das vom Individuum gezeigt wird, um eine Operation (Käfig öffnen) auszuführen. Erst wenn dieses Verhalten ausgeführt wird, kann es konditioniert werden. Um die Auftretenswahrscheinlichkeit eines Verhaltens ändern zu können, gibt es mehrere Möglichkeiten:
- Positive Verstärkung: Auf ein erwünschtes Verhalten folgt eine Belohnung (z. B. Bestätigung, Lob, Nahrung), wodurch die Auftretenswahrscheinlichkeit dieses Verhaltens zukünftig steigt.

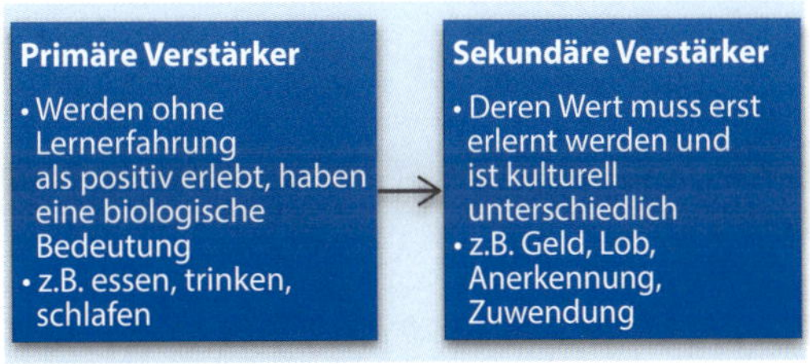

Primäre Verstärker	Sekundäre Verstärker
• Werden ohne Lernerfahrung als positiv erlebt, haben eine biologische Bedeutung • z.B. essen, trinken, schlafen	• Deren Wert muss erst erlernt werden und ist kulturell unterschiedlich • z.B. Geld, Lob, Anerkennung, Zuwendung

Abb. 4.7 Arten von Verstärkern

- Negative Verstärkung: Ausbleiben bzw. Wegfall eines unangenehmen Zustandes führt dazu, dass das Verhalten künftig häufiger gezeigt wird.
- Direkte Bestrafung: Auf unerwünschte Verhaltensweisen folgt unmittelbar eine negative Konsequenz (z. B. Lärm, Anschreien). Folgt auf ein Verhalten etwas Unangenehmes, wird das Verhalten seltener oder gar nicht mehr gezeigt.
- Indirekte Bestrafung: Folgt auf ein Verhalten der Entzug von etwas Angenehmen (z. B. Beachtung), wird dieses Verhalten zukünftig seltener auftreten.

Bei den Verstärkern wird zwischen primären und sekundären Verstärkern unterschieden (Abb. 4.7).

4.3.2 Kognitivismus

In den 1950er Jahren entstand gewissermaßen als Gegenbewegung zum Behaviorismus der Kognitivismus. Der Begriff kognitiv beschreibt dabei Prozesse, die mit dem Denken zu tun haben. Während der Behaviorismus als Ansatzpunkt das konkret beobachtbare Lernverhalten hat und der Lerner als durch äußere Reize steuerbar angesehen wird, konzentriert sich der Kognitivismus auf die beim Lernen intern ablaufenden Prozesse (z. B. Aufnahme, Speicherung, Erinnerung) der Informationsverarbeitung, also den Teil, welchen die Behavioristen bewusst als Blackbox ausblenden. Die grundlegende Annahme des Kognitivismus ist, dass es die kognitiven (geistigen) Prozesse eines Menschen sind, die Einfluss auf den Lernprozess ausüben. Im Gegensatz zum Behaviorismus versteht der Kognitivismus das Lernen als aktiven und individuellen Prozess, bei dem neue Informationen aufgenommen,

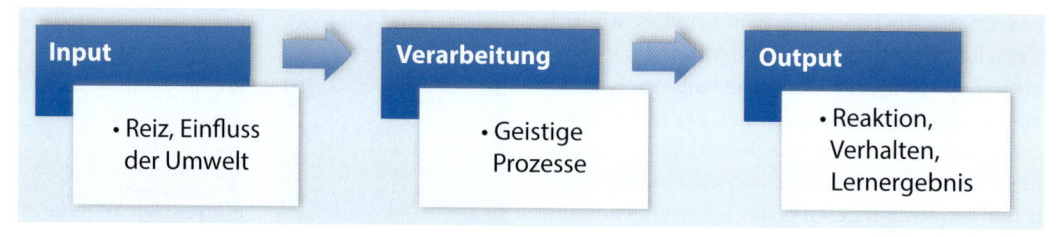

Input		Verarbeitung		Output
• Reiz, Einfluss der Umwelt	→	• Geistige Prozesse	→	• Reaktion, Verhalten, Lernergebnis

Abb. 4.8 Kognitivistisches Lernen

intern verwendet und wieder ausgegeben werden (Abb. 4.8). Der Kognitivismus arbeitet deshalb gern mit der Metapher, dass das Gehirn einem informationsverarbeitenden Computer gleicht, in dem Eingaben verarbeitet werden, um daraus Ausgaben zu generieren. Alle dafür notwendigen Prozesse finden innerhalb des Gehirns statt. Damit rücken auch Begriffe wie Ideen, Wünsche, Motive, Glauben, Denken, Fühlen und Wollen in den Fokus der Aufmerksamkeit.

Hieraus resultiert ein neues Verständnis vom Lehren und der Rolle der Lehrkraft. Waren Lehrende im Behaviorismus hauptsächlich Inputgeber, fungieren sie im Kognitivismus als Lernberater und -begleiter, indem sie dem Lernenden helfen, neues Wissen zu erschließen und zu verarbeiten.

Der Lernende bekommt eine aktive Rolle zugeschrieben, die über die reine Reaktion auf Umweltreize hinausgeht. Er lernt, indem er selbstständig Informationen aufnimmt, verarbeitet und anhand vorgegebener Problemstellungen Lösungswege entwickelt. Er kann über seinen Lernweg weitestgehend selbst bestimmen. Die Lehrkraft übernimmt die didaktische Aufbereitung der Inhalte und Problemstellungen. Sie wählt Informationen aus, stellt sie zur Verfügung, entscheidet über die Art der Lernergebnisse, die Aufgabenstellung, unterstützt den Lernenden bei der Bearbeitung der Themen und bei der Suche nach Lösungen.

Lernen am Modell
- **Blaumeisen in England**

In England ist es üblich, dass der Milchmann seinen Kunden Flaschen mit frischer Milch vor die Haustür stellt. 1921 wurde erstmals eine Blaumeise beobachtet, wie sie den Aluminiumverschluss einer solchen Milchflasche aufpickte. Anschließend fraß sie von der Rahmschicht, die sich am Flaschenhals abgesetzt hatte. Wie lässt sich das Verhalten der Blaumeise erklären? Eine Blaumeise wagt sich aus den Gartenanlagen bis an die an der Haustür stehende Milchflasche. Ihr ausgeprägtes Neugierverhalten führt dazu, dass sie die neue Situation erkundet. Da Blaumeisen bei der Nahrungssuche häufig Rinden anheben, wendet die Meise diese Vorgehensweise am Aluminiumverschluss der Milchflasche an. Mit dem Öffnen des Flaschenverschlusses zeigt sie ein neues Verhalten und gelangt an die nährstoffreiche Rahmschicht. Die Meise wird für ihr neues Verhalten belohnt. Da in diesem Fall die Belohnung eine positive Verstärkung erfährt, handelt es sich um eine operante Konditionierung. Diese operante Konditionierung wird als Lernen durch Versuch und Irrtum bezeichnet. Die Meise führt aufgrund von Neugier- und Spielverhalten eine Handlung aus, z. B. Picken gegen die Glasflasche. Da diese Handlung nicht zu einer Belohnung führt, wird die Meise dieses Verhalten in Zukunft seltener ausführen. Wird eine Handlung wie das Anheben des Milchflaschendeckels aber durch das Fressen der Rahmschicht belohnt, führt dies dazu, dass dieses Verhalten beim nächsten Kontakt mit Milchflaschen häufiger gezeigt wird. Bis zu diesem Zeitpunkt war das Phänomen des Milchdeckelöffnens noch durch einfache Lernformen zu erklären. Das Öffnen von Milchflaschendeckeln breitete sich jedoch von 1939 bis 1947 über weite Teile Südenglands aus. In einem ständig wachsenden Gebiet wurden immer mehr Milchflaschen geöffnet. Die Hypothese, dass enorm viele Meisen das Milchdeckelöffnen unabhängig voneinander durch Versuch und Irrtum erlernt haben, erscheint unwahrscheinlich, denn es erklärt nicht, weshalb nur die südenglischen Meisen das Öffnen erlernten. Weiterhin wirft es die Frage auf: Wenn das Flaschenöffnen durch Versuch und Irrtum zwischen den Jahren

1939 bis 1947 so häufig erlernt werden konnte – weshalb hat es dann keine Meise davor getan? Eine Erklärung für diese Situation bietet das Nachahmen der Artgenossen. Das Beobachten von Anderen (Vorbild, Modell) und das Nachahmen ihres Handelns ermöglicht ein schnelleres Erlernen einer neuen Situation. Neue Erfahrungen müssen nicht mehr durch Versuch und Irrtum selbst gemacht werden, sondern können teilweise durch Nachahmung anderer übernommen werden. Diese Art des Lernens wird als Lernen am Modell bezeichnet.

- **Banduras Kinder**

Der Psychologe Albert Bandura (geb. 1925) entwickelte die Theorie des Lernens am Modell. Vor allem soziales Lernen findet in Situationen statt, die mit den Theorien des Behaviorismus nicht erklärt werden können, da die Lernenden weder eine aktive Reaktion gezeigt noch einen Verstärker erhalten haben. In einem Experiment von Bandura wurden mehreren Gruppen von 4-jährigen Kindern in einem kurzen Film unterschiedliche Personen (Modelle) vorgestellt, die sich gegenüber einer Puppe aggressiv verhielten. Im Film wurden die unterschiedlichen Personen für ihr aggressives Verhalten entweder bestraft oder belohnt. Die Ergebnisse dokumentierten, dass die Kinder aus Gruppen, welche eine belohnte aggressive Person sahen, deutlich häufiger selbst aggressives Verhalten zeigten als Kinder aus Gruppen, die ein bestraftes aggressives Modell gesehen hatten. Nach dem bloßen Beobachten des Verhaltens einer Person, welches belohnt oder bestraft wurde, verhält sich der Beobachtende später in ähnlicher Art und Weise oder er nimmt von diesem Verhalten Abstand. Dies wird als Lernen am Modell (auch Beobachtungslernen, Nachahmungslernen, Imitationslernen) bezeichnet.

- **Beobachtungslernen**

Beobachtungslernen ist eine wichtige Lernform und spielt besonders beim Erlernen von Sozialverhalten eine Rolle (z. B. wie man sich in einem Seminar verhält). Aber auch das Vorgehen bei Sachaufgaben (z. B. Durchführen einer Desinfektion, Umgang mit Patienten) wird per Beobachtung gelernt, wobei sich an die Beobachtung das selbstständige Ausprobieren und Üben anschließt. In den meisten Fällen geschieht das Beobachtungslernen in mehreren

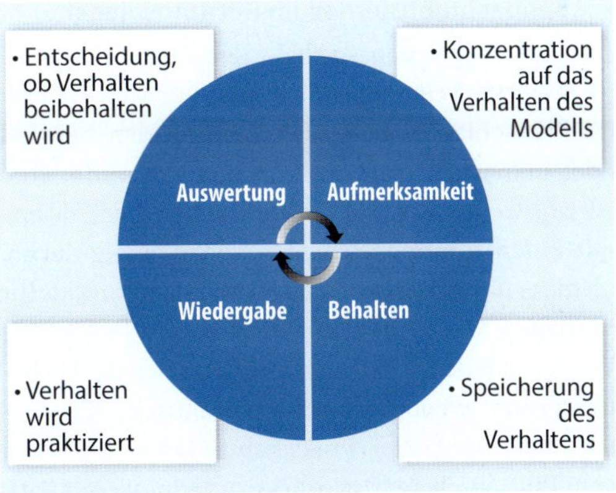

- Entscheidung, ob Verhalten beibehalten wird
- Konzentration auf das Verhalten des Modells
- Auswertung
- Aufmerksamkeit
- Wiedergabe
- Behalten
- Verhalten wird praktiziert
- Speicherung des Verhaltens

Abb. 4.9 Phasen des Beobachtungslernens

Phasen (Abb. 4.9) und beiläufig, ohne dass sich die Modelle oder die Lernenden gezielt darauf konzentrieren. Die Neigung zum Beobachten ist am größten, wenn man handlungsunsicher ist, sich also in Situationen befindet, mit denen man wenig Erfahrung hat oder in denen man bisher erfolglos war. In der Aus- und Weiterbildung ist der gezielte Einsatz des Beobachtungslernens dort möglich, wo etwas an einem konkreten Verhalten demonstriert werden kann, was dann vom Lernenden übernommen und geübt werden soll. Die Fähigkeit, durch Beobachtung zu lernen, ist äußerst hilfreich. Auf diese Weise kann man etwas lernen, ohne den langwierigen Prozess von Versuch und Irrtum zu durchlaufen. Man kann direkt von den Erfolgen und Fehlern anderer lernen.

> **Voraussetzungen für das Lernen am Modell**
> - Lernende verspüren einen Handlungsbedarf.
> - Das Modell wird als positiv wahrgenommen.
> - Die Modellperson ist selbst mit kleinen Fehlern und Schwierigkeiten ausgestattet.
> - Der Lernende nimmt Ähnlichkeiten zwischen sich und dem Modell wahr.
> - Das Modellverhalten ist deutlich erkennbar und erfolgreich.
> - Das Nachahmungsverhalten wird durch das Modell verstärkt (z. B. Lob, Aufmerksamkeit).

- **Beobachtungslernen im Rettungsdienst**

Beobachtungslernen spielt in der Ausbildung und im Praktikum eine tragende Rolle. Der Mensch lernt ca. 80 % seines Verhaltens, indem er andere bewusst oder unbewusst nachahmt. Praktikanten imitieren vorzugsweise LRA und Rettungsassistenten, die eng mit ihnen zusammenarbeiten. Unabhängig davon, ob diese das wollen oder nicht, sind sie Vorbild. Ihr Verhalten beeinflusst die Praktikanten mehr als Worte. Gerade im Rettungsdienstbereich ist das Beobachtungslernen nicht nur auf praktische Tätigkeiten beschränkt. Der Praktikant wird sich ebenso vom LRA abschauen, wie dieser im Einsatz mit Patienten, Kollegen und Dritten umgeht. Die Beobachtungen sind nicht nur auf den Einsatz beschränkt, sondern richten sich genauso auf Ruhe- und Bereitschaftszeiten. Daher ist der LRA fortwährend in der Rolle des Rettungsdienstausbilders.

Lernen durch Einsicht

Beim Lernen durch Einsicht ist von außen nicht zu sehen, dass der Lernende eine Erfahrung macht. Der Lernende probiert nicht aus, welches Verhalten zu einer Lösung eines gegebenen Problems führt, sondern er gelangt durch reines Überlegen zu einer Erkenntnis. Die möglichen Konsequenzen der gefundenen Lösung werden in Gedanken vorweggenommen. Dem Lernenden wird also plötzlich klar, wie die Lösung eines Problems aussieht. Diese Art des Lernens wird deshalb oftmals auch als sinnvoll-entdeckendes oder problemlösendes Lernen bezeichnet. Eine Lösung wird gefunden, indem man einen Sachverhalt versteht, Ursache-Wirkungs-Zusammenhänge erkennt oder die Bedeutung einer Situation erfasst. Charakteristisch für diese Art des Lernens ist, dass die Lösung wie durch einen Geistesblitz plötzlich gefunden wird (»Aha-Erlebnis«). Um zu einer Einsicht zu gelangen, ist es in der Regel notwendig, die Wahrnehmungsperspektive zu ändern. Betrachtet man ein Problem nur starr aus einer Sichtweise, ist es oftmals schwierig, die Lösung zu finden. Eine Einsicht erfolgt oft erst nach einer Umordnung der Betrachtungsweise.

Neunpunkteproblem
Gegeben sind 9 Punkte (je 3 in einer Reihe, 3 Reihen übereinander). Ohne den Stift ein einziges Mal abzusetzen, sind die 9 Punkte mit 4 Strichen zu verbinden.
▼

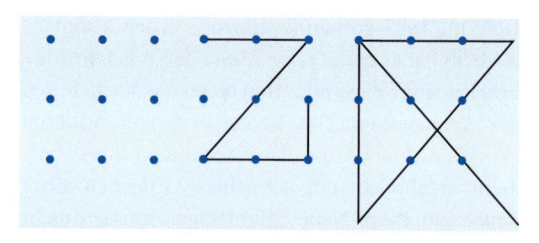

◘ Abb. 4.10 Neunpunkteproblem

Bei den ersten Versuchen wird in der Regel ein Punkt unberührt bleiben, sodass sich die Überzeugung einstellt, es wären 5 Geraden nötig. Erst durch die Umstrukturierung des Problems – nämlich durch das Hinausgehen über die Ecken – wird eine Lösung möglich (◘ Abb. 4.10).

Schwierige Flussüberquerung
Ein Bauer kommt mit einem Wolf, einer Ziege und einem Kohlkopf an einen Fluss. Er muss ihn mit einem Boot überqueren, das so klein ist, dass es außer dem Bauern nur noch eines der beiden Tiere oder den Kohlkopf tragen kann. In seiner Gegenwart sind beide Tiere folgsam. In seiner Abwesenheit aber würde die Ziege den Kohlkopf und der Wolf die Ziege fressen. Wie stellt es der Bauer an, alle drei heil über den Fluss zu bringen?

- **Vor- und Nachteile**

Lernen durch Einsicht hat gegenüber anderen Lernformen einige Vorteile. Erfahrungen müssen nicht dadurch gemacht werden, dass man die Lösungsmöglichkeiten selbst ausprobiert oder andere bei der Umsetzung beobachtet. Stattdessen überlegt man sich die Auswirkungen der möglichen Handlung. Im Ausbildungsalltag des Rettungsdienstes ist es häufig nicht möglich, durch Ausprobieren zur richtigen Lösung zu kommen, da falsche Wege negative Folgen haben können oder weil die Situation einmalig ist. In diesen Fällen stellt das Lernen durch Einsicht eine Möglichkeit dar, sich gewissermaßen theoretisch die möglichen Konsequenzen des Handelns vor Augen zu führen. Der Lernprozess findet im Kopf statt, daher verspürt man selbst bzw. verspüren andere keine Konsequenzen. Die durch das Problemlösen gefundene Erkenntnis bleibt darüber hinaus nicht auf den aktuell gelösten Fall beschränkt, sondern kann auf ähnlich gelagerte Probleme übertragen werden.

Dem Lernen durch Einsicht sind aber auch Grenzen gesetzt. So muss die Situation überschaubar sein, damit der Lernende – abhängig von Wis-

- **Köhlers Affen**

Lernen durch Einsicht ist nicht auf den Menschen beschränkt, sondern ebenso bei höher entwickelten Tieren zu beobachten. Wolfgang Köhler (1887–1967) führte Experimente zum problemlösenden Lernen bei Affen durch. Die Affen mussten einfache Probleme zur Werkzeugherstellung und deren Gebrauch bewältigen. So konnten sie z. B. aus einem Käfig an eine weit entfernte Banane gelangen, indem sie als Hilfsmittel Stöcke ineinander steckten oder Kisten aufeinanderstapelten, um an eine Banane an der Decke zu gelangen.

4.3.3 Konstruktivismus

Ab Mitte des 20. Jahrhunderts gewann die Lerntheorie des Konstruktivismus, die eng mit den neurobiologischen Grundlagen des Lernens verbunden ist, an Bedeutung. Im Gegensatz zum Behaviorismus und Kognitivismus betont der Konstruktivismus nicht die Verarbeitung von Informationen, sondern gibt der individuellen Wahrnehmung und Interpretation eine starke Bedeutung. Nach Auffassung des Konstruktivismus gibt es keine objektive Realität. Die Wirklichkeit ist vielmehr das Ergebnis eines subjektiven Erkenntnisprozesses. Jeder Mensch konstruiert nach dieser Lerntheorie aus sich selbst heraus seine eigene Wirklichkeit, die sich an seinen Erfahrungen, Lebensumständen und sozialen Bezügen orientiert. Er schafft sich seine eigene Welt, indem er den eingehenden Input seiner eigenen Gedanken- und Gefühlswelt anpasst. Wissen ist in diesem Sinne eine Konstruktion, die jeder Mensch auf seine eigene individuelle Art erstellt. Dabei wird immer an unterschiedliches Vorwissen angeknüpft, sodass in jedem Gehirn eine andere Konstruktion vom Wissensgegenstand entsteht. Darüber hinaus verfügen Menschen nicht nur über unterschiedliche Erfahrungen, Neigungen, Interessen und Motive, sondern verbinden mit dem Wissensgegenstand auch verschiedene Emotionen, die die persönliche Sicht durch positiv oder negativ verstärkte Gefühle auf den Wissensgegenstand beeinflussen. Damit wird eine Weitergabe des Wissens in Form einer alles identisch abbildenden »Fotografie« ausgeschlossen. Vielmehr erstellt jeder Lerner – beeinflusst von vielen Faktoren – ein »inneres Gemälde« des Wissens. Dieses Gemälde weist zwar im Idealfall sachliche Gemeinsamkeiten mit Vorstellungen anderer Menschen auf, ist aber in der geistigen Ausgestaltung höchst unterschiedlich. Nach Auffassung der konstruktivistischen Lerntheorie kann Wissen nicht im klassischen Sinne vermittelt bzw. gelehrt werden. Wissen wird individuell generiert, ein Wissenstransfer im Sinne von Sender (Lehrkraft) und Empfänger (Lernender) ist nicht möglich. Unterstützung erhält diese Auffassung durch die Neurobiologie. Pro Sekunde nimmt der Mensch 10^9 Bit an Informationen wahr, doch nur 10^2 Bit/sec werden nach Gedächtnis- und Filterprozessen zur Verarbeitung vom Gehirn angenommen. In der Großhirnrinde wird die Informationsmenge wieder auf 10^7 Bit/sec erweitert, indem das Gehirn die emotional eingefärbten Informationen mit bereits bestehenden Informationen verknüpft und sich dadurch seine eigene Realität bzw. Sichtweise schafft.

- **Schlussfolgerungen**

Das konstruktivistische Verständnis vom Lernen hat Auswirkungen auf die Gestaltung von Lehr-lern-Prozessen, bei denen der Schwerpunkt nicht auf der gesteuerten und kontrollierten Vermittlung von Inhalten liegt, sondern auf dem individuell ausgerichteten, selbst organisierten Bearbeiten von Themen. Jeder Mensch lernt anders. Deshalb muss jedem Lernenden die Freiheit gegeben werden, nach seinen Bedürfnissen zu lernen. Die Rolle des LRA/Dozenten geht über die reine Wissensvermittlung hinaus. Da jeder Lernende andere Voraussetzungen mitbringt, übernimmt er vor allem die Rolle eines Lernbegleiters und Lernberaters, der eigenverantwortliche Lernprozesse unterstützt. Ihm obliegt es, eine anregende Lernatmosphäre zu schaffen. Das bedeutet: Der LRA/Dozent stellt in erster Linie lernförderliche Materialien zusammen und formuliert anregende Aufgaben für den Lernprozess, die von den Lernenden selbstständig bearbeitet werden.

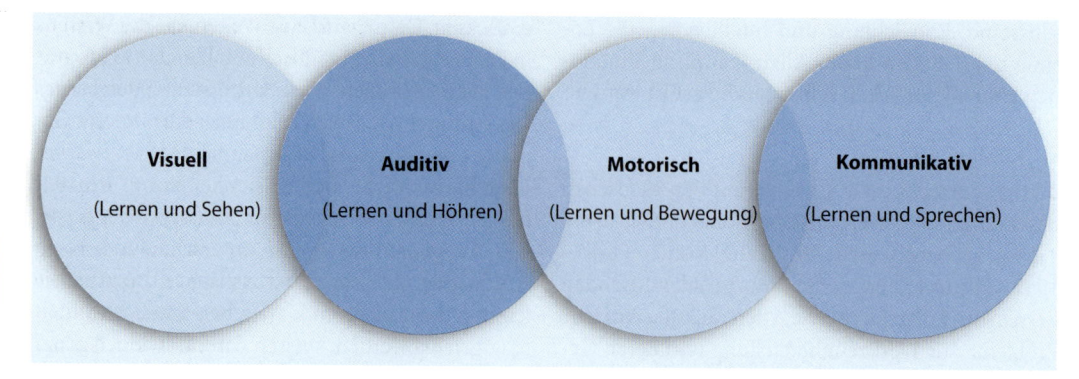

Visuell	Auditiv	Motorisch	Kommunikativ
(Lernen und Sehen)	(Lernen und Höhren)	(Lernen und Bewegung)	(Lernen und Sprechen)

Abb. 4.11 Lerntypen

4.4 Lerntypen und Lernstile

4.4.1 Lerntypen

Obwohl die physiologischen Lernvoraussetzungen bei allen Menschen gleich sind, lernt jeder Mensch anders. Menschen scheinen unterschiedliche Sinneskanäle für die Aufnahme von Informationen zu bevorzugen. Ein Lernweg, der für den einen sinnvoll ist, mag bei einem anderen Menschen nur schlecht funktionieren. Mit dem Begriff der Lerntypen bezeichnet man die Tatsache, dass Lerner unterschiedliche Sinnesorgane als Eingangskanäle für Informationen favorisieren. Eine erste Einteilung von Lerntypen wurde von Frederic Vester (1925–2003) im Jahre 1975 vorgenommen. Er unterscheidet Lerntypen aufgrund der bevorzugten Lernaktivität. Lerneffektivität kann nach dieser Auffassung gesteigert werden, indem der jeweils richtige Wahrnehmungskanal beim Lernen angesprochen wird. Man unterscheidet 4 Lerntypen (Abb. 4.11).

Lerntypen sind Idealtypen, da die meisten Menschen Mischlerntypen sind. Kein Mensch lernt nur über einen Sinneskanal. Allenfalls ist ein Wahrnehmungskanal stärker ausgeprägt als die anderen und wird deshalb im Lernprozess stärker beansprucht. Da ein LRA/Dozent seine Teilnehmer nicht immer so gut kennt, dass er auch die individuellen Lerntypen einschätzen kann, sollte bei der Auswahl der Unterrichtsmethoden, Unterrichtsmedien und Unterrichtsmaterialien darauf geachtet werden, alle Lerntypen bzw. Sinneskanäle gleichermaßen anzusprechen.

▪ Visueller Lerntyp

Der visuelle Lerntyp prägt sich Informationen am besten ein, die ihn über seine Augen erreichen. Er muss etwas sehen, damit er es lernen kann. Er bevorzugt Bilder, Diagramme, Tabellen, schematische Zeichnungen, Karten, Skizzen, optisch ansprechend gestaltete Texte, Animationen, Filme und andere visuelle Medien. Visuelle Lerntypen lassen sich gern von anderen etwas zeigen. Das, was sie selbst aufschreiben, prägt sich Ihnen am besten ein. Sie sind oft künstlerisch begabt und haben ein gutes Farbempfinden. Außerdem besitzen sie ein gutes bildhaftes Vorstellungsvermögen und können sich einmal gesehene Bilder gut merken. Mündlichen Anweisungen zu befolgen oder Vorträgen zu folgen, fällt diesen Lerntypen schwer. Der visuelle Lerntyp bevorzugt Wörter und Formulierungen wie: »sehen«, »vor Augen halten«, »ins Auge fassen«, »Licht in etwas bringen«, »verschiedene Blickwinkel betrachten« oder »aus der richtigen Perspektive sehen«.

Umgang mit visuellen Lerntypen
- Aufgabenstellungen schriftlich erteilen
- Referate mit Anschauungsmaterial untermauern (Bilder, Grafiken, Ablaufdiagramme, Skizzen, Filme)
- Farbige Tafelbilder erstellen, Overheadfolien oder Beamerpräsentationen einsetzen
- Abbildungen beschriften
- Abzeichnen lassen
▼

4.4 · Lerntypen und Lernstile

- Gestaltung von optisch ansprechenden und gut strukturierten Teilnehmer- bzw. Lernunterlagen
- Zeit für Notizen und Visualisierungen einplanen
- Deutlicher Einsatz von Körpersprache und Mimik als Kommunikationsmittel
- Verwendung bildhafter Metaphern

■ **Auditiver Lerntyp**

Auditive Lerntypen nehmen Informationen am besten auf, indem sie zuhören. Ihnen fällt es leicht, sich interessante Vorträge zu merken. Sie sind meist gute Redner, da sie in der Lage sind, Erzähltes mit vielen Einzelheiten zu reproduzieren. Mit schriftlichen Anweisungen und Textlektüre können sie nur mühsam umgehen. Der auditive Lerntyp tendiert zu Wörtern und Formulierungen wie: »Lass mal hören«, »Donnerwetter«, »Lass uns miteinander reden«, »Das klingt gut« oder »Das verstehe ich«.

Umgang mit auditiven Lerntypen

- Aufgabenstellungen und Anweisungen in mündlicher Form geben
- Einsatz von Unterrichtsmethoden, die sprachlichen Einsatz erfordern (Interviews, Vortrag, Befragungen, Erläuterungen geben lassen, Diskussionen, Debatten)
- Durchführung von Kleingruppenarbeit, damit die Teilnehmer den Lernstoff gemeinsam durchsprechen können
- Möglichkeit der sprachlichen Wiederholung
- Lärm und störende Hintergrundgeräusche meiden
- Deutliche Aussprache, Sprechpausen
- Eselsbrücken als Merkhilfen
- Teilnehmer nachsprechen lassen

■ **Motorischer Lerntyp**

Der motorische Lerntyp (Bewegungstyp) lernt vorzugsweise haptisch, also über seinen Tastsinn. Er fasst Dinge gerne an oder probiert sie aus. Vorträge nutzen ihm relativ wenig. Er verfügt über eine ausgeprägte Mimik und Gestik. Wenn er Vorträge hält, gestikuliert er stark mit den Händen. Anstatt Handlungs- oder Gebrauchsanweisungen zu lesen, praktiziert der Bewegungstyp Learning by Doing. Es genügt ihm nicht, etwas nur zu betrachten oder zu hören, er muss es anfassen, spüren und selbst in die Tat umsetzen. Wenn er es einmal selbst gemacht hat, kann er es auch auf ähnliche Fälle übertragen und Fehlendes oder Neues durch geschicktes Probieren ergänzen sowie Probleme lösen. Motoriker verfügen obendrein über eine ausgeprägte räumliche Wahrnehmung. Sie sind nicht an theoretischen Lösungen interessiert. Lieber arbeiten sie mit Modellen, anhand derer sie abstrakte Gedanken verdeutlichen können. Der motorische Lerntyp greift auf Wörter und Formulierungen zurück wie: »Ich habe das Gefühl«, »erleben«, »anknüpfen«, »Ich fühle mich erschlagen« oder »Das ist nicht zu fassen«. Am besten lernt der Bewegungstyp, wenn er aktiv mit einbezogen wird.

Umgang mit motorischen Lerntypen

- Anderen zusehen
- Beschäftigung mit praktischen und experimentellen Lernaktivitäten
- Arbeitsmaterialien zur Verfügung stellen, mit denen man kreativ tätig werden kann
- Bewegungsfreiheit im Raum ermöglichen, solange andere Teilnehmer nicht gestört werden
- Informationsverarbeitung mit Bewegung kombinieren
- Aktive Unterrichtsmethoden verwenden (Rollenspiele, praktische Fallbeispiele, Übungen)
- Einsatz des Computers als Lerninstrument (Lernsoftware, Internet)
- Arbeit mit Modellen
- Alternative Möglichkeiten zu schriftlichen Lernkontrollen einplanen (z. B. praktische Fallbeispielprüfung)

■ **Kommunikativer Lerntyp**

Der kommunikative Lerntyp benötigt den regen Austausch mit anderen. Durch Diskussionsrunden mit anderen Lernenden oder dem LRA/Dozenten fällt ihm das Lernen am leichtesten. Auch die anderen profitieren durch seine lebhafte Art und seine Beiträge. In Seminaren beteiligt er sich mit einer intensiven mündlichen Mitarbeit, stellt durchdachte Fragen und hinterfragt die vermittelten Themen.

> **Umgang mit kommunikativen Lerntypen**
> - Sprachliche Auseinandersetzung mit dem Thema
> - Lernarrangements in Lerngruppen ermöglichen, um den kommunikativen Austausch zu fördern
> - Frage-Antwort-Spiele ermöglichen
> - Rollenspiele, Diskussionen einplanen
> - Wichtiges laut lesen

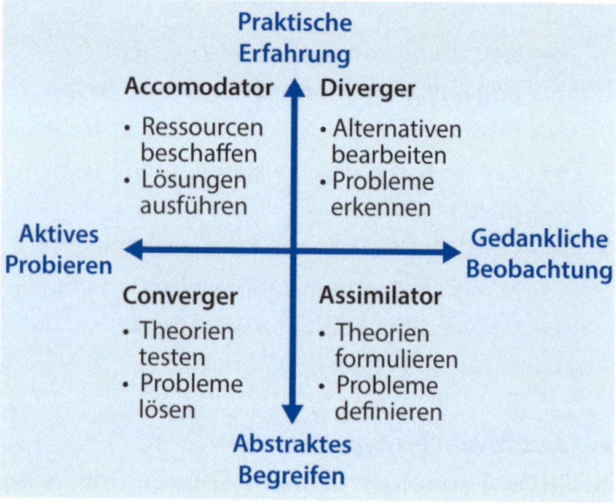

Praktische Erfahrung

Accomodator	Diverger
• Ressourcen beschaffen • Lösungen ausführen	• Alternativen bearbeiten • Probleme erkennen

Aktives Probieren ← → **Gedankliche Beobachtung**

Converger	Assimilator
• Theorien testen • Probleme lösen	• Theorien formulieren • Probleme definieren

Abstraktes Begreifen

Abb. 4.12 Lernstilquadranten nach Kolb (1984). (Mod. nach Stangl-Taller 2005)

4.4.2 Lernstile

Neben den beschriebenen Lerntypen gibt es auch unterschiedliche Lernstile. Mit Lernstilen werden die von einem einzelnen Lerner bevorzugten Lern- und Lehrarten beschrieben. In der Regel greifen Menschen auf Verfahren zurück, welche sich bereits bewährt haben. Wer mit einer bestimmten Lernmethode erfolgreich war, wird diese gern wieder anwenden. Auch wenn die Wirklichkeit komplexer ist, wird anhand der Lernstile deutlich, wie unterschiedlich Menschen lernen.

- **Lernstilquadranten**

Die Lernstile setzen sich aus 2 verschiedenen Faktoren des Lernens zusammen und können anhand eines Koordinatensystems verdeutlicht werden. Auf der senkrechten Y-Achse wird zwischen den beiden Polen »konkrete Erfahrung« und »abstraktes Begreifen« beschrieben, wie der Lernstoff am besten verstanden wird. Die einen lernen neue Inhalte am einfachsten anhand konkreter Beispiele, Demonstrationen oder Versuche. Andere können sich neue Sachverhalte am leichtesten mithilfe abstrakter Modelle, Schaubilder oder Theorien verdeutlichen. Die waagerechte X-Achse beschreibt zwischen den Polen »Experimentieren« und »Beobachten«, wie dieser Lernstoff am besten verarbeitet wird. Die einen verarbeiten den Lernstoff am besten, indem sie die Lerninhalte gleich in die Praxis umsetzen. Sie können die neuen Inhalte gut verarbeiten, wenn sie Prozesse beobachten und daraus ihre Schlüsse ziehen. Andere wiederum beobachten, bis sie sich sicher sind, alles verstanden zu haben. Die durch diese Unterteilung entstandenen Quadranten beschreiben die 4 unterschiedlichen Lernstiltypen (Abb. 4.12).

- **»Diverger« (Entdecker)**

Der Diverger lernt durch Beobachtung konkreter Fallbeispiele. Unterschiede und Gemeinsamkeiten dieser Fallbeispiele werden von ihm analysiert. Er hat ein bildhaftes Vorstellungsvermögen. Er betrachtet Sachverhalte aus verschiedenen Perspektiven. Dieser Lernstil zeichnet sich besonders durch Ideenreichtum aus. Diverger sind vor allem an zwischenmenschlichen Kontakten interessiert und emotional veranlagt. Sie bevorzugen das Lernen in Gruppen.

- **»Assimilator« (Denker)**

Beim Assimilator stehen analytisches Verstehen und Reflexion von Beobachtungen im Zentrum. Praktische Aufgaben werden von ihm erst wahrgenommen, wenn ein theoretisches Modell von ihm erarbeitet wurde oder der Aufgabe bereits eines zugrunde liegt. Der Assimilator ist vorwiegend an der Theorie interessiert und weniger sozial orientiert als der Diverger. In Lernsituationen bevorzugt dieser Stil Lektüre und Vorträge, die anschließend von ihm intensiv nachbereitet und durchdacht werden. Dieser Lerntyp gilt als typisch für Naturwissenschaftler.

- **»Accomodator« (Praktiker)**

Der Accomodator passt sich gut an veränderte Situationen an und ändert Pläne. Die ursprüngliche Strategie wird verworfen, wenn sie nicht erfolgreich ist (engl. *to accommodate* = anpassen). Probleme werden gelöst durch Experimentieren und Anpassung an die besonderen Umstände einer Situation, wobei die Methode von Versuch und Irrtum das Mittel der Wahl ist. Der Accomodator zeichnet sich durch einen ungezwungenen Umgang mit Menschen aus. In Lernsituationen bevorzugt er die Zusammenarbeit im Team sowie das Ausprobieren und Testen unterschiedlicher Herangehensweisen. Accomodator arbeiten sich in ihren Lernstoff selbstständig ein. Das unterscheidet sie von anderen Lernstiltypen. Eine geeignete Lehrsequenz besteht aus einem Problem, welches die Teilnehmer selbstständig lösen sollen. Dazu gibt es verschiedene Hilfsmittel, Handbücher und Übungsunterlagen. Die Unterlagen bestehen weniger aus theoretischen Darstellungen als aus konkreten Fallbeschreibungen.

- **»Converger« (Entscheider)**

Diese Menschen arbeiten am besten, wenn sie theoretische Grundprinzipien auf praktische Beispiele übertragen können. Sie verstehen den Lehrstoff besonders gut, wenn dieser mithilfe abstrakter Modelle erklärt wird. Emotionale und soziale Aspekte spielen nur eine geringe Rolle. Converger sind gut im Lösen von Problemen und Treffen von Entscheidungen. Beim Lernen bevorzugen sie das Ausprobieren neuer Ideen, praktische Anwendungen und Fallbeispiele. Eine Lehrsituation für einen Converger könnte aus einem Kurzvortrag und einer sich anschließenden praktischen Aufgabe bestehen. Im Referat werden Zusammenhänge erläutert. Anschließend bekommen die Teilnehmer ein Problem vorgelegt, welches sie mittels des vorangegangenen theoretischen Referates selbstständig lösen sollen.

4.5 Motivation

Als Motivation (lat. *movere* = bewegen) wird die Bereitschaft einer Person verstanden, eine bestimmte Handlung auszuführen. Sie gibt Auskunft über Beweggründe, die hinter einem bestimmten Verhalten liegen. Durch folgende Merkmale ist der Begriff Motivation gekennzeichnet:

- **Gedankliches Konstrukt:** Motivation ist nicht direkt sichtbar, sondern kann nur aus dem beobachtbaren Verhalten erschlossen werden. Somit ist sie ein gedankliches Konstrukt zur Erklärung der Beweggründe des sichtbaren Verhaltens.
- **Aktivierung:** Motivation ist ein Prozess, durch den ein Verhalten in Bewegung gesetzt wird.
- **Richtung:** Die Aktivität wird auf ein bestimmtes Ziel ausgerichtet und bleibt in der Regel so lange bestehen, bis dieses Ziel erreicht ist oder bis ein anderes Motiv vorrangig wird.
- **Intensität:** Die Aktivität kann mehr oder weniger intensiv ausgeführt werden.
- **Ausdauer:** Zielstrebiges Verhalten kann größere oder geringere Beständigkeit aufweisen. In der Regel wird die Aktivität aufrechterhalten, auch wenn sich Schwierigkeiten ergeben.

- **Lernmotivation**

Ob ein Mensch überhaupt lernt, hängt von seiner Lernmotivation ab. Lernmotivation wird als Absicht verstanden, Kenntnisse oder Fertigkeiten zu lernen, um damit definierte Ziele zu erreichen. Die Lernmotivation beeinflusst sowohl die Aneignungs- als auch die Ausführungsphase. Nur wer sich durch das Lernen einen Erfolg bzw. Vorteil verspricht oder einen Misserfolg bzw. Nachteil abzuwenden glaubt, wird Lernaktivitäten aufnehmen (◘ Abb. 4.13).

Die Förderung der Lernmotivation ist eine Aufgabe des LRA/Dozenten, denn unmotivierte, unaufmerksame Teilnehmer lernen langsamer, das Lernen ist oberflächlicher und flüchtig, die Inhalte geraten schneller in Vergessenheit. Die häufigsten Gründe für mangelnde Lernmotivation sind:

- unfreiwillige Teilnahme an einer Aus- oder Weiterbildung
- Ablenkungen unterschiedlicher Art
- Unter- und Überforderung
- Müdigkeit und fehlende Konzentration
- Ängste und Befürchtungen
- nicht sichtbarer Praxisbezug
- keine abwechslungsreichen Unterrichtsmethoden und -medien

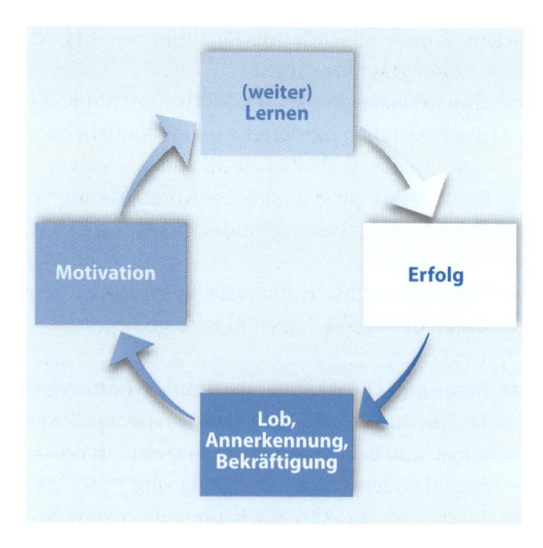

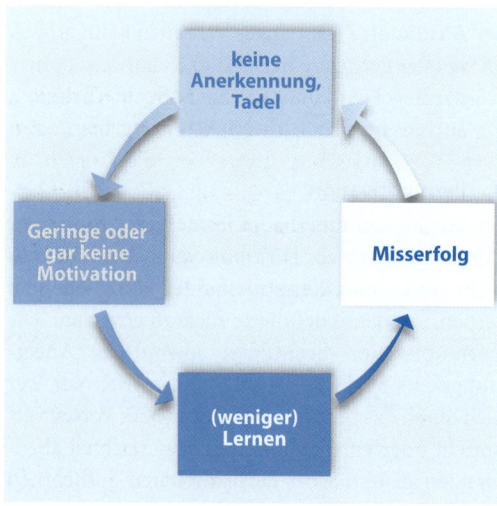

Abb. 4.13 Motivationsspirale

4.5.1 Motivationsarten

Menschen lernen aus unterschiedlichen Motiven. Aus diesem Grund wird häufig zwischen intrinsischer und extrinsischer Motivation unterschieden. In der Praxis treten beide Motivationsarten nebeneinander auf. Beide Formen ergänzen und beeinflussen sich gegenseitig. Motive können sich mit der Zeit ändern, sodass eine ursprünglich extrinsische Motivation – z. B. durch eine attraktiv gestaltete Lernumgebung – in eine intrinsische Motivation mündet. Aber auch der umgekehrte Fall ist möglich.

Intrinsische Motivation

Die intrinsische Motivation beruht auf der Freude am Lernen selbst, aber auch auf dem positiven Gefühl der Autonomie, wenn das Ziel der eigenen Bemühungen selbst bestimmt werden kann. Ein Mensch ist intrinsisch motiviert, wenn er aus Neugierde und eigenem Interesse lernt. Eine zusätzliche Belohnung von außen benötigt er dazu nicht, da das Lernen selbst als spannend, herausfordernd, sinnvoll bzw. befriedigend erlebt wird. Nur intrinsische Motivation stellt sicher, dass ein Lernverhalten nachhaltig aufrechterhalten und weiterentwickelt wird. Der positive Einfluss einer intrinsischen Motivation auf einen Lernerfolg ist stärker als der einer extrinsischen, da sie zu einer tieferen Verarbeitung des Lernstoffes führt.

- **Flow-Erlebnis**

Der Psychologe Mihály Csíkszentmihályi (geb. 1934) setze sich mit der Frage auseinander, warum Menschen teilweise sehr anstrengende Aktivitäten durchführen, ohne dass sie dafür eine externe Belohnung erhalten. Seine Untersuchungen zeigten, dass intrinsisch motivierte Tätigkeit häufig mit einem sog. Flow-Erleben (engl. *to flow* = fließen) einhergeht. Das Flow-Erlebnis beschreibt ein Gefühl des völligen Aufgehens in der Arbeit. Ablenkungen durch innere oder äußere Reize verschwinden aus dem Bewusstsein. Ein Mensch ist hoch konzentriert und weder über- noch unterfordert. Die Zeit scheint deutlich schneller zu vergehen. Die Motivation zu handeln ergibt sich direkt aus dem positiven Erlebnis des Flow. Das Erleben von Flow ist im Prozess des Lernens für das Entstehen von intrinsischer Lernmotivation von entscheidender Bedeutung. Um dies zu erreichen, sind folgende Voraussetzungen nötig: Ein Flow-Erlebnis entsteht dann, wenn Anforderung und Schwierigkeit der Tätigkeit mit Fähigkeiten und Fertigkeiten der Person in völligem Einklang stehen und die handelnde Person ein klares Ziel besitzt. Ein direktes Feedback über das Erreichen des Lernzieles hält den Flow-Zustand aufrecht.

- **Förderung**

Wenngleich intrinsische Motivation grundsätzlich nur aus dem eigenen Interesse an einem Thema entsteht, kann sie von außen gefördert werden. Hierzu bieten sich einige Möglichkeiten an.

4.5 · Motivation

> **Förderung der intrinsischen Motivation**
> - Lernende in die inhaltliche und zeitliche Gestaltung einbeziehen (z. B. Themenauswahl, Reihenfolge, Zusatzthemen, eigene Wünsche, Pausengestaltung)
> - Partnerschaftlicher und wertschätzender Umgang, Einsatz von Humor
> - Regelmäßige Erfolgserlebnisse ermöglichen
> - Kontinuierliches und realistisches Feedback über Lernfortschritte geben
> - Leistungsanforderungen angemessen gestalten, d. h. herausfordernde, dennoch lösbare Aufgaben erteilen – zu einfache bzw. zu schwere Aufgaben vermeiden
> - Anregende Gestaltung der Lernumgebung durch abwechslungsreiche Unterrichtsmethoden und -medien
> - Vorleben einer positiven Einstellung gegenüber den Lern- und Arbeitsgegenständen durch den LRA/Dozenten
> - Aufbau einer deutlichen Beziehung zwischen Lernstoff und Lebenswelt des Lernenden (Praxisbezug)
> - Erfahrungen, Vorkenntnisse und Interessen berücksichtigen
> - Lernprozess in überschaubare Schritte gliedern und das jeweilige Ziel des Abschnittes herausstellen, den »roten Faden« sichtbar machen

Trotz unterschiedlicher Förderungsmöglichkeiten der intrinsischen Motivation muss jedem LRA/Dozenten bewusst sein, dass nicht alle Lerninhalte intrinsisch motiviert vermittelt werden können, da aufgrund der Unterschiedlichkeit der Lernenden (Interessen, Erfahrungen, Lernvoraussetzungen usw.) nicht jedem Thema etwas Positives abgewonnen werden kann. Daher hat auch eine Förderung der extrinsischen Motivation ihre pädagogische Berechtigung.

Extrinsische Motivation

Wird für das Lernen oder dessen Ergebnis eine Belohnung (z. B. Geld, Einfluss und Prestige) in Aussicht gestellt, spricht man von einer extrinsischen Motivation. In der rettungsdienstlichen Aus- und Weiterbildung kann das ein Lob, eine gute Note, eine gute Praktikumsbeurteilung oder die Aushändigung eines Zertifikates sein. Auch die Androhung einer Bestrafung, etwa in Form einer Abmahnung, wirkt als extrinsischer Motivator. Von extrinsischer Motivation spricht man auch, wenn ein Verhalten nicht durch Freude an der Tätigkeit selbst motiviert ist, sondern durch damit verbundene angenehme Nebeneffekte (z. B. sozialer Kontakt durch das Zusammensein beim Lernen in einer Gruppe).

Extrinsische Anreize können eine beim Lernenden bereits vorhandene intrinsische Motivation überlagern (z. B. indem Lernende für Lösungen von Aufgaben, die sie zunächst aus eigenem Interesse begonnen hatten, übermäßige Belohnung oder Lob erfahren). Dies wird als Korrumpierungseffekt bezeichnet.

■ **Förderung**

Die besten Bedingungen für einen erfolgreichen Lernprozess bestehen, wenn der Lernende hauptsächlich intrinsisch motiviert ist. Allerdings ist es für den LRA/Dozenten sinnvoll, auch Möglichkeiten zu kennen, die extrinsische Motivation zu fördern, denn nicht jedes Thema einer Aus- und Weiterbildung ist für jeden gleichermaßen interessant.

> **Förderung der extrinsischen Motivation**
> - Lob für gelungene Antworten, Übungen oder Beteiligungen gezielt einsetzen – jedoch nicht zu häufig loben
> - Aussicht auf ein Zertifikat oder eine positive Beurteilung geben
> - Androhung einer Bestrafung in Form einer Abmahnung, eines Tadels oder einer schlechten Beurteilung nur als letztes Mittel einsetzen
> - Bewusster Einsatz eines Wettbewerbs (z. B. Rätsel, Quiz)
> - Gemeinschaftsgefühl ermöglichen

4.5.2 Bedürfnispyramide nach Maslow

Die unbefriedigten Wünsche eines Menschen bezeichnet man als Bedürfnisse. Ein Bedürfnis äußert

Wachstumsbedürfnisse
- sind nicht begrenzt, können nie abschließend befriedigt werden
- veranlassen Menschen, Neues zu wagen

Selbstverwirklichung

Defizit- bzw. Mangelbedürfnisse
- können grundsätzlich ausreichend befriedigt werden bis ein individueller Sättigungsgrad erreicht ist
- veranlassen Menschen, ihr physisches und psychisches Gleichgewicht zu halten bzw. wieder herzustellen
- spiegeln die menschliche Daseinsbewältigung und Lebenserfüllung wider, also das Streben, mehr und mehr das zu werden, was man werden kann
- teilweise Nichterfüllung ruft Mangel und Krankheit hervor

Wertschätzungsbefürfnisse

Soziale Bedürfnisse

Sicherheitsbedürfnisse

Grundbedürfnisse

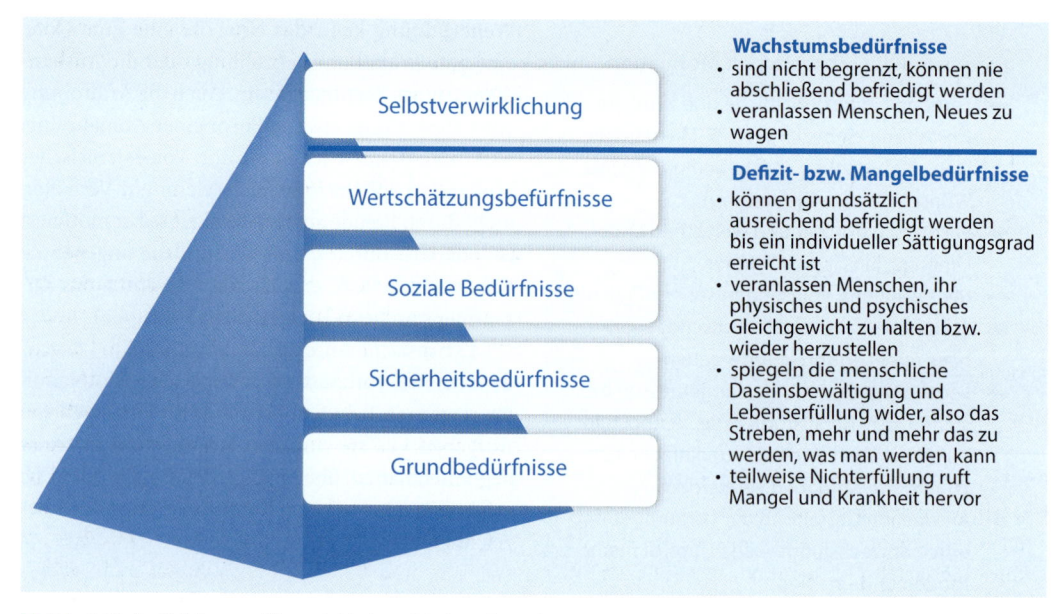

Abb. 4.14 Bedürfnispyramide nach Maslow. (Mod. nach Maslow 1943)

sich in dem Gefühl eines Mangels, verbunden mit dem Wunsch, diesen Mangel zu beheben. Jedes Bedürfnis besitzt so eine motivierende Kraft.

Abraham H. Maslow (1908–1970) ging von der Annahme aus, dass Menschen durch das Streben nach Befriedigung ihrer Bedürfnisse motiviert werden und dass einige Bedürfnisse Vorrang vor anderen besitzen. Maslow teilte die menschlichen Bedürfnisse nach einer Rangordnung ein und stellte sie als Stufen einer Pyramide dar. Diese Pyramide ist nur ein Modell, das die menschlichen Bedürfnisse vereinfacht. Die in 5 Ebenen gegliederte hierarchische Anordnung in der Bedürfnispyramide (Abb. 4.14) bewirkt nach Auffassung von Maslow, dass höherwertige Bedürfnisse erst dann befriedigt werden, wenn die Bedürfnisse der unteren Stufen als befriedigt empfunden werden. Ist eine Bedürfnisebene befriedigt, so wird das Verhalten des Menschen – auch beim Lernen! – von den noch nicht befriedigten Bedürfnissen bestimmt. Selten sind einem Menschen alle seine Bedürfnisse bewusst. Zumeist konzentriert er sich auf diejenigen, die in der nächsten Zeit befriedigt werden sollen.

Maslows Theorie der Bedürfnishierarchie hat beachtlichen Einfluss auf das Lernverhalten, weswegen bei der folgenden Betrachtung der einzelnen Bedürfnisstufen auch praktische Hinweise für die Gestaltung von Lehr-lern-Situationen gegeben werden.

- **Stufen der Pyramide**

An der Basis der Bedürfnishierarchie stehen physiologische **Grundbedürfnisse** (z. B. Essen, Trinken, Schlafen, Sauerstoff), deren Deckung das Überleben sichert. In der Aus- und Weiterbildung sind dementsprechend geregelte Pausen für die Teilnehmer ebenso wichtig wie Getränke und Verpflegung. Eine allgemeine Mattigkeit nach einem Mittagessen ist insofern nicht immer Ausdruck von Langeweile und Desinteresse, sondern ein natürliches Leistungstief im Tagesrhythmus (Abb. 4.15) und ein Zeichen der Energiekonzentration auf die Verdauung.

Die nächsthöhere Ebene der Bedürfnishierarchie bilden die **Sicherheitsbedürfnisse**, welche dem Schutz vor Gefahren und dem Wunsch nach Stabilität dienen. Menschen wünschen sich eine Welt, die sicher und vorhersehbar ist. Die Lernumgebung sollte deswegen über einen vorgegebenen Ablauf, eine angenehme Atmosphäre und transparente Regeln verfügen.

Soziale Bedürfnisse äußern sich in einer weiteren Bedürfniskategorie im Wunsch nach sozialen

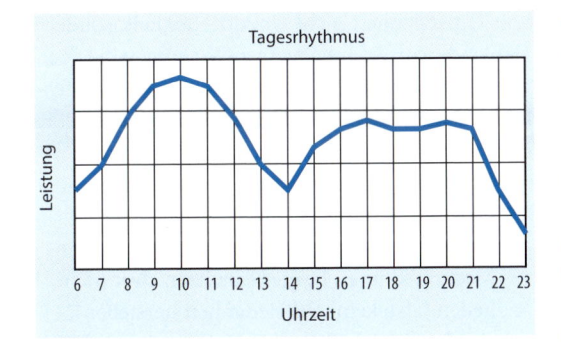

Abb. 4.15 Verlauf der menschlichen Tagesleistung

Kontakten und einem Zusammenleben in Gruppen wie z. B. der Familie. Die Teilnahme an einer Qualifizierung ist nicht nur durch Lernen und Lehren gekennzeichnet. Im Mittelpunkt steht auch die Integration in die Gemeinschaft. Deshalb ist es eine Aufgabe des LRA/Dozenten, Situationen zu schaffen (z. B. durch Gruppen- oder Partnerarbeit), in denen die Teilnehmer Gelegenheit haben, sich in die Gruppe einzufügen. Soziale Bedürfnisse in der Aus- und Weiterbildung sind darüber hinaus durch ein gemeinschaftliches Konfliktmanagement gekennzeichnet, um bei Schwierigkeiten eine entspannte Arbeitsatmosphäre herzustellen.

Die **Wertschätzungsbedürfnisse** beinhalten das Bedürfnis nach Anerkennung, Geltung, Beteiligung an Prozessen und Aufgaben, Bestätigung sowie Ansehen durch andere Personen (z. B. Vorgesetzte oder Gruppenmitglieder). Ein Ausdruck dafür sind etwa die mit einer Tätigkeit verbundenen Kompetenzen, Titel, die Höhe des Entgelts oder Statussymbole. Vor allem in der beruflichen Erstausbildung gründet sich das Selbstwertgefühl auf den erbrachten Leistungen. Um diesem Bedürfnis gerecht zu werden, sollte der LRA/Dozent erreichbare Ziele definieren und mit positivem Feedback arbeiten. Weiterhin sind dem Lernenden Wertschätzung, Respekt und Achtung entgegenzubringen.

An der Spitze der Pyramide nach Maslow steht das Bedürfnis nach **Selbstverwirklichung** als Wunsch nach bestmöglicher Entfaltung aller individuellen Anlagen und Fähigkeiten. Das Bedürfnis nach Selbstverwirklichung umfasst in Bildungsveranstaltungen auch die größtmögliche Mitbestimmungsfreiheit hinsichtlich der Themen, Ziele, Methoden und Regeln sowie die Übernahme von Verantwortung.

4.5.3 X-Y-Theorie

Einfluss auf die Lernmotivation hat das Menschenbild des LRA/Dozenten. Menschenbilder sind vereinfachte und standardisierte Muster von menschlichen Verhaltensweisen, die Menschen im Laufe der Zeit aufgrund ihrer Sozialisation und ihrer Erfahrungen entwickeln. Ein Modell zur Beschreibung zweier extremer Menschenbilder hat Douglas M. McGregor (1906–1964) in seiner X-Y-Theorie entwickelt. Beide Menschenbilder sind idealtypische Konstrukte, die die vielfältige und facettenreiche Aus- und Weiterbildungsrealität nicht abdecken, dennoch können aus ihnen konkrete Schlussfolgerungen für die jeweilige Ausbildungsgestaltung abgeleitet werden. Zugleich wird mit der X-Y-Theorie deutlich, wie sich das Verhalten des LRA/Dozenten durch ein Menschenbild beeinflussen lässt.

- **Theorie X**

Theorie X ist negativ. Der LRA/Dozent betrachtet den Auszubildenden, Praktikanten, Lehrgangsteilnehmer etc. in der Theorie X grundsätzlich als arbeitsscheu, wenig ehrgeizig, Verantwortung vermeidend und nach Sicherheit strebend. Deshalb müssen (und wollen auch) die meisten Menschen geführt und kontrolliert werden, um die Lehr-lern-Ziele zu erreichen.

LRA/Dozenten, die dem Menschenbild der Theorie X anhängen, verstehen das Lehren als autoritäre Anleitung und Führung als Kontrollfunktion. Die Bedürfnisse der Lernenden treten in den Hintergrund. Im Vordergrund steht dagegen die Person des LRA/Dozenten. Dementsprechend gering ist die Partizipation der Lernenden an den Entscheidungsprozessen im Unterricht. Der Ausbildungs- und Unterrichtsstil des LRA/Dozenten ist vorwiegend auf Lenkung, Kontrolle und Bestrafung gerichtet.

- **Theorie Y**

Die Theorie Y vertritt ein positives Menschenbild, das auch in der rettungsdienstlichen Aus- und Weiterbildung als Basis des persönlichen Lehrstiles dienen sollte. Hierbei geht der LRA/Dozent davon aus, dass Menschen sich über ihre Arbeit und Leistung definieren und sich daher selbst engagieren. Wichtigster Arbeitsanreiz ist das Streben nach Selbstverwirklichung. Um Begabung, Interesse, Neugier, Fantasie, Bedürfnisse und Kreativität ausleben zu können, wird der Lernende nach Übernahme von Verantwortung streben, wenn er eine entsprechende Anleitung und Hilfestellung erhält. Der Mensch entwickelt Eigeninitiative, benötigt Freiräume und bevorzugt die Selbstkontrolle. Der LRA/Dozent sollte grundsätzlich vom Menschenbild Y ausgehen und die Rahmenbedingungen zu dessen Umsetzung schaffen. Der Lehrstil, der sich aus der Theorie Y ableitet, betont Motivation und Leistungswillen der Lernenden. Der Ausbildungs- und Unterrichtsstil des LRA/Dozenten ist auf Beteiligung bei der Lernplanung und -organisation ausgerichtet. Kennzeichen dieser kooperativen Leitung sind große Handlungsspielräume und geringe Fremdkontrollen bei der Arbeit.

4.5.4 Zweifaktorentheorie

Die 1959 von dem US-amerikanischen Psychologen Frederick Herzberg (1923–2000) formulierte Zweifaktorentheorie stellt die Inhalte der ausgeübten Tätigkeit als zentralen Einflussfaktor der Arbeits- und Lernmotivation heraus.

Herzberg führte in mehreren Unternehmen im Raum Pittsburgh (USA) Untersuchungen zur individuellen Arbeitszufriedenheit durch. Dabei untersuchte er, welche Faktoren im Arbeitsprozess Zufriedenheit hervorriefen und welche Unzufriedenheit vermieden oder abbauten. Die Arbeitnehmer wurden nach Situationen in ihrem Berufsleben befragt, in denen sie ihrer Arbeit besonders positiv oder negativ gegenüberstanden. Die Befragung zeigte, dass bestimmte arbeitsbezogene Faktoren zur Zufriedenheit der Arbeitnehmer beitrugen, während andere Faktoren Unzufriedenheit hervorriefen. Herzberg leitete daraus die Vorstellung ab, dass Zufriedenheit und Unzufriedenheit keine gegensätzlichen Pole auf einer Achse sind, sondern dass sie vielmehr 2 voneinander unabhängige Komponenten sind. Dementsprechend ist das Gegenteil von Zufriedenheit nicht Unzufriedenheit, sondern »fehlende Zufriedenheit«. Der Gegenpol von Unzufriedenheit ist nicht Zufriedenheit, sondern »fehlende Unzufriedenheit«. Herzberg unterscheidet in der Zweifaktorentheorie:

- **Hygienefaktoren (Unzufriedenheitsvermeider):** Sie verhindern Unzufriedenheit, erzeugen aber keine Zufriedenheit. Analog zur Medizin können Hygienefaktoren zwar nicht heilen (also keine Zufriedenheit herstellen), sie können jedoch vor einer Ausweitung der Krankheit (d. h. der Unzufriedenheit) schützen. Hygienefaktoren spiegeln die extrinsische Motivation wider und beziehen sich in erster Linie auf das Umfeld sowie die Rahmenbedingungen der Arbeit.
- **Motivatoren (Zufriedenheitshersteller):** Sie führen zur Zufriedenheit. Motivatoren gehören zum Bereich der intrinsischen Motivation und haben sehr viel mit dem Inhalt der Arbeit bzw. der Tätigkeit selbst zu tun (z. B. Freude an der Arbeit, Selbstständigkeit, Entscheidungsbefugnisse).

Wirkung der Faktoren

Unzufriedenheit wird durch extrinsische Faktoren (Hygienefaktoren) der Arbeitsumwelt (z. B. Urlaubsplanung, Beschwerdewege, Status, fachliche Kompetenz des Vorgesetzten, Beziehung zu Vorgesetzten und Kollegen, Arbeitsplatzverhältnisse) hervorgerufen. Ein ausreichendes Vorhandensein der Hygienefaktoren führt lediglich zum Fortfall der Unzufriedenheit, nicht aber zur Zufriedenheit. Ihr Fehlen ruft Unzufriedenheit hervor.

Zufriedenheit kann nur über intrinsische Faktoren (Motivatoren) erreicht werden, die sich auf den Arbeitsinhalt beziehen. Als wichtige Motivatoren gelten Leistungs- und Erfolgserlebnisse, Anerkennung, die Arbeit selbst, Verantwortung, Aufstieg und die Möglichkeit zur Persönlichkeitsentfaltung (◘ Abb. 4.16).

Überraschend an der Zweifaktorentheorie ist, dass bestimmte Einflussgrößen, falls sie negativ ausgeprägt sind, unzufrieden machen, in positiver Ausprägung dagegen kaum dauerhaft zur Zufriedenheit beitragen. Dies kann an einem einfachen medizinischen Beispiel verdeutlicht werden. Schmerzfreiheit ist für den gesunden Menschen selbstverständlich.

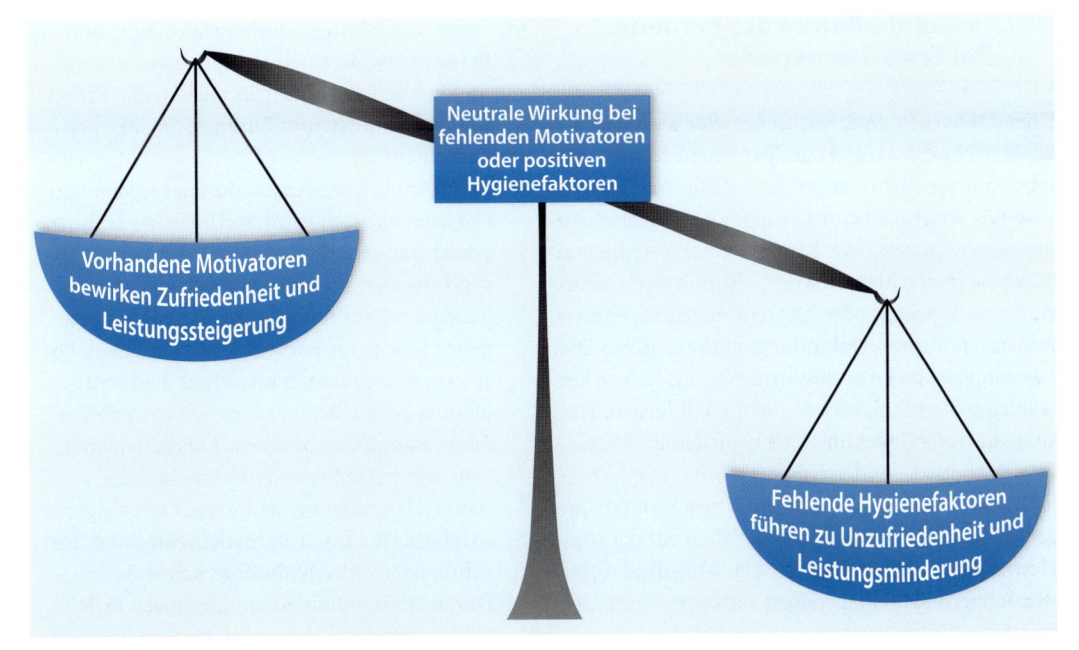

Abb. 4.16 Wirkung der Motivatoren und Hygienefaktoren

Treten Zahnschmerzen auf, wird die Lebenszufriedenheit beeinträchtigt. Der Zahnarzt kann also wesentlich dazu beitragen, menschliches Leid zu verringern. Er leistet hierbei aber kaum Beiträge zur Vermehrung menschlichen Glücks. Denn zum Glück gehört mehr als nur, keine Zahnschmerzen zu haben.

■ Schlussfolgerungen für die Praxis

Die Unterscheidung in Motivatoren und Hygienefaktoren führt zu einer Reihe praktischer Konsequenzen. Um eine hohe Motivation und Arbeits- bzw. Lernleistung zu erzielen, müssen Motivatoren und Hygienefaktoren gleichermaßen zum Einsatz kommen. Die in den Motivatoren angelegte Entfaltung der Arbeit als zentrale zufriedenheitsstiftende und damit leistungsanregende Kraft kann nur dann zur Wirkung kommen, wenn gesicherte Hygienefaktoren als Basis vorhanden sind. Starke Unzufriedenheit behindert die Wirkungskraft der Motivatoren. Letztlich können nur solche Faktoren eine wirkliche Motivationskraft freisetzen, die sich auf den Arbeitsinhalt und auf die Befriedigung persönlicher Wachstumsbedürfnisse beziehen. Ohne diese Faktoren (Motivatoren) kann es keine wirkliche Zufriedenheit und damit Motivation geben.

In der Praxis der Aus- und Weiterbildung bedeutet dies, dem Lernenden jederzeit Erfolgserlebnisse zu ermöglichen. In erster Linie sind mit dem Lernenden angemessene Lernziele zu vereinbaren und in einer entsprechenden Weise Rückmeldung darüber zu geben, ob die Ziele erreicht wurden. Der LRA/Dozent ist angehalten, durch ein gezieltes Wechselspiel von Lob und Anerkennung, die Lernzufriedenheit zu forcieren. Lernende müssen in dem Lerngegenstand einen Sinn sehen, der ihre persönliche Entwicklung vorantreibt. Insofern hat die Auswahl und Begründung der Lerninhalte durch den LRA/Dozenten eine nicht mindere Bedeutung.

Neben Motivatoren müssen ebenso Hygienefaktoren bei der Gestaltung von Lernprozessen Berücksichtigung finden. So sollten u. a. sowohl die sozialen Beziehungen innerhalb der Lerngruppe als auch diejenigen zum LRA/Dozenten positiv geprägt sein. Ein offener Umgang mit Kritik und die attraktive Gestaltung des Schulungsraumes repräsentieren nach der Zweifaktorentheorie weitere Einflussgrößen zur Vermeidung von Unzufriedenheit.

4.6 Besonderheiten des Lernens im Erwachsenenalter

Über das Lernen im Erwachsenenalter wird oftmals das Sprichwort »Was Hänschen nicht lernt, lernt Hans nimmermehr« angeführt. Hirnphysiologisch sind die Vorgänge beim Lernen von Erwachsenen und Jugendlichen bzw. Kindern im Wesentlichen gleich. Lernen schlägt sich im Gehirn in der Vernetzung von Wissen nieder. Es werden neue Synapsen gebildet und ihre Verbindungsstärke erhöht. Die Lernfähigkeit bleibt grundsätzlich bis ins hohe Alter erhalten. Der Mensch kann nicht nicht lernen. Das Gehirn ist ein Organ, das sich nicht durch den Gebrauch abnutzt, sondern hinzugewinnt. Die lernrelevanten Hauptunterschiede zwischen Kindern/Jugendlichen und Erwachsenen beruhen auf der simplen Tatsache, dass Erwachsene aufgrund ihres Alters über mehr Erfahrungen verfügen. Diese Unterschiede liegen vor allem in der Art des Lernens. Die Methoden, mit denen man als Kind oder Jugendlicher lernt, sind für Erwachsene oft nicht wirksam. Erwachsene lernen einfach nur anders als Kinder und Jugendliche. Dies muss in der Erwachsenenbildung des Rettungsdienstes berücksichtigt werden. Besonders entscheidend für den Erfolg und die Qualität ist eine erwachsenengerechte Lerngestaltung.

4.6.1 Eigenschaften erwachsener Lerner

Wie gut jemand im Erwachsenenalter lernt, hängt von mehreren Faktoren – wie z. B. Motivation, Erfahrungen und Lerngewohnheiten – ab. LRA/Dozenten sollten mit den Eigenschaften erwachsener Lerner vertraut sein:

- Erwachsene sind komplexe, entwickelte Persönlichkeiten. Sie haben verschiedene Bildungsgänge absolviert, haben unterschiedliche Lernvoraussetzungen und Hobbys. Die Lernfähigkeit Erwachsener ist somit sehr unterschiedlich – unterschiedlicher als bei Kindern und Jugendlichen. Erwachsene wollen als Personen behandelt werden, die zur Selbststeuerung der eigenen Lernprozesse fähig sind. Sie reagieren mit Widerstand, wenn andere ihnen ihren Willen aufzwingen wollen.
- Erwachsene bringen viele Erfahrungen und Erwartungen in einen Lernprozess ein. Kinder und Jugendliche hingegen müssen erst Erfahrungen sammeln und Zusammenhänge kennenlernen.
- Erwachsene haben ein mehr oder weniger großes Lebenswissen erworben, welches es ihnen erleichtert, zwischen wichtigen und unwichtigen Informationen zu unterscheiden. Die vorhandenen Kenntnisse ermöglichen es ihnen, neues Wissen an Vorwissen anzuknüpfen. Dieses sog. Anschlusslernen sichert die Weiterbildung auf Gebieten, auf denen Erwachsene schon Kenntnisse besitzen. Auf der anderen Seite werden völlig neue Themengebiete wesentlich langsamer erschlossen. Die Fähigkeit, sich isolierte Fakten zu merken, nimmt mit zunehmendem Alter kontinuierlich ab.
- Durch altersbedingte Veränderungen (z. B. Nachlassen des Gehörs und der Sehfähigkeit) wird die Qualität der Informationsaufnahme beeinflusst.
- Die Kapazität des Arbeitsgedächtnisses nimmt mit dem Alter ab, die Lernprozesse sind störanfälliger, kurzfristig Gelerntes kann schlechter erinnert werden, im Gegensatz dazu sind früher gelernte Inhalte gut abrufbar. Die Informationsverarbeitung geht langsamer vor sich.
- Generell verändert sich das Lerntempo mit zunehmendem Alter. Unter Zeitdruck liefern Erwachsene meist schlechtere Lernergebnisse als Jüngere.
- Im Gegensatz zur Schulpflicht nehmen Erwachsene in der Regel freiwillig an Bildungsveranstaltungen teil, wenngleich speziell im Rettungsdienst auch eine Fortbildungspflicht besteht.
- Erwachsene möchten wissen, warum sie etwas lernen sollen, bevor sie mit dem Lernen beginnen. Wenn sie Lernprojekte initiieren, so machen sie sich bewusst, welche Vor- und Nachteile das Lernen bzw. Nicht-Lernen ihnen bringt.
- Erwachsene sind im Lernen auf Anwendungsbezug, Probleme und Aufgaben orientiert. Die Lerninhalte müssen für sie eine persönliche Bedeutung haben. Berufliches Lernen hat eine klare Funktion und Nutzenorientierung. Im

Vordergrund stehen praktisch verwertbare Themen und weniger eine abstrakte Theorie.
– Erwachsene übernehmen Verantwortung für ihren Lernprozess. Sie orientieren sich an Zielen und bestimmen selbst, wie viel Energie sie zur Erreichung dieser Ziele einsetzen möchten.
– Erwachsene haben aufgrund ihrer verschiedenen Lebenswege unterschiedliche Lernerfahrungen. Jemandem, der das Lernen nicht gewöhnt ist, wird es schwerer fallen, sich neue Kenntnisse und Fertigkeiten anzueignen bzw. Lerntechniken anzuwenden. Derjenige, der beruflich körperlich tätig ist, wird Schwierigkeiten haben, sich in einer Weiterbildung nur geistig aktiv zu beteiligen.
– Erwachsene verfügen in der Regel über ein überdurchschnittliches Maß an Verlässlichkeit, Fleiß, Pflichtbewusstsein und Teamfähigkeit.

> **Fazit: Generell lassen sich altersbedingte Gewinne und Verluste der Lernfähigkeit feststellen. Die quantitative Merkfähigkeit lässt nach, während die qualitative Merkfähigkeit zunimmt.**

4.6.2 Erwachsenengerechte Unterrichtsgestaltung

Wer Erwachsene im Rettungsdienst effektiv qualifizieren möchte, muss sich nach ihren speziellen Lerneigenschaften richten. Als Konsequenz aus den zuvor aufgezeigten Lerneigenschaften Erwachsener lassen sich Grundsätze zur Gestaltung erwachsenengerechter Lernumgebungen ableiten.

Persönlichen Erfahrungsbezug herstellen

Erwachsene müssen in einer Aus- und Weiterbildung bei ihrem Wissens- und Erfahrungsstand abgeholt werden. Es wird bewusst an die Berufserfahrung bzw. Lebenssituation angeknüpft. Erwachsene möchten das neu Gelernte und Erarbeitete in ihren individuellen Erfahrungsschatz einbauen. Das Lernen erleben sie als sinnvoll, wenn Beispiele, Fallbeispiele, Rollenspiele und Übungen an konkrete Situationen aus ihrem Alltag anknüpfen. Hinweise auf die Übertragung des Gelernten in die Praxis (Transfer) erleichtern ihnen die Informationsaufnahme.

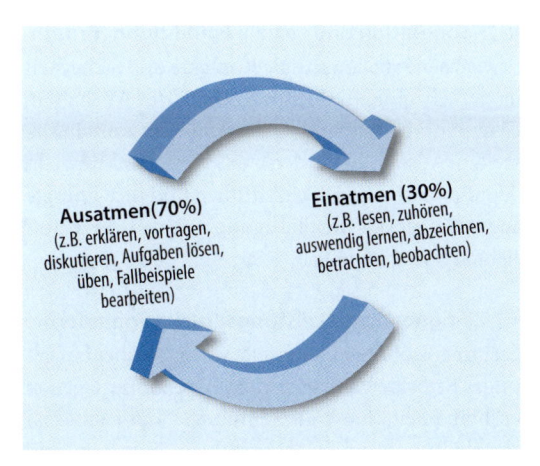

Ausatmen (70%) (z.B. erklären, vortragen, diskutieren, Aufgaben lösen, üben, Fallbeispiele bearbeiten)

Einatmen (30%) (z.B. lesen, zuhören, auswendig lernen, abzeichnen, betrachten, beobachten)

Abb. 4.17 Phasen des Lernens

Selbststeuerung ermöglichen

Da Erwachsene zumeist freiwillig an Aus- und Weiterbildungsveranstaltungen teilnehmen, ist ihre Lernmotivation hoch. Den Lernstoff selbst zu erarbeiten, Entdeckungen zu machen und praktische Anwendungen des Gelernten zu planen, macht mehr Spaß als nur zuzuhören und fertig portionierte Themen passiv aufzunehmen. Die Lernziele sollten zwar eindeutig formuliert sein, aber die Teilnehmer sollten Gelegenheit haben, diese Ziele auf verschiedenen Wegen zu erreichen. Erwachsene wollen sich mit teilnehmer- und handlungsorientierten Methoden die Lerninhalte selbst, d.h. mit ihren eigenen Lerntechniken, erarbeiten (weniger schulischer Unterricht!) und gleichzeitig nicht auf die beratende Unterstützung eines LRA/Dozenten verzichten.

Abwechslung schaffen

Das Lernen selbst sollte flexibel sein. Verschiedene Lehrmethoden und Unterrichtsmedien sorgen für einen abwechslungsreichen Unterricht, um nicht zuletzt auch unterschiedliche Lerntypen und Lernstile anzusprechen. Der Lernstoff sollte aus verschiedenen Perspektiven angeboten werden. Einen dynamischen Lernprozess zu gestalten bedeutet, die verschiedenen Phasen des Lernprozesses zu beachten: aktive und reflexive Phasen sowie erfahrungs- und theoriebetonte Phasen. Man spricht hier auch von einem Kreislauf des Lernens, denn Phasen der Reizaufnahme und -verarbeitung wechseln einander ab (Abb. 4.17).

- **Kooperation und soziale Einbindung fördern**

Erwachsene suchen soziale Kontakte und Sicherheit in der Gruppe. Teilnehmerzentriertes Verhalten, Gruppenarbeiten und Gelegenheiten zum informellen Austausch fördern das Gruppenklima, in dem Erwachsene sich wohlfühlen und ihre Energie angstfrei auf die Beschäftigung mit dem Lernstoff richten können.

- **Zeit geben und Leistungsdruck vermindern**

Lernungewohnte Erwachsene verfügen über ein geringes Selbstbewusstsein hinsichtlich ihrer eigenen Lernfähigkeit. Ihre Wahrnehmungs-, Informationsverarbeitungs- und Merkgeschwindigkeiten sind geringer als bei schul- und damit lerngewohnten Kindern und Jugendlichen. Erwachsene können dies durch größere Genauigkeit kompensieren. Die zu vermittelnden Informationseinheiten sollten deshalb kleinschrittig und mit einer mittleren Aufgabengeschwindigkeit verbunden sein, um immer wieder Erfolgserlebnisse zu ermöglichen. Zugleich sollten immer wieder Wiederholungen und Übungen des Lernstoffes eingeplant werden. Erwachsene Lerner bevorzugen eine Transparenz hinsichtlich der zu erwartenden Anforderungen und Leistungen. Ein zu hoher Leistungsdruck erzeugt negativen Stress, der ein effektives Lernen blockiert und Widerstände auslöst.

- **Struktur anbieten**

Erwachsene benötigen ein Lerngerüst. Sie möchten über die Ziele, Inhalte und Methoden informiert werden. Der Sinnbezug (»Warum soll ich das lernen?«) und die Überschaubarkeit des Lernprozesses haben für sie eine große Bedeutung. Das thematische Lerngerüst sollte deshalb zu Beginn einer Qualifizierungsphase bzw. Themeneinheit vorgestellt werden. Gleichzeitig sollte den Lernenden die Mitgestaltung des Lernprozesses ermöglicht werden.

- **Anforderungen an die Lehrperson**

Erwachsene suchen im LRA/Dozenten keine Autoritätsperson. Neben der nötigen Fachkompetenz muss dieser vielmehr vor allem ein Lernbegleiter und Lernberater sein. Ein LRA/Dozent, der die Teilnehmer nicht wahr- und ernst nimmt, wirkt unglaubwürdig und wird auch fachlich nicht überzeugen. Erwachsene wollen eine Lehrkraft, die ein partnerschaftliches Verhältnis zulässt, Feedback gibt, konstruktiv kritisiert, den Einzelnen fördert, sich engagiert und glaubwürdig auftritt.

Gedächtnis

5.1 Das Dreispeichermodell – 60
5.1.1 Sensorisches Gedächtnis – 60
5.1.2 Arbeitsgedächtnis – 61
5.1.3 Langzeitgedächtnis – 62
5.1.4 Konsequenzen für den Lernprozess – 62

5.2 Gedächtnisarten – 63

5.3 Vergessen und Behalten – 64
5.3.1 Vergessenskurve – 64
5.3.2 Lern- und Gedächtnishemmungen – 64

Die Fähigkeit des Gehirns, Informationen aus der Umwelt aufzunehmen, zu speichern und bei Bedarf abzurufen, bezeichnet man als Gedächtnis. Solche Informationen umfassen nicht nur Faktenwissen, sondern auch Empfindungen und persönliche Erlebnisse. Das Gedächtnis als Speichermedium bietet den Vorteil, einmal gemachte Erfahrungen zu konservieren, sodass der Mensch nicht ständig neu ausprobieren muss, wie er sich in einer Situation erfolgreich verhalten kann. Die in der Vergangenheit durch Lernen gemachten Erfahrungen können durch Erinnerung zur Bewältigung aktueller oder künftiger Anforderungen abgerufen werden. Das Gedächtnis stellt sozusagen eine Brücke zwischen Vergangenheit und Gegenwart dar. Das Abrufen der im Gedächtnis gespeicherten Informationen erfolgt in 3 unterschiedlichen Formen (◘ Tab. 5.1).

5.1 Das Dreispeichermodell

Zur Erklärung der Speicherung von Informationen im Gedächtnis gibt es verschiedene Modelle. Das bekannteste ist das Dreispeichermodell, welches vereinfacht 3 verschiedene Arten von Gedächtnissen als eigenständige Speicher annimmt. Zwischen diesen Speichern finden Kontrollprozesse statt, die dafür sorgen, dass Informationen von einem Speicher zum anderen weitergegeben werden – je nachdem, ob man sich eine Information merken oder sich wieder erinnern möchte. Das Dreispeichermodell unterscheidet zwischen dem sensorischen Gedächtnis (früher: Ultrakurzzeitgedächtnis), Arbeitsgedächtnis (früher: Kurzzeitgedächtnis) und Langzeitgedächtnis. Diese Gedächtnisformen unterscheiden sich hinsichtlich ihrer Speicherdauer und -kapazität (◘ Abb. 5.1).

5.1.1 Sensorisches Gedächtnis

Das sensorische Gedächtnis registriert alle Reize, die der Mensch über seine Sinnesorgane erfasst. Der Mensch nimmt etwa 80–85 % aller Umweltreize mit den Augen auf, 10–15 % mit den Ohren und die restlichen 5–10 % mit den anderen 3 Sinnen. Alle Sinneseindrücke gelangen zunächst als elektrische Impulse in das Gehirn. Diese ungefilterten Reize werden unmittelbar wahrgenommen und stellen die Rohinformation dar, ohne dass sich der Mensch darüber bewusst wird. Die Speicherkapazität ist für Bruchteile einer Sekunde sehr groß (Milliarden von Informationen). Informationen und Reize werden von Rezeptoren in den Sinnesorganen aufgenommen und an das Gehirn weitergeleitet. Die Informationen im sensorischen Gedächtnis verfallen sehr schnell. Der sensorische Speicher kann deswegen mit einem Echo verglichen werden, das die eingegebene Information über eine kurze Zeitspanne erhält. Um die Information nachhaltig zu speichern, muss sie gezielt ausgewählt werden, indem die relevante Information besondere Aufmerksamkeit er-

◘ **Tab. 5.1** Abrufformen aus dem Gedächtnis

Form des Abrufes	Merkmal	Beispiel
Freies Abrufen	Die Antworten müssen ohne Hinweise und Hilfe selbst generiert werden	Nennen Sie die Symptome eines Schlaganfalls
Abrufen mit Hinweisreizen	Hinweisreize, z. B. der Anfangsbuchstabe des gesuchten Wortes, erleichtern den Abruf	Eine Entzündung der Bauchspeicheldrüse wird als P… bezeichnet
Wiedererkennen	Das dargebotene Material enthält die gesuchte Antwort. Bei einer Auswahl möglicher Antworten fällt der Abruf am leichtesten. Dies ist meist bei Multiple-Choice-Prüfungen gefragt	Kennzeichnen Sie die sicheren Symptome einer Fraktur – Herausragendes Knochenende – Krepitation – Schwellung – Abnorme Stellung – Schmerzen

fährt und die irrelevante Information verworfen (vergessen) wird. Mit diesem Schritt der Auswahl von Informationen wird entschieden, welche Inhalte in das Arbeitsgedächtnis überführt und weiterverarbeitet werden. Durch diesen Schritt der Filterung schützt sich das menschliche Gehirn vor unnötigen Speicherungen und Belastungen durch große Mengen von Informationen.

5.1.2 Arbeitsgedächtnis

In neuerer Zeit wird anstelle des Begriffs Kurzzeitgedächtnis vorwiegend die Bezeichnung Arbeitsgedächtnis bevorzugt. Das Arbeitsgedächtnis ist eine Art temporärer Speicher, der ständig die Informationen aussondert, die momentan nicht mehr benötigt werden, um seine Ressourcen für die vorübergehende Speicherung neu eintreffender Informationen freizuhalten. Das Arbeitsgedächtnis verfügt mit einigen Sekunden bis Minuten über eine vergleichsweise geringe Speicherdauer. Es erbringt dabei 3 wichtige Leistungen:
- Zwischenspeicherung der vorgefilterten Informationen, die kurzfristig benötigt werden.
- Koordinierung des Abrufs von Informationen aus dem Langzeitgedächtnis zur Bewältigung aktueller Aufgaben.
- Bewusste Zwischenstation auf dem Weg in das Langzeitgedächtnis. Dabei werden vom sensorischen Gedächtnis nur solche Informationen übernommen, die eine subjektive Bedeutung haben.

Für die Arbeit des Arbeitsgedächtnisses sind 3 Teilbereiche von Bedeutung.
- **Phonologische Schleife:** Sie speichert gehörte bzw. gelesene Informationen. Es handelt sich dabei um eine innere Stimme, die akustische Informationen gedanklich wiederholt, um sie im Bewusstsein zu halten (z. B. gedankliches Wiederholen einer Telefonnummer).
- **Visuell-räumlicher Notizblock:** Er führt die gleichen Arten von Funktionen aus wie die phonologische Schleife, allerdings für bildliche (z. B. Form, Farbe) und räumliche Informationen.
- **Zentrale Exekutive:** Sie ist für die Kontrolle der Aufmerksamkeit verantwortlich, für die Koordination von Informationen aus der phonologischen Schleife und dem visuell-räumlichen Notizblock. Die zentrale Exekutive ist eine Überwachungszentrale, welche darüber entscheidet, welche Themen Aufmerksamkeit verdienen und welche ignoriert werden sollen. Will eine Person 2 Handlungen gleichzeitig ausführen, übernimmt die zentrale Exekutive die Koordinierung.

> **Störanfälligkeit des Arbeitsgedächtnisses**
>
> Das Arbeitsgedächtnis ist besonders störanfällig bei
> - schnell dargebotenen Informationen,
> - komplexen Zusammenhängen,
> - neuen Informationen,
> - einseitiger Sinnesansprache und
> - bei Themen, die zueinander hohe Ähnlichkeiten aufweisen.

Den Störungen in der Informationsaufnahme kann durch eine erhöhte Aufmerksamkeit, Konzentration, Wiederholung, Assoziation und Organisation entgegengewirkt werden. Der Prozess der Überführung von Gelerntem vom Arbeitsspeicher in das Langzeitgedächtnis kann wiederum durch Lernstrategien und Mnemotechniken unterstützt werden.

Chunks

Das Arbeitsgedächtnis kann nur eine begrenzte Anzahl von ungefähr 7 Elementen (7 Buchstaben, 7 Zahlen, 7 Wörter etc.) gleichzeitig speichern. Dabei ist es prinzipiell egal, ob es sich um 7 Zeichen, Buchstaben, Worte oder Sätze handelt. Die Kombination einzelner Elemente zu größeren Informationseinheiten (Chunks) stellt eine Möglichkeit dar, die Speicherkapazität des Arbeitsgedächtnisses zu erweitern. Zum Beispiel kann man sich die Zahlenreihe 14071789 (8 Einheiten) in Form eines Datums leichter merken (14.07.1789, 3 Einheiten) oder noch kürzer als Tag des Sturmes auf die Bastille, dem Geburtstag der Französischen Revolution (1 Einheit).

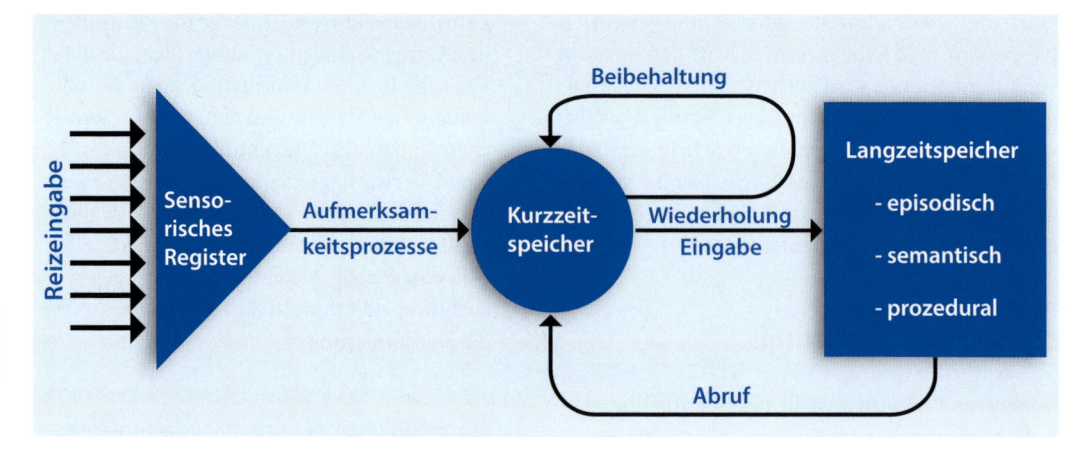

Abb. 5.1 Dreispeichermodell. (Mod. nach Bastigkeit 2010)

5.1.3 Langzeitgedächtnis

Wenn Informationen wiederholt werden oder sie besonders intensiv sind, gelangen sie vom Arbeitsgedächtnis in das Langzeitgedächtnis. Der Prozess der Überführung von Gelerntem aus dem Arbeitsgedächtnis in den Langzeitspeicher wird als Konsolidierung bezeichnet. Er kann durch die Anwendung von Lernstrategien bzw. Lern- und Mnemotechniken unterstützt werden. In das Langzeitgedächtnis werden nur solche Informationen überführt, denen man willentlich Aufmerksamkeit zugewendet hat. Die Überführung braucht Zeit. Während dieser Konsolidierungszeit ist die Speicherung empfindlich, d. h. sie kann durch störende Reize gelöscht werden.

Das Langzeitgedächtnis besitzt eine unbegrenzte Speicherdauer. Allerdings sind nicht alle Informationen gleich gut abrufbar. Die Schwierigkeit beim Langzeitgedächtnis besteht eher darin, die abgespeicherte Information wiederzufinden. Sehr zuverlässig und schnell erinnert man sich an solche Inhalte, die mit intensiven Emotionen, Bildern und Vorstellungen verbunden sind. Zwischen dem Arbeits- und dem Langzeitgedächtnis besteht ein reger Informationsaustausch: Informationen, die zur dauerhaften Speicherung gedacht sind, werden vom Arbeitsgedächtnis an das Langzeitgedächtnis weitergeleitet. Umgekehrt ruft das Arbeitsgedächtnis Informationen aus dem Langzeitgedächtnis bei Bedarf wieder ab.

5.1.4 Konsequenzen für den Lernprozess

Aus der Arbeitsweise der 3 Gedächtnisebenen können Schlussfolgerungen für ein erfolgreiches Lernen gezogen werden.

Wie bereits gezeigt, wird aus der großen Menge an Informationen, die über die Sinnesorgane eingehen, nur ein kleiner Teil in das Arbeitsgedächtnis übernommen. Welche Informationen dies sind, hängt von den Zielen und Prioritäten des Einzelnen ab. Sie entscheiden darüber, auf welchen Teil der Information man die Aufmerksamkeit richtet. Nur durch bewusste Aufmerksamkeitszuwendung erfolgt die Übernahme in das Arbeitsgedächtnis. Auch das Unterrichtsverhalten des Lehrrettungsassistenten (LRA) bzw. des Dozenten im Rettungsdienst (Dozent) kann dafür verantwortlich sein, wenn ein Lernender wichtige Informationen nicht in vollem Umfang in sein Arbeitsgedächtnis aufnimmt. Dies geschieht, wenn Informationen zu schnell dargeboten werden, z. B. durch rasches Sprechen, wenig Pausen oder zu viele neue Inhalte auf einmal.

Es muss sichergestellt werden, dass die neuen Informationen durch ständiges Wiederholen möglichst lange im Arbeitsgedächtnis gehalten werden. Nur so kann es bereits beim ersten Lernen zu einer Übernahme in das Langzeitgedächtnis kommen. Auch hier sind wieder Ziele und Prioritäten entscheidend. Ein Lernender, der dem Lernstoff per-

5.2 · Gedächtnisarten

```
                        Langzeitgedächtnis

      Explizites Gedächtnis                  Implizites Gedächtnis
    (sprachlich reproduzierbar)      (nur schwer oder gar nicht zu verbalisieren)

   Episodisches   Semantisches   Prozedurales      Priming       Konditionierung
   Gedächtnis     Gedächtnis     Gedächtnis
                                 (Motorische     (Unbewusste
   (Autobiografie) (Wissen, Fakten) Fertigkeiten)  Wahrnehmung)
```

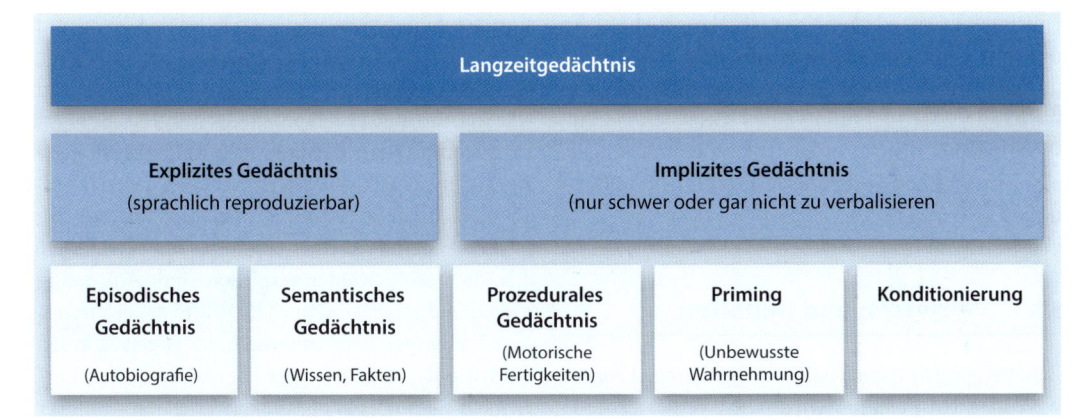

Abb. 5.2 Gedächtnisarten

sönliche Bedeutung beimisst, hält diesen lange im Arbeitsgedächtnis fest. Er wiederholt z. B. ein lateinisches Fachwort innerlich immer wieder. Hierdurch kommt es zu einer besseren Langzeitspeicherung. Wie lange eine neue Information im Arbeitsgedächtnis verweilt, hängt jedoch nicht nur von der Motivation des Lernenden, sondern auch von der Geschwindigkeit der Vermittlung ab. Eine große Gefahr stellen mitunter die modernen Medien – allen voran die Beamer-Präsentation – dar, welche es ermöglichen Informationen in schneller Folge sowie im großen Umfang darzubieten. Außerdem erhalten die Lernenden oft eine Vielzahl von kopierten Informationsblättern, sodass sie sich die benötigten Informationen nicht mehr selbst erarbeiten müssen.

Es muss sichergestellt werden, dass diejenigen Inhalte, welche einmal im Langzeitgedächtnis sind, dort dauerhaft bleiben. Mehrmaliges Wiederholen eines neuen Inhaltes bereits während der ersten Lerneinheit bewirkt schon hier eine größere Speichertiefe im Langzeitgedächtnis. Menschen, die gerne lernen, nehmen sich die Zeit, sich ausreichend lang mit neuen Informationen zu beschäftigen. Eine dauerhafte Speicherung setzt voraus, dass über Tage, Wochen und Monate der Stoff immer wieder in angemessenen Abständen wiederholt wird.

5.2 Gedächtnisarten

Nicht alle Lernprozesse und Lernergebnisse sind dem Bewusstsein zugänglich. Man unterscheidet daher beim Langzeitgedächtnis zwischen einem expliziten und einem impliziten Gedächtnis (Abb. 5.2).

- **Explizites Gedächtnis**

Das explizite Gedächtnis umfasst alle Inhalte, die dem Bewusstsein direkt zugänglich sind und sprachlich berichtet werden können. Es handelt sich um Wissen über Fakten, Namen, Daten, Gesichter, Orte, Begriffe, Symbole sowie persönliche Erinnerungen.

Das explizite Gedächtnis wird nochmals in ein semantisches und episodisches Gedächtnis differenziert. Das semantische Gedächtnis enthält allgemeines und sozial geteiltes Wissen über die Welt. Im episodischen Gedächtnis sind persönliche Erinnerungen gespeichert. Es wird deswegen auch als autobiografisches Gedächtnis bezeichnet.

- **Implizites Gedächtnis**

Das implizite Gedächtnis beinhaltet alle Gedächtnisinhalte, die nur schwer sprachlich zu formulieren sind. Dazu gehören Ergebnisse zahlreicher Lernvorgänge, die dem Bewusstsein nur schwer oder gar nicht zugänglich sind. Unter anderem handelt es sich dabei um den Erwerb von Bewegungs- und Handlungsabläufen (prozedurales Gedächtnis), die ein Mensch im Laufe seines Lebens erlernt hat. Wer einmal das Fahrradfahren gelernt hat, kann immer

Fahrrad fahren, selbst wenn er jahrelang nicht mehr mit ihm unterwegs war. Das implizite Gedächtnis umfasst darüber hinaus Sinneswahrnehmungen, die bei der Wahrnehmung eines speziellen Geräusches oder Duftes zu unbewussten Erinnerungen bis hin zum Wiedererkennen bereits erlebter Situationen führen.

5.3 Vergessen und Behalten

Behalten und Vergessen sind 2 gegenläufige Prozesse. Was nicht behalten wird, wird vergessen und umgekehrt. Faktoren, die das Behalten positiv beeinflussen, üben auf das Vergessen einen negativen Einfluss aus und umgekehrt. Grundsätzlich ist der Erfolg des Behaltens vom Zusammenspiel der nachstehenden Faktoren abhängig:
- Prozess der Informationsspeicherung (Wiederholung, Verarbeitungstiefe, Organisation)
- Lernstrategien, Lern- und Mnemotechniken
- Lernstoff, der gelernt wird (anschaulich, gegliedert, sinnvoll)
- psychische und physische Verfassung
- Motivation und Emotionen
- Arbeits- und Lernumgebung

5.3.1 Vergessenskurve

Wenn man eine Information verarbeitet und im Langzeitgedächtnis gespeichert hat, kann man sie bei Bedarf wieder abrufen. Gelingt dieser Abruf nicht, spricht man vom Vergessen. Dies bedeutet nicht unbedingt, dass die Information nicht mehr im Gedächtnis enthalten ist. Es kann auch sein, dass der Zugang zu ihr im Augenblick blockiert ist. In diesem Fall ist der Zugang zu den für die entsprechenden Gedächtnisinhalte verantwortlichen Nervenzellen nicht möglich, weil die betroffenen Nervenzellen zu wenig erregt werden und sie daher nicht feuern bzw. die Information nicht weitergeben, obwohl sie über den angeforderten Gedächtnisinhalt verfügen.

Einer der ersten Wissenschaftler, der sich mit dem Thema Vergessen beschäftigte, war Hermann Ebbinghaus (1850–1909). Ebbinghaus führte Selbstversuche zu Gedächtnisleistungen durch. Er lernte sinnlose Silben auswendig (z. B. SAB, KEW) und zeigte später anhand grafischer Kurven, wie lange sich der Mensch neu Gelerntes merken kann und wie viel Prozent er davon wieder vergisst. Ebbinghaus kam zu dem Resultat, dass man bereits nach 20 min etwa 40 % des gelernten Stoffes wieder vergisst. Nach 1 h liegt der Wert bei 45 %. Nach 1 Tag sind nur noch 34 % des Lernstoffes im Gedächtnis, d. h. dass 66 % wieder vergessen sind. Am 6. Tag nach dem Lernen sind noch 23 % und dauerhaft nur ca. 15 % gespeichert. Innerhalb der ersten Stunden wird also das meiste vergessen. Die Vergessenskurve nach Ebbinghaus gilt für das Erlernen sinnloser Silben. Untersuchungen haben gezeigt, dass die Geschwindigkeit des Vergessens für verschiedene Lerninhalte unterschiedlich ist. Mit zusammenhanglosen Silben hat Ebbinghaus Lernmaterial ausgewählt, das am schnellsten vergessen wird. Werden andere Lernmaterialien gewählt, insbesondere solche, die eine sinnvolle Verknüpfung ermöglichen, und wird gleichzeitig auf intensive Wiederholungen bei der ersten Aneignung geachtet, erhöht sich die Erinnerungsleistung bis zum nächsten Tag auf etwa 75 %. Am besten behalten werden Prinzipien und Gesetzmäßigkeiten.

Neben der Information beeinflusst auch die Art ihrer Aufnahme die Merkfähigkeit (◘ Abb. 5.3).

Über die Art und Weise, wie Menschen lernen und dabei ihre Sinne benutzen, hat sich schon der chinesische Philosoph Konfuzius (ca. 551–479 v. Chr.) Gedanken gemacht:

» Sage es mir und ich vergesse es;
zeige es mir und ich erinnere mich;
lass es mich tun und ich behalte es. «

5.3.2 Lern- und Gedächtnishemmungen

Das Vergessen ist meist nicht auf ein Versagen des Gedächtnisses, sondern auf Schwierigkeiten beim Abruf zurückzuführen. Dies zeigt sich daran, dass es viel einfacher ist, bereits bekannte Wörter oder Objekte wiederzuerkennen, als diese Objekte oder Wörter in freiem Abruf zu erinnern. Gedächtnishemmungen beeinflussen das Behalten von Informationen und damit den Lernerfolg negativ. Man

5.3 · Vergessen und Behalten

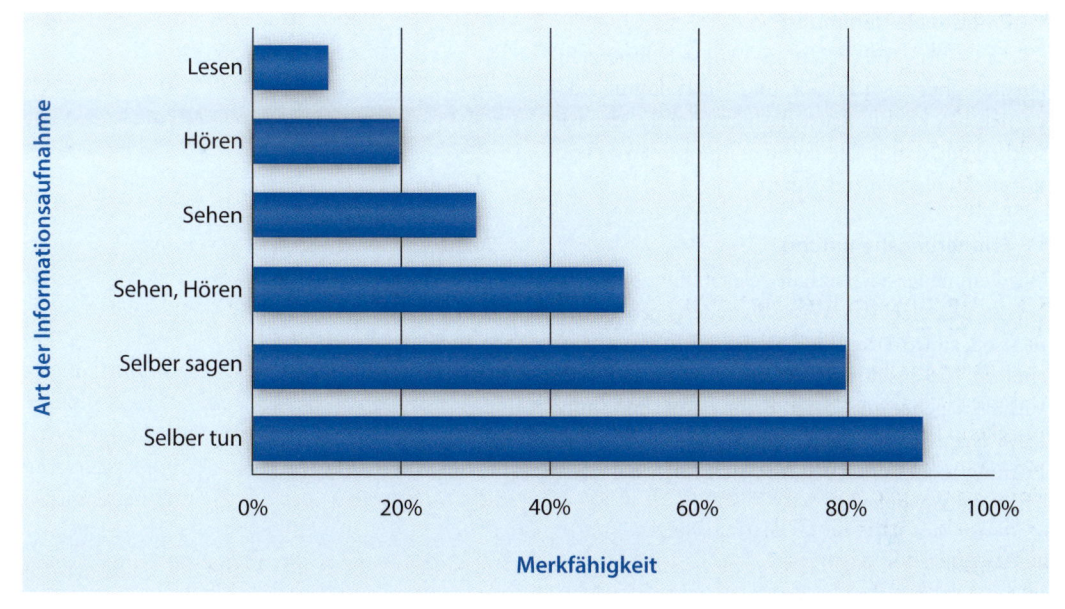

Abb. 5.3 Abhängigkeit der Merkfähigkeit von der Art der Informationsaufnahme

unterscheidet verschiedene Arten von Gedächtnishemmungen.

- **Interferenzen**

Das Gehirn verarbeitet bzw. speichert enorme Mengen von Daten über verschiedene Sinneskanäle sowohl zeitgleich als auch nacheinander, sodass sich Informationsteile überlappen und gegenseitig beeinflussen können. Die Lernpsychologie bezeichnet dieses Phänomen als Interferenzen. Interferenzen treten auf, wenn neuere und frühere Lerninhalte sehr ähnlich sind. Man unterscheidet zwischen retroaktiver und proaktiver Interferenz. Retroaktive Interferenz heißt, dass neu erlernte Informationen den Abruf älterer Informationen stören können. Die Interferenz ist also rückwärts gerichtet. Von proaktiver Interferenz spricht man, wenn ältere Informationen den Abruf neuerer Informationen beeinträchtigen. Die Interferenz ist also nach vorn gerichtet. Überlagerungen können vermieden werden, wenn zwischen den unterschiedlichen Speicher- und Lernprozessen Pausen gemacht werden oder die einzelnen Lerninhalte, aber auch die Lehr-/Lernmaterialien in Art, Struktur, Darbietungsform usw. keine Ähnlichkeit aufweisen.

- **Abrufstörungen**

Auch wenn Wissensinhalte optimal aufgenommen wurden und gut gefestigt sind, können sie oftmals nicht wiedergegeben werden. Das ist dann der Fall, wenn zwischen Abrufinhalten und gespeicherten Wissensinhalten keine passenden Verknüpfungen vorhanden sind. Die Aussage »Es liegt mir auf der Zunge, aber ich komme gerade nicht darauf« verdeutlicht, dass zwar das Wissen vorhanden ist, die Person aber im Moment nicht darauf zugreifen kann. Am leichtesten gelingt der Abruf aus dem Gedächtnis, wenn einerseits der Kontexteffekt stark ist, d. h. wenn zwischen der Situation des Einprägens und jener der Prüfungssituation eine möglichst große Übereinstimmung besteht, und wenn andererseits dem Lernenden die Informationen auf verschiedene Weise präsentiert wird, um mehrere Zugangswege zum Gedächtnisinhalt zu schaffen.

- **Gleichzeitigkeitshemmung**

Mehrere gleichzeitige Aktivitäten verhindern, dass man sich auf eine Aufgabe konzentrieren kann, und bewirken eine Blockade der Informationen, die man aufnehmen will. Konzentriert man sich hingegen vollständig auf das Lernen und vermeidet Ablenkungen (z. B. Musik hören), wird eine Gleichzeitigkeitshemmung vermieden.

- **Emotionale Hemmung**

Starke Gefühle wie (Prüfungs-)Angst, Schmerz, Eifersucht aber auch Freude und Glück können das Lernen blockieren. Es ist deshalb wichtig, frei von starken und damit ablenkenden Emotionen zu sein, um effektiv lernen zu können.

- **Erinnerungshemmung**

Wird ein neuer Sachverhalt gelernt, kurz bevor ein bereits gespeichertes Wissen wiedergegeben werden soll, so wird die Wiedergabe des schon gespeicherten Wissens durch das Lernen des neuen Sachverhaltes gehemmt. Eine Erinnerungshemmung kann vermieden werden, indem man kurz vor einer Prüfung nicht damit beginnt, sich noch ein neues Thema anzueignen.

- **Verfall**

Das Gehirn ist gleichermaßen die biologische und materielle Grundlage des Lernens und Behaltens. Ebenso wie bei physikalischen Speichern mit der Zeit die Magnetisierung schwächer wird, nimmt auch in biologischen Systemen mit der Zeit die Stärke von Nervenverbindungen ab. Dieser Zerfall von Gedächtnisspuren im Gehirn kann als Folge des neuronalen Stoffwechsels, des Absterbens von Nervenzellen oder von anderen Störwirkungen erklärt werden (z. B. Alzheimer, Demenz).

Organisation und Förderung des Lernens

6.1 Lernstrategien – 68
6.1.1 Wiederholungsstrategien – 68
6.1.2 Elaborationsstrategien – 68
6.1.3 Organisation – 69
6.1.4 Abrufstrategien – 70
6.1.5 Stützstrategien – 70
6.1.6 Kontrollstrategien – 70

6.2 Gedächtnisregeln – 71

6.3 Lern- und Mnemotechniken – 71
6.3.1 Lerntechniken – 72
6.3.2 Mnemotechniken – 76

6.4 Arbeits- und Zeitmanagementmethoden – 79
6.4.1 Pareto-Prinzip – 80
6.4.2 ALPEN-Methode – 81
6.4.3 Eisenhower-Prinzip – 82

Die Beherrschung von Lern-, Mnemo-, Arbeits- und Zeitmanagementmethoden erleichtert den Erwerb von Kenntnissen und Fertigkeiten. Bei den lernfördernden Maßnahmen in der rettungsdienstlichen Aus- und Weiterbildung muss die Vermittlung solcher Techniken fester Bestandteil sein. Die Tätigkeit im Rettungsdienst unterliegt dem stetigen Wandel von medizinischen Erkenntnissen. Das Lernen wird so zu einer lebens- und berufsbegleitenden Aufgabe. Lern-, Mnemo-, Arbeits- und Zeitmanagementmethoden helfen, sich Wissen und Fertigkeiten schnell und nachhaltig anzueignen.

6.1 Lernstrategien

Viele Faktoren beeinflussen das Einprägen, Speichern und Abrufen von Lerninhalten. Lernstrategien sind Werkzeuge, die die Aufnahme, Verarbeitung und Speicherung neuer Informationen erleichtern, umso den Lernprozess (noch) effektiver und nachhaltiger zu gestalten. Ihre Grundlagen beruhen auf Erkenntnissen der Gedächtnisforschung. Lernstrategien haben selbst keinen eigenen Inhalt. Sie können deshalb auf alle Themen angewendet werden. In der Aus- und Weiterbildung ist es wichtig, alle Lernenden mit diesen Strategien vertraut zu machen und sie immer wieder üben zu lassen, um die Lernergebnisse zu optimieren.

Es gibt verschiedene Möglichkeiten der Ordnung von Lernstrategien. Jede Strategie verfolgt dabei ein spezielles Ziel (◘ Abb. 6.1).

6.1.1 Wiederholungsstrategien

Nach Beendigung einer Lernphase wird bereits wieder viel des gelernten Stoffes vergessen. Der überwiegende Anteil des Wissens kann daher nicht durch einmaliges Lernen, sondern nur durch Wiederholungen gefestigt werden. Die Wiederholungsstrategien belassen den Lerninhalt weitgehend in seiner ursprünglichen Form. Ihr Zweck besteht darin, durch aktives Wiederholen einzelner Fakten eine feste Verankerung im Langzeitgedächtnis zu erreichen. Diese Strategie kommt vor allem beim Auswendiglernen von Formeln, Fachbegriffen, Fakten, Daten und Vokabeln zum Einsatz. Zudem dienen Wiederholungen der Selbstüberprüfung, ob alle Informationen behalten wurden. Je trockener, abstrakter und unbekannter der Lernstoff ist, desto mehr Wiederholungen sind nötig.

> **Wiederholungsstrategien**
> - Lautes Lesen
> - Wiederholtes Aufsagen
> - Gedankliches Rekapitulieren
> - Aufschreiben, Abschreiben, Aufzeichnen

■ **Zeitliche Verteilung**

Wichtig sind bei allen Wiederholungsstrategien vor allem Pausen. Sie ermöglichen eine Festigung des eben Gelernten. Untersuchungen zeigen, dass ein Lernerfolg auch abhängig ist von der zeitlichen Verteilung der Wiederholungen und der dazwischenliegenden Pausen. Es ist effektiver, Lern- sowie Wiederholungsphasen über einen langen Zeitraum zu verteilen. Mehrere kleine, gleichmäßig verteilte Pausen sind wirkungsvoller als eine einzige große Pause.

Erste Wiederholungen des Lernstoffes sollten kurz nach der ersten Lernphase stattfinden, um die Inhalte mit relativ geringem Aufwand wiedergeben zu können. Je mehr Zeit verstreicht, desto stärker nimmt die Vergessensrate zu. Der mit der Wiederholung angestrebte Lernerfolg kann zusätzlich noch gesteigert werden, wenn die Wiederholungen nicht nur sofort hintereinander erfolgen, sondern über einen längeren Zeitraum verteilt sind. Mit optimal platzierten Wiederholungen erspart man sich unnötige Arbeit. Die Faustregel zum Wiederholen ist in ◘ Abb. 6.2 wiedergegeben.

6.1.2 Elaborationsstrategien

Das reine Wiederholen von komplexeren Lerninhalten ist wenig ertragreich. Ob eine Information sich dauerhaft einprägt und sicher aus dem Gedächtnis abgerufen werden kann, hängt vielmehr davon ab, ob sie geistig tief genug verarbeitet wurde. Je intensiver der Lerner über neue Informationen nachdenkt und Beziehungen zu Bekanntem sowie zu eigenen Erfahrungen herstellt, umso nachhalti-

6.1 · Lernstrategien

Lernen unterstützen
- Wiederholungsstrategien
- Elaborationsstrategien
- Organisationsstrategien
- Abrufstrategien

Dabeibleiben
- Stützstrategien

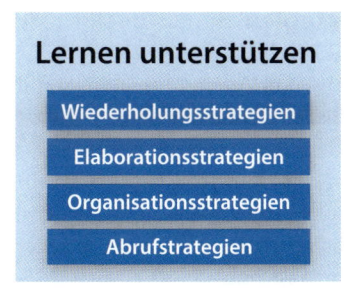

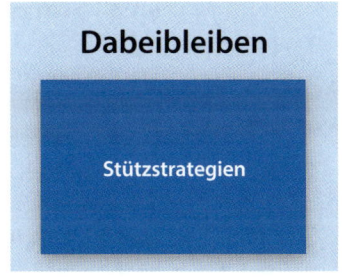

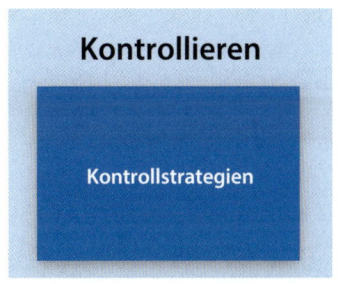

Kontrollieren
- Kontrollstrategien

Abb. 6.1 Ziele der Lernstrategien

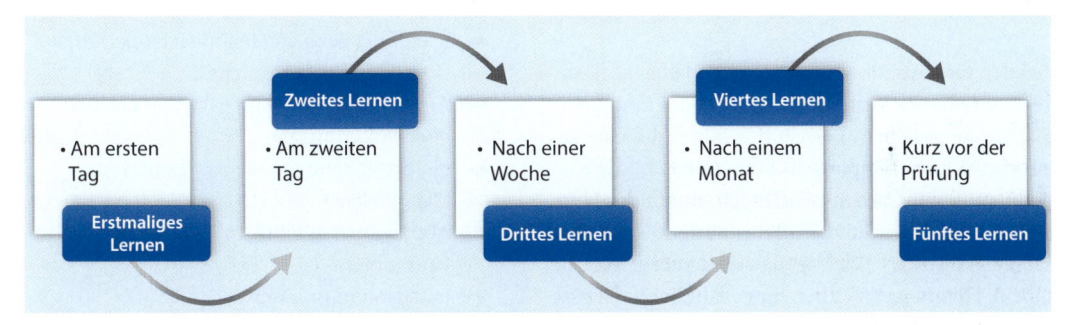

- Erstmaliges Lernen: Am ersten Tag
- Zweites Lernen: Am zweiten Tag
- Drittes Lernen: Nach einer Woche
- Viertes Lernen: Nach einem Monat
- Fünftes Lernen: Kurz vor der Prüfung

Abb. 6.2 Faustregel zu den Abständen bei Wiederholungen

ger werden die neuen Wissensstrukturen mit bestehendem Vorwissen und Gedächtnisstrukturen verknüpft.

Elaborationsstrategien
- Parallelen und Ähnlichkeiten feststellen, Assoziationen bilden
- Ein konkretes Beispiel zu einem abstrakten Sachverhalt ausdenken
- Eine bildliche Vorstellung zu einem Sachverhalt machen
- Einen Sachverhalt mit eigenen Worten wiedergeben, aufschreiben
- Eigene Fragen zum Sachverhalt stellen
- Anwendungsaufgaben lösen, Übungen
- Praktische Anwendungsmöglichkeiten herausfinden
- Eigene Erfahrungen und Erlebnisse wachrufen
- Ansätze zur Kritik finden
- Eselsbrücken bilden, Geschichten zum Thema erfinden

6.1.3 Organisation

Ein gutes Gedächtnis ist ein organisiertes Gedächtnis. Die Fähigkeit des Gehirns, Informationen wiederzufinden, basiert darauf, wie gut die Informationen strukturiert sind. Unter Organisationsstrategien sind Lerntätigkeiten zu verstehen, die dazu geeignet sind, die vorliegenden Informationen in eine leichter zu verarbeitende Form zu transformieren. Je besser Lerninhalte gegliedert (zeitlich und logisch) und sprachlich deutlich formuliert sind, desto leichter lassen sie sich speichern und wiedergeben. Vor allem schriftliche Lernmaterialien müssen daher klar und übersichtlich gegliedert sein. Organisationsstrategien sollen helfen, innerhalb eines neuen Wissensbereiches Ordnungsbeziehungen herauszuarbeiten, um sich ein übersichtliches Bild vom Thema zu schaffen. Die Ordnung dient als Orientierungshilfe beim späteren Abruf aus dem Gedächtnis.

> **Organisationsstrategien**
> - Zusammenfassungen erstellen, Hauptaussagen bestimmen
> - Schlüsselbegriffe markieren
> - Randnotizen anfertigen
> - Zwischenüberschriften formulieren
> - Mindmap erstellen
> - Anfertigung von Schaubildern, Ablaufdiagrammen und Tabellen
> - Gliederung erstellen, ordnen

Bei den Organisationsstrategien handelt es sich um reduzierende Prozesse, die besonders das Einprägen von umfangreichem Lernstoff – durch die Gliederung größerer Komplexe in Sinneinheiten, die Koordination von Zusammenhängen, durch das Herstellen einer Über- und Unterordnung sowie durch Herausfiltern des Wichtigen – erleichtern. Wer in einem Themengebiet über ein gedankliches Gerüst verfügt, kann die Details besser rekonstruieren.

6.1.4 Abrufstrategien

Abrufstrategien helfen, die Gedächtnisinhalte aufzufinden. Die Art, wie der gespeicherte Lerninhalt abgefragt wird, entscheidet über die zu erwartende Gedächtnisleistung. Das freie Wiedergeben von Lerninhalten (z. B. das Nennen von Symptomen einer Erkrankung) stellt im Allgemeinen höhere Anforderungen als das bloße Wiedererkennen (z. B. vorgegebene Antworten bei einem Multiple-Choice-Test). So ist für eine aktive Wiedergabe im Rahmen einer mündlichen Prüfung ein höherer Lernaufwand erforderlich als für das Wiedererkennen von Inhalten bei einem Multiple-Choice-Test. Bei praktischen Fertigkeiten ist zum sicheren Abrufen mehrmalige Übung erforderlich. Lerninhalte werden darüber hinaus besser wiedergegeben, wenn das Lernen und der Abruf von Gedächtnisinhalten in einer ähnlichen Umgebung stattfinden. Weist also die Lernumgebung eine hohe Ähnlichkeit mit der Wiedergabeumgebung auf, dient dies als zusätzliche Abrufhilfe. Lernumgebungen sollten daher immer authentisch bzw. praxisnah gestaltet sein.

6.1.5 Stützstrategien

Das Lernen ist nicht losgelöst von Emotionen und Motivation. Negative Emotionen und eine fehlende Motivation behindern den Lernprozess. Stützstrategien werden eingesetzt, um den Lernprozess in Gang zu bringen, aufrechtzuerhalten und zu steuern. Sie sind vornehmlich bei schwierigen oder weniger interessanten Themen wichtig.

> **Stützstrategien**
> - Schaffung einer angenehmen (sozial, emotional) Arbeitsatmosphäre
> - Arbeitsplatzgestaltung nach den persönlichen Bedürfnissen
> - (Selbst-)Belohnung beim Erreichen von (Teil-)Zielen
> - Ausgewogenes Verhältnis von Arbeits- und Pausenphasen
> - Entspannungspausen

6.1.6 Kontrollstrategien

Kontrollstrategien führen eine interne Erfolgskontrolle der eigenen Lernschritte durch. Lernende, die über sie verfügen, sind in der Lage, ihr Lernen zu steuern – angefangen bei der Gestaltung des Arbeitsplatzes und der zeitlichen Organisation samt Einplanung von Pausen über das zeitaufwendige Aufschieben von Freizeitbedürfnissen bis hin zur Überprüfung und Bewertung des Gelernten. Sie werden damit zu Experten ihres eigenen Lernens.

> **Kontrollstrategien**
> - Arbeitsplan erstellen
> - Ziele setzen
> - Eigene Stärken und Schwächen kennen
> - Pausen organisieren
> - Selbst- und Fremdkontrolle koordinieren
> - Bewertung des eigenen Lernfortschrittes
> - Verbesserungsmöglichkeiten des Lernprozesses finden
> - Umgang mit Lernschwierigkeiten

6.2 Gedächtnisregeln

Neben den Lernstrategien lassen sich aus den Gedächtnis- und Lernhemmungen noch weitere Regeln für ein nachhaltiges Lernen und Behalten aufstellen:

- **Aktivierung**

Die Wahrscheinlichkeit für die Speicherung von Bewusstseinsinhalten steigt, wenn die Information eine psychische Erregung oder Aktivierung auslöst (z. B. durch Interesse, Aufmerksamkeit, Emotionen, Motivation) und danach positive Konsequenzen (z. B. Aha-Erlebnis, Entspannung, Lernpause, Belohnung) folgen. Der Lerninhalt soll deshalb anregend sein. Der Aktivierungsgrad beim Lernen darf weder zu hoch (Nervosität) noch zu niedrig (Mattigkeit) sein.

- **Originalität**

Die Originalität (Einmaligkeit, Besonderheit, Eigentümlichkeit, Exklusivität) von Gedächtnisinhalten bzw. deren Unähnlichkeit zu anderen Gedächtnisinhalten stellt eine weitere Einprägungshilfe dar. Je markanter das Eigenschaftsprofil von Informationseinheiten hervortritt, desto klarer und weniger verwechselbar prägt sich dessen Inhalt im Gedächtnis ein. Durch den Lernenden selbst erdachte Merkhilfen sind wesentlich effektiver als übernommene. Je origineller und unverwechselbarer der Lerninhalt ist, desto leichter gelingt das Einprägen und desto geringer ist die Gefahr, dass andere Speicherinhalte den neuen Lerninhalt überlagern.

- **Position**

Informationen, die nach einer Pause aufgenommen werden, haben eine größere Chance, in das Langzeitgedächtnis überführt zu werden, als solche inmitten anderer Inhalte. Der Anfang von Lerneinheiten oder Präsentationen wird deshalb schneller und länger gemerkt als Informationen, die zwischen anderen eingebettet sind. Informationen am Ende einer Lerneinheit können besser wiedergegeben werden, wenn sie kurz danach abgeprüft werden. Dieser Effekt ist jedoch nur kurzfristig nützlich und dient weniger dem nachhaltigen Lernen.

- **Vorstellung**

Ein Bild sagt mehr als tausend Worte. Diese alte Volksweisheit gilt auch für Gedächtnisregeln. Konkrete Objekte werden besser behalten als Abbildungen von diesen und diese wiederum besser als abstrakte Begriffe. Verschiedene Mnemotechniken erzielen dabei einen Lernerfolg.

- **Überlagerungen**

Um eine Einprägungsstörung zu vermeiden, sollten ähnliche Lerninhalte nicht hintereinander gelernt werden, es sei denn, sie stehen in einem unmittelbaren Zusammenhang zueinander oder bauen logisch aufeinander auf.

6.3 Lern- und Mnemotechniken

Informationen zu speichern und diese abzurufen, sind unterschiedliche Prozesse. Es ist oftmals weniger schwierig, etwas im Langzeitgedächtnis zu verankern, als es wieder dem Bewusstsein zugänglich zu machen. Hilfreich sind in diesen Fällen Lern- und Mnemotechniken. Versuchen Lerntechniken hauptsächlich das Einspeichern von Informationen zu erleichtern, dienen Mnemotechniken vorwiegend der Verbesserung des Abrufprozesses. Die Übergänge zwischen Lern- und Mnemotechniken können fließend sein. Nicht in allen Fällen ist eine klare Abgrenzung möglich. Im Gegensatz zu Lernstrategien – bei denen es sich um eine Reihe von Lerntechniken handelt, mit denen ein bestimmtes Ziel erreicht werden soll – handelt es sich bei den Lern- und Mnemotechniken um konkrete Lernaktivitäten.

> Für alle Lern- und Mnemotechniken gilt: Je häufiger ihre Anwendung und Übung, desto effektiver sind sie. Die Umstellung auf bestimmte Lern- und Mnemotechniken ist zunächst unbequem, oft auch mühsam und führt nicht sofort, sondern erst nach gewissen Übungszeiten zum gewünschten Erfolg.

6.3.1 Lerntechniken

Auch Lernen will gelernt sein. Tatsächlich kommt es wesentlich darauf an, wie man an einen bestimmten Lernstoff herangeht, damit man ihn mit möglichst geringem Aufwand dauerhaft speichern kann. Je nachdem, um welches Thema es sich handelt und auf welche Art von Prüfung man sich vorbereitet, sollte der Lernprozess individuell organisiert werden. Hierfür stehen verschiedene Lerntechniken zur Verfügung. Viele Lerntechniken sind bereits seit der Antike bekannt, andere wiederum entstammen den Erkenntnissen der modernen Lernpsychologie.

Lesetechnik (SQ3R-Methode)

Beim Lernen wird schnell deutlich, dass ein einmaliges Lesen eines Textes nicht genügt. Ziel des effektiven Lesens ist es, die Informationsmenge eines Textes nicht nur aufzunehmen, sondern auf das Wesentliche zu reduzieren, die Inhalte zu strukturieren und somit das Erlernen zu erleichtern. Eine bekannte Lesetechnik ist die SQ3R-Methode, die bereits 1946 von Francis Robinson entwickelt wurde. Beim Lesen eines umfangreichen Textes vergisst man zwischen Textaufnahme und Textwiedergabe viele sprachliche und inhaltliche Details. Robinson konnte nachweisen, dass bei einfachem Lesen – bei dem auf der 1. Seite angefangen und auf der letzten Seite aufgehört wird – ca. die Hälfte des Inhaltes selbst nach einem 2. Durchgang nicht mehr wiedergegeben werden konnte. Binnen 1 Woche können, bei normaler Leseweise eines Buches, 90 % des Inhaltes nicht mehr erinnert werden.

In der Fachliteratur wird die SQ3R-Methode auch als Fünfschrittemethode bezeichnet. Dabei steht das Kürzel SQ3R für jeweils einen Bearbeitungsschritt beim Lesen des Textes (Abb. 6.3).

Die SQ3R-Methode erleichtert die Verarbeitung und Speicherung von Sachtexten, indem der Text nicht einfach nur gelesen wird. Vielmehr muss er vom Leser mit mehreren Sinnen aufgenommen und verarbeitet werden (z. B. lautes Vorlesen, Erstellen einer Skizze, bildliches Vorstellen). Die SQ3R-Methode verbessert die Erinnerungsfähigkeit signifikant. Zudem fördert sie das Textverständnis und führt zu besseren Prüfungsleistungen. Die SQ3R-Methode kann bei Texten einfacheren oder mittle-

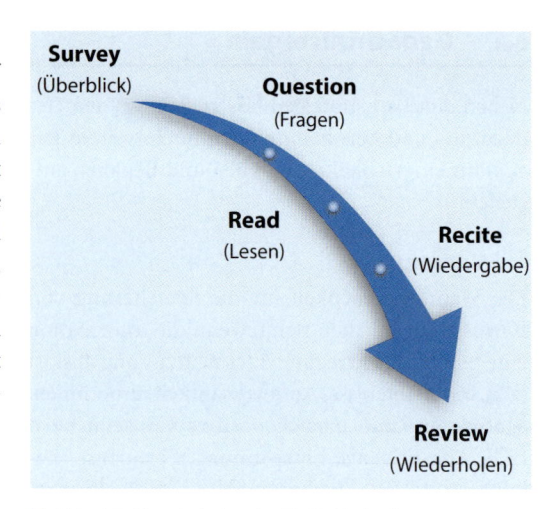

Abb. 6.3 Einzelschritte der SQ3R-Methode

ren Schwierigkeitsgrades problemlos auf die ersten 3 Schritte beschränkt werden.

- »Survey«

Im 1. Schritt verschafft der Leser sich einen Überblick über den Text. Es geht dabei darum, den Text zu überfliegen, um festzustellen, welche Themen darin behandelt werden. Dies kann das Kapitel eines Buches, ein Zeitungsartikel oder ein Sachtext eines Arbeitsblattes sein. Mit dem Überfliegen des Textes versucht man zugleich, den Aufbau und die Gliederung zu erfassen, merkt sich Fettgedrucktes, Zwischenüberschriften und wichtige Schlüsselbegriffe.

Vor der Lektüre eines Buches sollte man sich des Weiteren einen Überblick über die Inhalte verschaffen. Es empfiehlt sich zu diesem Zweck, das Inhaltsverzeichnis und die Kapitelüberschriften anzusehen sowie das Vor- und Nachwort bzw. die Einleitung und den Schluss zu lesen und sich außerdem über den Autor zu informieren. Auch Zusammenfassungen, das Betrachten von Bildern, Diagrammen und allem anderen, was einem beim Durchblättern ins Auge fällt, gehören zu diesem 2. Schritt.

- »Question«

Im 2. Schritt schreibt man alle Fragen auf, die durch die Lektüre des Textes beantwortet werden sollen. Dadurch werden Interesse und Erwartungen geweckt und der Text kann zielgerichteter und genauer bearbeitet werden. Gleichzeitig ergänzt man Be-

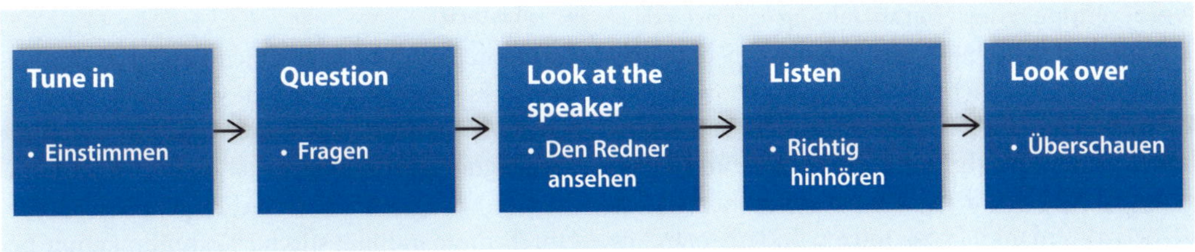

Tune in	Question	Look at the speaker	Listen	Look over
• Einstimmen	• Fragen	• Den Redner ansehen	• Richtig hinhören	• Überschauen

Abb. 6.4 Einzelschritte der TQ3L-Methode

kanntes durch neue Fragestellungen. Der Text wird überflogen, Fremd- und Schlüsselwörter herausgeschrieben.

Die ersten beiden Schritte der SQ3R-Methode sollen zu einem gezielteren Lesen führen. Dank der aufgestellten Fragen und Struktur wird der Text nicht einfach nur zu gelesen, sondern bewusst Abschnitt für Abschnitt, Kapitel für Kapitel nach den vorher gesetzten Schwerpunkten durchgearbeitet.

■ »Read«

In diesem Schritt wird der Text mit einer dem Schwierigkeitsgrad angepassten Geschwindigkeit gelesen, um die zuvor aufgestellten Fragen beantworten zu können. Wichtige Sätze, Abschnitte und Begriffe werden (verschieden-)farbig markiert, unbekannte Fachbegriffe nachgeschlagen bzw. Zeichnungen, Tabellen etc. analysiert. Zu jedem Abschnitt wird eine selbstständig formulierte Kernaussage verfasst, um einerseits das Textverständnis zu überprüfen und um andererseits ein wiederholtes Durchlesen zu erleichtern. Bei umfangreicheren Texten sollte nicht kapitel-, sondern abschnittsweise gelesen werden.

■ »Recite«

In der Recite-Phase überprüft der Leser, ob er den Text verstanden hat. Die in der 2. Phase formulierten Fragen werden nun von ihm beantwortet und der Inhalt sinngemäß wiedergegeben. Kann der Leser Fragen nicht beantworten, liest er die betreffende Textstelle nochmals durch. Alle gewonnenen Erkenntnisse werden anschließend mit eigenen Worten schriftlich oder mündlich zusammengefasst. Einen besonderen Charme hat eine Zusammenfassung in Form einer Mindmap. Eine Mindmap stellt eine strukturierte grafische Darstellung der Kernaussagen bzw. Schlüsselbegriffe dar.

Besonders effektiv ist die SQ3R-Methode, wenn der Leser anschließend einen anderen über die Kernaussagen informiert. Auf diese Weise schließen beide Partner Wissenslücken und beleuchten im Frage-Antwort-Spiel spezifische Aspekte des Textes.

■ »Review«

In der letzten Phase der SQ3R-Methode werden alle wichtigen Punkte nochmals zusammengefasst und wiederholt. Die Schwerpunkte und Zusammenhänge des Textes werden vom Leser gedanklich abermals in das Bewusstsein gerufen. Die Antworten auf die in der 2. Phase gestellten Fragen werden mithilfe des Textes überprüft, ggf. korrigiert und ergänzt.

Zuhörtechnik (TQ3L-Methode)

In der Aus- und Weiterbildung werden viele Informationen akustisch übermittelt. Dabei ist gerade der akustische Lernmodus störanfällig, denn es ergeben sich dabei 2 Problembereiche: Zum einen wird das genaue Zuhören von vielerlei Ablenkungen beeinflusst und zum anderen ist die Vergessensrate von akustischen Informationen enorm groß. Die TQ3L-Methode hilft, die Zuhör- und Lernfähigkeit zu verbessern. Die Abkürzung TQ3L steht für die Anfangsbuchstaben der in ■ Abb. 6.4 dargestellten englischen Begriffe.

■ »Tune in«

Der Ausdruck »Tune in« wird mit »einschalten« übersetzt. Dies ist wörtlich zu nehmen. Der Zuhörer stellt gleichsam eine innere Bereitschaft her. Er stimmt sich gedanklich auf den Vortrag etc. ein und konzentriert sich auf den Sprecher.

■ »Question«

Fragen haben bei der TQ3L-Methode in zweifacher Hinsicht eine Bedeutung. Zur effizienten

Vorbereitung einer Veranstaltung gehört, dass man sich bereits im Vorfeld Gedanken über das macht, was möglicherweise vermittelt wird. So ist man um einiges besser in der Lage, den mündlichen Ausführungen des Lehrrettungsassistenten (LRA) bzw. des Dozenten im Rettungsdienst (Dozent) gedanklich zu folgen. Indem man im Vorfeld eigene Fragen formuliert hat, fällt es einem leichter, bei einem Vortrag Anknüpfungspunkte zu finden. Grundsätzlich darf man sich auch nicht davor scheuen, bei Unklarheiten Zwischenfragen an den Referenten zu stellen. Dies hilft, nicht den roten Faden zu verlieren und Zusammenhänge zu erkennen. Nicht zuletzt beleben Fragen grundsätzlich die Aus- und Weiterbildung.

- »Look at the speaker«

Sowohl die Konzentration als auch der Blick sollten auf den LRA/Dozenten oder andere Referenten gerichtet sein. Durch die nonverbale Kommunikation (z. B. Mimik und Gestik) des LRA/Dozenten kann man häufig schon erkennen, welche Inhalte er für besonders relevant und wichtig hält. Diese Inhalte sind es, die man mitschreiben sollte. Untersuchungen belegen, dass in der verbalen Kommunikation nur ein geringer Anteil der Botschaft vermittelt wird. Ein großer Teil ist in der Körpersprache versteckt.

- »Listen«

Zuzuhören ist das zentrale Element der TQ3L-Methode. Es dient dem Erfassen von Fakten und zusätzlichen Informationen, die vor allem durch die paralinguistische Kommunikation (z. B. Lautstärke, Tonlage) des LRA/Dozenten dargeboten werden. Durch die paralinguistische Kommunikation betont der LRA/Dozent oft unbewusst wichtige Fakten, Begriffe, Schlüsselsätze und Aussagen. Der Zuhörer erhält dadurch Hinweise, was wichtig ist und unbedingt notiert werden sollte.

- »Look over«

Hat der LRA/Dozent seine mündlichen Ausführungen beendet, gilt es, die Kernaussagen mithilfe der angefertigten Mitschrift mit eigenen Worten zu wiederholen. Details spielen zunächst keine Rolle. Bestehende inhaltliche Lücken können durch Verständnisfragen an den Referenten geschlossen werden.

Mindmap

Eine Mindmap ist eine Methode zur Visualisierung, Strukturierung und zum Merken. Durch sie entsteht gleichsam eine Landkarte (engl. *map*) aus Gedanken (engl. *mind*) oder Arbeitsergebnissen. Der Lernstoff wird auf das Wesentliche reduziert, er wird geordnet und gegliedert, es werden wichtige Zusammenhänge hergestellt. Er wird bildlich dar-

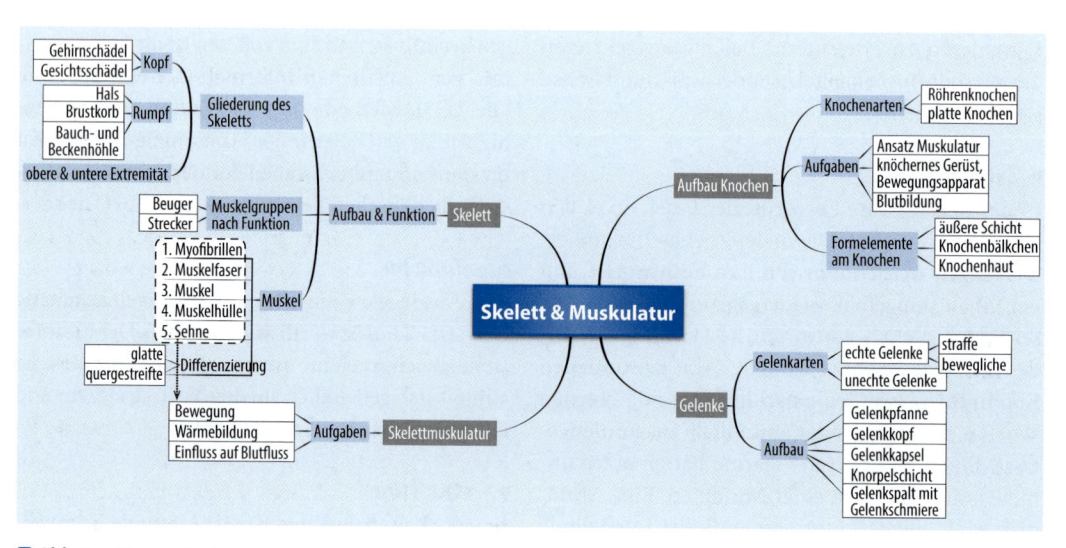

Abb. 6.5 Mustermindmap

gestellt, um sowohl eigene Ideen zu ordnen als auch die zentralen Gedanken aus Sachtexten zu strukturieren (◘ Abb. 6.5).

▪ Vernetzung beider Gehirnhälften

Entwickelt wurde die Mindmapmethode 1976 vom englischen Kommunikationsforscher Tony Buzan (geb. 1942). Buzan hatte erkannt, dass viele Menschen ihre Gedanken hauptsächlich
- digital (Wörter, Zahlen),
- linear (Sätze, Stichpunkte) oder
- logisch (Schlussfolgerungen)

neben- bzw. untereinander setzen. Diese vorherrschende Art der Fixierung von Gedanken überlastet die linke Gehirnhälfte, während die rechte inaktiv bleibt. Die geistige Hirnkapazität wird nicht ausgenutzt. Die erarbeiteten Lösungen sind folglich weniger kreativ, der Lernvorgang mühsamer. Die Stärke der Mindmapmethode besteht in der Vernetzung beider Hirnhälften, wobei vor allem das Potenzial der rechten Gehirnhälfte aktiviert wird.

▪ Erstellen einer Mindmap

Eine Mindmapgestaltung beginnt mit einem leeren Blatt Papier, vorzugsweise im DIN-A3-Querformat. In der Mitte des Blattes wird das Thema, ein Problem oder eine Fragestellung schriftlich oder bildlich fixiert. Die Mittelposition lässt nicht nur Platz für die weiteren Seitenarme, sondern symbolisiert das Zentrum des gesamten Themas. Ausgehend vom Zentralbegriff werden Hauptlinien gezogen, auf denen jeweils ein Unteraspekt des Themas vermerkt wird. Die Anzahl der Hauptäste sollte für einen besseren Überblick auf höchstens 7 begrenzt bleiben. Von diesen Hauptästen gehen weitere Verzweigungen ab, die sich aufspalten und ebenfalls mit Schlüsselwörtern versehen werden. Wie bei einem Baum entstehen ausgehend vom Stamm Äste und Zweige, die das Thema gliedern. Die Tiefe der Verzweigung darf nicht zu groß sein, um den Überblick zu wahren. Vernetzungen zwischen Haupt- und Nebenästen lassen sich durch zusätzliche Verweispfeile einzeichnen.

> **Gestaltungsregeln für Mindmaps**
> - Mindmap groß genug über das ganze Blatt zeichnen
> - Blatt in der Ausgangsposition belassen und beim Schreiben nicht drehen, da sonst die Wörter waagerecht, senkrecht und diagonal stehen und so schwerer lesbar sind
> - Verschiedene Farben benutzen (max. 3!), um die Übersichtlichkeit zu gewährleisten und Zusammenhänge deutlich zu machen
> - Sachverhalte durch Symbole bzw. Bilder darstellen
> - Einige der Wörter, Bilder oder Symbole besonders hervorheben (z. B. dreidimensional), um durch die Einzigartigkeit dieser Darstellung das Erinnerungsvermögen zu stärken
> - In Druckbuchstaben schreiben
> - Durch die unterschiedlichen Größen und Dicken von Schriften, Bildern, Symbolen und Linien die Bedeutung bestimmter Inhalte hervorheben
> - Anzahl der geschriebenen Wörter auf ein Minimum begrenzen
> - Querverbindungen und Verknüpfungen kennzeichnen

▪ Einsatzbereiche

Mit einer Mindmap lässt sich die hierarchische Struktur eines Sachtextes anschaulich wiedergeben. Ein Text mit Fakten und Zusammenhängen wird in eine anschauliche und übersichtliche Darstellung überführt. Während ein Text normalerweise sehr schnell wieder aus dem Gedächtnis verschwindet, schwebt die Mindmap als Karte vor dem geistigen Auge. Oftmals genügt ein kurzer Blick auf eine zum Text erstellte Mindmap, um sich Kernaussagen zu vergegenwärtigen.

Eine Mindmap ist zudem eine Alternative zu einer Mitschrift bei Vorträgen. Ihre flexible Struktur ermöglicht es, das Wesentliche anschaulich zu notieren, ohne die Aufmerksamkeit durch übermäßiges Mitschreiben zu belasten.

Die fertige Mindmap ist sehr praktisch, wenn man sie z. B. zur Vorbereitung auf eine Prüfung mehrfach zur Hand nimmt und sich anhand der Zeichnung mit den Stichworten an die wichtigen Inhalte erinnert. Die Erinnerungsleistung kann weiter verbessert werden, wenn die Mindmap später um neue Ideen ergänzt oder noch einmal oder mehrere Male neu gezeichnet wird.

Eine weitere Einsatzmöglichkeit stellt das Brainstorming dar. Mit einer Mindmap können Ideen gesammelt und visualisiert werden. Während man sich ein neues Wissensgebiet erschließt, können neue Aspekte über neue Verzweigungen in die Mindmap integriert werden.

6.3.2 Mnemotechniken

Die Bezeichnung Mnemotechnik (griech. *mneme* = Erinnerung) leitet sich von der griechischen Göttin Mnemosyne ab, der Mutter der Musen, die für das Gedächtnis zuständig ist. Der Ursprung des Wortes weist bereits darauf hin, dass diese Techniken keine Erfindungen der Moderne sind, sondern es sich um wiederentdecktes Wissen handelt, d. h. um Hilfsmittel, die bereits von Philosophen und Rednern der Antike genutzt wurden. Schriftliche Aufzeichnungen waren damals nur in sehr begrenztem Maße und mit umständlichen Verfahren möglich, daher mussten die Menschen wichtige Informationen oder Ideen im Gedächtnis behalten. Erst durch die Entwicklung praktischer und kostengünstiger Aufzeichnungsmethoden verblassten die Mnemotechniken.

Mnemotechniken sind Hilfen, die die dauerhafte Speicherung des Lernstoffes beschleunigen und verbessern. Sie finden sich meist dort, wo es um das Einprägen isolierter Fakten (z. B. Symptome einer Erkrankung) geht. Mnemotechniken nutzen den Umstand, dass das Gehirn versucht, assoziative Verbindungen zu bildhaften Vorstellungen herzustellen. Den meisten Mnemo- und Gedächtnistechniken ist gemeinsam, dass sie vorwiegend mit bildlichen Vorstellungen arbeiten. Dies liegt in der Funktionsweise des Gedächtnisses begründet, das eher bildhaft als verbal organisiert ist.

> **Mnemotechniken**
> - **Externale** (äußere Hilfsmittel): z. B. Merkzettel, andere Person, die erinnert, Checkliste, Mitschrift
> - **Internale** (gedankliche Hilfsmittel): z. B. Locitechnik, Schlüsselwortmethode, Eselsbrücken, Kettenmethode

Locimethode

Den Grundstein für die Gedächtniskunst hat der Lyriker Simonides von Keos (557/556–468/467 v. Chr.) gelegt. Der bei Cicero überlieferten Geschichte nach, soll Simonides bei einem Gastmahl mit vielen Gästen ein bestelltes Gedicht zu Ehren des Gastgebers vorgetragen haben. Kurz darauf wurde Simonides vom Festmahl vor die Tür gerufen, wo 2 Männer ihn sprechen wollten. Simonides verließ den Raum, fand aber draußen niemanden vor. In diesem Augenblick stürzt die Decke des Saales ein und begrub Gastgeber und Gäste unter den schweren Steintrümmern. Als einziger überlebte Simonides. Als die Angehörigen die Verstorbenen ausgegraben hatten, waren sie derart entstellt, dass man sie nicht identifizieren konnte. Nur Simonides soll imstande gewesen sein, jeden Einzelnen zu identifizieren, weil er sich erinnern konnte, an welcher Stelle jeder an der Festtafel gesessen hatte. Seit dieser Gedächtnisleistung gilt der Dichter Simonides als Erfinder der Mnemotechnik.

- **Prinzip**

Die heute als Locimethode (lat. *loci* = die Orte) bekannte Erinnerungstechnik stützt sich auf 2 Säulen (◘ Abb. 6.6). Die Locimethode geht davon aus, dass verbildlichte Informationen leichter gespeichert werden, wenn man sie mit Orten verknüpft. Die Dinge, an die man sich erinnern möchte, werden in der Vorstellung an einem bekannten Ort, Raum oder entlang einer bekannten Route (z. B. Weg zur Arbeit) an markanten Punkten abgelegt. Wenn man sich später an die verbildlichten Informationen erinnern muss, braucht man nur in Gedanken den bekannten Weg abzugehen und findet dort an den ausgewählten Punkten die dort abgelegten Objekte, d. h. Informationen, wieder. Wenn man sich unterschiedliche Gruppen von Gedächtnisinhalten mer-

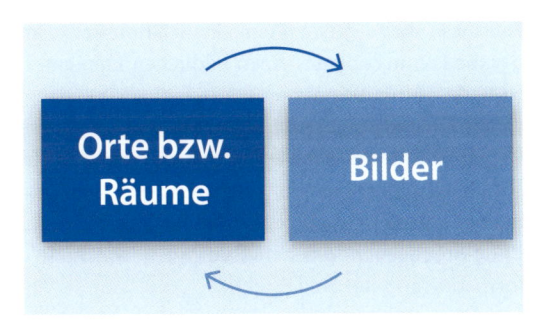

Abb. 6.6 Säulen der Locimethode

Tab. 6.1 Akronyme als Merkwörter

Inhalt	Merkstoff	Merkwort
Grundregel bei der Versorgung von Muskel- und Gelenkverletzungen	Pause, Eis, Compression, Hochlegen	PECH
Fettlösliche Vitamine	E, D, K, A	EDEKA

ken muss, bietet sich die Verwendung verschiedener Wege an, um Verwechslungen auszuschließen. Die Locimethode funktioniert deswegen so gut, weil sie 2 lernfördernde Prinzipien anwendet: Sie bietet sowohl ein bildhaftes Einprägesystem als auch einen systematischen Abrufplan.

Eselsbrücken

Esel sind wasserscheue Tiere und sträuben sich stur dagegen, auch nur durch kleinste Bäche zu gehen. Das liegt daran, dass Esel nicht durch die spiegelnde Wasseroberfläche sehen können und daher nicht wissen, wie tief das Wasser ist. Aus diesem Grund wurden früher wie heute kleine Brücken für die Esel gebaut, damit die Esel das Wasser überqueren können. So erreicht man über einen kleinen Umweg trotzdem das Ziel. Eselsbrücken sind im übertragenen Sinne also sprachliche Hilfen zum Einprägen von Daten, Fakten, Aufzählungen und Regeln, die über einen kleinen gedanklichen Umweg zum Ziel führen.

- **Prinzip**

Eselsbrücken kann man sich zu jedem beliebigen Sachverhalt selbst ausdenken. Bei den gewählten Begriffen oder Sätzen kommt es weniger auf Sinn als auf Bildgehalt und Einprägsamkeit an. Je lustiger oder verrückter diese Sätze sind, desto besser können sie erinnert werden.

Eselsbrücken werden nach einer einfachen Formel konstruiert. Man nimmt eine begrenzte Anzahl wichtiger Begriffe und setzt sie in eine Reihe. Die Anfangsbuchstaben oder -silben werden nun zu einem – sinnvollen, sinnlosen, witzigen oder bildstarken – Wort oder Satz verbunden. Diesen prägt man sich ein und verbindet ihn mit den entsprechenden Inhalten. Eselsbrücken gibt es in Form von Akronymen und Reimen.

- **Akronyme**

Eine Eselsbrücke für kleine Merkeinheiten bilden Akronyme: Das sind aus Anfangsbuchstaben geformte Merkwörter oder Merksätze. Viele Abkürzungen für internationale Organisationen sind so ausgesucht, dass sich ein Akronym ergibt (z. B. NATO für North Atlantic Treaty Organization, UNO für United Nations Organization, weitere Beispiele in **Tab. 6.1**). So prägen sie sich gut ein. Die Anfangsbuchstaben ersetzen zwar nicht den Lernprozess, sind aber beim Abruf hilfreich, weil man weiß, was als Nächstes kommt. Wenn in der rettungsdienstlichen Ausbildung die Reihenfolge der Hautschichten des Auges gelernt werden soll, nämlich Leder-, Ader- und Netzhaut, so kann man mit den jeweiligen Anfangsbuchstaben das Wort LAN bilden. Auf diese Weise hat man eine Assoziation zum LAN-Netz aus dem Computerbereich hergestellt. Zwar haben beide Informationen nichts miteinander zu tun, aber das ist zum Behalten unerheblich.

Bei einer größeren Anzahl von Fakten lassen sich in der Regel keine sinnvollen Merkwörter mehr erstellen, sodass aus den Anfangsbuchstaben der zu lernenden Fakten Merksätze gebildet werden müssen (**Tab. 6.2** Akronyme als Merksätze – Reihenfolge der Hirnnerven. N Nervus). Ein aus der Schulzeit bekanntes Beispiel ist die Reihenfolge der Planeten: Merkur, Venus, Erde, Mars, Jupiter, Saturn, Uranus und Neptun. Durch den leicht einzuprägenden Merksatz »Mein Vater erklärt mir jeden Sonntag unseren Nachthimmel« kann die Planetenreihenfolge schnell konstruiert werden.

Tab. 6.2 Akronyme als Merksätze – Reihenfolge der Hirnnerven. *N* Nervus

	Merkstoff	Merksatz
1.	N. olfactorius	**O**hne
2.	N. opticus	**O**ptikers
3.	N. oculomotorius	**O**kular
4.	N. trochlearis	**t**rottet
5.	N. trigeminus	**T**rittbrettfahrer
6.	N. abducens	**A**bel
7.	N. facialis	**f**ürchterlich
8.	N. vestibulocochlearis	**v**erlassen
9.	N. glossopharyngeus	**g**enau
10.	N. vagus	**v**or
11.	N. accessoris	**A**nne
12.	N. hypoglossus	**h**er.

- **Reime**

Auch Reime eignen sich als Eselsbrücken. Reime sind ähnlich klingende Wörter, die das Zielwort automatisch aufrufen. Gereimte Eselsbrücken sind meist 2- oder 4-Zeiler, die Fakten zu einem Thema in bildhafter Sprache wiedergeben. Dabei werden die wichtigen Elemente nicht selten personifiziert. Reime lassen sich aber nicht so leicht finden, sodass die Technik nur begrenzt einsetzbar ist. Bekannte Beispiele für gereimte Eselsbrücken sind: »Wer nämlich mit h schreibt, ist dämlich«, »Hinter dem Magen liegt etwas, und das ist das Pankreas« (Lage der Bauchspeicheldrüse) und »Ileus ist der Darmverschluss, dann ist mit dem Stuhlgang Schluss«.

Kettenmethode

Die Kettenmethode hilft, sich Begriffe in einer festgelegten Reihenfolge zu merken. Gerade im Rettungsdienst kommt es darauf an, bestimmte Handlungssequenzen (Algorithmen) in festgelegter Reihenfolge auszuführen. Die Kettenmethode wird in 2 Schritten umgesetzt:
1. Zu jeder Information, die gelernt werden soll, wird eine bildliche Vorstellung entwickelt.
2. Die bildliche Vorstellung jeder Information wird assoziiert mit der bildlichen Vorstellung der nächsten Information.

Auf diese Weise entsteht eine Assoziationskette, in der die Erinnerung des einen bildlichen Elementes (d. h. der Information) automatisch die Erinnerung an das folgende Element hervorruft.

Ein Nachteil dieser Methode ist, dass der Zugriff auf ein einzelnes Element erschwert wird. So muss man die ganze Geschichte vom Anfang bis zum Ende durchgehen, um herauszufinden, welche Information an x-ter Stelle steht.

Geschichtentechnik

Die Geschichtentechnik beruht auf der Kettenmethode, verlangt jedoch etwas mehr Aufwand und Zeit. Bei der Geschichtentechnik werden die zu lernenden Begriffe kettenartig miteinander verknüpft, indem man sie in eine ineinandergreifende Geschichte einbaut. Diese Technik erfordert viel Fantasie, da sie die Erfindung einer sich fortsetzenden und zugleich zusammenhängenden Geschichte verlangt. Die gelernten Begriffe können anschließend wieder abgerufen werden, indem die Geschichte gedanklich nochmals nacherzählt wird. Die Geschichte soll dabei die betreffenden Informationen in der Reihenfolge miteinander verweben, in der man sie später aufrufen will. Je besser es gelingt, derartige Geschichten wie eine Art Film vor dem inneren Auge ablaufen zu lassen, desto leichter lassen sich die zugrunde liegenden Begriffe dauerhaft merken. Im Gegensatz zur Kettenmethode ist die Geschichtentechnik nicht unbedingt auf visuelle Vorstellungen und Bilder angewiesen.

Der Nachteil der Geschichtentechnik liegt im größeren Aufwand, wenn aus einer längeren Reihe von unverbundenen Wörtern sinnvolle und logische Zusammenhänge konstruiert werden müssen.

Kennworttechnik

Eine weitere Mnemotechnik greift auf sog. Kennwörter zurück. Die Kennworttechnik baut auf Assoziationen auf und verbindet Neues mit vorhandenem Wissen. Sie ist dann von Vorteil, wenn die Reihenfolge des Lerninhaltes von Bedeutung ist. Bekannte konkrete Begriffe (Kennworte) werden dabei fest mit einer Reihenfolge – wie den Buchstaben des Alphabets verknüpft (z. B. A – Affe, B – Bär, C – Chamäleon usw.) und dann zusammen mit den zu lernenden Informationen in bildlicher Vorstel-

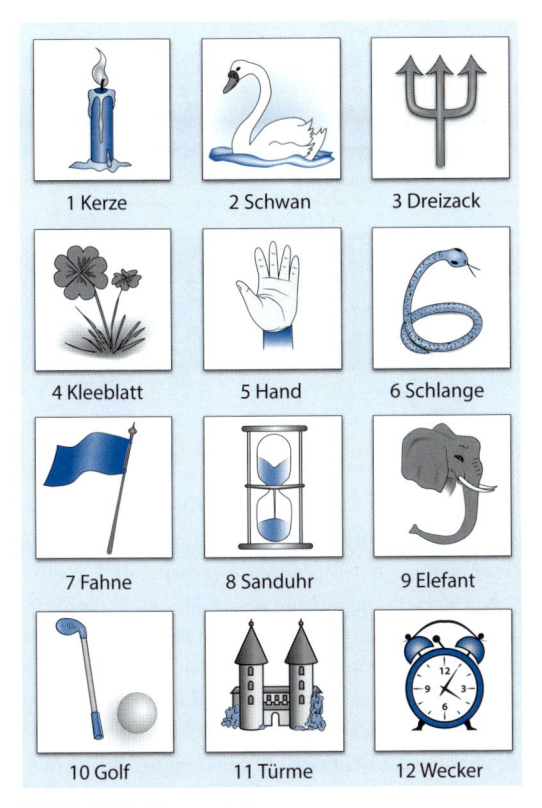

Abb. 6.7 Zahlenassoziationen

lung gespeichert. Die Wahl der Kennwörter bleibt dem Einzelnen überlassen.

Im Gegensatz zu anderen Mnemotechniken hat man bei dieser Methode die Möglichkeit, ein beliebiges Element (Information) aus der Reihe abzurufen, ohne sich die vorhergehenden Elemente ins Gedächtnis zu rufen.

Ankerwortsystem

Das Ankerwortsystem ist auch unter der Bezeichnung »Pegwordmethode« (engl. *peg* = Kleiderhaken, Nagel) bekannt. So wie ein Haken hilft, Dinge festzuhalten, unterstützt auch diese Technik das Festhalten von Informationen. Um das Ankerwortsystem anwenden zu können, muss man sich 10–12 spezifische, einfache Bilder merken. Jedes Bild symbolisiert bereits aufgrund seines typischen Aussehens eine Zahl (◘ Abb. 6.7). So besitzt u. a. der Schwan die typische Silhouette einer der Zahl 2, die Schlange weist große Ähnlichkeit mit der Ziffer 6 auf usw. All diese Wörter lassen sich nicht nur leicht visualisieren, sondern sind auch untereinander schwer zu verwechseln. Selbstverständlich können die Bildbeispiele durch andere Bilder ersetzt werden.

Jede Verknüpfung muss fest im Gedächtnis verankert sein. Anschließend werden die zu lernenden Begriffe aufsteigend mit dem entsprechenden Bildsymbol gedanklich verbunden.

Andere Mnemotechniken wie die Kettenmethode erfordern ein Erinnern der vorhergehenden Informationselemente, um an eine bestimmte Information zu kommen. Dies ist bei der Ankerwortmethode nicht der Fall. Da jede Information mit einem speziellen Symbol verbunden ist, welches eine Ziffer repräsentiert, kann man direkt zu einer bestimmten Information springen.

Schlüsselworttechnik

Die Schlüsselworttechnik kann in der rettungsdienstlichen Aus- und Weiterbildung vor allem beim Lernen lateinischer Fachbegriffe eingesetzt werden. Sie besteht aus 2 Brücken, einer akustischen und einer bildlichen. Das Lernen vollzieht sich in 3 Schritten:
1. Das lateinische Wort wird übersetzt (z. B. *dorsal* = rückenwärts gelegen).
2. Es wird mit einem ähnlich klingenden Wort in der Muttersprache (dem Schlüsselwort) verknüpft (z. B. Hörsaal). Dieses Schlüsselwort stellt die akustische Hilfe dar.
3. Man erstellt ein geistiges Bild, das beide Wörter (Fremd- und Schlüsselwort) miteinander verbindet (z. B. jemand steht rückwärts vor einem Hörsaal). Dies ist die bildliche Hilfe.

Anschließend können über beide Wege, d. h. sowohl über das Fremdwort als auch über die deutsche Übersetzung bzw. deren bildliche Vorstellung, die jeweilige Übersetzung gedanklich konstruiert werden.

6.4 Arbeits- und Zeitmanagementmethoden

Neben Lernstrategien und den Mnemotechniken spielt auch das Arbeits- und Zeitmanagement in der Phase einer Aus- oder Weiterbildung eine nicht mindere Rolle. Zeit steht nicht unbegrenzt zur Ver-

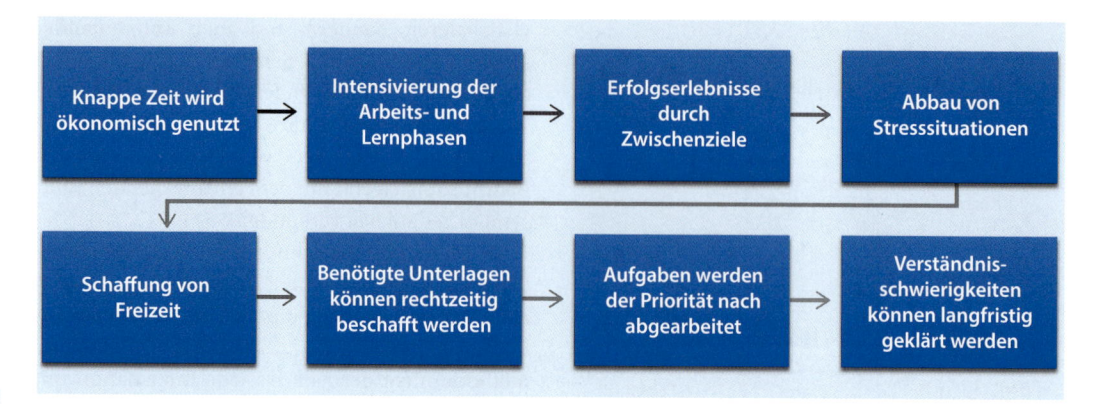

Abb. 6.8 Vorteile eines Zeitmanagements

fügung. Sie muss sinnvoll verplant werden, um Lernprozesse und private Interessen zu koordinieren (Abb. 6.8).

Es gibt immer wieder zeitraubende Zwischenfälle, die einen vom Lernen abhalten können. Solche Zwischenfälle können sein:

- Ablenkung durch Lärm, private Gespräche, nicht notwendige Details
- stetiges Aufschieben des Lernens
- fehlende Selbstdisziplin
- mangelnde oder unstrukturierte Selbstorganisation

Ein gutes Zeitmanagement sollte stets individuell sein, d. h. sich an den eigenen Bedürfnissen und Anforderungen orientieren. Das wichtigste Prinzip des Zeitmanagements ist deshalb die persönliche Ziel- und Zeitplanung, die vor allem durch das Pareto-Prinzip, die ALPEN-Methode und das Eisenhower-Prinzip wirkungsvoll umgesetzt werden können.

6.4.1 Pareto-Prinzip

Vilfredo Pareto (1848–1932) war ein italienischer Ökonom und Soziologe. Er beschäftigte sich mit Fragen von Reichtum und Einkommen. Dabei entdeckte er ein wiederkehrendes mathematisches Verhältnis zwischen dem Anteil von Personen und der Höhe des Einkommens oder Reichtums dieser Gruppe. So stellte er fest, dass 80 % des Wohlstandes bzw. Einkommens von 20 % der Bevölkerung erwirtschaftet und in Besitz gehalten wurden. Dies als Pareto-Prinzip (auch 80/20-Regel genannt) bekannte Phänomen tritt auch in anderen Bereichen des Lebens wie dem Zeitmanagement auf. Ein typisches Verteilungsmuster zeigt, dass 80 % der Wirkungen durch 20 % der Ursachen bedingt sind, dass 80 % der Ergebnisse auf 20 % der Anstrengungen zurückgehen usw. Insofern gilt das Pareto-Prinzip genauso für das Lernen. Mit 20 % des Lernaufwandes kann man bereits 80 % der Lernziele erreichen. Die weiteren 80 % des Lernaufwandes erreichen hingegen nur 20 % der Lernziele. Das bedeutet: Ein Großteil des Lernaufwandes bringt nur wenig Erfolg und Befriedigung. Aus der Fülle der Aufgaben muss deshalb eine Auswahl getroffen werden, welche bevorzugt erledigt werden müssen.

Das Pareto-Prinzip hilft, Zeitressourcen sparsam einzusetzen und sich auf die wesentlichen Dinge zu konzentrieren. Anstatt sich mit Aufgaben zu beschäftigen, die keinen vertretbaren Mehrwert schaffen, ist es Erfolg versprechender, die 20 % zu erledigen, mit denen man 80 % des Ergebnisses erzielen kann. Das Problem ist meist, die richtigen 20 % zu identifizieren. Mit wachsender Berufserfahrung wird dies leichter.

Im Wesentlichen gilt das Pareto-Prinzip ebenso bei der Aufnahme und Verarbeitung schriftlicher Informationen. 20 % der Unterlagen auf einem Schreibtisch enthalten bereits 80 % der benötigten Informationen. Die Kunst besteht darin, die wichtigen Medien zu kennen und intensiv zu nutzen. Die übrigen müssen nur überflogen werden. In den seltensten Fällen ist es notwendig, alle gelesenen Informationen zu behalten. Wenn man 20 % des gelese-

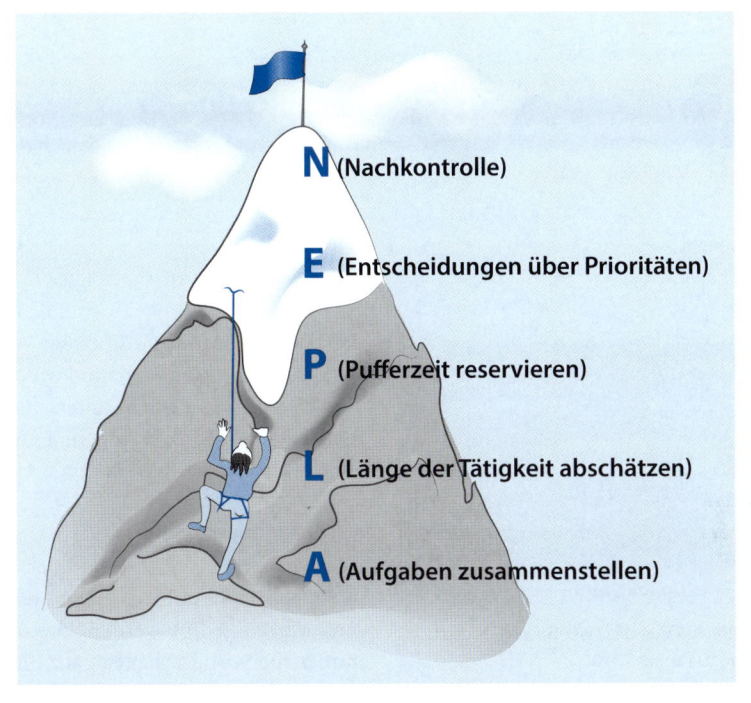

Abb. 6.9 ALPEN-Methode

nen Textes behält, hat man bereits 80 % der Informationen des Textes gespeichert.

6.4.2 ALPEN-Methode

Eines der wichtigsten Instrumente für eine effektive Arbeits- und Lernplanung ist die ALPEN-Methode. Sie dient der Strukturierung und Planung zu erledigender Aufgaben. Ein realistischer Plan enthält grundsätzlich nur das, was man an einem Tag, in einer Woche etc. erledigen kann.

Der Name der ALPEN-Methode ergibt sich aus ihren Einzelschritten (Abb. 6.9).

- **Aufgaben zusammenstellen**

Voraussetzung für eine Zeitplanung ist ein schriftlicher Überblick in Form einer Liste über alle anstehenden Aufgaben und Lernaktivitäten. Bei einer schriftlichen Planung sieht man sofort, welche Aufgaben anstehen und welche Dringlichkeit sie haben. Wurde eine Aufgabe vollständig abgearbeitet, streicht man sie von der Liste. Erfolge werden so schneller sichtbar.

- **Länge der Tätigkeit abschätzen**

Für alle Lernaktivitäten und Aufgaben wird die Zeit abgeschätzt. Dabei ist es wichtig, den Zeitaufwand realistisch anzusetzen und für jede Aktivität schriftlich ein Zeitlimit festzulegen.

- **Pufferzeit planen**

Es gilt die Regel: Immer nur 60 % der Zeit verplanen. Die restlichen 40 % sind für unvorhersehbare Ereignisse reserviert. Ein allzu dichter Zeitplan, der sich dann doch nicht einhalten lässt, führt zu dem Gefühl versagt zu haben.

- **Entscheidung über Prioritäten**

Die wichtigste Aufgabe bei diesem Schritt besteht im Setzen von Prioritäten. Dabei werden die im ersten Schritt aufgelisteten Aufgaben nach dem Kriterium ihrer Wichtigkeit bzw. Dringlichkeit eingeteilt. Grundlage dieser Einteilung kann das ABC-System sein. Hierbei ordnet man den Aufgaben die Priorität hoch, mittel oder niedrig zu. Diese Klassifizierung lässt sich mit der in Abb. 6.10 dargestellten Fragestellung festlegen.

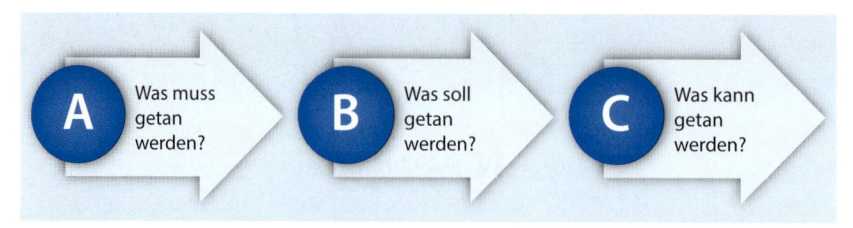

Abb. 6.10 ABC-System

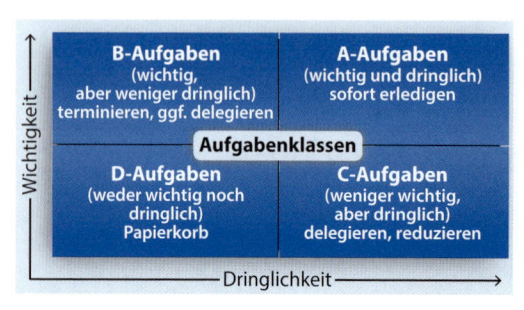

Abb. 6.11 Aufgabenklassen des Eisenhower-Prinzips. (Mod. nach Bensberg u. Messer 2010)

- **Nachkontrolle**

Die Arbeits- und Zeitplanung ist kein starres System, sondern ein flexibles Instrument des Selbstmanagements. Am Ende des geplanten Zeitraumes wird deshalb kontrolliert, ob die dafür geplanten Aktivitäten erfolgreich abgearbeitet wurden. Dabei sollte man ein kritisches Resümee ziehen und herausfinden, ob die Zeitplanung für das vorgesehene Aufgabenpensum realistisch war, um ggf. daraus für nachfolgende Planungsprozesse zu lernen. Alle unerledigten Aufgaben werden in die anschließende Planungsperiode übertragen.

6.4.3 Eisenhower-Prinzip

Eine weitere Hilfe bei der Zeit- und Arbeitsplanung ist das Eisenhower-Prinzip. Sie ist nach ihrem Erfinder, US-General und Präsident Dwight D. Eisenhower (1890–1969), benannt. Das Eisenhower-Prinzip unterscheidet in Dringlichkeit und Wichtigkeit, denn nicht alles, was wichtig ist, ist auch dringlich. Vorfahrt haben grundsätzlich die wichtigen Aufgaben.

Die Planung nach dem Eisenhower-Prinzip setzt die Analyse und Einordnung aller anstehenden Aufgaben voraus. Auf diese Weise erhält man eine Rangfolge, was wann und wie abzuarbeiten ist. Das Eisenhower-Prinzip unterscheidet 4 Prioritätenklassen (A, B, C, D), die in 4 Quadranten einer Tabelle einsortiert sind (**Abb. 6.11**).

- **Aufgabenklassen**

A-Aufgaben sind wichtige und gleichzeitig dringende Aufgaben. Sie dulden keinen Aufschub und müssen sofort erledigt werden. A-Aufgaben werden immer zuerst abgearbeitet, ganz egal, wie viel Spaß andere Aufgaben vielleicht auch machen. Ist man mit einer A-Aufgabe z. B. am Ende eines Tages nicht fertig geworden, setzt man deren Bearbeitung am nächsten Tag fort.

B-Aufgaben sind wichtig, aber weniger eilig. Sie können entweder später oder sukzessive bearbeitet werden. Für ihre Erledigung wird ein Termin festgelegt. Oft werden B-Aufgaben auf die lange Bank geschoben, weil sie eben nicht dringend sind. Doch eine frühzeitige Erledigung dieser Aufgaben lässt manches Problem erst gar nicht entstehen. Anstatt diese Aufgaben selbst zu erledigen, können sie auch – falls möglich – an andere weitergegeben werden. Die meisten Aufgaben sind B-Aufgaben, da A-Aufgaben nicht einfach vom Himmel fallen. Meistens werden sie als B-Aufgaben geboren und wachsen sich erst durch das Zögern und die Nichtbeachtung zu A-Aufgaben aus.

C-Aufgaben sind zwar dringend, aber weniger wichtig. Sie können daher delegiert werden. Im Rettungsdienst werden häufig Praktikanten mit C-Aufgaben betraut. Damit gewinnt man Zeit für wichtigere Aufgaben, wobei die Praktikanten zugleich motiviert und qualifiziert werden.

D-Aufgaben sind generell für den Papierkorb bestimmt.

Unterrichten und Ausbilden

7.1 Funktionen von Unterricht und Ausbildung – 84

7.2 Formen des Lehrens – 84
7.2.1 Darbietendes Lehren – 85
7.2.2 Erarbeitendes Lehren – 85
7.2.3 Exemplarisches Lehren – 85
7.2.4 Programmiertes Lehren – 85

7.3 Kompetenzen von Ausbildern im Rettungsdienst – 85
7.3.1 Fachkompetenz – 86
7.3.2 Personale Kompetenz – 86
7.3.3 Soziale Kompetenz – 87
7.3.4 Didaktische Kompetenz – 87
7.3.5 Organisatorische Kompetenz – 88

7.4 Motivierendes Ausbilderverhalten – 88
7.4.1 Die 4 Verständlichmacher – 88
7.4.2 Die 4 Muntermacher – 90
7.4.3 Die 4 Aufwärmer – 91

Unterrichten und Ausbilden sind Tätigkeiten, bei denen
- eine Person (Lehrrettungsassistent, Dozent im Rettungsdienst, Trainer, Lehrkraft, Ausbilder etc.)
- andere Personen (Lernende, Teilnehmer, Praktikanten)
- in institutionalisierter Form (Kurs, Seminar, Ausbildung, Praktikum)
- in vorwiegend direkter Kommunikation
- über längere Zeitspannen (z. B. Unterrichtsstunde, Seminar, Lehrgang, Praktikumsdauer)
- bei der Aneignung, Festigung, Wiederholung oder Überprüfung umfangreicher Kenntnisse, Fertigkeiten und Einstellungen unterstützt.

Unterrichten und Ausbilden sind nicht Selbstzweck, sie stehen im Dienste des Lernens. Sie sind geplante Tätigkeiten, deren Ziel darin besteht, Wissen, Fertigkeiten, Kompetenzen, Werte und Einstellungen zu vermitteln. Das Lehren ist nur in Verbindung mit dem Lernen denkbar. Unterricht und Ausbildung finden in personeller Interaktion zwischen dem Lehrrettungsassistenten (LRA) bzw. dem Dozenten im Rettungsdienst (Dozent) und den Lernenden statt. Während das Lernen auch unbewusst stattfindet, werden der Unterricht und die Ausbildung bewusst und absichtsvoll vollzogen. Trotz der grundsätzlichen Ausrichtung des Unterrichtens bzw. Ausbildens auf einen Lernerfolg ist eben dieser, auch bei intensiver Anstrengung des LRA/Dozenten, nicht immer gesichert.

> Das traditionelle Verständnis von Unterricht, bei der eine Lehrkraft ihr Wissen in Form eines Vortrages vermittelt, findet in der Erwachsenenbildung nur begrenzt Anwendung. Hier wird stattdessen von der Gestaltung von Lernumgebungen gesprochen.

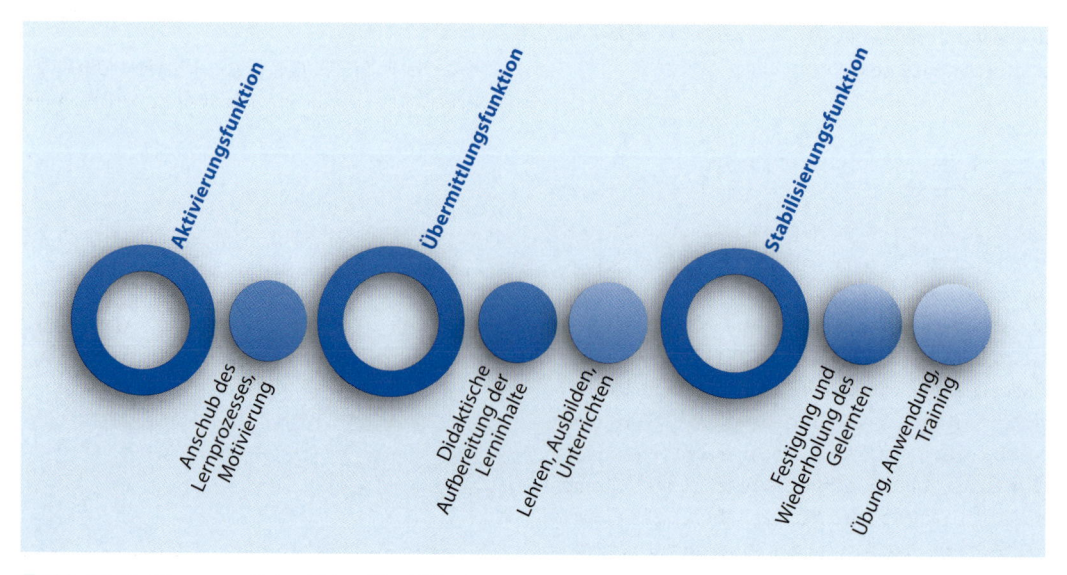

7.1 Funktionen von Unterricht und Ausbildung

Unterricht und Ausbildung verfolgen 3 wichtige Funktionen, die miteinander in Beziehung stehen (◘ Abb. 7.1).

7.2 Formen des Lehrens

Das Lehren kann in verschiedenen Formen vollzogen werden. Diese Formen sind unterschiedliche Gestaltungsarten der Lehrprozesse, die zur Erreichung der angestrebten Ziele dienen.

◘ **Abb. 7.1** Funktionen von Unterricht und Ausbildung

7.2.1 Darbietendes Lehren

Das darbietende Lehren erhebt die Anschauung zum bestimmenden Prinzip. Als Vermittlungsformen dominieren das Vorzeigen, Vorführen, Aufzählen und Erklären. Darbietendes Lehren will den Teilnehmern gesichertes, geordnetes und überschaubares Wissen vermitteln. Dieses Wissen ist ein fertiges Wissen. Die Lernenden sollen es sich so aneignen, wie es ihnen dargeboten wird. Bei dieser demonstrativen Lehrform wird den Teilnehmern keine eigene Aktivität abverlangt. Aktiv ist vor allem der LRA/Dozent. Das bloße darbietende Lehren gilt heutzutage als konservative Lehrmethode.

7.2.2 Erarbeitendes Lehren

Im Gegensatz zum darbietenden Lehren steht das erarbeitende Lehren, das auf die Aktivierung von manuellen und geistigen Tätigkeiten der Lernenden ausgerichtet ist. Die Lernenden sollen in unmittelbarer Auseinandersetzung mit dem Lerninhalt Erfahrungen sammeln und die damit verbundenen Prinzipien, Probleme und Lösungsmöglichkeiten verinnerlichen. Der LRA/Dozent wird abwechselnd anregen, beraten, darbieten, zuhören und moderieren sowie steuern, fordern, Aufgaben erteilen, beobachten und kontrollieren. Erarbeitendes Lernen setzt auf kooperative Arbeitsformen zwischen Lernenden untereinander sowie zwischen Lernenden und LRA/Dozenten.

7.2.3 Exemplarisches Lehren

Das exemplarische Lehren spiegelt das Lernen an konkreten Fällen wider. An ausgewählten Beispielen, die sich an der Lebenswelt der Erwachsenen orientieren, werden Prinzipien, Gesetzmäßigkeiten und Zusammenhänge erarbeitet. Ein solches Vorgehen hebt einzelne Aspekte eines Lerninhaltes beispielhaft (exemplarisch) heraus und wendet sich diesen detailliert zu. Die einzelnen Beispiele müssen derart beschaffen sein, dass sie für eine möglichst große Anzahl ähnlich gelagerter Sachverhalte repräsentativ sind (z. B. kann stellvertretend am Kniegelenk die generelle Funktion von Scharniergelenken erlernt werden).

7.2.4 Programmiertes Lehren

Beim programmierten Lehren vollzieht sich der Lehrprozess nach einem festgelegten Ablaufschema (Programm). Das Ablaufschema wird meistens durch die sachlogische Gliederung eines Lehrbuches oder didaktisch aufbereitete Unterlagen vorgegeben. Der Lernende arbeitet die Unterlagen im individuellen Lerntempo selbstständig durch. Nach jedem Teilabschnitt muss der Lernende die Möglichkeit einer direkten Erfolgskontrolle haben. Der LRA/Dozent tritt beim programmierten Lehren in den Hintergrund und widmet sich vorwiegend pädagogischen und beratenden Aufgaben.

7.3 Kompetenzen von Ausbildern im Rettungsdienst

Der Begriff Kompetenz stammt aus dem Lateinischen und wird mit Befähigung, Vermögen oder Zuständigkeit und Befugnis übersetzt. Kompetenzen beschreiben die für einen Aufgabenbereich nötigen Fähigkeiten. Folglich ist ein kompetenter Mensch jemand, der spezielle Fähigkeiten besitzt, um die mit einem Fachbereich verbundenen Aufgaben zu bewältigen. Ein kompetenter LRA/Dozent ist also eine Person, die über die für ihren rettungsdienstberuflichen und berufspädagogischen Zuständigkeitsbereich erforderlichen Fähigkeiten verfügt.

Verschiedene Teilkompetenzen (◘ Abb. 7.2) machen die berufliche Handlungskompetenz eines

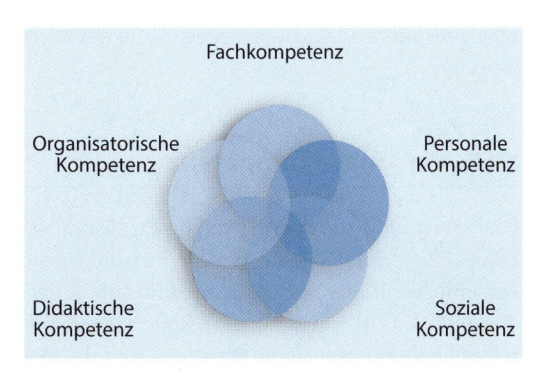

◘ **Abb. 7.2** Faktoren der Handlungskompetenz eines LRA/Dozenten

LRA/Dozenten aus. Sie stellen gewissermaßen das Fundament der rettungsdienstlichen Aus- und Weiterbildung dar.

7.3.1 Fachkompetenz

Die theoretisch-praktische Fachkompetenz bildet die Basis und Legitimation der Lehrtätigkeit. Um notfallmedizinisches Fachwissen weitergeben zu können, benötigt der LRA/Dozent ein großes und aktuelles Fachwissen. Er ist Experte auf seinem Gebiet, verfügt über Hintergrundinformationen und beantwortet weiterführende Fragen. Ein fachkompetenter Rettungsdienstausbilder kann das Vorwissen der Teilnehmer einbeziehen, Praxisbezüge herstellen und dadurch die Ausbildung bzw. den Unterricht lebendig und praxisnah gestalten. Die Fachkompetenz eines LRA/Dozenten umfasst aber nicht nur das zu unterrichtende Fachgebiet, sondern auch die Pädagogik und Didaktik. Ohne profunde Kenntnisse der Lernpsychologie und der Kommunikationsprozesse bleibt die Fachkompetenz unvollständig.

Selbst bei einer optimalen Aufbereitung eines Themas wird es vorkommen, dass nicht immer alle aufkommenden Fragen durch den LRA/Dozenten beantwortet werden können. Anstatt eine beliebige Antwort aus Verlegenheit zu konstruieren und an Glaubwürdigkeit zu verlieren, ist es besser, sich die Frage zu notieren und sie nach späterer Recherche zu beantworten. Auf diese Weise erweitert sich der eigene fachwissenschaftliche Horizont. Einmal erworbene Kenntnisse und Fertigkeiten müssen regelmäßig durch notfallmedizinische und pädagogische Fortbildungen bzw. Fachlektüre aktualisiert werden.

7.3.2 Personale Kompetenz

Die personale Kompetenz bezeichnet die Selbstkompetenz des LRA/Dozenten, da hier die eigene Persönlichkeit, das Temperament und die individuelle Wesensart eine besondere Rolle spielen. Bestandteile der personalen Kompetenz sind die Gesamtheit der Einstellungen zur eigenen Person, die Selbstwahrnehmung, die Selbsteinschätzung (u. a. eigene Stärken und Schwächen) sowie die bewusste Steuerung des eigenen Verhaltens.

> **Personale Kompetenzen**
> - Bereitschaft zur Selbstentwicklung
> - Leistungs- und Lernbereitschaft
> - Umgang mit Misserfolg
> - Ausdauer, Zielstrebigkeit
> - Zeitmanagement, Stressmanagement
> - Offenheit für Veränderungen
> - Selbstmotivation, Kritikfähigkeit

Eine personale Kompetenz des LRA/Dozenten ist ein souveränes Auftreten und Selbstsicherheit. Beide Elemente bestimmen die Wahrnehmung in der Öffentlichkeit. Mangelndes Selbstbewusstsein und zurückhaltendes Auftreten werden nicht selten fälschlicherweise mit fehlender Fachkompetenz gleichgesetzt. Der LRA/Dozent sollte eine realistische Einschätzung darüber haben, was er weiß bzw. kann – und was nicht.

Die personale Kompetenz ist ein bestimmender Faktor der Lernmotivation. Der LRA/Dozent, der über Ausstrahlung verfügt und Begeisterung für den Lernstoff ausdrückt, vermag die Teilnehmer mitzureißen. Gleichzeitig ist der authentische Umgang mit den Teilnehmern eine Voraussetzung für eine vertrauensvolle Beziehung. Ein allgemeines Interesse an anderen Menschen und die Bereitschaft, sich auf sie ernsthaft einzulassen, ist für eine langfristige befriedigende Ausübung aller lehrenden Berufe unerlässlich. Gerade erwachsene Lerner schauen sehr kritisch auf die Persönlichkeit des LRA/Dozenten. Sie reagieren auf jede Art von Künstlichkeit und Falschheit sensibel.

Humor ist ein besonders lernförderlicher Bestandteil der personalen Kompetenz, der das Lernklima positiv prägt. Zwar ist Humor nicht erlernbar, doch mit kleinen Hilfsmitteln lässt sich in jede Qualifizierung Humor einbringen. Humorvolle Tafelbilder, Karikaturen, Videoclips und witzige Teilnehmerbeiträge lockern die Atmosphäre auf. Zu warnen ist gleichzeitig vor LRA/Dozenten, die sich durchgängig als Clown aufführen. In der Anfangsphase wirkt dies zumeist noch erheiternd, stumpft aber schnell ab. Ein gewisses Maß an Spontanität und Flexibilität, um auf unvorhersehbare Ereignisse angemessen reagieren zu können, ist ein tragender Pfeiler der Selbstkompetenz. Je größer die Berufspraxis, desto gelassener reagiert man.

Es ist selbstverständlich, dass zur personalen Kompetenz genauso ein gepflegtes Äußeres und eine Vorbild- und Repräsentationsfunktion zählen.

7.3.3 Soziale Kompetenz

Das Pendant zur personalen ist die soziale Kompetenz. Im Gegensatz zur personalen Kompetenz, die sich auf die Person des LRA/Dozenten bezieht, repräsentiert die soziale Kompetenz den Umgang mit den Teilnehmern. Soziale Kompetenzen lassen sich schwerer erlernen als andere Kompetenzen. Da Aus- und Weiterbildung immer in einer Gemeinschaft stattfindet, nimmt die soziale Kompetenz des LRA/Dozenten eine besondere Stellung ein.

Soziale Kompetenzen
- Kommunikationsfähigkeit
- Kooperationsbereitschaft
- Einfühlungsvermögen, Verständnisbereitschaft
- Konfliktlösungsbereitschaft, Konsensfähigkeit
- Aktives Zuhören
- Hilfestellung geben
- Respektvoller Umgang mit anderen Menschen
- Arbeit im Team

Empathie, d. h. die Bereitschaft und Fähigkeit, sich in Gefühle und Gedanken anderer hineinzuversetzen, ist ein Merkmal der Sozialkompetenz. Der LRA/Dozent muss die Fähigkeit besitzen, auf jeden Teilnehmer – ohne Vorurteile – einzugehen. Er schafft eine vertrauensvolle Atmosphäre, in der sich die Lernenden wohlfühlen. Er darf deshalb weder überheblich noch arrogant wirken. Der LRA/Dozent muss einerseits einen partnerschaftlichen, wertschätzenden Umgang pflegen und sich als Lehrkraft in die Gruppe einfügen und andererseits die Gruppe auch leiten. Besonders deutlich wird die Sozialkompetenz, wenn Konflikte in der Gruppe auftreten und vom LRA/Dozenten konstruktiv zu lösen sind. Soziale Kompetenz ist aber auch dann gefragt, wenn der LRA/Dozent Rückmeldungen über Lernfortschritte gibt und die Motivation fördert. Alles in allem sollte der LRA/Dozent über ein gesundes Maß an Aufgeschlossenheit, Einfühlungsvermögen und Durchsetzungskraft verfügen, um dauerhaft akzeptiert zu werden.

7.3.4 Didaktische Kompetenz

Die didaktische Kompetenz ist das Handwerkszeug eines LRA/Dozenten. Sie umfasst Kenntnisse aus Pädagogik (z. B. Besonderheiten des Lernens im Erwachsenenalter, Lernberatung), Psychologie (z. B. Lerntheorien, Lerntypen, Gedächtnisfunktionen) und Didaktik (z. B. Unterrichtsmethoden, Lernziele, Medieneinsatz).

Informationen zu beschaffen ist heutzutage dank Internet und Bibliotheken einfacher denn je. Sie können jedoch nicht ungefiltert weitergegeben werden, sondern müssen adressatengerecht aufbereitet werden. Auf Basis der dem LRA/Dozenten zur Verfügung stehenden Informationen über Lernziele, Zielgruppe, Zeitbudget, Lernstoffmenge und organisatorische Rahmenbedingungen muss er eine maßgeschneiderte Aus- und Weiterbildung planen und durchführen können. Dabei muss er komplexe Themen entsprechend den Vorkenntnissen der Teilnehmer didaktisch reduzieren, strukturieren und aufbereiten. Der LRA/Dozent gestaltet die Aus- und Weiterbildungssituation durch die begründete Auswahl angemessener und abwechslungsreicher Unterrichtsmethoden und -medien.

Die didaktische Kompetenz spiegelt sich in der Reduktion des eigenen Fachwissens wider. Viele LRA/Dozenten haben ein hohes Fachwissen und unterliegen dem Irrtum, dass alles, was sie wissen und können, von den Teilnehmern gelernt werden muss. Nicht alles, was man weiß und kann, braucht auch gelehrt zu werden. Vielmehr ist eine begründete Auswahl der Lerninhalte erforderlich.

7.3.5 Organisatorische Kompetenz

Die organisatorische Kompetenz bezieht sich auf die Bereitstellung lernförderlicher Rahmenbedingungen.

> **Organisatorische Kompetenz**
> - Ausreichend große Räumlichkeiten
> - Administrative Unterlagen (z. B. Teilnehmerliste, Hausordnung)
> - Unterrichtsmaterialien (z. B. Skripte, Teilnehmerunterlagen, Arbeitsblätter, Bücher, Lehrunterlagen)
> - Übungsmaterialien (z. B. Verbandmaterial, Einmalschutzhandschuh)
> - Funktionstüchtige Modelle bzw. Geräte und deren Beherrschung (z. B. Blutdruckmessgerät)
> - Funktionstüchtige Unterrichtsmedien (z. B. Flipchart, Overheadprojektor, Beamer)
> - Ggf. Verpflegung und Versorgung

Wenn auch bestimmte organisatorische oder administrative Aufgaben von anderen vorbereitet werden, verbleibt die Verantwortung letztlich immer beim LRA/Dozenten. Bei größeren praktischen Ausbildungseinheiten oder bei komplexen Fallbeispielen, die ein umfangreiches Repertoire an Hilfsmitteln benötigen, kann man leicht den Überblick verlieren. Nicht selten fehlen dann wichtige Kleinigkeiten, deren Besorgung den Lehrprozess störend unterbricht. Die beste Organisation ist die, die man nicht bemerkt. Es ist daher ratsam, für jede Ausbildungseinheit eine Checkliste zu nutzen.

7.4 Motivierendes Ausbilderverhalten

7.4.1 Die 4 Verständlichmacher

Jeder Lehr-lern-Prozess ist an Sprache – schriftlich oder mündlich – gebunden. Zwischen dem LRA/Dozenten auf der einen Seite und den Teilnehmern auf der anderen Seite besteht ein Wissensgefälle. Umso wichtiger ist es, dass die Informationen klar, verständlich, präzise formuliert und vollständig sind. Kommunikationsforscher haben 4 Verständlichmacher lokalisiert, die eine Sachaussage verständlich machen (◘ Abb. 7.3). Mit ihrer Hilfe ist es möglich, Aussagen darüber zu machen, wie Sprache und Schrift zu gestalten sind. Die 4 Verständlichmacher haben im Aus- und Weiterbildungsbereich inzwischen Berühmtheit erlangt und dürfen keinesfalls in einem Lehrbuch für LRA und Dozenten fehlen.

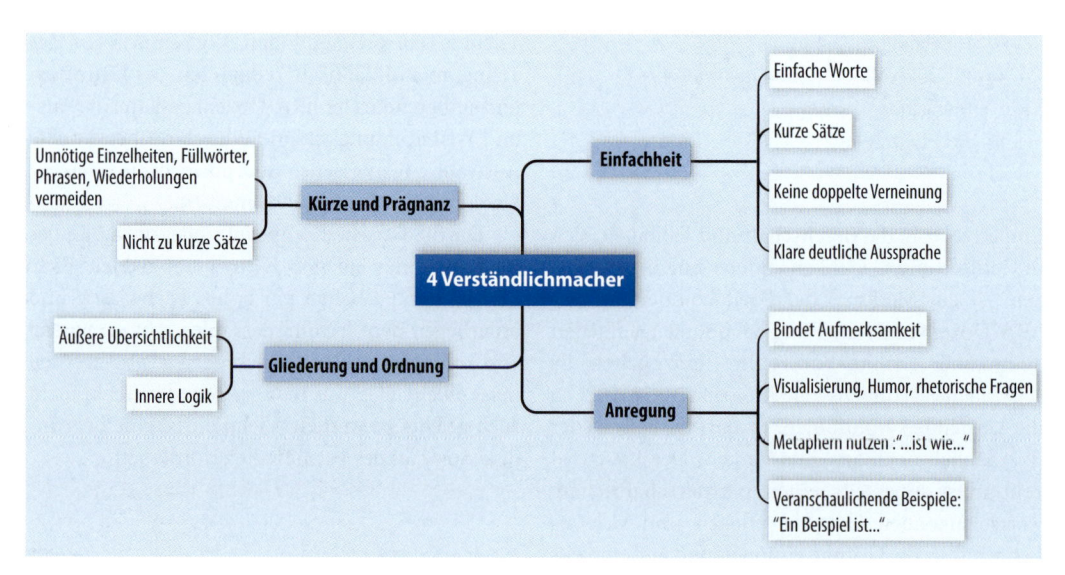

◘ **Abb. 7.3** Die 4 Verständlichmacher im Überblick

7.4 · Motivierendes Ausbilderverhalten

- **Einfachheit**

Die Einfachheit bezieht sich auf die sprachliche Formulierung der Informationen. Je komplizierter Sätze und Wörter, desto geringer der Grad der Aktivierung der Zuhörer und Leser. Nur Texte und Sätze, die in Satzbau und Wortwahl verständlich sind, unterstützen den Lernprozess. Die Einfachheit der Formulierung hat einen großen lernaktivierenden und motivierenden Wert.

Anstatt komplizierte und verschachtelte Sätze sind, der Verständlichkeit wegen, lieber kurze zu verwenden. Je mehr Verschachtelungen, desto schwieriger wird der Inhalt verarbeitet. Jede Verneinung ist ein Problem, die doppelte Verneinung ist eine Katastrophe.

Ein Sachinhalt gewinnt an Klarheit und Verständnisqualität, wenn man eine komplizierte Ausdrucksweise mit vielen Fremdwörtern vermeidet. Die Wortwahl sollte stets dem Teilnehmerkreis angepasst sein. Fachausdrücke ermöglichen eine eindeutige Kommunikation. Sie signalisieren Fachkompetenz. Wesentlicher ist jedoch, dass sie von den Lernenden verstanden werden. LRA/Dozenten sollten sich nicht über den Gebrauch von Fachausdrücken oder Fremdwörtern profilieren. Deshalb gilt: Bekannte Fachwörter können z. B. in der rettungsdienstlichen Weiterbildung genutzt werden. In der Ausbildung sollten Fachbegriffe nacheinander eingeführt und erklärt werden.

Eine klare, deutliche und nicht zu schnelle Aussprache ist das Handwerkszeug eines jeden LRA/Dozenten. Bewusste Sprechpausen, Tempo- und Lautstärkewechsel erzeugen eine abwechslungsreiche Dynamik.

> **Einfaches kompliziert ausgedrückt**
> - Mentale Imagination besitzt die Abilität durch Kontinentaldrift kausierte Gesteinsformationen in ihrer lokalen Position zu transferieren.
>   (Der Glaube kann Berge versetzen.)
> - Die Expansion der interranen Tuberosa steht in inverser Proportionalität zur intellektuellen Kapazität des kultivierenden Agronoms.
>   ▼

> (Die dümmsten Bauern ernten die größten Kartoffeln.)
> - Bei der intendierten Realisierung der linguistischen Simplifizierung des regionalen Idioms resultiert die Evidenz der Opportunität extrem apparent, den elaborierten und quantitativ opulenten Usus nicht assimilierter Xenologien konsequent zu eliminieren!
>   (Zur Vereinfachung der Muttersprache erscheint es sehr sinnvoll, nicht so viele schwierige Fremdwörter zu benutzen …)

- **Gliederung, Ordnung und Struktur**

Je besser Gliederung, Ordnung und Struktur eines Themas, desto besser die Verständlichkeit. Je länger der Text ist, umso wichtiger sind Gliederung, Ordnung und Struktur. Die Verständlichmacher Gliederung und Ordnung beziehen sich auf die innere Folgerichtigkeit sowie auf die äußere Übersichtlichkeit. Eine äußere Übersichtlichkeit schafft man, indem wichtige Gliederungspunkte (z. B. Zwischenüberschriften, Absätze) an der Tafel oder auf einem ausgeteilten Arbeitsblatt visualisiert werden. Die innere Folgerichtigkeit umfasst den logischen Aufbau sowie die Darstellung von thematischen Zusammenhängen und Querverbindungen.

- **Kürze und Prägnanz**

Für die Verständlichkeit von Sprache und Text sind 2 extreme Gegensätze hinderlich: sehr lange Sätze auf der einen und extrem knappe auf der anderen Seite. Weitschweifige Ausführungen enthalten oftmals unnötige Einzelheiten, Füllwörter, umständliche Ausdrucksweisen, Phrasen und Wiederholungen. Extrem verdichtete Texte unterschlagen andererseits vielfach Zusammenhänge oder Erläuterungen. Das Optimum liegt in der Mitte. Hier gilt nicht: »Je kürzer, umso besser«.

- **Anregungen**

Sachtexte oder Referate betonen die Theorie. Dadurch wirken sie »schwer verdaulich« und abstrakt. Um die Aufmerksamkeit der Leser bzw. Zuhörer zu binden, erfordern sie Anregungen. Anregungen können geistiger oder emotionaler Natur sein. Sie dienen dem besseren Verständnis und erhöhen die Konzentration. Anregend ist etwas, das interessant, Neugier erweckend, abwechslungsreich und persönlich ist. Anregungen lassen sich über Visualisierungen (Grafiken, Diagramme, Schemata), rhetorische Fragen, Humor, Reizwörter und praktische Beispiele erreichen.

7.4.2 Die 4 Muntermacher

Das Lernen stellt eine anstrengende Tätigkeit dar. Umso wichtiger ist es, dass der LRA/Dozent durch sein eigenes Verhalten die Praktikanten und Lehrgangsteilnehmer immer wieder zur Mitarbeit anregt.

- **Energievolles Verhalten**

Der LRA/Dozent ist in seiner Funktion Vorbild für die Teilnehmer, an dem sie sich bewusst oder unbewusst orientieren. Auf diese Weise können sich Einstellungen, Interessen und Werte auf andere übertragen. Ein LRA/Dozent, welcher lustlos und desinteressiert ist, braucht sich nicht zu wundern, dass sich Praktikanten oder Lehrgangsteilnehmer ähnlich verhalten. Geht er jedoch engagiert, zielstrebig und mit Interesse seiner Arbeit nach, werden die Lernenden ermuntert, dem Lernprozess aktiv zu folgen. Das Verhalten der Lernenden stellt deshalb ein Spiegelbild des LRA/Dozenten dar. Dieser Tatsache sollte sich jede Lehrkraft bewusst sein.

- **Streitbares Verhalten**

Streitbares Verhalten in diesem Sinne darf nicht als Suche nach Konflikten missverstanden werden. Vielmehr ist damit eine didaktisch beabsichtigte Provokation gemeint. Werden Meinungen, Einstellungen, Erfahrungen und Wissen immer nur von den Lernenden bestätigt, wird die Aus- und Weiterbildung schnell langweilig. Lebendiger Unterricht bedarf einer Dynamik, die nur durch sachliche Provokationen und Widersprüche in Diskussionen und Gesprächen hervorgerufen werden können. Streitbares Verhalten wird durch zugespitzt formulierte Thesen, unlogisches Argumentieren, Sich-dumm-Stellen und Einwände hervorgerufen. Den Lernenden wird auf diese Weise die Gelegenheit zur aktiven Beteiligung gegeben. Der LRA/Dozent erhält zugleich einen Hinweis, ob die Inhalte verstanden wurden.

- **Freigebend-kontrollierendes Verhalten**

Ausbildung und Unterricht stehen im Spannungsfeld von verbindlichen Themen auf der einen und den Interessen bzw. Voraussetzungen der Teilnehmer auf der anderen Seite. Als LRA/Dozent gilt es, diesen Spagat zu bewältigen. Speziell die Erwachsenenbildung ist von einem großen Streben nach Autonomie und Selbstbestimmung ihrer Teilnehmer gekennzeichnet. Umso wichtiger ist es, das Lernverhalten immer wieder durch didaktisch-methodische Maßnahmen zu (re-)aktivieren. Wer viel Lenkung im Unterricht ausübt, lähmt die Teilnehmer regelrecht. Die Lernenden freizugeben heißt, sie so viel wie möglich selbst machen zu lassen. Freigebend-kontrolliertes Verhalten schafft Freiräume, indem die Teilnehmer in verschiedenen Phasen (z. B. Auswahl der Methoden) beteiligt werden. Dieser spezielle Muntermacher darf allerdings nicht als Gleichgültigkeit oder Passivität missverstanden werden. Vielmehr findet die Freigabe kontrolliert statt, sodass der LRA/Dozent immer die Leitung behält, den roten Faden vor Augen hat, die Arbeitsaktivitäten überwacht und bei Bedarf eingreift.

- **Geistreiches Verhalten**

Durch das geistreiche Verhalten eines LRA/Dozenten soll immer wieder die Aufmerksamkeit der Teilnehmer gewonnen werden. Die Basis eines geistreichen Verhaltens ist die Fachkompetenz, die es erlaubt, durch Schlagfertigkeit, Einfallsreichtum und Witz zum Nachdenken bzw. zum Verblüffen anzuregen.

> **Geistreiches Verhalten**
> - Scheinbar einfache Fragen mit geistigem Tiefgang stellen
> - Einen komplexen Sachverhalt vereinfachen
> - Zusammenhänge und Hintergründe darstellen
> - Allgemeinwissen einbringen
> - Theoretische Sachverhalte praxisbezogen darstellen
> ▼

- Einprägsame Vergleiche anstellen
- Lernhilfen (z. B. Eselsbrücken) anbieten
- Reale (emotionale) Beispiele einbringen
- Bilder nutzen, die zum Denken anregen

7.4.3 Die 4 Aufwärmer

Der LRA/Dozent ist nicht nur für die Vermittlung von Inhalten zuständig, ihm obliegt auch die Sorge für ein lernförderliches Unterrichtsklima. Je positiver die Arbeitsatmosphäre, desto effektiver der Lernprozess. Eine angenehme Arbeitsatmosphäre wird durch 4 Aufwärmer gefördert.

- **Partnerschaftliches Verhältnis**

Besonders erwachsene Lerner zeichnen sich durch ein hohes Maß an Selbstständigkeit aus. Sie sind gleichberechtigte Partner. Der LRA/Dozent darf deshalb kein Ranggefälle aufkommen lassen. Unter Weglassung von Titeln, Bildungsabschlüssen, Berufsbezeichnungen und Altersunterschied wird ein freundlicher Umgang miteinander gesucht, der die Basis eines konstruktiven Lernprozesses bildet. Dazu gehört, dass der LRA/Dozent die Teilnehmer ernst nimmt und jederzeit gesprächsbereit ist – auch in den Pausen.

- **Wertschätzendes Verhalten**

Das wertschätzende Verhalten beinhaltet den respektvollen und toleranten Umgang miteinander. Der LRA/Dozent zeigt deutlich sein Interesse an den ihm anvertrauten Personen (z. B. Fortschritte, Entwicklung, Sorgen). Dies setzt ein breites Verständnis für die aktuelle (Lebens-)Situation voraus. Konflikte und Provokationen werden vermieden.

- **Bekräftigendes Verhalten**

Das menschliche Verhalten wird stark vom Streben nach Erfolg dominiert. Lernprozesse müssen deshalb Erfolge vermitteln. Nur wer Lob und konstruktive Kritik mit Aussicht auf Weiterentwicklung erfährt, ist bereit, weiter zu lernen. Der LRA/Dozent kann dazu auf verschiedene Techniken zurückgreifen:

- Direkte Bekräftigung: Es handelt sich hierbei um die extrinsische Motivation durch Lob, Zustimmung und Anerkennung – sowohl im Unterricht vor allen Teilnehmern als auch außerhalb des Unterrichtsgeschehens. Der Teilnehmer fühlt sich durch die positive Rückmeldung des LRA/Dozenten bestärkt.
- Indirekte Bekräftigung: Sie wird hervorgerufen durch die Anerkennung positiver Teilnehmerleistungen vor der Gesamtgruppe. Die Bekräftigung liegt hier vor allem in der Darstellung der positiven Leistung vor der Gruppe. Die indirekte Bekräftigung hat einen starken sozialen Charakter.
- Selbstverstärkung: Der Lernende erhält die Gelegenheit, sich selbst eine Rückmeldung über seine Leistung zu geben. Hierbei handelt es sich um eine besonders für die Erwachsenenbildung geeignete Form der Bekräftigung. Der Selbstverstärkung liegt eine intrinsische Motivation zugrunde, indem die Freude an der erbrachten Leistung zu weiteren Lern- und Arbeitsprozessen angeregt. Die Bekräftigung erfolgt nicht von außen (durch den LRA/Dozenten oder die Teilnehmer), sondern durch den Lernenden selbst.

- **Humorvolles Verhalten**

Ein humorvolles Verhalten des LRA/Dozenten kann die Anspannung, die oftmals zu Beginn einer Aus- und Weiterbildung unter den Teilnehmern herrscht, deutlich vermindern. Durch Humor wird eine entspannte Arbeitsatmosphäre aufgebaut, die sowohl das lernbezogene als auch das soziale Klima fördert. Das humorvolle Verhalten eines LRA/Dozenten darf aber nicht darin münden, dass er zum »Klassenclown« wird. Gibt der LRA/Dozent sich der Lächerlichkeit preis, wird seine professionelle Autorität und Kompetenz schnell in Frage gestellt.

Lernziele

8.1 Lernzielbereiche – 94
8.1.1 Kognitive Lernziele – 94
8.1.2 Psychomotorische Lernziele – 95
8.1.3 Affektive Lernziele – 95

8.2 Lernzieltaxonomie – 95

8.3 Lernzielhierarchie – 96
8.3.1 Richtziele – 96
8.3.2 Grobziele – 98
8.3.3 Feinziele – 98

8.4 Formulierung von Lernzielen – 98

8.5 Aufgaben von Lernzielen – 100
8.5.1 Planungsbasis – 100
8.5.2 Motivationsfunktion – 100
8.5.3 Transparenz – 101
8.5.4 Prüfungsgrundlage – 101
8.5.5 Standortbestimmung – 101

Die Formulierung von Lernzielen ist eine Aufgabe der Unterrichts- und Ausbildungsplanung. Ein Lernziel ist die genaue Beschreibung des angestrebten Ergebnisses eines Lehr-lern-Prozesses. Es beschreibt Kenntnisse, Fertigkeiten oder Einstellungen, die sich Lernende im Verlauf der Aus- und Weiterbildung aneignen oder entwickeln sollen. Lernziele geben damit den Sollzustand nach Abschluss eines Lernprozesses an. Lernziele, die klar und unmissverständlich formuliert sind, stellen eine Richtschnur für den LRA/Dozenten und die Lernende gleichermaßen dar.

Rein Formal sind Lernziele von Lehrzielen zu unterscheiden. Beide Begriffe sind jedoch 2 Seiten einer Medaille und bezeichnen denselben Sachverhalt, nur aus unterschiedlichen Perspektiven. Sie werden im didaktischen Alltag oft synonym benutzt, wobei der Begriff Lernziel bevorzugt Verwendung findet.

8.1 Lernzielbereiche

Grundsätzlich werden 3 Lernzielbereiche unterschieden (Abb. 8.1).

8.1.1 Kognitive Lernziele

Kognitive Lernziele beziehen sich auf geistige Fähigkeiten (z. B. Kenntnisse, Verständnis, Problemlösung). Kenntnisse werden im Gedächtnis gespeichert und reproduziert (z. B. Funktionsweise des Blutkreislaufes). Probleme können erkannt, analysiert und gelöst werden.

Beispiele
- Die Teilnehmer nennen die Symptome eines Schlaganfalls.
- Die Teilnehmer erklären das Erregungsbildungs- und Erregungsleitungssystem des Herzens.

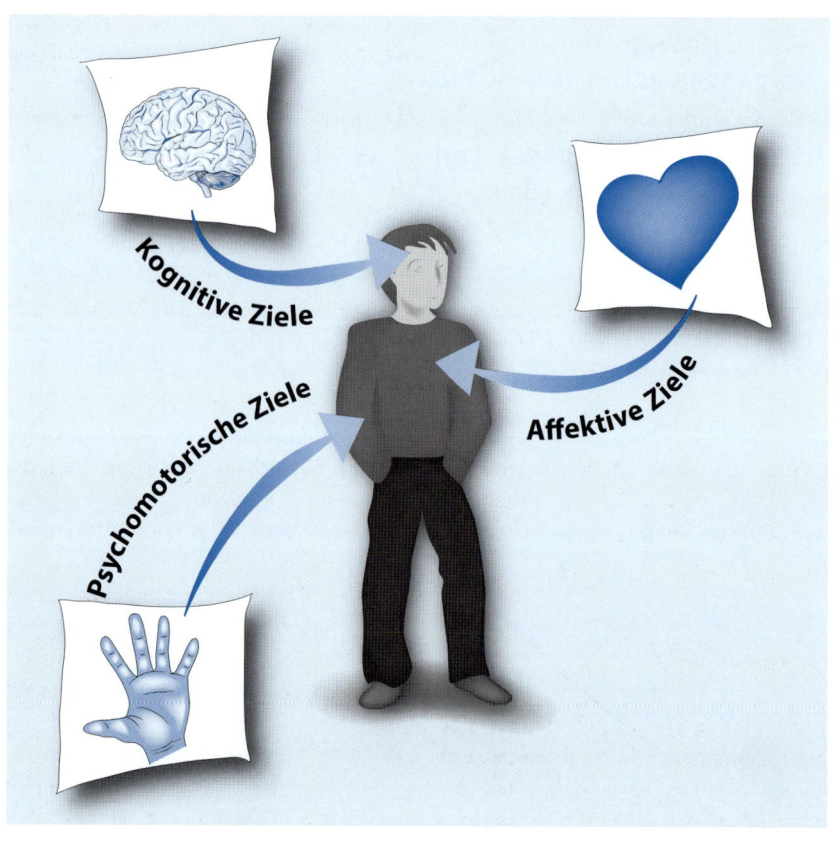

Abb. 8.1 Lernzielbereiche

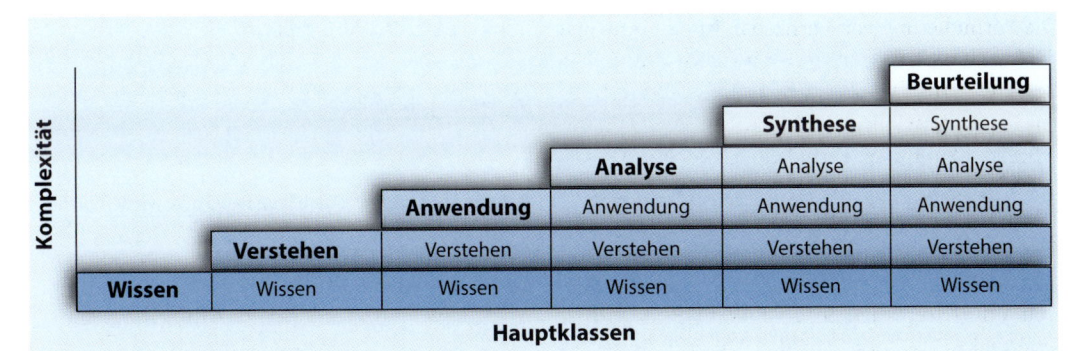

Abb. 8.2 Hierarchie der kognitiven Lernzieltaxonomie. (Mod. nach Bloom 1976)

8.1.2 Psychomotorische Lernziele

Psychomotorische Lernziele beziehen sich auf manuelle und motorische Fertigkeiten. Sie werden mit Tätigkeiten in Verbindung gebracht (z. B. Technik der Herz-Lungen-Wiederbelebung, Handhabung der Vakuummatratze).

Beispiele
- Die Teilnehmer führen eine Herz-Lungen-Wiederbelebung durch.
- Die Teilnehmer legen einen Druckverband an.

8.1.3 Affektive Lernziele

Affektive Lernziele beziehen sich auf Einstellungen, Haltungen, Gefühle, Motivation und Werte (z. B. respektvoller Umgang mit Patienten).

Beispiele
- Die Teilnehmer würdigen die Hilfsmaßnahmen der Ersthelfer.
- Die Teilnehmer bauen Berührungsängste gegenüber Angehörigen von Patienten ab.

8.2 Lernzieltaxonomie

Kognitive, psychomotorische und affektive Lernziele können jeweils unterschiedliche Schwierigkeitsgrade aufweisen. Eine Stufung von Lernzielen nach Schwierigkeitsgraden wird als Lernzieltaxonomie (griech. *taxis* = Ordnung, Stellung, Reihe; *nomos* = Gesetz) bezeichnet. Die nächsthöhere Lernzielstufe baut immer auf der vorhergehenden auf und schließt sie ein.

Kognitiver Bereich

Wenn Fakten aus dem Gedächtnis in der gleichen Form wiedergegeben werden, wie sie gelernt wurden, ist das eine niedrige Stufe der Lernzielerreichung. Wenn jedoch komplexe Zusammenhänge erörtert oder Kenntnisse auf eine neue Situation übertragen werden, ist eine höhere Stufe erreicht.

Benjamin Bloom (1913–1999) entwickelte in den 1950er Jahren eine Lernzieltaxonomie für den kognitiven Bereich. Seine Taxonomie umfasst 6 Stufen kognitiver Leistungen, die nach dem Schwierigkeitsgrad – vom Einfachen zum Komplexen – geordnet sind (Abb. 8.2, Tab. 8.1).

Psychomotorischer Bereich

Wenn eine vorgemachte Tätigkeit nachgeahmt wird, ist das Lernziel auf einer niedrigen Stufe erreicht. Hat der Lernende jedoch bereits Routine bei Handgriffen gewonnen, kann er sogar das Gelernte auf vergleichbare Tätigkeiten übertragen und hat eine höhere Stufe erreicht.

Der Ordnungsgesichtspunkt der nachstehenden psychomotorischen Lernzieltaxonomie ist der Grad der Komplexität der Handlungsabläufe – von der geringen zur hohen Koordination (Tab. 8.2).

Affektiver Bereich

Wenn jemandem eine Tatsache oder ein Problem bewusst wird, ist das eine niedrige Stufe der Lernzielerreichung. Ist ein Lernender in der Lage,

Tab. 8.1 Kognitive Lernzieltaxonomie

	Taxonomie	Verben für Lernziele
K1	Wissen	
	Informationen werden wiedergegeben und in gleichartigen Situationen abgerufen	Aufsagen, aufzeichnen, definieren, auflisten, wiederholen, benennen
K2	Verstehen	
	Informationen werden nicht nur wiedergegeben, sondern auch mit eigenen Worten erklärt	Erklären, begründen, beschreiben, erörtern, erläutern, berichten
K3	Anwendung	
	Informationen werden auf neue Situationen übertragen und verallgemeinert	Anwenden, übertragen, ordnen, unterscheiden, berechnen, üben, zeigen
K4	Analyse	
	Sachverhalte werden in Einzelelemente gegliedert, die Beziehungen zwischen den Elementen aufgedeckt und Strukturmerkmale herausgefunden	Analysieren, vergleichen, herausfinden, ermitteln, prüfen, untersuchen, einteilen, testen
K5	Synthese	
	Einzelne Wissenselemente werden kombiniert und neu zusammenfügt	Entwickeln, ableiten, herstellen, erarbeiten, planen, aufstellen
K6	Beurteilung	
	Informationen und Sachverhalte werden nach bestimmten Kriterien beurteilt	Beurteilen, verteidigen, einschätzen, folgen, überprüfen, empfehlen

Schlussfolgerungen daraus zu ziehen und in seiner Tätigkeit entsprechend zu handeln, hat er eine höhere Stufe erreicht. Auf diese Weise hat er ein eigenes Wertesystem aufgebaut, das zur Richtschnur seines Handelns geworden ist. Er hat eine neue Einstellung oder Einsicht gewonnen, die sein Handeln dauerhaft prägen wird. Typisch für affektive Lernziele ist, dass sie sich in der Aus- und Weiterbildung nur schwer überprüfen lassen.

Ordnungsgesichtspunkt der nachstehenden affektiven Lernzieltaxonomie ist der Grad der Verinnerlichung von Einstellungen, Haltungen oder Werten – von der kurzzeitigen Emotion zur langfristigen Einstellung (◘ Tab. 8.3).

8.3 Lernzielhierarchie

Die Lernzielhierarchie gibt die Aufeinanderfolge von Lernzielen an. Um ein Gesamtziel (sog. Richtziel) zu erreichen, wird es in mehrere Teilziele (Grobziele) aufgeteilt, die wiederum in mehrere Feinziele aufgegliedert werden. Die Lernzielhierarchie spiegelt gewissermaßen die Über- und Unterordnung der Ziele wider (◘ Abb. 8.3).

8.3.1 Richtziele

Das Richtziel besitzt einen niedrigen Grad an Genauigkeit und umreißt die zu erreichende Qualifikation nach Abschluss einer Aus- bzw. Weiterbildung (z. B. Kurs, Seminar). Ein Richtziel ist zu komplex, als dass es kurz- bis mittelfristig erreicht werden kann.

8.3 · Lernzielhierarchie

Tab. 8.2 Psychomotorische Lernzieltaxonomie

	Taxonomie	Verben für Lernziele
P1	Imitation	
	Eine zuvor demonstrierte Handlung wird nachgeahmt. Voraussetzung ist eine Demonstration	Nachahmen, wiederholen, nachmachen
P2	Manipulation	
	Der Lernende gewinnt ein gewisses Maß an Handlungssicherheit durch Übung. Er wird ggf. noch durch die Lehrkraft unterstützt	Befolgen, demonstrieren, erstellen, handeln, ausführen
P3	Präzision	
	Auf dieser Stufe geht es um Selbstständigkeit und Genauigkeit. Der Lernende benötigt keine Hilfe von außen mehr, um eine Handlung korrekt auszuführen	Steuern, koordinieren
P4	Handlungsgliederung	
	Erst wenn die eigentliche Technik einer praktischen Fertigkeit korrekt beherrscht wird, ist der Lernende in der Lage, sie situationsbezogen zu variieren. Dies ist in der rettungsdienstlichen Ausbildung wichtig, da jede Situation anders ist	Durchführen, prüfen
P5	Naturalisierung	
	Die Handlungsabfolge wird zur Routine, sie wird automatisiert. Der Lernende handelt sicher und mühelos	Automatisieren

Tab. 8.3 Affektive Lernzieltaxonomie

	Taxonomie	Verben für Lernziele
A1	Aufmerksamkeit	
	Bestimmte Phänomene und Reize werden registriert und beachtet	Erkennen, beachten, bewusst werden, wahrnehmen, bedenken, aufmerksam werden
A2	Reagieren	
	Die Lernenden begegnen einem Phänomen mit prinzipiellem Interesse	Befolgen, beteiligen, Anteil nehmen, einwilligen, bereit sein
A3	Werten	
	In Handlungssituationen werden Werte akzeptiert und praktiziert	Akzeptieren, billigen, bevorzugen, annehmen, zustimmen
A4	Organisation	
	Werte werden begriffen	Abwägen, würdigen, einstufen, prüfen
A5	Persönlichkeitsbildung	
	Eine eigene Werteordnung wird als handlungsprägendes Normensystem aufgebaut	Überzeugt sein, Grundsätze haben

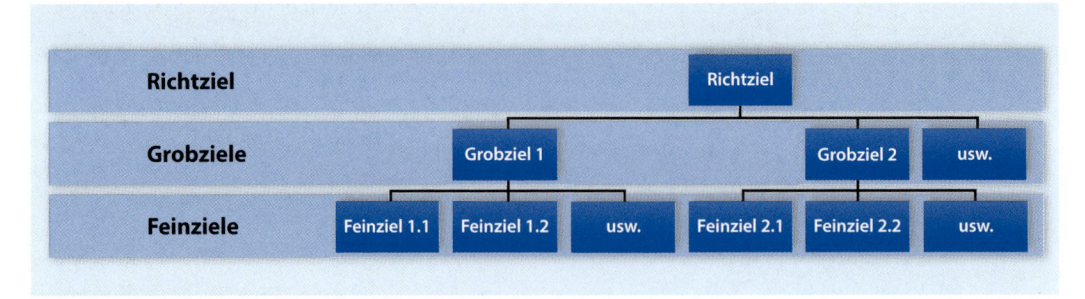

Abb. 8.3 Schematische Darstellung der Lernzielhierarchie

Beispiele
- Die Teilnehmer versorgen bei Notfall- und Rettungsdiensteinsätzen Patienten.
- Die Teilnehmer leiten Praktikanten im Anerkennungsjahr zum Rettungsassistenten an.

8.3.2 Grobziele

Um ein weiter entferntes Richtziel zu erreichen, wird es in mehrere Grobziele aufgeteilt. Grobziele beziehen sich auf inhaltlich zusammengehörige Lernkomplexe. Sie werden für Unterrichtseinheiten, Unterthemen oder Ausbildungsunterabschnitte formuliert. Die Summe der Grobziele in einem Aus- oder Weiterbildungsgang muss das Richtziel abdecken. Grobziele besitzen einen mittleren Grad der Genauigkeit. Sie sind bereits konkreter als ein Richtziel, aber immer noch ungenauer als Feinziele. Grobziele können mittelfristig erreicht werden.

Beispiele
- Die Teilnehmer erkennen Störungen der Atmung und das daraus resultierende Ausmaß der Gefährdung eines Patienten.
- Die Teilnehmer beherrschen die Planung von Unterricht.

8.3.3 Feinziele

Um die vorgelagerten Grobziele zu erreichen, werden diese wiederum jeweils in mehrere Feinziele aufgeteilt. Feinziele beziehen sich auf eine konkrete inhaltliche Unterrichtsphase und beschreiben die kognitiven, psychomotorischen und affektiven Lernzuwächse, die die Teilnehmer erwerben sollen. Sie beschreiben eindeutig und im Detail die zu vermittelnde Inhalte und das erwartete Endverhalten des Lernenden. Feinziele können kurzfristig erreicht werden.

Beispiele
- Die Teilnehmer nennen die Symptome des Asthma bronchiale.
- Die Teilnehmer erklären die Unterschiede der 3 Lernzielbereiche.

8.4 Formulierung von Lernzielen

Lernziele können operationalisiert werden. Unter Operationalisierung ist die genaue Angabe des Endverhaltens zu verstehen, das die Lernenden am Ende eines Lernprozesses zeigen sollen. Das Lernziel wird so formuliert, dass es beobachtbar ist. Es muss deutlich machen, was ein Lernender
- wissen,
- können oder wie er sich
- verhalten

soll. Zur genauen Bezeichnung des Endverhaltens bedarf es eindeutiger Verben (sog. Operatoren), die nur einen geringen Interpretationsspielraum zu lassen. Bei der Wahl des Tätigkeitswortes entscheidet sich auch die Stufe der Lernzieltaxonomie, z. B. der Schwierigkeitsgrad. Richtig formulierte Lernziele enthalten die in ◘ Abb. 8.4 dargestellten Elemente.

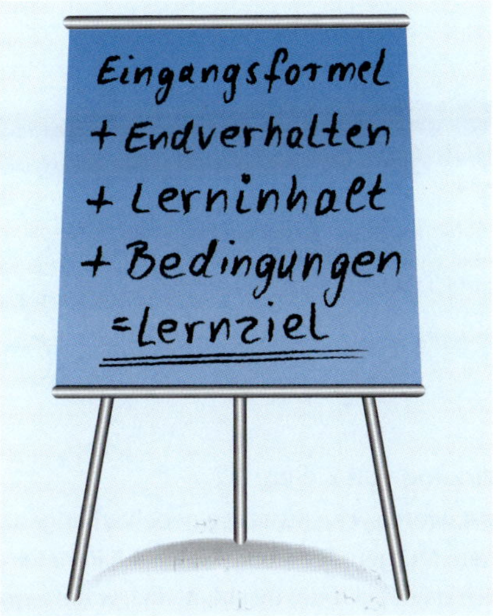

8.4 · Formulierung von Lernzielen

Abb. 8.4 Formel zur Lernzielformulierung

affektive Verhalten des Lernenden nach Abschluss des Lernprozesses. Das Endverhalten wird durch ein eindeutiges Verb beschrieben, das sowohl dem erwünschten Lernzielbereich als auch dem gewünschten Lernzielniveau entspricht (Tab. 8.4).
Unbrauchbar sind Verben, die nicht beobachtbare Veränderungen ausdrücken (z. B. kennen, wissen, verstehen, begreifen, einprägen, erlernen, kennenlernen, Kenntnis haben, mit etwas vertraut sein, nachvollziehen, erinnern, vertraut sein, interessiert sein, informiert sein, schreiben, behandeln, durchnehmen).

- **Lerninhalt:** Der Lerninhalt gibt das Thema bzw. den konkreten Sachverhalt wieder.
- **Bedingungen:** Unter Bedingungen werden alle Hilfsmittel bzw. Rahmenbedingungen (z. B. Zeit) genannt, die für das Lernziel (nicht) gelten. Sind keine Hilfsmittel zugelassen oder gelten keine besonderen Rahmenbedingungen, braucht dies nicht ausdrücklich ausgeführt werden.

- **Eingangsformel:** Sie sagt aus, wer das Lernziel erreichen soll. In der Regel genügt hier die stereotype Eingangsformel »Die Teilnehmer«, »Der Auszubildende« oder »Der Praktikant«.
- **Endverhalten:** Das Endverhalten bezeichnet das exakte kognitive, psychomotorische bzw.

Tab. 8.5 gibt Beispiele für eine sinnvolle Lernzielformulierung.

Tab. 8.4 Beispiele für Verben des Endverhaltens in der rettungsdienstlichen Aus- und Weiterbildung

Kognitive Lernziele	Psychomotorische Lernziele	Affektive Lernziele
Nennen	Durchführen	Wertschätzen
Erklären	Demonstrieren	Einsehen
Wiedergeben	Prüfen	Akzeptieren
Zusammenfassen	Zeichnen/skizzieren	Würdigen
Beschreiben	Versorgen	Abbauen (z. B. Vorurteile)
Definieren	Erstellen	Einsetzen (sich)
Erörtern	Anlegen	Berücksichtigen
Benennen	Trainieren	Bedenken
Berichten	Verbessern	Beteiligen (sich)
Übersetzen	Erproben	Anteil nehmen an
Bezeichnen	Entwickeln	Tolerieren
Ordnen	Handeln (ab)	

□ **Tab. 8.5** Beispiele zur Lernzielformulierung

Eingangsformel	Endverhalten	Lerninhalt	Bedingungen
Die Teilnehmer	nennen	die Symptome eines Schlaganfalls.	–
Die Teilnehmer	führen	die Herz-Lungen-Wiederbelebung	in der Zweihelfermethode (durch).
Die Teilnehmer	versorgen	einen bewusstlosen Motorradfahrer.	–
Die Teilnehmer	versorgen	einen bewusstlosen Motorradfahrer	mit einem HWS-Stützkragen.

8.5 Aufgaben von Lernzielen

》 Wenn man nicht weiß, wohin man will, darf man sich nicht wundern, wenn man ganz woanders ankommt (Robert F. Mager, amerikanischer Pädagoge). 《

Dieses Zitat soll verdeutlichyen, warum den Zielen im Lernprozess eine wesentliche Bedeutung beigemessen wird.

8.5.1 Planungsbasis

Lernziele sind für jegliche Unterrichtsplanung erforderlich. Sie geben den roten Faden vor und spiegeln die Absichten wider. Der LRA/Dozent kann mittels der Festlegung von Lernzielen Klarheit über die inhaltlichen Schwerpunkte der Veranstaltung gewinnen. Um bestimmte Ziele zu erreichen, müssen bestimmte Unterrichtsmethoden und -medien herangezogen werden. Soll z. B. ein praktisches Lernziel erreicht werden, muss eine praktische Unterrichtsmethode ausgewählt werden, da ein theoretisches Referat für diesen Zweck ungeeignet ist. Lernziele haben des Weiteren Einfluss auf die Stoffreduktion.

8.5.2 Motivationsfunktion

Ziele im Allgemeinen und Lernziele im Besonderen haben eine motivierende Wirkung, die an der folgenden realen Begebenheit verdeutlicht werden soll.

■ **Wirkung von Zielen**

》 Die kalifornisyche Küste lag nebelverhangen da an jenem Morgen des 4. Juli 1952. 34 Kilometer westlich davon, auf der Insel Catalina, watete eine 34-jährige Frau ins Wasser und schickte sich an, in Richtung Kalifornien zu schwimmen, entschlossen, die Strecke als erste Frau zu bewältigen. Ihr Name war Florence Chadwick. Sie war bereits die erste Frau gewesen, die den Ärmelkanal in beiden Richtungen durchschwommen hatte. Das Wasser war eiskalt, und der Nebel war so dicht, dass sie kaum die Begleitboote ausmachen konnte. Millionen schauten über die nationalen Fernsehsender zu. Mehrmals mussten Haie mit Gewehren vertrieben werden, um die einsame Gestalt zu schützen. Die Müdigkeit war nie ihr großes Problem bei diesen Schwimmleistungen gewesen – es war die eisige Kälte, die ihr zu schaffen machte. Über fünfzehn Stunden später bat sie, steif vor Kälte, aus dem Wasser geholt zu werden. Sie konnte nicht mehr. Ihre Mutter und ihr Trainer, die im Boot neben ihr herfuhren, sagten ihr, dass die Küste schon ganz nah sei. Sie drängten sie nicht aufzugeben, aber als sie zur kalifornischen Küste hinüberschaute, sah die Schwimmerin nichts als den dichten Nebel und bat darum, herausgeholt zu werden. Stunden später, als ihr Körper sich erwärmt hatte, kam der Schock über ihren Misserfolg. Nur eine halbe Meile vor der kalifornischen Küste war sie aus dem Wasser gezogen worden! Ein Reporter fragte sie: »Miss Chadwick, was hat sie davon abgehalten, diese letzte halbe Meile zu schwimmen?« »Es war der Nebel«, antwortete sie. »Wenn ich das Land hätte sehen können, hätte ich es geschafft. Wenn man da draußen am Schwimmen ist und sein Ziel nicht sehen kann …« (Knoblauch u. Wöltje 2008, S. 8f.) 《

Die Aussage dieser realen Begebenheit ist eindeutig: Erst sichtbare Ziele helfen, herausragende Ergebnisse – ggf. auch unter Schwierigkeiten – zu erreichen. In der Rettungsdienstausbildung sollten deshalb verschiedene Zwischenziele sichtbar hervortreten. Jedes Ziel, das erreicht wird, stärkt die Motivation und das Selbstbewusstsein. Die Leistungsmotivation wird auch erhöht, wenn der Lernende selbstständig seinen Lernfortschritt beurteilen kann, wenn er selbst feststellen kann, wo er im Hinblick auf die Lernziele steht. Die Angst vor Leistungskontrollen kann dadurch ebenso vermindert werden.

8.5.3 Transparenz

Die von einem LRA/Dozenten formulierten Lernziele sollten den Lernenden bekannt gemacht werden. Auf diese Weise wissen sie, welche konkreten Lerninhalte behandelt werden und warum der LRA/Dozent auf bestimmte Inhalte detailliert eingeht, während sie andere nur anreißt. Wie die Lernzieltaxonomie zeigt, können Lernziele unterschiedliche Schwierigkeitsgrade aufweisen, deshalb genügt – wie oftmals jedoch anzutreffen – eine bloße Themennennung nicht. Eine reine Themennennung spiegelt nicht die vom LRA/Dozenten gestellten Anforderungen wider. Diese werden erst anhand der genauen Lernzielformulierung sichtbar. Zudem wollen gerade Erwachsene wissen, ob die eigenen Ziele mit denen des LRA/Dozenten übereinstimmen.

8.5.4 Prüfungsgrundlage

Lernziele sind Grundlage für Erfolgskontrollen. Der LRA/Dozent kann nach Abschluss des Lernprozesses überprüfen, ob die Lernziele erreicht wurden oder nicht. Geprüft werden kann nur das, was als Ergebnis der Unterrichts- und Ausbildungsplanung als Lernziel formuliert wurde – oder anders ausgedrückt: Geprüft werden kann nur das, was auf Basis der Lernziele unterrichtet wurde. Auf diese Weise können die Lernenden sich anhand der anfangs bekannt gemachten Lernziele auf eine Prüfung vorbereiten und sind vor inhaltlich abweichenden Überraschungen geschützt.

8.5.5 Standortbestimmung

Lernziele geben dem LRA/Dozenten einen Maßstab, an dem er die Qualität seines Unterrichts selbst beurteilen kann. Stellt sich heraus, dass bestimmte Lernziele nicht mit den ursprünglich geplanten Unterrichtsmethoden oder -medien erreicht werden konnten, muss die Unterrichtsplanung überdacht werden. Konkrete Ziele ermöglichen auch eine angemessene Beurteilung der Leistung des LRA/Dozenten.

Während des laufenden Ausbildungs- und Unterrichtsprozesses geben die Lernziele der Lehrkraft eine Rückmeldung über den Lernfortschritt. Bemerkt der LRA/Dozent, dass ein Lernziel nicht erreicht wurde, kann er den Unterricht umstrukturieren, um so zusätzliche Zeit für Wiederholungen, Vertiefungen und weitere Erklärungen zu schaffen. Dies ist vor allem dann wichtig, wenn verschiedene Lernziele aufeinander aufbauen.

Der Lernende kann besser beurteilen, ob er auf dem richtigen Weg zu dem ist, was er erlernen will. Anhand der Lernziele kann er die eigenen Lernfortschritte überprüfen und ggf. intensivieren.

Planung von Aus- und Weiterbildung

9.1 Formen von Lehrveranstaltungen – 104
9.1.1 Präsenzveranstaltungen – 104
9.1.2 Fernkurse – 107

9.2 Prinzipien der Aus- und Weiterbildung – 108

9.3 Phasen des Unterrichts – 109
9.3.1 Einstieg – 109
9.3.2 Erarbeitung – 112
9.3.3 Ergebnissicherung – 112

9.4 Unterrichtsplanung – 114
9.4.1 Bedingungsanalyse – 114
9.4.2 Sachanalyse – 115
9.4.3 Didaktische Analyse – 115
9.4.4 Lehrskizze – 117

Alles, was wichtig und komplex ist, muss geplant werden. Ohne Planung bleibt alles dem Zufall überlassen. Planung versteht sich als gedankliche Vorwegnahme der Durchführung der Aus- und Weiterbildung. Der Lehrrettungsassistent (LRA) bzw. Dozent im Rettungsdienst (Dozent) muss bei der Planung eine Vielzahl von Faktoren kennen und berücksichtigen.

9.1 Formen von Lehrveranstaltungen

Es gibt 2 grundsätzliche Lernformen: das klassische gemeinsame Lernen in Form von Präsenzveranstaltungen und das selbst gesteuerte Lernen in Form von Fernkursen. Das Lernen in der Gemeinschaft kann in verschiedenen Veranstaltungsformen, die unterschiedliche Eigenschaften aufweisen und Ziele verfolgen, stattfinden. Eine präzise Abgrenzung ist nicht immer möglich. Eng mit der Wahl der Veranstaltungsform ist auch der jeweilige Lehrstil verbunden.

9.1.1 Präsenzveranstaltungen

Historisch gesehen sind Präsenzveranstaltungen entstanden, weil es nicht schon immer mediale Wissensspeicher (Bücher, Texte) gab. Daraus ergab sich die Notwendigkeit, zur Wissensvermittlung zusammenzukommen. Im Laufe der Zeit haben sich vielfältige Veranstaltungsformen, die unterschiedliche Eigenschaften und Lehrstile aufweisen, herausgebildet. Eine trennscharfe Abgrenzung ist nicht immer möglich. Präsenzveranstaltungen haben eine Reihe von Vorteilen:

- Lernen ist ein gemeinschaftlicher Prozess. Daher kann das Lernen in der Gruppe, der gemeinsame Austausch, die gemeinsame Arbeit an der Lösung von Aufgaben die Lernleistung erhöhen.
- Nur in der Gemeinschaft können soziale Kompetenzen und Teamarbeit, die in der rettungsdienstlichen Aus- und Weiterbildung Eckpfeiler der beruflichen Tätigkeit sind, trainiert werden.
- Die Teilnehmer können die inhaltlichen Schwerpunkte mitbestimmen. Die aktive Mitgestaltung fördert die Lernmotivation. Die Gelegenheiten zum Kontakt und der Austausch mit anderen sind ebenso wichtige Lernmotive.
- Die Schulung kann durch den Einsatz verschiedener Unterrichtsmethoden und -medien abwechslungsreich gestaltet werden. Damit steigt die Aufmerksamkeit sowie die Lern- und Behaltensleistung.
- Die Teilnehmer erhalten ein direktes Feedback vom LRA/Dozenten über ihren Lernfortschritt. Die Stärken können gezielt gefördert und Lerndefizite durch weitere Maßnahmen ausgeglichen werden. Der direkte Kontakt ermöglicht es Fragen zu stellen und um zusätzliche Erklärungen zu bitten.
- Das Training praktischer Elemente kann in der Qualifizierung des Rettungsdienstpersonals oftmals nur mit speziellen Trainingsgeräten (z. B. Trainings-AED [automatisierter externer Defibrillator], Phantom zum Training der Herz-Lungen-Wiederbelebung) wirtschaftlich sinnvoll durchgeführt werden.
- Die Teilnehmer profitieren nicht nur vom Fachwissen des LRA/Dozenten, sondern auch von den Fragen, Anregungen, Ideen und Beiträgen anderer.
- Durch das Diskutieren wird oft erst klar, wo Unklarheiten liegen, wie ein Problem gelöst oder auf verschiedene Weise interpretiert werden kann.

Unterricht

Der Unterricht ist die Urform des organisierten Lernens und Lehrens. Als Unterricht wird eine institutionelle Lehrveranstaltung bezeichnet, die in einem längeren Bildungsgang auf der Grundlage von Lehrplänen organisiert ist. In der Regel ist der Unterricht durch Rahmenvorschriften reguliert, zu denen u. a. das Aus- und Weiterbildungsziel, Prüfungsmodalitäten und damit verbundene Abschlüsse gehören. Es gibt eine klare Rollenzuschreibung für die Lehrkraft und die Teilnehmer. Die Lehrkraft steht als Experte im Vordergrund und gibt Wissen weiter. Ihr obliegt es dabei zu erklären, anzuleiten oder vorzutragen. Von den Teilnehmern wird erwartet, dass sie das von der Lehrkraft Präsentierte aufnehmen. Ihnen wird bei der Gestaltung des Unterrichts eine passive, beim Lernen eine aktive Rolle zugeschrieben. Dieses klassische Verständnis von Unterricht gilt heute in der modernen Erwachsenenbildung im Wesentlichen als überholt.

> Unterricht gilt allgemein als Oberbegriff, der andere Veranstaltungs- und Lehrformen wie Seminar, Workshop und Lehrgang mit einschließt.

Seminar

Der Begriff Seminar ist eng verbunden mit dem akademischen bzw. weiterqualifizierenden Bereich der Erwachsenenbildung. Er wird im alltäglichen Sprachgebrauch oftmals synonym für andere Veranstaltungsformen wie Lehrgang und Training gebraucht, obwohl es bedeutende Unterschiede zwischen diesen Formen gibt.

Seminare sind zeitlich begrenzt und thematisch orientiert. Sie sind institutionell eingebunden. Seminare dienen vorwiegend der Vermittlung von Kenntnissen (z. B. Anatomie und Physiologie, zivil- und strafrechtliche Bestimmungen im Rettungsdienst). In diesem Sinne ist das Seminar mit dem klassischen Unterricht vergleichbar, bei dem sich die Teilnehmer gewissermaßen das Wissen und die Fertigkeiten aneignen.

Im Laufe der Zeit hat sich die Rolle des Seminarteilnehmers vom passiven Informationsempfänger zum aktiven und unabhängigen Lernenden gewandelt. Auch in Seminaren haben deshalb lernaktive und interaktive Unterrichtsmethoden Eingang gefunden.

Der Seminarleiter hat überwiegend unterrichtende Funktion. Er besitzt sowohl eine Fachkompetenz als auch eine methodisch-didaktische Kompetenz. Bei feststehenden Themen geht es insbesondere darum, die Inhaltsvermittlung methodisch-didaktisch gut aufzubereiten.

Lehrgang

Ein Lehrgang umfasst alle unterrichtsähnlichen Veranstaltungen, in denen es um die Erarbeitung eines relativ geschlossenen Themas geht. Der Lehrgang ist eine Veranstaltungsform mit dem Schwerpunkt auf fachlichen Kenntnissen und praktischen Fähigkeiten (z. B. respiratorische Kindernotfälle). Er erschließt ein Wissens- und Könnensgebiet in systematischer Form und ist in Unterrichtseinheiten unterteilt. Der Lernfortschritt wird regelmäßig kontrolliert und der erfolgreiche Abschluss zertifiziert. Lehrgänge zeigen unterschiedliche Ausformungen. Sie werden z. B. als Langzeitlehrgänge in der betrieblichen Aus-, Fort- und Weiterbildung, als Kurse im Wochenrhythmus oder als Tagesveranstaltungen (z. B. Erste-Hilfe-Lehrgang) durchgeführt. Die Ziele und Inhalte sind durch einen Lehrplan festgelegt. Es dominiert die traditionelle Rolle des Lehrenden, der als Experte ein Fachgebiet repräsentiert.

Training

Sowohl der Unterricht als auch das Training weisen jeweils Anteile der Theorie- und Fertigkeitsvermittlung auf – jedoch in unterschiedlicher Gewichtung. Viel Theorie und wenig Praxis entsprechen der Intention des Seminars. Weniger Theorie und viel Praxis sind hingegen eine Eigenschaft des Trainings. Die Merkformel für Trainings lautet »30/70«, d. h. 30 % Theorievermittlung und 70 % Praxisarbeit der Teilnehmer.

Ein rettungsdienstliches Training ist dann angesagt, wenn praktische Fähigkeiten entwickelt oder ausgebaut werden sollen. Dabei können auch Wissensbestände mit erarbeitet, erneuert oder erweitert werden. Jedoch steht bei einem Training immer die Verbesserung oder der Erwerb einer Fähigkeit zum Handeln im Vordergrund. Übungen, Rollenspiele, Simulationen und praktische Fallbeispiele sind wichtige Methoden im Training. Insbesondere im Rettungsdienst sind mit einem Training einerseits das Üben praktischer Maßnahmen und andererseits das gefahrlose Simulieren von Notfallsituationen verbunden. Das Training kann sich auf verschiedene Felder beziehen:
- soziale Kompetenzen (z. B. Teamfähigkeit, Konfliktmanagement, Führungsverhalten)
- kommunikative Kompetenzen (z. B. Konfliktgespräche)
- geistige Kompetenzen (z. B. Problemlösungsfähigkeiten)
- praktische Kompetenzen (z. B. Megacodetraining, Umgang mit Rettungsgeräten)

Durch praktische Tätigkeiten erarbeitete und antrainierte Kenntnisse und Fertigkeiten können die Teilnehmer in der Regel besser in der Berufspraxis

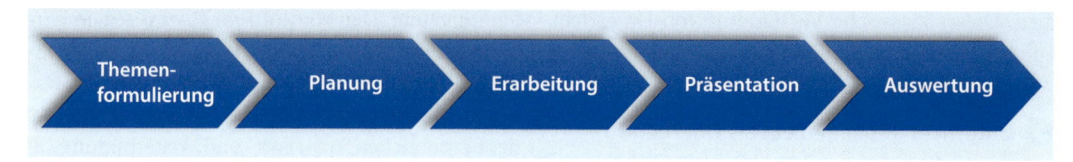

Themenformulierung → Planung → Erarbeitung → Präsentation → Auswertung

Abb. 9.1 Phasen eines Projektes

nutzen als rein theoretisch vermittelte Informationen. Allerdings ist der Zeitaufwand bei dieser Vorgehensweise wesentlich höher als bei rein darbietenden Veranstaltungsformen.

Workshop

Eine der interaktivsten Veranstaltungsformen ist der Workshop (eng. *workshop* = Werkstatt). In einem Workshop werden zu einem umrissenen Fachgebiet bestimmte Fragestellungen, Probleme oder Themen von den Teilnehmern selbst bearbeitet. Noch stärker als ein Projekt ist ein Workshop mit der Aufforderung an die Teilnehmer verknüpft, ihre Kompetenzen aktiv in die Erarbeitung von Vorschlägen und/oder eines Produktes einzubringen. Ziel ist die Vermehrung der Kompetenzen aller Beteiligten durch den Austausch ihres Wissens. Die Rolle des LRA/Dozenten fokussiert sich in einem Workshop nicht auf die Wissensvermittlung, sondern auf die organisatorische sowie methodisch-didaktische Vorbereitung und die Moderation. Ein Workshop kann auch in andere Veranstaltungsformen integriert werden.

> **Aufgaben eines Workshops**
> - Inhalte und Ziele werden an den Teilnehmern und an beruflichen bzw. betrieblichen Problemen orientiert.
> - Wissen, Können und Erfahrungen der Teilnehmer werden genutzt.
> - Das Ergebnis wird von allen Teilnehmern gemeinsam erarbeitet.
> - Ergebnisse werden von den Teilnehmern präsentiert.
> - Hauptziel ist ein Höchstmaß an Eigenaktivität und Kreativität der Teilnehmer in Bezug auf: Informationen erarbeiten,
>   Fragen stellen, Lösungsvorschläge machen, Maßnahmen beschließen und durchführen.
> - Wichtige Ergebnisse, Prozesse und Vereinbarungen werden visualisiert.

Projekte

In einem Projekt arbeiten Menschen zusammen, um eine komplexe Aufgabe zu bewältigen. Theoretische Kenntnisse sollen in der Praxis angewendet und erprobt werden (**Abb. 9.1**). Am Ende des Projektes wird ein »Produkt« präsentiert. Als kooperative Lehr- und Lernform erlaubt sie die Einübung gemeinschaftlichen Handelns. Die Teilnehmer erhalten eine zusätzliche Motivation, da sie auf ein konkretes, vorzeigbares Ziel hinarbeiten. Projektarbeit kann grundsätzlich in Einzel- oder in Gruppenarbeit stattfinden. Sie setzt eine ausreichend breite Basis von Grundkenntnissen voraus. Wenn diese für ein anstehendes Projekt nicht genügt, muss sie in anderen Lehrveranstaltungsformen hergestellt werden. Trotz bester Vorbereitung ist der Projektunterricht auch immer mit einer Unsicherheit über das Ergebnis verbunden. Die Projektarbeit kann in andere Veranstaltungsformen integriert werden.

> **Merkmale der Projektarbeit**
> - Eine umfassende und komplexe Aufgabe wird bearbeitet.
> - Die Aufgabe ist realitätsnah und praxisrelevant.
> - Die Teilnehmer arbeiten handlungsorientiert (planen, durchführen, bewerten), selbstständig und selbstbestimmt.

- Der LRA/Dozent tritt in den Hintergrund und unterstützt beratend als Experte den Arbeitsprozess.
- Die Verantwortung liegt bei der Gruppe.
- Das Ergebnis ist eine gemeinsame Leistung der Gruppe.
- Bei der Lösung der Aufgaben werden Theorie und Praxis verzahnt.
- Die Projektarbeit dient dem Erfahrungszuwachs.
- Am Ende des Projektes steht ein greifbares Ergebnis.

Freiarbeit

Freiarbeit ist eine Art Brücke zwischen klassischen Veranstaltungsformen (Seminar, Lehrgang) und dem Projekt. Sie eignet sich zum Üben, Festigen, Wiederholen und Kontrollieren. Die Teilnehmer können innerhalb eines festen Zeitrahmens selbst bestimmen, welche Aufgaben sie bearbeiten. Die Wahl der Methoden und der Sozialform (Einzel-, Partner-, Gruppenarbeit) steht ihnen offen. Der LRA/Dozent wird zum Lernberater, der unterstützend eingreift, wenn die Selbstregulation der Teilnehmer angeregt werden muss. Die Freiarbeit verlangt zwar von den Teilnehmern ein hohes Maß an Verantwortung für ihren eigenen Lernprozess, entspricht aber vor allem in der Aus- und Weiterbildung den Bedürfnissen Erwachsener.

Coaching

Der Begriff Coaching leitet sich von engl. *coach* (Kutscher) ab, dessen Aufgabe das Lenken und Betreuen von Zugtieren ist. In diesem Sinne wurde der Begriff Coach oder Coaching in andere Bereiche eingeführt. Durch den Sport ist der Begriff Coaching mittlerweile auch im deutschen Sprachraum anzutreffen. Coaching lässt sich als individuelle Beratung und Betreuung beschreiben. Ziel des Coachings ist die »Hilfe zur Selbsthilfe«, sodass der Teilnehmer den Coach am Ende des gemeinsamen Weges nicht mehr benötigt. Der Coach ist ein Förderer und Entwickler von Ausbildungszielen und der persönlichen Entwicklung der ihm anvertrauten Teilnehmer.

Coaching stellt sowohl eine eigenständige Veranstaltungsform als auch eine Ergänzung klassischer Veranstaltungsformen dar.

Merkmale des Coachings
- Ein Coach kann nur helfen, wenn er es auch soll. Coaching ist freiwillig und vertraulich.
- Coaching ist eine zielorientierte Dienstleistung. Dabei definieren die Beteiligten ein Ziel, das der Teilnehmer in einer begrenzten Zeit erreichen soll.
- Beim Coaching steht die berufliche Rolle und Persönlichkeit des Teilnehmers im Mittelpunkt.
- Ein Coach hält sein Wissen zurück, wenn es darum geht, den Teilnehmer zum Denken und Handeln anzuregen und um seine Eigenständigkeit zu verbessern.
- Der Coach ist mehr Methodenspezialist als inhaltlicher Experte.
- Ein Coach zeichnet sich nicht durch Antworten, sondern durch Fragen aus, durch die der Teilnehmer eigene Ideen bzw. Verhaltensweisen entwickelt.

9.1.2 Fernkurse

Fernunterricht

Immer mehr Menschen möchten weitestgehend selbstbestimmt, orts- und zeitunabhängig lernen. Für sie ist ein Fernlehrgang eine ideale Lernform. Anhand von Lehrheften erarbeiten sich die Teilnehmer die bereits vorstrukturierten und didaktisch aufbereiteten Themen. Jedes Lehrheft und sämtliche weitere Unterrichtsmaterialien werden im Auftrag der staatlichen Zentralstelle für Fernunterricht (ZFU) hinsichtlich ihrer inhaltlichen Qualität und ihrer didaktischen Aufbereitung von einem externen Gutachter geprüft. Diese Form der staatlichen Überprüfung und Qualitätskontrolle gibt es bei Präsenzveranstaltungen nicht. Unterstützt werden die Teilnehmer durch Ansprechpartner des Fernlehrinstitutes, die per E-Mail und Telefon erreichbar sind. Ergänzungen erfährt der Fernunterricht durch freiwillige und/oder verpflichtende Präsenzveranstaltungen.

E-Learning

Unter E-Learning versteht man das Lernen, welches mit elektronischen Informations- und Kommunikationstechnologien ermöglicht und unterstützt wird. E-Learning ist aber nicht allein ein Hilfsmittel, sondern unmittelbar mit dem Lernprozess verbunden. Bekannte Vertreter des E-Learning sind Lernprogramme sowie (zugangsbeschränkte) Intranet- bzw. Internetportale. Das E-Learning fand in den letzten Jahren großen Zuspruch, für den es unterschiedliche Gründe gibt. Neben dem Kostenfaktor spielt vor allem die Tatsache, dass der Lernende unabhängig von Ort und Zeit lernen kann, eine entscheidende Rolle. E-Learning ist individuell. Man kann selbstgesteuert im eigenen Tempo lernen. Es gibt kein Warten auf langsamere Teilnehmer. Individuelles Vorwissen kann berücksichtigt und bereits Bekanntes übersprungen werden. Ein E-Learning-Tutor hat dabei die Aufgabe, die Lerninhalte interaktiv aufzubereiten und die Kursteilnehmer während des Unterrichts (z. B. per E-Mail oder Chat) zu beraten.

Blended Learning

In der Aus- und Weiterbildung gilt inzwischen das reine E-Learning als pädagogisch überholt. Deshalb ist man in der Praxis zum sog. Blended Learning (engl. *blender* = Mixer) übergegangen. Blended Learning ist eine Verknüpfung von Formen des elektronischen Lernens mit Präsenzphasen, in denen unter Anleitung einer Lehrkraft entweder Nachfragen geklärt und weitergehende Fragestellungen besprochen werden oder aber in denen im Wechsel mit Selbstlernphasen konventioneller Unterricht stattfindet. Eine Form des Blended Learning ist auch die zeitweise Einbeziehung elektronischer Medien in den normalen Präsenzunterricht. Diese Kombination von elektronischem Lernen (E-Learning) und Präsenzunterricht beruht auf der Überlegung, dass auch E-Learning vom persönlichen Austausch in der Gemeinschaft profitiert.

9.2 Prinzipien der Aus- und Weiterbildung

In der didaktischen Wissenschaft und Praxis wird eine Fülle von erwachsenenpädagogischen Prinzipien angeführt, die vom LRA/Dozenten bei der

Tab. 9.1 Prinzipien der Aus- und Weiterbildung

Prinzip	Bedeutung
Teilnehmerbezogenheit	Alle Faktoren des Unterrichts (z. B. Art und Umfang des Lerninhaltes, Medien) sind Alter, Kenntnisstand, Erfahrung und Lernziel anzupassen
Anschauung	Die Lerngegenstände der rettungsdienstlichen Bildung sind häufig zu komplex und nicht anschaulich. Themen sind daher anschaulich und verständlich (z. B. mit geeigneten Medien und Methoden) zu vermitteln
Lebensnähe	Die vermittelten Lerninhalte sollen einen direkten Bezug zum Arbeits- und Lebensalltag haben, um ihre praxisbezogene Bedeutung zu betonen und das Lernen zu erleichtern
Selbsttätigkeit	Neue Kenntnisse, Fertigkeiten und Verhaltensweisen werden nur durch aktives Eigenhandeln nachhaltig erlernt
	Theoretische und praktische Inhalte sollen vorwiegend in Selbsttätigkeit angeeignet werden
	Der LRA/Dozent ist kein Lehrer im klassischen Sinne, sondern ein Lernbegleiter
Erfolgssicherung	Erfolgssicherungen sind notwendig, um die erzielten Lernleistungen zu stabilisieren
	Der LRA/Dozent benötigt Rückmeldungen, um den Grad der Lernzielerreichung feststellen und um evtl. Korrekturen einleiten zu können

Gestaltung von Aus- und Weiterbildungsveranstaltungen im Rettungsdienst berücksichtigt werden sollten, um eine motivierende und nachhaltige Qualifizierung zu ermöglichen (Tab. 9.1).

9.3 Phasen des Unterrichts

Unterrichtsphasen gliedern den Ablauf von Lehrveranstaltungen jeglicher Art. Der Unterricht gliedert sich in 3 Hauptphasen – Einstieg, Erarbeitung und Ergebnissicherung (Abb. 9.2). Alle 3 Phasen werden als didaktischer Dreischritt bezeichnet und haben jeweils eine didaktische Bedeutung. Der klassische didaktische Dreischritt ist leicht anzuwenden und deckt die Grundaufgaben eines LRA/Dozenten ab.

9.3.1 Einstieg

Der Einstieg ist eine besonders wichtige Phase, die fast ausschließlich der LRA/Dozent gestaltet, um die Lernenden
- zu aktivieren bzw. motivieren und
- in ein neues Themenfeld einzuführen.

Der Einstieg dient der Orientierung zu Beginn einer neuen Stunde oder eines neuen Themas. Einstiege in ein neues, umfassendes Themenfeld sind vorbereitungs- und zeitaufwendiger als Stundeneinstiege. Für beide Situationen gilt dennoch: Der Einstieg soll Lernende für das Thema bzw. die Stunde erschließen und in eine Erwartungshaltung versetzen. Er dient der Motivation und der Problemstellung.

Anforderung an Einstiege
- Neugier und Interesse wecken
- Aufmerksamkeit herstellen, Pause beenden
- Vorkenntnisse und Vorerfahrungen reaktivieren
- Fragen aufwerfen
- Signalfunktion für eine neue Lern- und Themeneinheit
- Leichte Aufnahme der Einstiegsinformationen (z. B. keine langen Texte, keine unübersichtlichen Statistiken)

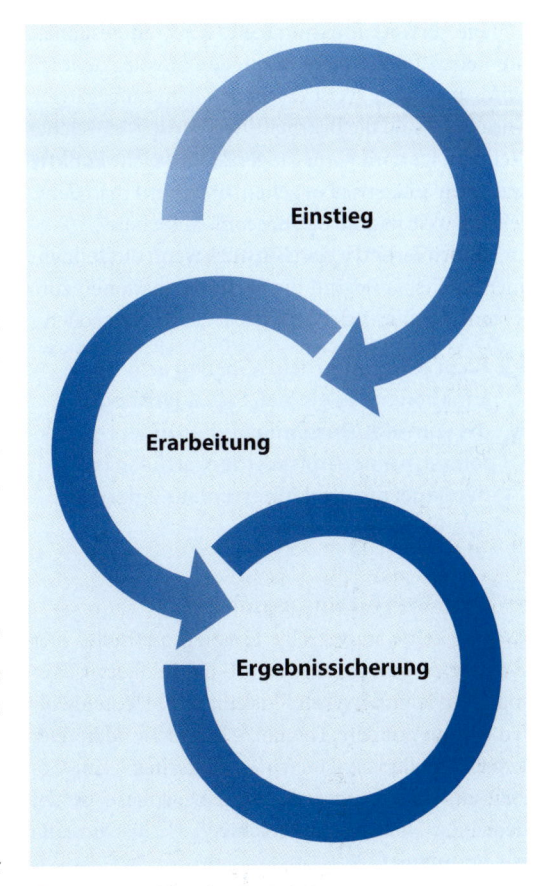

Abb. 9.2 Didaktischer Dreischritt

Funktionen von Einstiegen

Einstiege lassen sich in 4 Funktionen einteilen. **Orientierend** ist ein Einstieg, wenn der LRA/Dozent den Teilnehmern eine Vorstellung davon vermittelt, um welches Thema es gehen wird. Diese Orientierung kann sich in einer groben Andeutung über die thematische Ausrichtung erschöpfen oder schon mehr oder weniger genau auf zu behandelnde Ziele, Fragen und Problemstellungen eingehen. Wechselseitig ist die Orientierung, wenn der LRA/Dozent eine Rückmeldung von den Teilnehmern erhält, welche Vorerfahrungen sie mit dem Thema haben, was sie daran interessiert und was ggf. entbehrlich ist.

Motivierend ist ein Einstieg, wenn die Neugier der Teilnehmer geweckt und ihre Aufmerksamkeit erregt wird, sodass sie gespannt darauf sind, was nun folgen wird.

Ein **Erwartungshorizont** wird aufgespannt, wenn den Teilnehmern durch den Einstieg deutlich wird, in welcher Weise das neue Thema angegangen wird (Was sind die Bearbeitungsschritte? In welcher Reihenfolge wird vorgegangen? Um welche konkreten Tätigkeiten wird es gehen? Was wird man dabei lernen? Wie könnte das Ergebnis aussehen?).

Informierend ist ein Einstieg, wenn die Teilnehmer bereits zu Beginn die Sachinformationen zum Thema erhalten oder sich selbst beschaffen sollen.

> Nicht jeder Unterrichtseinstieg erfüllt alle Funktionen auf einmal. Selbst Einstiege, die vom LRA/Dozenten als besonders erfolgreich eingestuft werden, erfüllen in der Regel nur 1 oder bestenfalls 2 der genannten Funktionen.

- **Methoden für Einstiegsphasen**

Es gibt keine universelle Einstiegsmethode. Der Einstieg darf nicht länger als 4–6 min dauern. Wenig motivierend wirken Floskeln wie »Heuten wollen wir uns mit dem Thema … befassen« oder »Der Lehrplan sieht vor, dass wir … aufgreifen«. Zur Gestaltung einer anregenden Einstiegsphase stehen dem LRA/Dozenten unterschiedliche Instrumente zur Verfügung:

- **Informierender Einstieg:** Der informierende Unterrichtseinstieg ist eine der einfachsten Formen. Er bedarf keiner großen Vorbereitung. Der LRA/Dozent informiert die Teilnehmer zunächst über das Thema der Stunde, welches an Flipchart oder Tafel festgehalten wird. Die Teilnehmer werden darüber informiert, was sie lernen werden, welcher Ablauf geplant und welcher Nutzen mit dem Thema verbunden ist. Der informierende Einstieg wird vom LRA/Dozenten häufig genutzt, er wird aber nicht als sehr motivierend empfunden.
- **Vorkenntnisse abfragen:** Diese Form des Einstiegs erfordert wenig bis gar keine Vorbereitung. Sie ist einfach zu handhaben. Erwachsene Lerner zeichnen sich durch ein hohes Maß an Autonomie und Selbstbestimmung aus. Anders als Kinder und Jugendliche verfügen sie über Berufs- und Lebenserfahrung. Diese Tatsache kann bei Unterrichtseinstiegen zum Tragen kommen. In der Regel werden dabei durch den LRA/Dozenten die Vorkenntnisse mündlich abgefragt und ggf. am Flipchart angeschrieben. Dies kann problematisch sein, wenn der Egalisierungseffekt eintritt. Teilnehmer, die abweichende Einstellungen, Vorerfahrungen oder Vorkenntnisse haben, unterdrücken ihren Beitrag, da sie anhand der bereits bekannten Informationen anderer Teilnehmer darauf schließen, dass ihre eigene Meinung/Erfahrung abwegig und nicht mehrheitsfähig ist. Um den Egalisierungseffekt zu umgehen, können Erfahrungen durch ausgehändigte Moderationskarten schriftlich abgefragt, eingesammelt und anschließend ausgewertet werden.
- **Übung, Wiederholung:** Die mündliche Wiederholung des in der letzten Stunde behandelten Themas ist die häufigste Einstiegsform und quasi ein Klassiker. Wiederholungen sind Nahtstellen zwischen dem alten und dem neuen Thema. Oftmals kann ein Thema nicht in 45 oder 90 min abschließend behandelt werden. In diesen Fällen stellen Wiederholungen die durch die Pause unterbrochene Kontinuität wieder her. Gleichzeitig dienen sie der Festigung. Anstelle von Wiederholungen können auch Übungen, Anwendungsaufgaben oder Fallbeispiele diese Aufgaben übernehmen.
- **Karikatur, Comic, Cartoon:** Karikaturen, Comics und Cartoons bringen ein Problem komprimiert, provokant und witzig-ironisch auf den Punkt. Sie regen einerseits zum Nachdenken an und betonen andererseits durch ihre Heiterkeit die emotionale Seite des Lernens (◘ Abb. 9.3).
- **Zitat:** Eine anregende Gestaltung eines Einstiegs ist das Zitat. Es sollte nicht angekündigt, sondern einfach präsentiert werden. Zum besseren Verständnis wird es vorgelesen und/oder schriftlich präsentiert. Ein Zitat soll zum Denken und zum Diskutieren auffordern. So könnte zum Einstieg in das Thema Vergiftungen bzw. Pharmakologie das folgende Zitat herangezogen werden: »Gift in den Händen eines Weisen ist ein Heilmittel, ein Heilmittel in den Händen eines Toren ist ein Gift« (Giacomo Girolamo Casanova, 1725–1798, ital. Schriftsteller und Abenteurer). Eine ähnliche Wirkung wie Zitate zeigen Metaphern und Sprichwörter.

- **Filmsequenz:** Eine motivierende Form des Einstieges sind Filmsequenzen. Sie dürfen nicht länger als 3 min sein und müssen einen direkten Bezug zum Thema haben. Der Grad der Teilnehmeraktivierung wird erhöht, indem die Teilnehmer zu Beginn einen Beobachtungsauftrag erhalten. Mehr als alle anderen Medien lösen Filmsequenzen Emotionen aus. Reine Einstiegsfilme sind nur sehr selten anzutreffen. Als Einstiegsfilme können Filmsequenzen aus Lehr-, Dokumentar- und Spielfilmen dienen.
- **Rätsel:** Ein Rätsel zu lösen macht Erwachsenen nicht minder Spaß. Damit verbunden ist nicht nur eine motivierende Funktion, sondern auch eine geistige Herausforderung. Werden Rätsel im Unterricht zum Zwecke des Lernens eingesetzt, können diese den Spaß am Lernerfolg und am weiteren Lernen anregen. Rätsel gibt es in vielfältigen Formen wie Rätselfragen, Suchrätsel, Kreuzworträtsel, Bilderrätsel, Laterale, Puzzles, Dominos usw. Die Nutzung eines Rätsels erfordert vom LRA/Dozenten intensive Vorbereitung, da das Rätsel für ein konkretes Thema gut durchdacht und erstellt werden muss. Die Verwendung eines Rätsels in der Einstiegsphase besitzt auch wiederholenden Charakter. So können z. B. in einem Kreuzworträtsel bereits erlernte anatomische Begriffe abgefragt und durch ein zu ermittelndes Lösungswort auf das neue Thema übergeleitet werden.
- **Widerspruch konstruieren:** Man kann während des Einstiegs in ein neues Thema einen scheinbar, aufgrund fehlender Vorkenntnisse der Teilnehmer nicht sofort lösbaren Widerspruch konstruieren und die Neugierde der Teilnehmer wecken.
- **Ordnen, Auswählen, Entscheiden:** Um den Einstieg in ein neues Thema zu erlangen, können wie bereits aufgezeigt Vorkenntnisse abgefragt werden. Eine anspruchsvollere Variante stellt das Ordnen, Auswählen und Entscheiden dar. Der LRA/Dozent legt zu Beginn unsortierte beschriftete Moderationskarten oder Bilder vor. Die Teilnehmer erhalten in dieser handlungsorientierten Einstiegsphase die Aufgabe, die dargebotenen Begriffe, Bilder und Sätze nach einem bestimmten Kriterium (z. B. an der Pinnwand) zu sortieren. So können z. B. beim Thema Bestandteile des Blutes durcheinander ausgeteilte Moderationskarten mit den Aufdrucken »Erythrozyten«, »flüssige Bestandteile«, »Wasser«, »Plasma«, »55 %«, »Proteine«, »Hormone«, »Leukozyten«, »90 %«, »Enzyme«, »feste Bestandteile«, »45 %«, »Thrombozyten«, »Glukose« usw. verteilt werden. In Gruppen oder einzeln sollen nun die Bestandteile ausgehend von der Überschrift einander zugeordnet werden. Bei dieser Methode steht während des Einstieges nicht die Genauigkeit im Vordergrund, sondern die Reaktivierung der Vorkenntnisse der Teilnehmer.
- **Zeitungsausschnitt:** In der Tages- und Fachpresse gibt es eine Vielzahl von Meldungen, die einen direkten oder indirekten Bezug zu rettungsdienstlichen bzw. notfallmedizinischen Themen haben. Diese können als Praxisbeleg zum Einstieg herangezogen werden. Der Zeitungsausschnitt darf nicht zu lang sein und sollte sich direkt auf das Unterrichtsthema beziehen. Oftmals genügt schon eine Überschrift oder ein Foto.
- **Fallbeispiel, Rollenspiel:** Gerade in der Rettungsdienstausbildung bietet sich der Einstieg mit einem Fallbeispiel an, das nicht nur auf vorhandene Kenntnisse aufbaut, sondern auch zu einem neuen Thema überleiten kann. Ein Fallbeispiel regt an, Handlungsabläufe zu erlernen, die zur Bewältigung künftiger praktischer Anforderungen benötigt werden. In der Einstiegsphase zeigt es den Teilnehmern, dass es Situationen gibt, auf die sie noch nicht vorbereitet sind bzw. zur deren Bewältigung ihnen noch nicht alle Handlungsabläufe bekannt sind. Der Realismus eines rettungsdienstlichen Fallbeispiels kann durch den Einsatz der realistischen Wunddarstellung noch erhöht werden. Fallbeispiele benötigen eine größere Vorbereitungszeit und die Mitarbeit von Teilnehmern zur Darstellung. Neben Fallbeispielen können ebenso Rollenspiele für den Einstieg genutzt werden.
- **Statistik:** Eine Statistik wirkt auf den ersten Blick trocken, doch mit ihr kann man auf

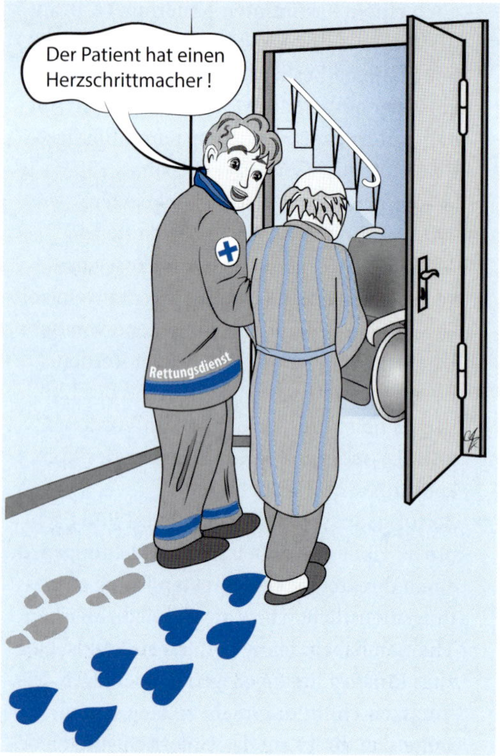

Abb. 9.3 Cartoon

konfrontiert. Sie können daher im Einstieg einen miterlebten Vorfall schildern. Die praxisbezogene Bedeutung des Themas wird damit unterstrichen.

9.3.2 Erarbeitung

Die Erarbeitungsphase steht im Zentrum jeder Veranstaltungsform. Sie nimmt bei einer 45-minütigen Unterrichtseinheit ca. 30 min – und damit den größten Teil – in Anspruch. In ihr geht es um die Vermittlung der Themen mithilfe verschiedener Unterrichtsmethoden und -medien. Die Erarbeitungsphase besteht aus unterschiedlichen Teilphasen (Tab. 9.2), die bei der Unterrichtsplanung bzw. bei der Anfertigung einer Unterrichtsskizze eine wichtige Rolle spielen.

9.3.3 Ergebnissicherung

Der Begriff Ergebnissicherung ist eine Sammelbezeichnung für die Vielfalt verschiedener Formen des Abschlusses einer Unterrichts- oder Themeneinheit. Ohne Ergebnissicherung macht der Lernprozess einen unvollständigen Eindruck, wirkt wie abgebrochen. In der ca. 5- bis 10-minütigen Ergebnissicherung werden wichtige Ergebnisse und Informationen festgehalten und vertieft. Die Lernfortschritte und der Lernstand werden überprüft. Im Unterrichtsverlauf ist der Übergang von der Phase der Erarbeitung zur Ergebnissicherung oft fließend. Üblicherweise liegt diese Phase am Ende einer Unterrichtseinheit, was zur Folge hat, dass sie oft aus zeitlichen Gründen gekürzt wird. Häufig unterbleibt die Ergebnissicherung oder sie wird auf eine nicht angemessene Restphase verkürzt. Dabei ist die Ergebnissicherung keinesfalls weniger relevant als die Erarbeitungsphase. Das Ziel jeder Ergebnissicherung ist ein verbindliches Mindestwissen.

Neben der direkten Ergebnissicherung, die nach der Erarbeitung eines thematisch begrenzten Lernpensums angesetzt wird, gibt es im Unterrichtsprozess selbst eine fortdauernde indirekte, zufällige, absichtlich oder auch unabsichtlich betriebene Form der Ergebnissicherung.

einen Blick die Relevanz eines Themas verdeutlichen. Sie sollte in einer grafischen Darstellung präsentiert und auf das Wesentliche reduziert werden.

- **Brainstorming:** Ein Brainstorming bietet sich an, wenn Vorkenntnisse oder Ideen gesammelt werden sollen. Es hat den Vorteil, dass – durch einen gewissen Lenkungsgrad des LRA/Dozenten – das zu bearbeitende Themenspektrum gemeinsam erschlossen wird, sodass auf der Seite der Teilnehmer eine stärkere Identifizierung mit dem neuen Thema stattfindet. Damit das Brainstorming funktioniert, darf die Aufmerksamkeit nicht durch Nachfragen oder Einwände gestört werden. Ausgewertet wird erst am Ende. Das Brainstorming sollte nicht länger als 5–8 min dauern.
- **Persönlich Erlebtes:** LRA/Dozenten, die im Rettungsdienst arbeiten, sind täglich mit verschiedenen Notfällen und Begleitsituationen

Tab. 9.2 Teilphasen der Erarbeitung

Teilphasen der Erarbeitung	Beispiel
Erarbeitung	… eines Lerninhaltes, z. B. durch das Lesen eines Textes
Bearbeitung	… einer Aufgabe, eines Auftrages
Aneignung	… einer Liste von Symptomen einer Erkrankung im Rahmen eines Vortrages
Durchführung	… eines gespielten Fallbeispiels (u. a. Herzinfarkt), anhand dessen die typischen Hilfsmaßnahmen ermittelt werden sollen
Recherchieren	… nach Antworten zu einer gegebenen Fragestellung, z. B. im Internet
Präsentation	… eines Filmes, Fallbeispiels, Handlungsablaufs
Information	… über einen Sachverhalt
Demonstration, Vorzeigen, Vormachen	… einer Hilfsmaßnahme, des Umgangs mit einem Gerät durch den LRA/Dozenten
Besprechung	… eigener Erfahrungen, um Vorkenntnisse zu reaktivieren und zusammenzutragen

- **Funktionen einer Ergebnissicherung**
- **Dokumentation:** Das behandelte Thema wird zusammengefasst, wiederholt, vertieft, auf das Wesentliche verkürzt und an der Pinnwand, Tafel, dem Flipchart und in den Aufzeichnungen schriftlich festgehalten. Die Dokumentation ist das Mittel der Wahl, wenn es um die Sicherung von Wissensinhalten (z. B. Abläufe, Symptome, Zusammenhänge, Probleme, Ursachen) geht. Ungeeignet, vor allem bei komplexeren Zusammenhängen oder umfangreicheren Themen, ist das reine Merken.
- **Auswertung:** Die erarbeiteten Ergebnisse werden beurteilt, diskutiert, besprochen oder kritisiert.
- *Ergänzung, Zusammenführung:* Die insbesondere in Einzel-, Partner- oder Gruppenarbeiten themendifferenzierten Ergebnisse müssen zu einem Ganzen zusammengeführt werden.
- **Korrektur:** In der Erarbeitungsphase können sich fachliche Fehler einschleichen. Zudem kann etwas unvollständig oder missverständlich sein. Nur eine Korrektur vermeidet, dass etwas Falsches gelernt oder nicht verstanden wird.
- **Übung, Wiederholung:** In der Übungs- bzw. Wiederholungsphase werden die zuvor oftmals nur einmalig präsentierten (praktischen) Inhalte vertieft, aufgearbeitet und gefestigt. Erst in der Übung und Wiederholung wird das Thema endgültig erschlossen.
- **Rückmeldung:** Die Lernzielkontrolle dient der Ermittlung, ob die zuvor vom LRA/Dozenten aufgestellten Lernziele erreicht wurden.
- **Anknüpfung:** Eine Ergebnissicherung ist der Anknüpfungspunkt sowohl für den LRA/Dozenten als auch für die Teilnehmer. In der Einstiegsphase einer neuen Stunde kann der LRA/Dozent an die Ergebnissicherung der vorangegangenen Stunde anknüpfen. Die Teilnehmer sehen in dieser Phase eine Schwerpunktsetzung. Was wiederholt, zusammengefasst und geübt wird, zeigt ihnen die Schwerpunkte für Prüfungen an.
- **Anwendung:** In der Anwendungsphase werden die theoretisch erarbeiteten Inhalte in die Praxis übertragen oder zuvor einzeln erarbeitete praktische Inhalte zusammengeführt. Die Anwendung dient nicht nur der Verbindung von Theorie und Praxis, sondern auch der Festigung von Kenntnissen, Fertigkeiten und Einstellungen.
- **Lernmotivation:** In der Ergebnissicherung muss der LRA/Dozent den Teilnehmern den Lernfortschritt erleben lassen, damit diese weiterhin Lust zum Lernen verspüren.

Methoden der Ergebnissicherung
Das Methodenspektrum zur Durchführung von Ergebnissicherungen ist groß. Im Folgenden werden einige von ihnen exemplarisch genannt: Abfragen, Abhören, Aufschreiben, Unterrichtsgespräch, Diskussion, Rollenspiel, Fallbeispiel, Lückentext, Kreuzworträtsel und Erstellen von Plakaten oder Präsentationen. Viele dieser Ergebnissicherungsmethoden eignen sich genauso zur Erarbeitung.

9.4 Unterrichtsplanung

Planung, Durchführung und Auswertung von Unterricht zählen zu den Kernaufgaben eines LRA/Dozenten. Die Unterrichtsplanung ist der gedankliche Vorentwurf der Unterrichtspraxis. Sie unterscheidet sich vom Bauplan eines Ingenieurs: Was dieser plant, muss und wird gemäß der Vorgabe realisiert werden. Sein Plan nimmt die Umsetzung gewissermaßen vorweg. Dagegen kann der reale Unterrichtsprozess durch seine Planung nur umrisshaft vorherbestimmt werden. Es ist oftmals mehr als wahrscheinlich, dass Teilschritte anders verlaufen, als sie geplant wurden. Unterricht ist ein hochkomplexes, vielschichtiges Gebilde. Es wäre unrealistisch anzunehmen, dass sich alle Aspekte im Voraus erfassen und alle Probleme durch eine gute Vorbereitung auflösen oder vermeiden ließen. Die Unterrichtsplanung umfasst mehrere Schritte (◘ Abb. 9.4).

Die Unterrichtsplanung kann gedanklich oder schriftlich erfolgen. Generell werden 2 Formen der schriftlichen Unterrichtsplanung unterschieden:
— die Kurzform für den Alltag und
— die Langform für besondere Anlässe.

Der Unterschied liegt allein im Umfang der schriftlichen Ausarbeitung – die grundsätzlichen Planungsschritte bleiben indes dieselben. Die Kurzform umfasst nur die schriftliche Unterrichtsskizze. In der Langform werden alle Planungsschritte detailliert schriftlich ausgearbeitet. Unmöglich ist es, für jede Unterrichtsstunde eine umfangreiche schriftliche Unterrichtsvorbereitung abzufassen.

> Kurz- und Langplanung des Unterrichts sind das Ergebnis eines langen Denk- und Entscheidungsprozesses, deshalb gilt: Unterricht muss stets sorgfältig vorbereitet werden.

9.4.1 Bedingungsanalyse

Die Bedingungsanalyse bildet den Startpunkt der Unterrichtsplanung. Ob Teilnehmer von Kursen, Weiterbildungen oder Praktikanten erfolgreich lernen können, hängt von einer Fülle von Voraussetzungen (Bedingungen) ab. Ohne Kenntnis der Einflussfaktoren, die den Unterricht mitbestimmen, kann der LRA/Dozent nicht optimal planen. Daher beginnt die Planung und Durchführung von Unterricht bzw. Ausbildung mit der Erfassung der Bedingungen und der Lernvoraussetzungen. Die Bedingungsanalyse beschreibt die
— institutionellen und
— personellen Rahmenbedingungen,

von denen der LRA/Dozent bei seiner Unterrichtsvorbereitung ausgeht. Die Ausgangslage einer Lern-

(1) Bedingungsanalyse
(2) Sachanalyse
(3) Didaktische Analyse inkl.
• Didaktische Reduktion
• Lernzielformulierung
• Methodische Analyse
• Themenformulierung
(4) Unterrichtsskizze

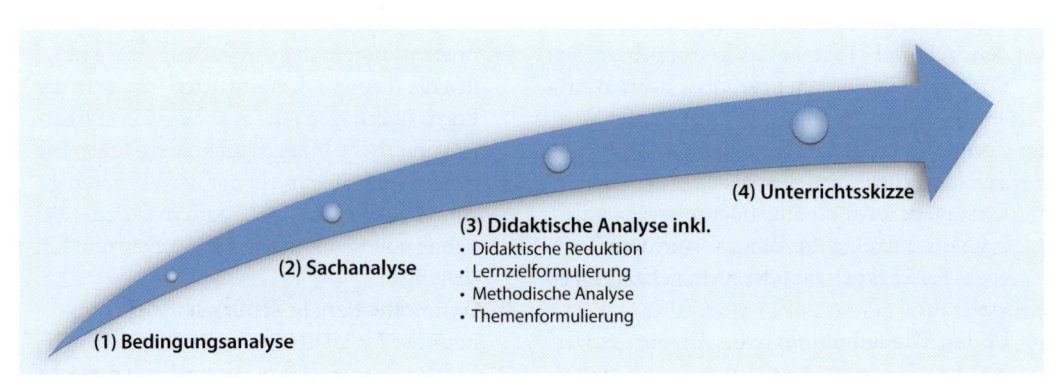

◘ **Abb. 9.4** Ablauf der Unterrichtsplanung

Tab. 9.3 Aspekte der Bedingungsanalyse

Institutionelle Einflüsse	Personelle Einflüsse
Gibt es einen Lehrplan oder ein Curriculum, der dem Unterricht zugrunde liegt?	Welche Kenntnisse, Fertigkeiten und Einstellungen sind bereits vorhanden, welche müssen noch entwickelt werden?
Welche Themen wurden im Vorfeld behandelt?	Gibt es Lernschwierigkeiten?
Welche Themen folgen später?	Nehmen die Teilnehmer freiwillig teil?
Wie viel Zeit steht zur Vermittlung zur Verfügung?	Um wie viele Lernende handelt es sich?
Gibt es zusätzliche Räumlichkeiten für Gruppenarbeiten?	Liegen Berufserfahrungen vor?
Gibt es Fach- oder Lehrbücher?	Besteht ein persönliches Interesse an dem Thema?
Sind Kopiermöglichkeiten vorhanden?	Werden bestimmte Unterrichtsmethoden bevorzugt?
Welche Unterrichtsmedien, -materialien bzw. Übungsmodelle sind vorhanden und in welcher Anzahl?	

gruppe zu analysieren, setzt hohe diagnostische Kompetenzen des LRA/Dozenten voraus. Die erforderliche Diagnostik der personellen Voraussetzungen stützt sich hauptsächlich auf die bereits stattgefundenen Beobachtungen und auf die bisherigen Lernleistungen. In knappen, alltäglichen Entwürfen wird auf eine schriftliche Bedingungsanalyse verzichtet. Die in ◻ Tab. 9.3 aufgelisteten Fragen dienen der Erstellung einer ausführlichen Bedingungsanalyse.

9.4.2 Sachanalyse

Die Sachanalyse stellt die inhaltliche und fachwissenschaftliche Auseinandersetzung des LRA/Dozenten mit dem Thema dar, um sich die nötige Fachkompetenz anzueignen. Um möglichst alle Facetten des Themas zu erfassen, wird die Sachanalyse nicht unter didaktischen oder pädagogischen Gesichtspunkten durchgeführt. Sachanalyse und Unterrichtsinhalte sind nicht gleichzusetzen, denn nicht alles, was der LRA/Dozent weiß und kann, muss gelehrt werden. Der LRA/Dozent benötigt einen Wissens- und Fertigkeitsvorsprung, der über die zu vermittelnden Inhalte hinausgeht. Nur auf diese Weise ist er auf weiterführende Fragen vorbereitet. Eine umfassende Sachkenntnis vermittelt

dem LRA/Dozenten Sicherheit und macht ihn flexibel.

Die Sachanalyse sollte nach Möglichkeit auf aktueller Fachliteratur basieren. Gerade die Erkenntnisse und Entwicklungen im notfallmedizinischen bzw. rettungsdienstlichen Bereich unterliegen einem stetigen Wandel, sodass Lehraussagen bereits nach kurzer Zeit wieder veraltet sein können. Aktueller als Fachbücher sind wissenschaftliche Beiträge in einschlägigen Fachzeitschriften. Auch das Internet bietet eine Fülle von Informationen, die jedoch nicht unbedingt fachwissenschaftlich belegt sein müssen. Daher sollten Informationen aus dem Internet immer kritisch bewertet werden.

> Die Sachanalyse allein kann keine Antwort darauf geben, was und wie unterrichtet werden soll. Dazu müssen noch andere Überlegungen angestellt werden. Die Sachanalyse ist eine notwendige, aber keine ausreichende Vorbereitung von Unterricht und Ausbildung.

9.4.3 Didaktische Analyse

Die didaktische Analyse besteht aus mehreren Teilschritten. Der in der Sachanalyse fachwissenschaft-

lich aufgearbeitete Inhalt ist der Rohstoff, der in der didaktischen Analyse aus dem Blickwinkel des Lehrens und Lernens betrachtet wird. Die didaktische Analyse fragt danach, wie ein Themengebiet so an die Teilnehmer herangebracht werden kann, dass diese dadurch ihre Kompetenzen aufbauen bzw. erweitern können. Der LRA/Dozent legt mit der didaktischen Analyse Rechenschaft über folgende Fragen ab:
- Warum soll ein Inhalt gelehrt und gelernt werden? Was ist so bedeutend an ihm, dass er jetzt oder in Zukunft zur beruflichen Qualifizierung beiträgt?
- Wie soll dieser Inhalt gelehrt werden?

Die Kernaufgabe der didaktischen Analyse besteht in der Auswahl und Aufbereitung der fachlichen Inhalte für den konkreten Unterricht unter Berücksichtigung der vorliegenden Voraussetzungen und Bedingungen. Erst durch den Filter der didaktischen Analyse wird der in der Sachanalyse aufgearbeitete fachwissenschaftliche Inhalt zum Unterrichtsinhalt.

Aufgaben des LRA/Dozenten bei der didaktischen Analyse
- Auswahl geeigneter Aspekte eines Sachinhaltes oder Problems (Nicht alles, was der LRA/Dozent selbst weiß oder kann, muss gelehrt werden!)
- Anordnung dieser Aspekte, d. h. in welcher Reihenfolge sie behandelt werden sollen
- Verständliche Aufbereitung der Inhalte
- Auswahl geeigneter Unterrichtsmethoden und -medien
- Festlegung von Lernzielen
- Überprüfung des Lernerfolges

■ **Didaktische Reduktion**
Geht es zu Beginn der didaktischen Analyse um die begründete Auswahl konkreter Unterrichtsinhalte, übernimmt die didaktische Reduktion (lat. *reducere* = zurückführen) die verständliche Aufbereitung der ausgewählten Inhalte für einen bestimmten Teilnehmerkreis. Die abstrakten theoretischen Aussagen der Wissenschaft werden vereinfacht, sodass sie von der Zielgruppe verstanden werden können. Insbesondere komplexe Sachverhalte werden auf ihre wesentlichen Elemente zurückgeführt, um sie für die Lernenden überschaubar zu machen – ohne dabei die wissenschaftliche Aussage zu verfälschen. Der LRA/Dozent trifft begründete didaktische Entscheidungen über die Inhalte im Hinblick auf die Teilnehmer und Lernziele unter Berücksichtigung der verfügbaren Zeit. Das Thema Schock z. B. muss für Laien in einer 2-tägigen Erste-Hilfe-Ausbildung anders aufgearbeitet werden als für künftige Rettungsassistenten in einer 2-jährigen Berufsausbildung.

Bereits vor ca. 350 Jahren formulierte der Pädagoge Johann A. Comenius (1592–1670) die Grundregeln der didaktischen Reduktion so: »Schreite vom Nahen zum Entfernten, vom Einfachen zum Zusammengesetzten, vom Leichten zum Schweren, vom Bekannten zum Unbekannten fort.« Im Laufe der Zeit wurde diese Grundregel zur sog. BALKEN-Regel der didaktischen Reduktion und Strukturierung erweitert (◘ Abb. 9.5).

■ **Lernziele festlegen**
Fester Bestandteil der didaktischen Analyse ist die Formulierung von Lernzielen. Aus den vorangegangenen Überlegungen der Sachanalyse, der didaktischen Analyse und der didaktischen Reduktion werden die Lernziele formuliert. Lernziele sind sprachliche Formulierungen über die gewünschten Lernergebnisse. Mit der Lernzielformulierung nimmt der LRA/Dozent bereits bei der Unterrichtsplanung gedanklich das Ergebnis und damit den Kompetenzzuwachs der Teilnehmer vorweg. Lernziele bilden die Basis der weiteren Unterrichtsplanung. Wie Lernziele formuliert werden, wurde bereits an anderer Stelle thematisiert.

■ **Methodische Analyse**
Die methodische Analyse bildet den Abschluss der Analysearbeit. Bei ihr geht es um die Auswahl geeigneter Unterrichtsmethoden und -medien, mit denen die Vermittlung der in der didaktischen Analyse festgelegten Inhalte und Lernziele gelingen soll. Begründete methodische Entscheidungen lassen sich nur treffen, wenn die Auswahl der Lernziele und der Lerninhalte bereits getroffen ist.

9.4 · Unterrichtsplanung

- Von **B**ekannten zum Unbekannten
- Vom **A**llgemeinen zum Speziellen
- Vom **L**eichten zum Schweren
- Vom **K**onkreten zum Abstrakten
- Vom **E**infachen zum Zusammengesetzten
- Vom **N**ahen zum Fernen

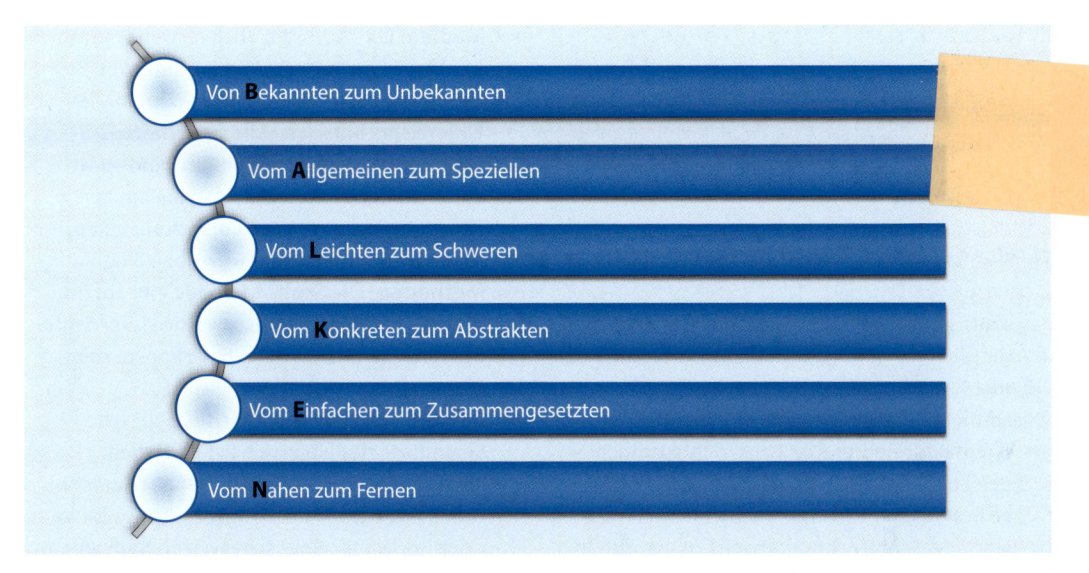

Abb. 9.5 BALKEN-Regel

Formulierung des Themas

Inhalte sind noch keine Themen. Gegenstand (Inhalt) einer Stunde kann vieles sein. Zu einem Unterrichtsthema wird ein Inhalt aber erst durch einen speziellen Blickwinkel, aus dem der Inhalt betrachtet werden soll. Erst die didaktische Betonung macht den Inhalt zum Unterrichtsthema. Ein Unterrichtsthema ist mehr als ein inhaltliches Stichwort. Es zeigt in seiner Formulierung z. B. an,

- auf welchem Aspekt des Inhaltes der Fokus liegt,
- welcher Stellenwert dem Inhalt zukommt,
- welchen Gebrauchswert der Inhalt für die Lernenden hat oder
- welche Zielsetzung mit dem Inhalt verfolgt wird.

Bei der Themenformulierung wird zuerst der Gegenstand (Inhalt) der Stunde benannt. Dieser Formulierung fügt man den spezifischen Betrachtungsaspekt – also die didaktische Absicht – hinzu, die man mit dem Inhalt ansteuert. Zusätzlich kann man ein konkretes Beispiel nennen, anhand dessen man das Unterrichtsthema behandeln will. Die Formulierung soll die Teilnehmer ansprechen. Das Thema soll kurz, knackig, informativ oder auch provokativ, widersprüchlich oder als Frage formuliert sein.

Beispiele für Themenformulierungen

- Welche Funktionen haben Muskeln?
- (K)eine Chance bei Schlaganfall?
- Kardiale Notfälle am Beispiel des Myokardinfarktes
- Die Dosis macht das Gift – Erste Hilfe bei Vergiftungen
- Ursachen und Formen eines Schocks
- Ablauf der Wiederbelebung unter Verwendung eines Defibrillators
- Die integrative Lei(d)stelle!
- Didaktische Analyse – die begründete Auswahl der Lerninhalte

9.4.4 Lehrskizze

Die gesamte Unterrichtsplanung mündet in einer Lehrskizze, die den Ablauf schematisch, auf zentrale Faktoren konzentriert und sprachlich reduziert zusammenfasst. In ihrer kompakten Form vereint sie alle wichtigen Elemente des Unterrichts auf einen Blick – ohne nochmals auf didaktische oder methodische Überlegungen einzugehen (Abb. 9.6). Zur besseren Lesbarkeit im DIN-A4-Querformat tabellarisch erstellt, bildet sie für den LRA/Dozenten die konzipierte Stunde mit ihren Verlaufsschritten ab.

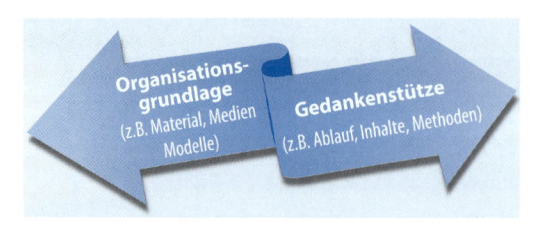

Abb. 9.6 Funktionen einer Lehrskizze

Trotz vielfältiger Varianten gibt es Kernelemente, die sich in allen Lehrskizzen wiederfinden (Abb. 9.7). Alle Elemente stehen in einem inneren Zusammenhang zueinander.

- **Thema der Reihe:** Alle Unterrichtsstunden einer Themeneinheit werden als Unterrichtsreihe bezeichnet. Um eine Themeneinheit (z. B. Herz-Kreislauf-Erkrankungen) zu vermitteln, werden in jeder Unterrichtsstunde Unterthemen abgehandelt (z. B. akuter Myokardinfarkt).
- **Thema der Stunde:** Das Thema benennt den inhaltlichen Schwerpunkt der Stunde.
- **Lernziele:** Lernziele geben an, was die Teilnehmer am Ende wissen oder können sollen. Im Kopf der Unterrichtsskizze werden Richt- und Grobziele wiedergegeben. Die Feinziele finden sich in der Tabelle wieder.
- **Zeit:** In der Zeitspalte gibt der LRA/Dozent in Minuten an, wie viel Zeit er für eine Unterrichtsphase vorsieht.
- **Medien:** Das Auflisten aller verwendeten Medien ist sowohl zur Organisation vor Beginn als auch zur Erinnerung während des Unterrichts hilfreich. Alle aufgeführten Medien – vom Flipchart-, Pinnwand- oder Tafelbild über das Arbeitsblatt bis hin zu Kopiervorlagen – werden dem Anhang am Ende des Unterrichtsentwurfs beigefügt.
- **Methoden:** Die Spalte Methode gibt an, in welcher Unterrichtsphase welche Unterrichtsmethode zu nutzen ist (z. B. Gruppenarbeit, Unterrichtsgespräch, Fallbeispiel).
- **Inhalte:** Die Inhalte bilden die materielle Grundlage des Unterrichts. Sie werden stichpunktartig als Gedankenstütze aufgeführt. Gerade bei der Aufgabenstellung oder Erklärung eines schwierigen Sachverhalts sollte die Wortwahl genau überlegt sein – das schriftliche Ausformulieren innerhalb der Inhaltsspalte bietet sich an, damit der LRA/Dozent keine wichtigen Informationen vergisst.

Zur effizienteren Gestaltung der Planungsarbeit trägt ein vom LRA/Dozenten entworfenes Verzeichnis häufig verwendeter Abkürzungen in der Lehrskizze bei (z. B. *UG* Unterrichtsgespräch, *R* Referat, *OHP* Overheadprojektor).

Unterrichtsreihe:		Richtziel:	
Unterrichtsthema:		Grobziele:	

Zeit:	Phase:	Inhalt:	Feinziel:	Methode:	Medium:

Abb. 9.7 Vorlage einer Lehrskizze

Unterrichtsmethoden

10.1 Sozialformen – 122
10.1.1 Einzelarbeit – 122
10.1.2 Partnerarbeit – 123
10.1.3 Gruppenarbeit – 123
10.1.4 Plenumsarbeit – 126

10.2 Aktionsformen – 127
10.2.1 Unterrichtsgespräch – 128
10.2.2 Vortrag – 129
10.2.3 Rollenspiel – 131
10.2.4 Fallbeispiel – 132
10.2.5 Praxisarbeit – 134
10.2.6 Diskussion – 135

Das aus dem Griechischen stammende Wort Methode kann mit »dem Weg zu etwas hin« übersetzt werden. Es bezeichnet das planmäßige Vorgehen, um ein definiertes Ziel zu erreichen. In der Aus- und Weiterbildung wird planmäßig gelehrt. Das Lernen wird nicht dem Zufall überlassen, sondern findet systematisch statt. Unterrichtsmethoden sind Verfahrensweisen, um Lernziele zu erreichen und Themen zu vermitteln. Die verschiedenen Unterrichtsmethoden bilden das Repertoire, mit dessen Hilfe ein Lehrrettungsassistent (LRA) bzw. Dozent im Rettungsdienst (Dozent) das Lerngeschehen gestaltet und die Aktivität der Lernenden lenkt. Ein altes Sprichwort besagt: »Viele Wege führen nach Rom.« Dies gilt auch für den Einsatz von Unterrichtsmethoden. Aber nicht alle Wege sind gleich gut – die eine Methode ist weniger, die andere besser geeignet. Welche Unterrichtsmethode zur Vermittlung geeignet ist, hängt von 3 Faktoren ab (Abb. 10.1). Grundsätzlich gilt: Unterrichtsmethoden sollen abwechslungsreich eingesetzt werden.

> Bei jeder Unterrichtsmethode ist die 20-Minuten-Regel einzuhalten.

20-Minuten-Regel
- Steht der LRA/Dozent vorwiegend im Mittelpunkt des Lerngeschehens (z. B. Vortrag), darf die einzelne Phase *nicht länger* als 20 min andauern.
- Stehen die Teilnehmer im Mittelpunkt und tragen mit ihrer Aktivität den Unterricht (z. B. Partnerarbeit, Rollenspiel, Praxisarbeit), darf die einzelne Phase *nicht kürzer* als 20 min sein.

Einteilung der Methoden

Formal werden 3 Großgruppen von Unterrichtsmethoden unterschieden, die nach dem Kriterium des Umfangs des methodischen Handelns sortiert sind (Abb. 10.2). Im alltagssprachlichen Gebrauch werden die Sozial- und Aktionsformen allgemein als Unterrichtsmethoden bezeichnet. Die Aufgabe des LRA/Dozenten besteht darin, Arbeits- und Sozialform didaktisch sinnvoll miteinander zu kombinieren. Dies setzt voraus, dass er über die geläufigen Methoden sowie über deren Merkmale bzw. Vor- und Nachteile informiert ist.

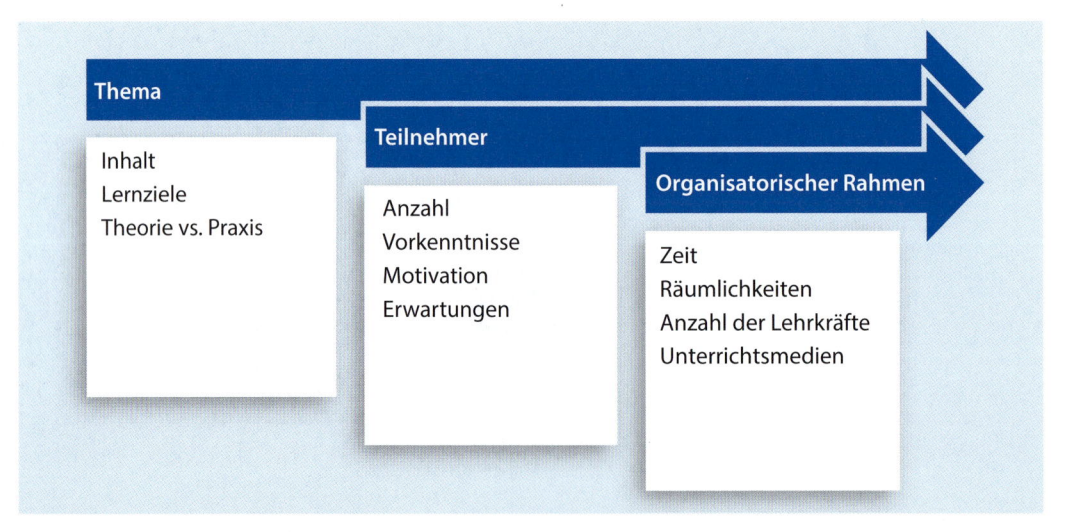

Thema
- Inhalt
- Lernziele
- Theorie vs. Praxis

Teilnehmer
- Anzahl
- Vorkenntnisse
- Motivation
- Erwartungen

Organisatorischer Rahmen
- Zeit
- Räumlichkeiten
- Anzahl der Lehrkräfte
- Unterrichtsmedien

Abb. 10.1 Einflussfaktoren auf die Wahl der Unterrichtsmethoden

Unterrichtsmethoden

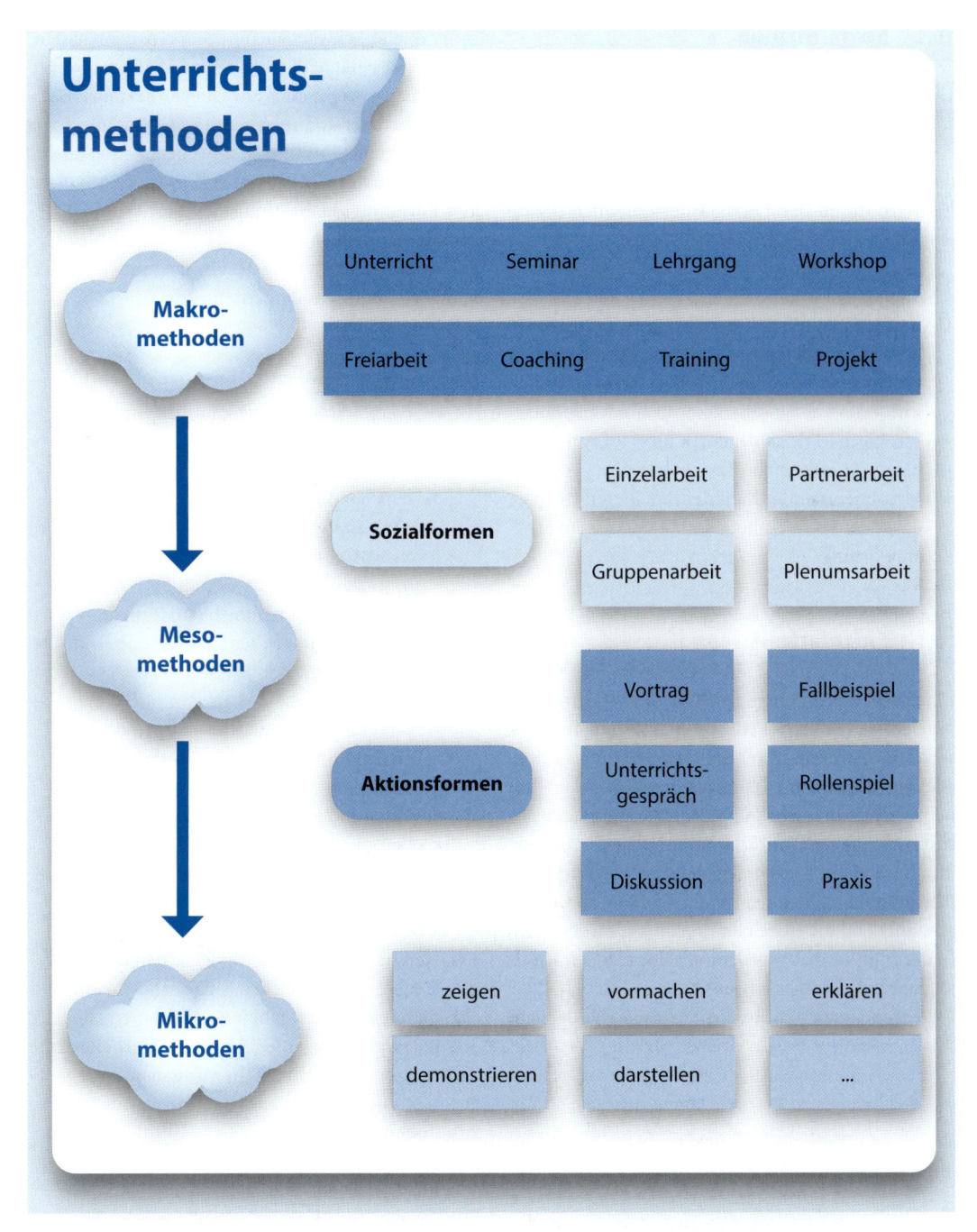

Makromethoden
- Unterricht | Seminar | Lehrgang | Workshop
- Freiarbeit | Coaching | Training | Projekt

Mesomethoden

Sozialformen:
- Einzelarbeit | Partnerarbeit
- Gruppenarbeit | Plenumsarbeit

Aktionsformen:
- Vortrag | Fallbeispiel
- Unterrichtsgespräch | Rollenspiel
- Diskussion | Praxis

Mikromethoden
- zeigen | vormachen | erklären
- demonstrieren | darstellen | …

Abb. 10.2 Unterrichtsmethoden

10.1 Sozialformen

Unterricht findet immer in einer Gemeinschaft statt. Die Sozialformen beschreiben die sozialen Beziehungen der Zusammenarbeit beim Lernen. In der Didaktik unterscheidet man 4 Sozialformen des Lernens, die in der Praxis unterschiedlich häufig eingesetzt werden (◘ Abb. 10.3).

Die Wahl der Sozialform ist abhängig von verschiedenen Faktoren:
— Bestimmte Lernziele bzw. Themen erfordern spezielle Sozialformen (z. B. Teamwork im Rettungsdienst kann nicht in Einzelarbeit trainiert werden).
— Ein Wechsel der Sozialform führt zu Abwechslung und steigert die Konzentration.
— Mit abnehmender Zahl der Beteiligten steigt das Maß der Selbstbeteiligung und Eigenverantwortung.

10.1.1 Einzelarbeit

Einzelarbeit wird auch als Still- oder Alleinarbeit bezeichnet, die bei beliebig großen Gruppen eingesetzt werden kann. Unter der Einzelarbeit fasst man alle Arbeitsformen zusammen, bei denen die Teilnehmer für die Erledigung zeitlich begrenzter Arbeitsaufträge (z. B. Erarbeitung, Übung, Anwendung) ohne direkte Beteiligung des LRA/Dozenten bzw. anderer Teilnehmer lernen. Im Plenum werden anschließend die einzelnen Ergebnisse ausgewertet. In der Einzelarbeit ist jeder auf seine eigenen Kompetenzen und Techniken angewiesen. Für den LRA/Dozenten lassen sich auf diese Weise besonders gut individuelle Schwächen und Stärken beobachten. Der Einzelarbeit fehlt zwar die soziale Komponente und es kann bei ihr auch zur Überforderung einzelner Teilnehmer kommen, doch ist sie vor allem zur Sicherung von Kenntnissen und Fertigkeiten unverzichtbar. Darüber hinaus ist sie eine gute Möglichkeit zur Individualisierung des Lernens, zur Berücksichtigung von Lern- und Leistungsunterschieden sowie zur Förderung des eigenverantwortlichen bzw. problemlösenden Lernens.

> **Einsatzmöglichkeiten der Einzelarbeit**
> — Erarbeitung von Sachinformationen (z. B. Fachbuchauszug).
> — Teilnehmer werden auf einen gemeinsamen Kenntnisstand gebracht, um eine Ausgangsbasis für weiterführende Methoden (z. B. Diskussion, Fallbeispiel, Unterrichtsgespräch) zu schaffen.
> — Eigene Einfälle sammeln und festhalten.
> — Festigung, Anwendung und Übung.
> — Feststellung des individuellen Lernfortschrittes.
> — Schaffung von Ruhephasen, die jedoch einen hohen Grad der Aktivierung beinhalten.
> — Sicherung von Ergebnissen (z. B. Abschreiben einer Flipchartaufzeichnung).

■ **Formen**

Es lassen sich 2 Formen der Einzelarbeit unterscheiden: Bei der arbeitsgleichen Einzelarbeit bearbeiten alle die gleichen Aufgaben und Themen. Bei der arbeitsteiligen Variante hingegen bearbeiten die Teilnehmer unterschiedliche Aufgaben, deren Ergebnisse in der anschließenden Auswertungsphase zusammengeführt werden.

■ **Anforderungen**

Die Länge der Einzelarbeitsphase ist abhängig vom Inhalt. In der Regel erstreckt sie sich über 5–30 min einer 45-minütigen Unterrichtsstunde. Größere Aufträge können auch mehrere Stunden in Anspruch nehmen. In jedem Fall ist eine abschließende Kontrolle der Einzelergebnisse notwendig.

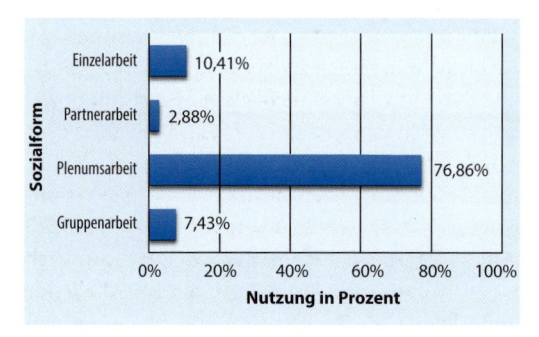

◘ **Abb. 10.3** Häufigkeit der Nutzung von Sozialformen

Sozialform	Nutzung in Prozent
Einzelarbeit	10,41%
Partnerarbeit	2,88%
Plenumsarbeit	76,86%
Gruppenarbeit	7,43%

10.1 · Sozialformen

Wichtig bei der Einzelarbeit ist, dass die Arbeitsaufträge verständlich formuliert sind. Sowohl der zur Verfügung stehende Zeitrahmen als auch die Form der Ergebnissicherung sind vorab festzulegen. Der Schwierigkeitsgrad der Aufgabe ist derart zu wählen, dass niemand über- oder unterfordert ist. Tritt dieser Fall ein, geben die Teilnehmer rasch die Bearbeitung auf und wenden sich anderen Dingen zu. In der Regel steigt dann der Lautstärkepegel, wodurch wiederum andere Teilnehmer in ihrer Konzentration gestört werden.

Nicht zuletzt stellt die Einzelarbeit auch Anforderungen an den LRA/Dozenten, der in dieser Phase lediglich beobachtend tätig ist. Vielen Lehrkräften fällt es schwer, die gewohnte »Lehrerrolle« aufzugeben und nichts zu tun. Die Einzelarbeit erfüllt jedoch nur dann ihren Zweck, wenn die Teilnehmer über einen längeren Zeitraum für sich allein arbeiten. Ein Eingreifen in die Stillarbeit wird von ihnen immer als störend empfunden. Daher sollte alles Notwendige vorher geklärt sein.

10.1.2 Partnerarbeit

Bei der Partnerarbeit wird die gesamte Gruppe für begrenzte Zeit in Zweiergruppen aufgeteilt, die sich gemeinsam, selbstständig und mit gegenseitiger Unterstützung mit einer Aufgabenstellung beschäftigen. Die Partner arbeiten konzentriert an einer Aufgabe und sind zugleich interaktiv und kommunikativ. Die Arbeit in einer Zweiergruppe ist üblicherweise nicht arbeitsteilig organisiert. Die Ergebnisse der Partnerarbeit werden in der sich anschließenden Auswertungsphase präsentiert und besprochen.

Während der Arbeit eignen die Partner sich nicht nur fachliche Inhalte, sondern auch soziale und personale Kompetenzen an, indem sie lernen, sich an den Anderen anzupassen, auf seine besonderen Arbeitsgewohnheiten Rücksicht zu nehmen und ihn mit seinen Stärken und Schwächen als gleichwertigen Partner zu respektieren. In der rettungsdienstlichen Aus- und Weiterbildung lässt sich diese Form schnell durchführen, wenn als Partner der jeweilige Sitznachbar ausgewählt wird. Es besteht aber die Gefahr, dass der Ertrag der Partnerarbeit mit der Zeit ausbleibt. Die Sitznachbarn kennen sich gut und werden sich daher bei der Arbeit nicht mehr gegenseitig ergänzen. Der LRA/Dozent sollte deshalb hin und wieder die Zusammensetzung der Partner selbst oder durch Auswahlmethoden vorgeben.

> Partnerarbeit ist nicht raumaufwendig und benötigt kaum zusätzlichen Zeitaufwand. Sie kann in jeder Phase des Unterrichts, z. B. zur Erarbeitung, Vertiefung, Wiederholung oder Übung, eingesetzt werden. Wichtig ist auch hier die eindeutige Formulierung der Arbeitsaufträge.

Wann Partnerarbeit?

Der Partnerarbeit sollte der Vorzug vor Einzel- bzw. Gruppenarbeit gegeben werden, wenn
- der Arbeitsauftrag für einen Einzelnen zu komplex ist oder
- er für eine Gruppenarbeit zu wenig hergibt oder
- wenn man sich die Arbeit aufteilen und sich gegenseitig unterstützen kann.

10.1.3 Gruppenarbeit

Für eine Gruppenarbeit werden die Teilnehmer in mehrere Kleingruppen von je 3 bis max. 6 Personen aufgeteilt. Die Erfahrung zeigt, dass kleinere Gruppen schneller und zu besseren Arbeitsergebnissen kommen. Zum Gelingen der Gruppenarbeit trägt eine klare, schriftlich formulierte Arbeitsanweisung bei. Bei komplexeren Arbeitsaufträgen eignet sich ein Arbeitsblatt, auf dem nicht nur die Aufgaben, sondern auch alle notwendigen Informationen (z. B. Sachtext) und Hilfen abgedruckt sind. Gruppenarbeit dient nicht ausschließlich der Erarbeitung von Kenntnissen und Fertigkeiten, sondern ebenso der Schulung sozialer Kompetenzen. Sie fördert die Aktivität ihrer Mitglieder. Sie übernehmen die Verantwortung, da sie selbst für die Ergebnisse und den reibungslosen Ablauf ihrer Arbeit verantwortlich sind. In der Gruppenarbeit sind zurückhaltende Teilnehmer eher dazu geneigt sich einzubringen als vor dem gesamten Plenum.

Im Vergleich zu anderen Sozialformen ist die Gruppenarbeit in der Vorbereitung und Durchführung durch einen größeren organisatorischen Aufwand für den LRA/Dozenten und einen erhöhten Raum- und Zeitbedarf gekennzeichnet. Die Gruppenarbeit ist für den LRA/Dozenten in gewissem Maße auch mit Unsicherheit behaftet, da Qualität und Quantität der Arbeitsergebnisse von den Erwartungen abweichen können.

- **Formen**

In der Gruppenarbeit werden hinsichtlich der Aufgabenstellung 2 Formen unterschieden:
— **Aufgabengleiche bzw. themengleiche Gruppenarbeit:** Bei dieser Form der Gruppenarbeit werden von allen Gruppen dieselben Aufgaben bearbeitet. In der Auswertungsphase trägt eine Gruppe ihre Ergebnisse vor. Die andere Gruppe steuert, um Wiederholungen zu vermeiden, Ergänzungen bei. Der Vorteil dieser Methode liegt in intensiveren Gesprächen und Diskussionen zwischen den Gruppen in der Auswertungsphase.
— **Arbeitsteilige bzw. themenverschiedene Gruppenarbeit:** Diese Form gliedert ein komplexes Thema nach dem Prinzip der Arbeitsteilung und weist den einzelnen Gruppen Teilaufgaben zu, welche abschließend im Plenum zu einem Gesamtergebnis zusammengefügt werden.

- **Phasen der Gruppenarbeit**

Der Ablauf einer Gruppenarbeit verläuft in 3 Phasen, die in ◘ Abb. 10.4 dargestellt sind.

- **Arbeitsauftrag**

Nach der Themeneinführung macht der LRA/Dozent Vorgaben, was in den Arbeitsgruppen geschehen soll. Um Unklarheiten vorzubeugen, sollte der Arbeitsauftrag schriftlich und mündlich mit einigen Erläuterungen erteilt werden. Je präziser die Aufgabenstellung formuliert ist, desto effizienter arbeitet die Gruppe. Außerdem ist es sinnvoll, sich durch Nachfragen zu vergewissern, ob die Aufgabenstellung tatsächlich verstanden wurde. Die Kleingruppen werden gebildet, Arbeitsunterlagen ausgeteilt und der Zeitrahmen vorgegeben. Eine vom LRA/Dozenten bestimmte Gruppeneinteilung ist sinnvoll, wenn sich die Kenntnisse und Fähigkeiten einzelner Teilnehmer besonders gut ergänzen.

- **Gruppenarbeit**

Die zentrale Phase der Gruppenarbeit ist die längste. Hier arbeiten die Lernenden eigenständig in Gruppen. Der LRA/Dozent greift nicht in die Arbeit der Gruppen ein, steht aber für Fragen zur Verfügung. Seine Rolle sollte während der Arbeits- und Auswertungsphase zurückhaltend sein und den Teilnehmern nicht das Gefühl vermitteln, dass sie kontrolliert werden oder auf die Unterstützung des LRA/Dozenten angewiesen sind. Der LRA/Dozent wartet ab und greift nur ein, wenn es ausdrücklich gewünscht wird.

Die Beendigung der Gruppenarbeit ist nicht immer unproblematisch. Während einige Gruppen noch arbeiten, sind andere bereits fertig. Hier ist es sinnvoll, Zusatzaufgaben bereitzustellen. Benötigt eine Gruppe mehr Zeit als vereinbart, kann ihr ein Aufschub von 5–10 min gewährt werden. Eine Zeitreserve sollte der LRA/Dozent bei Gruppenarbeiten grundsätzlich einplanen.

- **Auswertung**

Während der Auswertung führt der LRA/Dozent moderierend die in den Gruppen erarbeiteten Ergebnisse im Plenum zusammen. Auf diese Weise

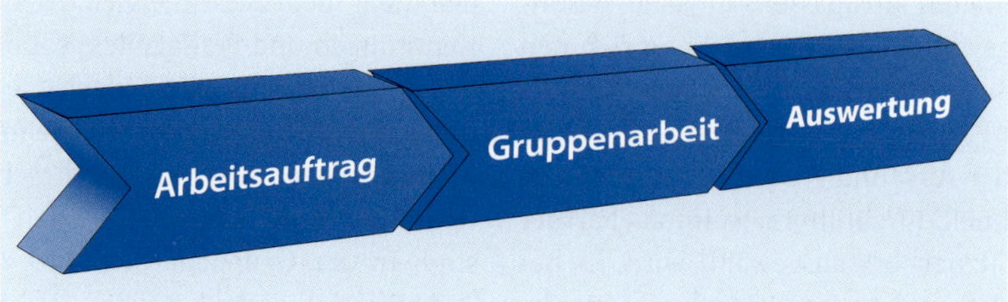

◘ **Abb. 10.4** Phasen einer Gruppenarbeit

10.1 · Sozialformen

Expertengruppen

AAAA BBBB
CCCC DDDD

Aneignungsphase:
Die Expertengruppen erarbeiten ihren Teil des Themas.

Puzzlegruppen

ABCD ABCD
ABCD ABCD

Vermittlungsphase:
Die Experten geben in den Puzzlegruppen gegenseitig ihr Expertenwissen weiter.

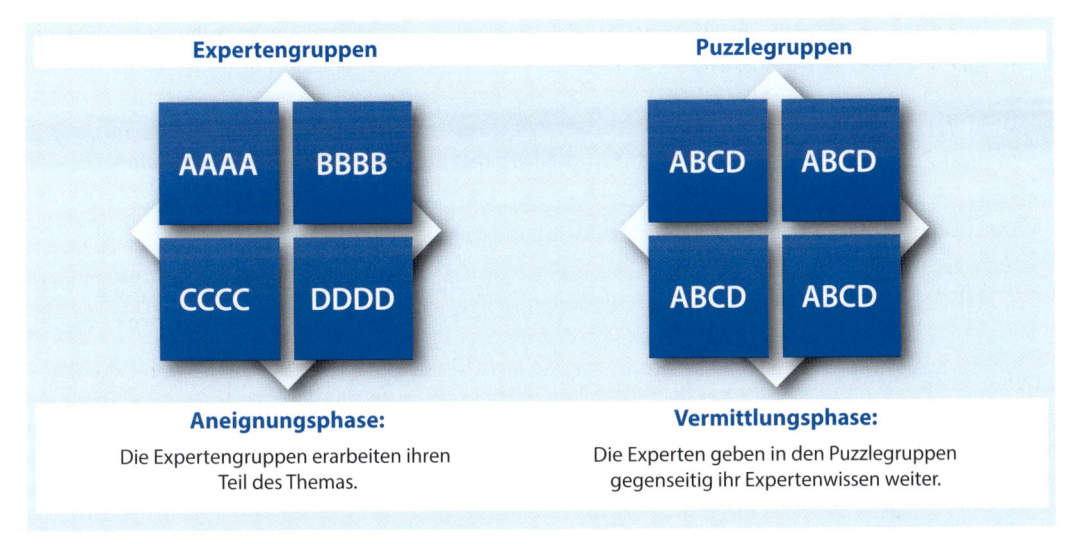

Abb. 10.5 Phasen des Gruppenpuzzles

erkennt er, ob die Inhalte verstanden wurden. Gleichzeitig erfahren die Teilnehmer zusätzliche Aspekte, die sie bei ihrer Arbeit nicht bedacht haben. In der Regel sollen die Ergebnisse der Gruppenarbeiten auch von den entsprechenden Gruppen präsentiert werden. Am Ende der Auswertung liefert der LRA/Dozent Ergänzungen und ggf. Korrekturen. Kleinere inhaltliche Korrekturen sollten erst nach Abschluss der Präsentation verbessert werden, da jede Unterbrechung die Gruppe aus dem Rhythmus bringt. Am Ende aller Präsentationen fasst der LRA/Dozent die Ergebnisse zusammen und stellt den jeweiligen Bezug zum Gesamtthema her.

Gruppenarbeiten können in differenzierten Varianten durchgeführt werden. Im Folgenden werden wichtige Vertreter vorgestellt.

Gruppenpuzzle

Eine Form der Gruppenarbeit stellt das Gruppenpuzzle dar, das man für die Vermittlung von Wissen und Fertigkeiten einsetzen kann. Voraussetzung ist, dass sich der Lernstoff in mehrere gleichwertige Teile untergliedern lässt und nicht aufeinander aufbaut. Diese Methode ist weniger zur Durchführung von Übungs- und Anwendungsaufgaben geeignet. Das Ziel des im Gegensatz zu anderen Methoden zeitaufwendigeren Gruppenpuzzles ist es, dass die Teilnehmer sich jeweils als Experten in ein Thema einarbeiten, um in einer 2. Phase gegenseitig ihr Expertenwissen an andere zu vermitteln. Auf diese Weise sind Lernende zugleich Lehrende. Die Methode basiert auf der Beobachtung, dass sich derjenige, der vor der Aufgabe steht, Kenntnisse bzw. Fertigkeiten weiterzuvermitteln, nachhaltiger mit dem Thema auseinandersetzt. Vor dem Einsatz führt der LRA/Dozent in das Thema ein und erläutert den Ablauf des Gruppenpuzzles.

- **Ablauf**

Bei einem Gruppenpuzzle arbeiten die Lernenden zunächst in Experten- und dann in Puzzlegruppen (Abb. 10.5). Die Größe der Puzzlegruppen ergibt sich aus der Anzahl der Teilgebiete, in die das Thema aufgeteilt wurde. Die Höchstzahl von 5 Teilgebieten sollte nicht überschritten werden. Die Größe der Expertengruppen ergibt sich aus der Anzahl der gebildeten Puzzlegruppen. Auch hier gilt: Expertengruppen sollten nicht mehr als 5 Personen umfassen.

Für jedes Teilthema wählt der LRA/Dozent Arbeitsmaterialien aus, anhand derer sich die Teilnehmer in der Aneignungsphase ihr Thema erarbeiten. Die Materialien müssen eine selbstständige Bearbeitung gestatten – ohne zu überfordern. Jedes Expertenblatt informiert über einen Teilaspekt des Gesamtthemas. Alle Expertenblätter zusammen decken den Themenkomplex ab.

Tab. 10.1 Phasen einer Gruppenrallye

Phasen	Aktivität
Aneignung	Neue Kenntnisse und Fertigkeiten werden erarbeitet
Feststellung des Leistungsstandes	Durch einen Test wird erhoben, wie viel der Einzelne gelernt hat. Das Ergebnis muss in Zahlen ausgedrückt werden (z. B. Punkte)
Gruppenbildung	Anhand des festgestellten Leistungsstandes werden die Teilnehmer in Gruppen unterschiedlicher Leistungsstärke (d. h. pro Gruppe starke, mittlere und schwache Teilnehmer) eingeteilt
Üben in Gruppen	In den gebildeten Gruppen üben und wiederholen die Teilnehmer den Stoff, der im Vortest abgefragt wurde. Die Mitglieder erklären sich gegenseitig Unverstandenes und schließen so Lücken. Durch wechselseitiges Abfragen werden u. a. die Kenntnisse gefestigt
Feststellung des Leistungsstandes	Am Ende der Gruppenphase wird wieder ein Test durchgeführt. Aufgabenstellung und Schwierigkeitsgrad müssen vergleichbar mit dem Test der 2. Phase sein
Berechnung der Zuwachswerte	Für jeden Teilnehmer wird nun der Lernfortschritt gemessen, indem der Verbesserungswert V (z. B. die Differenz zwischen der Punktezahl aus der 2. und der 5. Phase) ermittelt wird
Ermittlung der Gruppenwerte	Die Ergebnisse der Gruppenmitglieder werden nun zusammengezählt und durch die Anzahl der Mitglieder geteilt. Dieser Durchschnitt ist dann das Gruppenergebnis (Abb. 10.6)
Reflexion	Die Gruppen reflektieren, worauf ihr Ergebnis zurückzuführen ist

Nach dem Kenntnisaustausch der Puzzlegruppen sollen alle auf dem gleichen Kenntnisstand sein. Um dies zu überprüfen, kann der LRA/Dozent eine abschließende Kontrollphase einfügen, indem er darum bittet, Verständnisfragen zu beantworten, Zusammenhänge darzustellen oder Zusammenfassungen zu formulieren. Konkrete Fragen zu einem Expertengebiet sollten dabei immer an die Teilnehmer gerichtet werden, die dieses Thema nicht als Expertengruppe aufgearbeitet haben.

Gruppenrallye

Eine Variation der Gruppenarbeit ist die Gruppenrallye. Sie hat einen wettbewerbsartigen Charakter und eignet sich zur Sicherung und Wiederholung von Kenntnissen sowie zur Übung. Zur Erarbeitung neuen Wissens eignet sie sich nicht. Die Methode ist mit einem geringen organisatorischen Aufwand verbunden. Die Gruppengröße sollte die Anzahl von 5 Personen nicht überschreiten. Die Durchführung einer Gruppenrallye gliedert sich in die in Tab. 10.1 dargestellten Phasen.

Der Anreiz der Gruppenrallye liegt darin, dass das Ergebnis des Lernfortschrittes sowohl von der Einzelleistung des jeweiligen Gruppenmitgliedes als auch von der Gesamtleistung der Gruppe abhängt. Damit steigt automatisch die Bereitschaft, den Mitgliedern der eigenen Gruppe während der Gruppenarbeitsphase zu helfen. Weil der Einzelne nur dann erfolgreich ist, wenn alle Mitglieder seiner Gruppe erfolgreich sind, sind die Teilnehmer in einer positiven Weise voneinander abhängig. Dieser Leistungsanreiz ist derart motivierend, dass sich diese Methode als äußerst lernwirksam erwiesen hat.

> Die für die Gruppenrallye erforderlichen Tests haben nicht hauptsächlich den Zweck einer Prüfung oder Leistungserhebung im eigentlichen Sinne. Sie sollten vielmehr als Wettbewerb, ggf. mit dem Gewinn eines kleinen symbolischen Preises, verstanden werden.

10.1.4 Plenumsarbeit

In der Praxis ist die Plenumsarbeit die überwiegend gewählte Sozialform. Sie stellt die Arbeit mit der gesamten Gruppe dar und wird immer angewandt,

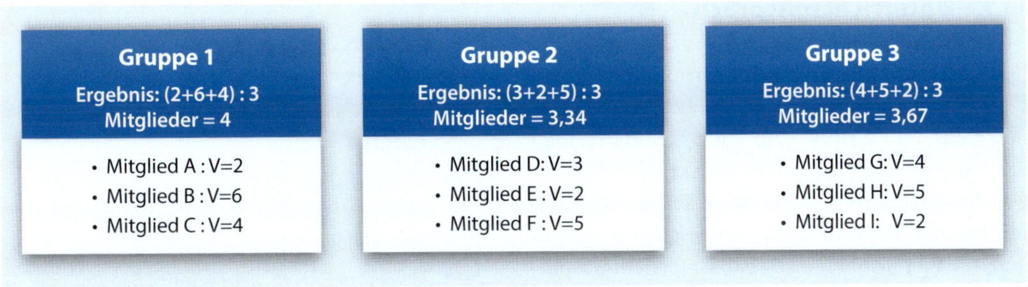

Gruppe 1	Gruppe 2	Gruppe 3
Ergebnis: (2+6+4) : 3 Mitglieder = 4	Ergebnis: (3+2+5) : 3 Mitglieder = 3,34	Ergebnis: (4+5+2) : 3 Mitglieder = 3,67
• Mitglied A : V=2 • Mitglied B : V=6 • Mitglied C : V=4	• Mitglied D: V=3 • Mitglied E : V=2 • Mitglied F : V=5	• Mitglied G: V=4 • Mitglied H : V=5 • Mitglied I: V=2

Abb. 10.6 Beispiel einer Gruppenrallyeauswertung. *V* Verbesserungswert

wenn eine selbstständige Erarbeitung durch die Teilnehmer (etwa in Gruppen- oder Partnerarbeit) zu viel Zeit beansprucht oder wenn die Inhalte den Teilnehmerkreis überfordert. Die Aufgabe des LRA/Dozenten besteht darin, durch Erklärungen, Visualisierungen, Impulse und Fragen die Teilnehmer zum Denken, Darstellen, Begreifen und zum Wiederholen von Sachverhalten anzuleiten. Die Plenumsarbeit dient hauptsächlich der Erarbeitung und Sicherung wichtiger Lernergebnisse. Sie verläuft überwiegend sprachlich und verwendet als Medien primär Flipchart, Tafel und Pinnwand.

Die Plenumsarbeit wird im schulischen Bereich als Frontalunterricht bezeichnet, wobei dieser Ausdruck die räumliche Situation, in der sich Lehrender und Lernende befinden, widerspiegelt. Der LRA/Dozent steht frontal der gesamten Gruppe gegenüber und bildet den Mittelpunkt des Geschehens.

Die Plenumsarbeit ist einerseits die am meisten praktizierte und andererseits auch die am häufigsten kritisierte Methode. Das Problem ist nicht die Methode an sich, sondern die Häufigkeit ihrer Nutzung. Die Arbeit mit dem Plenum ist jedoch eine sinnvolle Unterrichtsmethode, wenn:
- der LRA/Dozent wesentliche Vor- und Nachteile kennt (Tab. 10.2),
- sie nicht die gesamte Aus- und Weiterbildung dominiert,
- sie mit anderen teilnehmer- und handlungsorientierten Methoden verknüpft und
- gut gestaltet ist.

10.2 Aktionsformen

Die Aktionsformen bezeichnen den Grad der Aktivität des LRA/Dozenten und der Teilnehmer. Sie bewirken und fördern das Lernen. Bei einigen Formen überwiegt die Aktivität des LRA/Dozenten, bei anderen die der Teilnehmer, bei dritten sind beide Seiten relativ ausgeglichen tätig. Aktionsformen werden immer mit Sozialformen kombiniert. Aufgrund der Fülle der Aktionsformen können an dieser Stelle nur die Standardmethoden, vorgestellt werden.

Tab. 10.2 Vor- und Nachteile der Plenumsarbeit

Vorteile	Nachteile
Nicht von Teilnehmerzahl abhängig	»Lernen im Gleichschritt« (Arbeits-, Lerntempo, Lerntyp)
Schnelle und einheitliche Informationsweitergabe	Gedankliches Abschweifen von Teilnehmern
Zusammenhänge, Regeln, komplizierte Sachverhalte können besser vermittelt werden	Lernziele wie Toleranz, Selbstständigkeit, Teamarbeit lassen sich nicht verwirklichen
Geringer Vorbereitungs- und Organisationsaufwand	Nur wenige beteiligen sich aktiv, viele sind passiv
Kontrolle über Teilnehmeraktivitäten	

10.2.1 Unterrichtsgespräch

Das Unterrichtsgespräch ist ein strukturiertes und regelgeleitetes Gespräch, das dem Lehren und Lernen dient. Im Gegensatz zur Unterhaltung verfolgt das Unterrichtsgespräch eine didaktische Absicht. Das Unterrichtsgespräch verlangt keinen besonderen technischen oder organisatorischen Aufwand und ist daher flexibel einsetzbar. Unterrichtsgespräche können von wenigen Minuten bis zu einer halben Stunde – in Ausnahmefällen sogar noch länger – dauern.

Der Grad der Lenkung durch den LRA/Dozenten erlaubt eine Unterscheidung von gebundenen und offenen (freien) Unterrichtsgesprächen.

- **Gebundenes Unterrichtsgespräch**

Diese anspruchsvolle Gesprächsform zeichnet sich durch eine formale Lenkung des LRA/Dozenten aus, um gemeinsam mit den Teilnehmern ein neues Thema zu erarbeiten bzw. zu besprechen. Das gebundene Unterrichtsgespräch wird geplant. Es verfolgt ein vom LRA/Dozenten gesetztes Ziel. Es ist eine Mischform aus aktiven und passiven Vermittlungsmethoden. Der LRA/Dozent und die Teilnehmer erarbeiten den Stoff gemeinsam.

Das gebundene Unterrichtsgespräch stellt hinsichtlich der Fragetechniken hohe Anforderungen an den Gesprächsleiter. Er versucht durch gezielte Fragen, Denkanstöße und Hinweise, die Gesprächspartner zu intensiver Mitarbeit anzuregen und eigene Lösungen zu finden. Neue Erkenntnisse werden gewissermaßen aus den Teilnehmern herausgelockt. Die Kunst besteht darin, die Fragen geschickt auszuwählen und die Antworten der Teilnehmer so einzubeziehen, dass das Gespräch nach der Planung des LRA/Dozenten verläuft. Bei einem Unterrichtsgespräch werden alle Fragen zunächst an die gesamte Gruppe gerichtet, um alle anzusprechen. Wird nur einer angesprochen, werden sich die anderen an dem Gespräch kaum noch beteiligen. Zum didaktischen Geschick des LRA/Dozenten gehört es, den Fortgang des Gespräches an den Teilnehmerbeiträgen zu orientieren, sodass die Teilnehmer möglichst selbstständig wichtige Aspekte des Themas herausfinden.

> **Einsatz eines gebundenen Unterrichtsgespräches**
> - Es findet keine reine Informationsvermittlung statt.
> - Vorkenntnisse im Bereich des behandelten Stoffgebietes sind (teilweise) vorhanden bzw. sollen erkundet werden.
> - Die gemeinsame Entwicklung des Stoffes kann an die Alltagserfahrungen der Teilnehmer anknüpfen.
> - Begründungen, Schlussfolgerungen und Zusammenhänge sollen aufgezeigt werden.
> - Erkenntnisse sind zum Teil logisch erschließbar.
> - Auswertung von Arbeitsergebnissen, Ergebnissicherung, Wiederholung und Nachbereitung.

- **Risiken**

Der Prozess des Unterrichtsgespräches kann nicht wie bei anderen Aktionsformen kontrolliert werden, da die Teilnehmer durch ihre Beiträge den Verlauf entscheidend beeinflussen. Deshalb sollte man mit den nachstehenden Risiken rechnen:

– Teilnehmer schweigen, weil sie auf bestimmte Fragen keine Antworten haben.
– Teilnehmer geben Antworten, die von der geplanten Thematik abweichen oder erst zu einem späteren Zeitpunkt behandelt werden sollen.
– Teilnehmer sind über- oder unterfordert, sie wissen mehr oder weniger, als der LRA/Dozent angenommen hat.
– Ausufernde Diskussionen.

Der LRA/Dozent sollte auf die dargestellten Risiken vorbereitet sein. Er sollte sich im Vorfeld überlegen, wie er darauf angemessen reagieren kann. Insbesondere zur Aufrechterhaltung des Gespräches kann er sich verschiedener Gesprächsimpulse bedienen (Abb. 10.7).

Es ist ratsam, Unterrichtsgespräche nur in Themenbereichen einzusetzen, die der LRA/Dozent beherrscht, damit er auch tiefer gehende Fragen unmittelbar beantworten und auf unvorhergesehene Beiträge souverän reagieren kann.

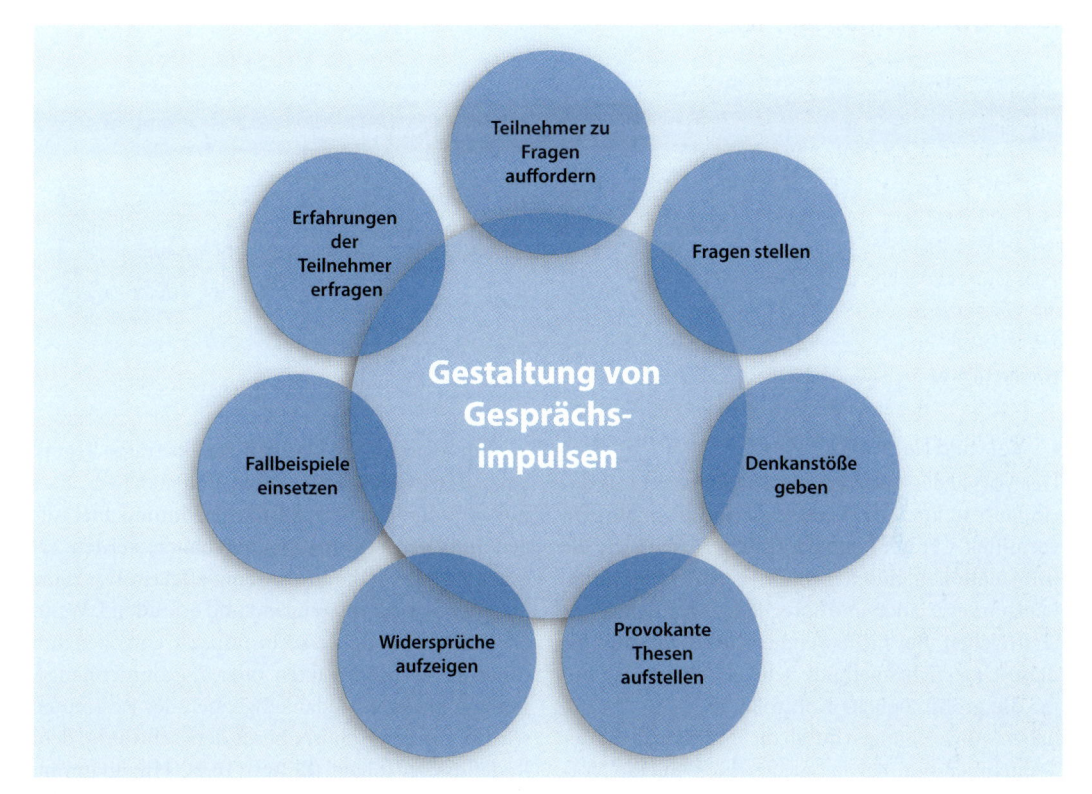

Abb. 10.7 Gestaltung von Gesprächsimpulsen

- **Offenes Unterrichtsgespräch**

Offene bzw. freie Unterrichtsgespräche sind durch ein geringes Maß an Lenkung gekennzeichnet. Bei einem offenen Unterrichtsgespräch sollen die Teilnehmer sich möglichst ideenreich zu einem Problem oder Sachverhalt äußern. Die Redeanteile des LRA/Dozenten sind deutlich reduziert, er übernimmt – anders als beim gelenkten Unterrichtsgespräch – nicht die Rolle des überlegenen, wissenden Gesprächsführers, sondern die des Gesprächsteilnehmers. Im offenen Unterrichtsgespräch werden Meinungen vertreten und gebildet, Betroffenheit geäußert und ausgelöst, Sachverhalte geklärt oder erst bewusst gemacht. Freie Unterrichtsgespräche sind für den LRA/Dozenten vielfach im Ergebnis nicht planbar und dienen als Anregungen für die weitere Aus- und Weiterbildung.

10.2.2 Vortrag

Der Vortrag ist die klassische Form der Wissensvermittlung. Der LRA/Dozent gibt seine Kenntnisse über ein Themengebiet mit Worten an die Zuhörer weiter. Anders als ein Text aus einem Fachbuch kann sich der Referent gezielt auf die Lernvoraussetzungen der Teilnehmer einstellen und auf Zwischenfragen reagieren.

Einsatz eines Vortrages
- Einführung in ein neues Thema
- Überblick über ein Thema
- Vermittlung von Wissen
- Verwirklichung kognitiver Lernziele
- Identische Informationen für alle Zuhörer
- Darstellung von Zusammenhängen, Problemen und Lösungen

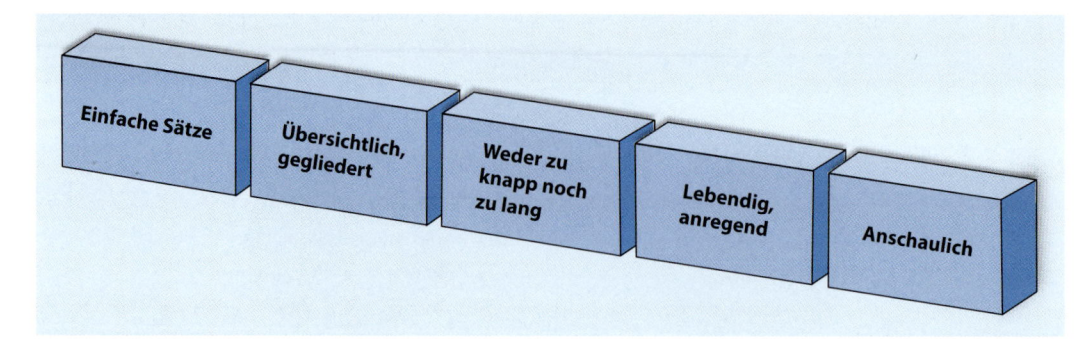

Abb. 10.8 Bausteine eines guten Vortrages

Vor- und Nachteile

Der Vorteil des Vortrages besteht in erster Linie darin, dass in kurzer Zeit relativ viele Informationen vermittelt werden können. Zudem lassen sich die Informationen durch Mimik, Gestik, Betonung, Lautstärkevariation und Sprechgeschwindigkeit unterstreichen. Bei nicht wenigen LRA/Dozenten ist diese Unterrichtsmethode sehr beliebt, da sie mit ihr die größtmögliche Kontrolle über den Verlauf haben. Abweichungen durch die Einflussnahme der Teilnehmer sind nahezu ausgeschlossen. Ein Vortrag ist nicht wie andere Unterrichtsmethoden von der Anzahl der Teilnehmer abhängig. Er kann sowohl bei kleinen als auch bei großen Gruppen Anwendung finden.

Ein wesentlicher Nachteil des Vortrages liegt in der Passivität der Teilnehmer. Bedenkt man, dass nur 20 % der über den akustischen Sinneskanal aufgenommenen Informationen behalten werden, erscheint diese Methode als wenig effektiv. Das reine Zuhören ist sehr anstrengend und ermüdend. Wenn ein Zuhörer kurze Zeit nicht aufpasst, entgehen ihm mitunter wichtige Fakten oder Zusammenhänge. Bei komplexeren Gedankengängen des Referenten wird es für den Zuhörer besonders schwierig, dem Redefluss zu folgen (Abb. 10.8). Hinzukommt, dass größere Mengen an Informationen vom Gehirn nicht verarbeitet werden können. Der LRA/Dozent erhält durch einen Vortrag letztendlich kein aussagekräftiges Feedback über den Lernerfolg der Zuhörer.

Ein guter Vortrag ist wie mein Lieblingsbadeanzug: knapp, ansprechend und das Wesentliche abdeckend.
(mod. nach Brown, 1979)

Abb. 10.9 Gestaltung eines Vortrages

Verstärkung der Lernwirksamkeit eines Vortrages

Der Wirkungsgrad eines Vortrages wird durch unterschiedliche didaktische Elemente erhöht (Abb. 10.9):

- Unterstützung durch mediale Darstellungen (z. B. Whiteboard, Folien und Präsentation).
- Vortrag nicht schriftlich formulieren und ablesen, effektiver sind Stichpunkte, die während des Vortrages zu Sätzen verbunden werden.
- Bindung von Aufmerksamkeit, indem vor Beginn des Vortrages (Hör-)Aufträge schriftlich (z. B. auf einem Arbeitsblatt) vergeben werden.
- Zeit für Verständnisfragen einräumen.
- Kernaussagen anschreiben, um sie zu verdeutlichen.
- Redepausen zur Verarbeitung des Gesagten schaffen.

- Mitschriften anfertigen (z. B. auf einem vorgegebenen Arbeitsblatt, auf dem Zwischengliederungen vorgegeben sind, oder in einem Lückentext).
- Verarbeitung und Anwendung der neuen Informationen (z. B. Anwendungsaufgaben in verschiedenen Sozialformen, Basis für eine Diskussion oder ein Unterrichtsgespräch).

10.2.3 Rollenspiel

Das Rollenspiel zählt zu den Simulationsformen, bei denen Einzelne oder eine Gruppe Verhaltensweisen gefahrlos ausprobieren können (z. B. Patientenaufklärungsgespräche oder Konfliktgespräche). Durch die Übernahme verschiedener Rollen werden die Teilnehmer in neue Rollen und Situationen versetzt. Dabei können neue Verhaltensweisen eingeübt, aber auch Emotionen geweckt werden. Das Rollenspiel verfolgt vornehmlich affektive Lernziele. Mit Zustimmung der Akteure ist eine Aufzeichnung des Rollenspiels auf Video mit anschließender Auswertung möglich.

> **Ziele eines Rollenspiels**
> - Verhaltensweisen einüben
> - Neue Verhaltensvarianten kennenlernen und damit experimentieren
> - Verbesserung der Selbstwahrnehmung, eigene Gefühle besser kennenlernen
> - Sich in andere Menschen und Situationen hineinversetzen
> - Erfahren, wie man auf andere wirkt (Feedback)

Voraussetzungen

Viele stehen Rollenspielen skeptisch gegenüber, da sie befürchten, dass ihre Darstellung künstlich wirkt. Rollenspiele können nur gelingen, wenn die Teilnehmer dieser Methode gegenüber aufgeschlossen sind. Daher sollte nur auf freiwillige Akteure zurückgegriffen werden. Alle Nicht-Darsteller erhalten einen Beobachtungsauftrag.

Rollenspiele benötigen ein Klima des gegenseitigen Vertrauens, in dem die Teilnehmer keine Sorge vor Abwertungen haben müssen. Der dafür erforderliche Zeitbedarf erstreckt sich neben der Durchführung auch auf eine angemessene Vorbereitung und Nachbesprechung.

> **Formen von Rollenspielen**
>
> Rollenspiele können in 2 Formen durch den LRA/Dozenten initiiert werden:
> - Gelenktes Rollenspiel: Die Teilnehmer spielen nach vorgegebenen Rollenanweisungen des LRA/Dozenten. Sie bekommen z. B. eine Rollenkarte an die Hand, auf der ihre Rolle (ggf. mit Requisiten) beschrieben ist.
> - Freies (offenes) Rollenspiel: Es gibt keine genauen Festlegungen der Rolle. Vielmehr kommt es darauf an, die zugewiesene Rolle kreativ und konstruktiv auszufüllen.

Akteure im Rollenspiel

Rollenspiele haben unterschiedliche Akteure: Darsteller und Beobachter. Die Darsteller übernehmen die Darbietung einer konkreten Rolle. Die Beobachter sind passiv und stellen den »Spiegel« des Rollenspiels dar. Ihnen wird eine schriftliche Beobachtungsaufgabe übertragen. Anschließend beschreiben sie ihre Wahrnehmungen und werten sie gemeinsam mit den Darstellern aus. Während die Spieler oftmals in ihrer Rolle gefangen sind, haben die Beobachter den Vorteil, die gespielten Rollen aus einer anderen Perspektive zu betrachten.

Spielregeln

Spielregeln für alle Beteiligten (Akteure, Beobachter, Dritte) bilden die Basis eines Rollenspiels (Tab. 10.3). Sie werden gemeinsam erarbeitet und visualisiert, um die Identifikation mit ihnen zu stärken.

Phasen eines Rollenspiels

Das Rollenspiel besteht aus 3 Phasen (Abb. 10.10). Nur in dieser 3-gliedrigen Struktur entfaltet es seine volle didaktische Funktion.

In der Auswertungsphase werden zunächst die Darsteller befragt. Hilfreich können dabei die nachfolgenden Fragen sein.

Tab. 10.3 Spielregeln des Rollenspiels. (Aus Deutsches Rotes Kreuz 2007)

Darsteller	Beobachter
Situation nicht ins Lächerliche ziehen	Die gespielte Rolle, nicht den Darsteller als Person analysieren
Rolle nicht übertreiben	Beobachtetes Verhalten nur beschreiben, nicht bewerten oder interpretieren
Spiel realistisch und konkret gestalten	Empfundene Wirkung des Verhaltens stets als subjektives Empfinden beschreiben
Rolle während des Spiels nicht zeitweilig verlassen, nicht aus der Rolle fallen	
Nach dem Rollenspiel: Rolle wieder ablegen	

- Wie leicht bzw. schwer ist es Ihnen gefallen, Ihre Rolle zu spielen?
- Wie haben Sie sich in der Rolle gefühlt?
- Welche Erfahrungen konnten Sie während des Rollenspiels machen?
- Was haben Sie gedacht, als Ihr Gesprächspartner so reagierte?
- Haben Sie sich vom Gesprächspartner verstanden gefühlt?

10.2.4 Fallbeispiel

Die Fallbeispielmethode bezieht sich sowohl auf das erarbeitende (Hinführung zu einem Thema) als auch auf das übende Handeln (Anwendung eines bereits vermittelten Themas) in erdachten oder berufsnahen Fallsituationen. Ein Fallbeispiel kann praktisch und theoretisch bearbeitet werden. In der rettungsdienstlichen Aus- und Weiterbildung spielen vor allem praktische Fallbeispiele eine zentrale Rolle. Die Fallbeispielarbeit eignet sich insbesondere dazu, bereits erlernte Einzelhandlungen im Gesamtablauf zu trainieren. Sie ist für alle Phasen des Unterrichts – vom Einstieg über die Erarbeitung bis zur Ergebnissicherung – geeignet. Sie dient der Vertiefung, Übung, Wiederholung, Anwendung, Erarbeitung, Entscheidungsfindung und Teamarbeit. Die Arbeit mit einem Fallbeispiel gliedert sich in 3 Phasen: Einspielen, Bearbeitung und Auswertung.

- **Einspielen**

Damit ein Fallbeispiel bearbeitet werden kann, muss es den Teilnehmern zunächst dargeboten werden. Dies kann auf unterschiedliche Art und Weise erfolgen:

Vorbereitung (5–10 min): Spielregeln festlegen → Ausgangssituation erläutern → Aufteilung nach Darstellern und Beobachtern → Einarbeitungs- und Vorbereitungszeit

Durchführung (3–15 min): Spielphase → Beobachter fertigen Notizen an

Auswertung (5–15 min): Erfahrungen und Gefühle der Darsteller → Beobachtungen und Rückmeldungen der Beobachter → Analyse des LRA/Dozenten → Wichtige Erkenntnisse visualisieren → Ggf. Wiederholung des Rollenspiels

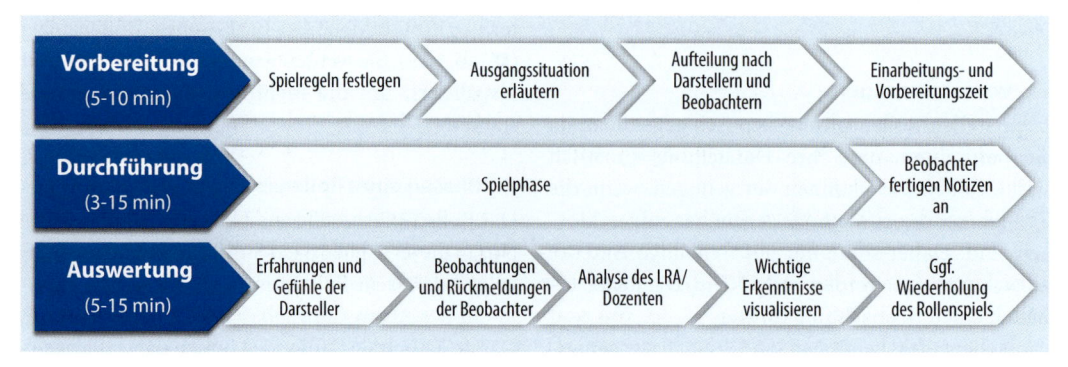

Abb. 10.10 Phasen eines Rollenspiels. *LRA* Lehrrettungsassistent

10.2 · Aktionsformen

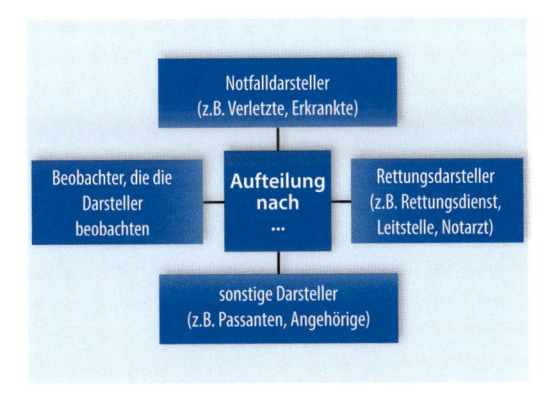

Abb. 10.11 Aufteilung der Gruppe bei Fallbeispielen

- Vorlesen oder schriftliches Aushändigen der Fallsituation
- Bildliche Präsentation einer Situation (z. B. Folie)
- Videosequenz
- Darstellen einer Situation durch instruierte Teilnehmer oder Ausbildungshelfer

Letzteres spiegelt eine aktivierende Variante der Fallbeispielarbeit wider. Um alle an der Bearbeitung des Fallbeispiels zu beteiligen, wird das gesamte Plenum in mehrere Gruppen aufgeteilt (Abb. 10.11).

Die Notfall- und Rettungsdarsteller bzw. die sonstigen Darsteller erhalten eine schriftliche Rollenbeschreibung (Drehbuch), die sie über ihre Rollen und Aufgaben informiert. Die Rollenkarte eines Notfalldarstellers wird auch als Verletztendrehbuch bezeichnet. Das Drehbuch für jeden Darsteller enthält folgende Informationen:

- Beschreibung der Ausgangssituation
- Hinweise zur Darstellung der Situation
- Anleitung für zu zeigende Reaktionen auf bestimmte Handlungen des Rettungsdienstpersonals oder sonstiger Akteure
- Anleitung zur realistischen Notfalldarstellung wie Schminken von Wunden und Symptomen (z. B. blasses Gesicht)
- Auflistung erforderlicher Materialien

Die Gruppe der Beobachter erhält statt eines Drehbuches einen Beobachtungsauftrag für einen bestimmten Notfalldarsteller. Der Beobachtungsauftrag ist auf einem Beobachtungsprotokoll vermerkt. Das Protokoll dient der Aufzeichnung der Beobachtungen und der abschließenden Auswertung.

Die Vorbereitung jeder Gruppe geschieht abseits des restlichen Plenums, um eine ungestörte Vorbereitung zu ermöglichen und nicht vorab Informationen auf das abzuarbeitende Fallbeispiel zu geben.

▪ Bearbeitung

In der Bearbeitungsphase findet die fachliche Auseinandersetzung mit dem Fallbeispiel statt. In einfachen Fällen (z. B. bei bildlichen Präsentationen) geschieht dies mündlich. Bei einer realistischen Darstellung wird das Fallbeispiel von den unterschiedlichen Akteuren dargestellt bzw. gespielt. Jeder nimmt dabei die ihm übertragene Rolle wahr. Die Darstellung und Bearbeitung muss so realitätsnah wie möglich ablaufen. Dabei ist darauf zu achten, dass bestimmte Maßnahmen nur (an Modellen) simuliert werden können (z. B. Vorbereiten einer Intubation). Der LRA/Dozent greift während der Bearbeitungs- und Darstellungsphase nicht in den Ablauf ein.

Komplexere Fallsituationen können nach der Darstellung der Ausgangssituation kurz durch den LRA/Dozenten »eingefroren« werden, um durch die gemeinsame Schilderung der Beobachtungen alle Akteure auf einen einheitlichen Kenntnisstand zu bringen. Eingefrorene Situationen werden grundsätzlich von Anfang an neu gestartet, bevor die eigentliche Hilfeleistung beginnt.

▪ Auswertung

Der Abarbeitung des Fallbeispiels schließt sich eine Auswertung und Diskussion an. Bei einfachen Fallbeispielen, die im Plenum behandelt werden, entfällt dieser Schritt zumeist. Bei dargestellten Fallbeispielen findet die Auswertung in folgender Reihenfolge statt: Notfalldarsteller, sonstige Darsteller, Rettungsdienstdarsteller, Beobachter und zuletzt LRA/Dozent. Auf diese Weise können alle Beteiligten ihre Kenntnisse und Fertigkeiten in die Auswertung einbringen. Der LRA/Dozent liefert nur noch Ergänzungen und zieht ein Resümee. Während der Auswertung gelten die allgemeinen Feedbackregeln.

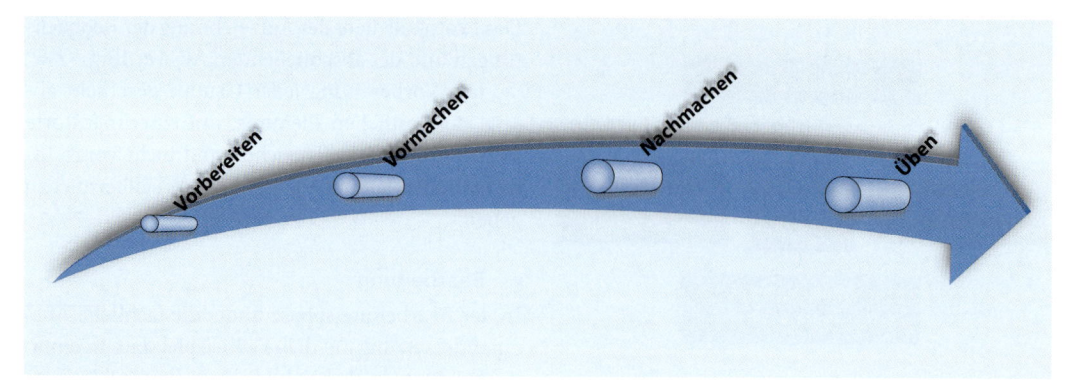

Abb. 10.12 Vierstufenmethode der Praxisarbeit

10.2.5 Praxisarbeit

Die Praxisarbeit dient dem Erwerb von Fertigkeiten. In der rettungsdienstlichen Aus- und Weiterbildung nimmt diese Methode einen großen Stellenwert ein, da die Arbeit im Rettungsdienst das Erlernen vieler praktischer Elemente erfordert – vom Anlegen eines Druckverbandes über das Blutdruckmessen bis hin zum komplexen Reanimationsablauf.

Die Vierstufenmethode wurde 1919 in den USA für die betriebliche Mitarbeiterschulung entwickelt und wird noch heute dort eingesetzt, wo berufsspezifische Fertigkeiten zu vermitteln sind. Sie ist daher für die praxisorientierte Aus- und Weiterbildung im Rettungsdienst besonders gut geeignet. In 4 aufeinanderfolgenden Schritten werden systematisch die Fertigkeiten vermittelt (**Abb. 10.12**).

- **Vorbereiten**

In der Vorbereitungsphase werden alle für die Praxisarbeit nötigen Materialien bereitgelegt. Die Lernenden werden auf Risiken und Unfallgefahren hingewiesen. Der LRA/Dozent benennt das Thema und Lernziel. Er ist in dieser Phase aktiv, während die Lernenden seinen Ausführungen folgen. Während der Vorbereitung ist auf eine ungehinderte Sicht auf die Demonstration zu achten.

- **Vormachen**

Der Lernende wird mit der Arbeit bzw. dem Ablauf vertraut gemacht. Der LRA/Dozent geht dabei in 3 Schritten vor:

1. Arbeitsablauf langsam demonstrieren und einen Überblick geben
2. Arbeitsablauf zergliedern und in seinen Teilschritten erläutern, gleichzeitig erklären, wie und warum man dabei auf eine bestimmte Weise vorgeht und wo häufig Fehler auftreten können
3. Gesamten Arbeitsablauf nochmals durchführen und Hinweise auf die bedeutsamen Schritte geben

Negativbeispiele (z. B. falsche Ablaufalgorithmen) sind in dieser Phase unbedingt zu vermeiden, da sie von den Teilnehmern leicht unbewusst übernommen werden können.

- **Nachmachen**

Auf der Stufe des Nachmachens wird der Lernende aktiv. Durch das Nachahmen der Tätigkeit soll er den Arbeitsablauf sicher erlernen. Dabei kann er die Ausführung der Tätigkeit gleichzeitig sprachlich erläutern, um ein inneres (geistiges) Abbild der Tätigkeit zu erstellen. Die Verbindung von Handeln und Sprechen vertieft den Lernvorgang und verbessert das Behalten. Sie hilft auch dem LRA/Dozenten zu erkennen, ob der Lernende verstanden hat, was er tut, wie er es tut und warum er es so tut. Der LRA/Dozent gibt weiterhin seine Rückmeldung und Hilfestellung. In der Phase des Nachmachens kommt es vor allem darauf an, Basisfertigkeiten mit einer gewissen Genauigkeit zu erlernen. Eine Handlungssicherheit wird hingegen erst in der sich anschließenden Übungsphase erworben.

Tab. 10.4 Arten von Diskussionen

Formelle Diskussion	Informelle Diskussion
Wird vorbereitet und angekündigt	Ungeplant, entsteht ad hoc
Moderator leitet	Allgemeine Regeln der Kommunikation sollen eingehalten werden
Spielregeln werden aufgestellt	
Ergebnisse werden gesichert	

- **Übung**

Übung macht bekanntlich den Meister. Sie dient der Festigung und Beherrschung von Handlungsabläufen. Ohne Wiederholung, Übung und Anwendung geht der Handlungsablauf rasch wieder verloren. Der Lernende trainiert den Handlungsablauf, wobei der LRA/Dozent kontrolliert und ggf. korrigiert und somit sicherstellt, dass sich die richtige Ausführung der Tätigkeit festigt. Übungen können grundsätzlich in Einzel-, Partner- oder Gruppenarbeit stattfinden. Partner- und Gruppenarbeit bieten jedoch den Vorteil, dass andere Teilnehmer unter Umständen Korrekturhinweise geben können. Übungen sind keine einmaligen Maßnahmen. Soll die Praxisarbeit nachhaltig verinnerlicht werden, sind wiederholte und variierende Übungseinheiten unentbehrlich. Gerade im Rettungsdienst müssen Handlungsabläufe in einem gewissen zulässigen Rahmen den Einsatzbedingungen angepasst werden. Die Übungsphasen sind deshalb so zu gestalten, dass sie den nachstehenden pädagogischen Hinweisen folgen:
- Übung in Form praxisnaher Fallbeispiele
- Wechselnde Teampartner
- Veränderte Schwierigkeitsgrade
- Durchführung der Praxisarbeit nicht nur im Lehrsaal
- Training verschiedener Einsatzbedingungen
- Einspielen unterschiedlicher Probleme und Komplikationen

10.2.6 Diskussion

Die Unterrichtsmethode der Diskussion (lat. *discutere* = zerschlagen, zerschneiden) ermöglicht die Meinungsäußerung zu einem gegebenen Thema, um Denkanstöße zu bewirken bzw. zu weiteren Überlegungen, Nachforschungen und Lernaktivitäten anzuregen. Eine Diskussion führt nicht zwangsläufig zu einer Einigung. Ein Konsens ist oft weder möglich noch nötig. Ist der LRA/Dozent inhaltlich sehr mit dem Thema und seinen verschiedenen Facetten vertraut, setzt diese Methode wenig Vorbereitung voraus. Die Sitzordnung sollte so gestaltet sein, dass sich die Diskutierenden gegenseitig anschauen können (z. B. Kreis, U-Form).

Für die Diskussion sind verschiedene Arten (**Tab. 10.4**) und Formen der Durchführung möglich: Gruppe gegen Gruppe, Plenum gegen Podium, Rundgespräch (jeder gegen jeden) und Plenum gegen Einzelperson(en).

Einsatz einer Diskussion
- Meinungsbildung bei kontroversen Themen
- Verdeutlichung verschiedener Sichtweisen und Aspekte eines Themas
- Entscheidungsfindung bei offenen Fragestellungen
- Ermittlung von Lösungsmöglichkeiten
- Gruppenarbeitsergebnisse reflektieren

Die Diskussion als Unterrichtsmethode ist weder für die Vermittlung von Faktenwissen und Fertigkeiten noch für nicht kontroverse Themen geeignet. Insbesondere die formale Diskussion setzt Vorkenntnisse zum Thema voraus, da sich ansonsten nur wenige aktiv beteiligen können. Sind keine (genügenden) Vorkenntnisse vorhanden, sind ggf. andere Methoden (z. B. Unterrichtsgespräch) zu bevorzugen.

- **Spielregeln**

Diskussionen verlangen Spielregeln wie Zuhören, Fragen, direktes Ansprechen, gegenseitige Achtung, verständlicher Ausdruck, faires Verhalten, beim Thema bleiben, für die eigene Meinung eintreten, Begründung der Meinung, Kompromissbereitschaft, Beachten der Diskussionsregeln und angemessenen Umgang mit Konflikten.

- **Rolle des LRA/Dozenten**

Während der Diskussion ist der LRA/Dozent mehr Moderator als Experte. Ihm obliegen dabei folgende Aufgaben:
- Einführung in die Diskussion und Aufstellen einer (schriftlich formulierten!) Leitfrage oder einer provokanten These, um die Diskussion anzuregen
- Gemeinsame Erarbeitung der Spielregeln
- Zeitrahmen festlegen
- Erteilung des Wortes (Reihenfolge beachten!)
- Lenkung durch Fragen und Impulse
- Ermunterung zur Äußerung kontroverser Meinungen
- Zurückführung zum Thema bei Abschweifungen
- Erkenntnisse schriftlich festhalten (z. B. Flipchart)
- Beendung der Diskussion, Resümee ziehen

Unterrichtsmedien

11.1 Grundsätze und Funktionen des Medieneinsatzes – 138

11.2 Einteilung der Medien – 138

11.3 Standardmedien – 139
11.3.1 Flipchart – 139
11.3.2 Whiteboard und Tafel – 140
11.3.3 Pinnwand – 140
11.3.4 Tageslichtprojektor – 141
11.3.5 Beamer – 142
11.3.6 Videofilme – 142
11.3.7 Handouts – 143
11.3.8 Modelle – 145

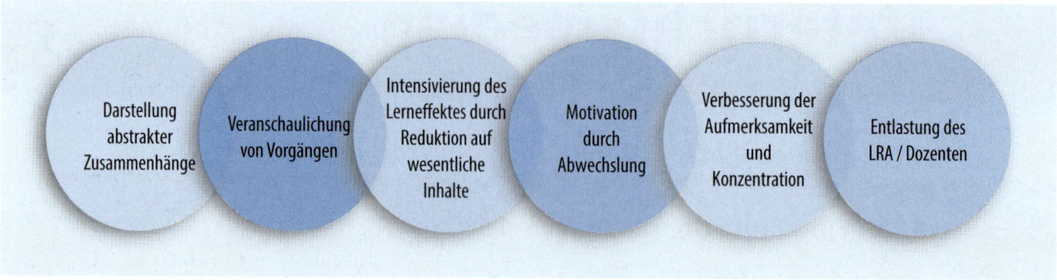

Abb. 11.1 Funktionen von Unterrichtsmedien. *LRA* Lehrrettungsassistent

Aus- und Weiterbildungsveranstaltungen im Rettungsdienst, die sich ausschließlich auf Sprache stützen und in denen keine anderen Medien eingesetzt werden, sprechen die Sinneskanäle nur einseitig an und überfordern sie damit. Ein solcher Unterricht bietet wenig Abwechslung, stellt hohe Anforderungen an die Konzentrationsfähigkeit und fördert die Lernenden nicht ausreichend. Daher ist es Aufgabe des Lehrrettungsassistenten (LRA) bzw. des Dozenten im Rettungsdienst (Dozent), geeignete Unterrichtsmedien auszuwählen und einzusetzen.

Unterrichtsmedien
- Unterrichtsmedien sind pädagogisch eingesetzte Hilfsmittel, die Informationen, Emotionen und Meinungen zwischen dem LRA/Dozenten und den Lernenden transportieren. Sie fördern den Lernprozess.
- Im engeren Sinne werden Text, Bild, Ton und Film – d. h. die eigentlichen Informationsträger – als Medien bezeichnet.
- Die Vorrichtungen, um diese Informationsträger zu präsentieren (z. B. Beamer), sind nur mediale Hilfsmittel. Aus praktischen Gründen werden jedoch alle einsetzbaren Medien als Unterrichtsmedien bezeichnet.

11.1 Grundsätze und Funktionen des Medieneinsatzes

Es gibt kein Medium, welches für alle Situationen gleichermaßen geeignet ist. Jedes Medium hat Vor- und Nachteile. Erst nach Beantwortung der folgenden Leitfragen kann der LRA/Dozent entscheiden, welches Medium er einsetzt.
- Welche Lernziele gibt es?
- Um welches Thema handelt es sich?
- Welche Unterrichtsmethoden sollen eingesetzt werden?
- Welche Unterrichtsmedien stehen zur Verfügung?

Für alle Unterrichtsmedien gilt: Nicht zu viel auf einmal! Zu viele Medien auf einmal sind für den Lernerfolg ebenso hinderlich wie ein zu häufiger Einsatz desselben Mediums. Der Medieneinsatz darf niemals Selbstzweck sein, sondern muss einer didaktischen Intention folgen. Es ist genau zu prüfen, welches Medium den Lehr-lern-Prozess bestmöglich unterstützt. Nur bei einem gezielten und ausgewogenen Einsatz erfüllen Medien ihre didaktischen Funktionen (Abb. 11.1).

11.2 Einteilung der Medien

Die Medien lassen sich in 3 Kategorien einteilen:
a. **Personale Medien:** Personale Medien sind an die Lehrkraft gebunden. Der LRA/Dozent ist selbst Träger der Information, die er mittels Sprache, Mimik, Gestik, modulierter Stimme, Bewegung und Blickkontakt vermittelt. Ebenso wie die Methodenkompetenz ist die Medienkompetenz für eine professionelle Bildungsarbeit unerlässlich. Im Gegensatz zu anderen Medien kann der LRA/Dozent gezielt interaktiv und situativ (re-)agieren.
b. **Nichtpersonale Medien:** Hierbei handelt es sich um materielle Informationsträger (z. B.

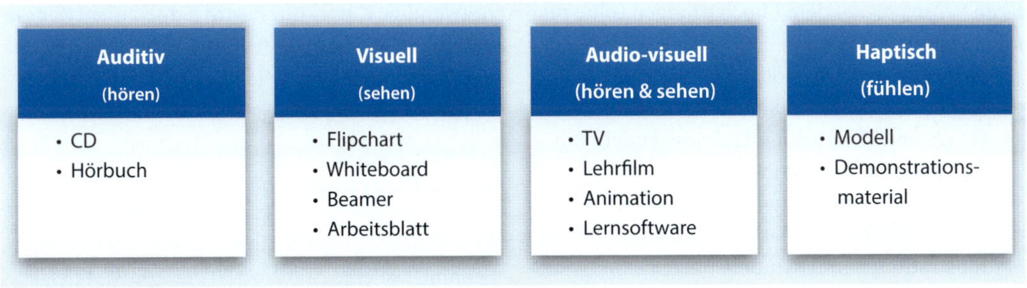

11.3 · Standardmedien

Auditiv (hören)	Visuell (sehen)	Audio-visuell (hören & sehen)	Haptisch (fühlen)
• CD • Hörbuch	• Flipchart • Whiteboard • Beamer • Arbeitsblatt	• TV • Lehrfilm • Animation • Lernsoftware	• Modell • Demonstrationsmaterial

Abb. 11.2 Medienklassen

Arbeitsblatt, Fachbuch), die die Themenvermittlung unterstützen.

c. **Technische Medien:** Es handelt sich um technische Geräte, mit denen Informationen übertragen werden (z. B. Tageslichtprojektor, Beamer). Technische Medien enthalten selbst keine Informationen.

Nichtpersonale und technische Medien können wiederum – abhängig von den jeweils angesprochenen Sinnen – in 4 verschiedene Medienklassen unterteilt werden (Abb. 11.2).

11.3 Standardmedien

In einer modernen Aus- und Weiterbildung dürfen bestimmte Standardmedien nicht fehlen.

11.3.1 Flipchart

Das Flipchart ist heute zu einem festen Bestandteil der Erwachsenenbildung geworden. Es besteht aus einer großen Metallplatte auf einem 3-beinigen, z. T. mit Rollen versehenen Stativ. Das Flipchartpapier (blanko oder kariert, ca. 100×70 cm², 20 Blätter) wird in Form eines Blocks oben an der Metallplatte an einer speziellen Halterung aufgehängt und festgeklemmt. Die Einzelblätter sind abreißbar bzw. nach hinten umklappbar. Aufgrund des Materials (Metall) sind Flipcharts magnetisch. Im Fachhandel sind auch abwischbare Flipchartblöcke erhältlich, die mehrmals verwendet werden können und deren einzelne Blätter dank elektrostatischer Auflading ohne Nadeln oder Klebeband an den Wänden haften. Um mit dem Flipchart arbeiten zu können, werden entsprechende Stifte unterschiedlicher Farben und Strichstärken benötigt.

Einsatz eines Flipcharts
- Festhalten gemeinsam erarbeiteter Informationen in reduzierter Form – hauptsächlich als Stichpunkte, Schaubilder und Diagramme
- Präsentation vorbereiteter Texte und Visualisierungen
- Fortführende Ergänzung halb vorbereiteter Texte und Schaubilder
- Ergebnisse von Partner- und Gruppenarbeiten dokumentieren
- Erarbeitetes im Raum permanent sichtbar erhalten, indem die Blätter mit Kreppband an den Wänden angebracht werden

Tab. 11.1 Vor- und Nachteile des Flipcharts

Vorteile	Nachteile
Einfache Handhabung	Nachträgliche Korrekturen wirken unsauber und unordentlich
Kann vorbereitet werden	Relativ kleine Aufzeichnungsfläche
Permanente Visualisierung (z. B. an der Wand)	Unsaubere Handschrift kann Lesbarkeit einschränken
Stromunabhängig	Verlust des Blickkontaktes beim Anschreiben

Beim Schreiben auf dem Flipchartbogen sollte man folgende Tipps beachten:
- Druckschrift verwenden
- Lieber zu groß als zu klein schreiben
- Groß- und Kleinbuchstaben verwenden, um die Lesbarkeit zu erhöhen
- Buchstaben eng aneinanderrücken
- Nicht zu viele Informationen auf einem Blatt
- Illustrationen und Symbole nutzen

■ Tab. 11.1 gibt einen Überblick über die Vor- und Nachteile des Flipcharts.

> Fast alle modernen Handys sind heute mit einer Digitalkamera ausgestattet. Damit die visualisierten Inhalte eines Flipcharts nicht von den Lernenden abgeschrieben werden müssen, kann der LRA/Dozent ein Fotoprotokoll anfertigen, welches im Nachgang per E-Mail versandt wird.

11.3.2 Whiteboard und Tafel

Die Tafel ist das älteste und bekannteste Medium zur visuellen Darstellung von Informationen. Die traditionelle Kreidetafel hat inzwischen eine Weiterentwicklung erfahren. Heute verbreiteter ist das Whiteboard (Weißwandtafel), die mit wasserlöslichen Farbfilzstiften beschrieben wird. Im Gegensatz zum Flipchart handelt es sich bei Whiteboard und Tafel um vergängliche, aber umweltfreundliche Medien, da sie früher oder später abgewischt werden müssen, um ein neues Tafelbild zu erstellen. Die Vor- und Nachteile eines Whiteboards sind vorwiegend mit denen eines Flipcharts identisch. Durch notwendige Korrekturen wird jedoch nicht der saubere Gesamteindruck des Tafelbildes gestört. Analog zum Flipchart empfiehlt es sich, ein Fotoprotokoll anzufertigen.

11.3.3 Pinnwand

Eine Pinnwand (auch Moderations- oder Stellwand genannt) ist eine ca. 125×150 cm² große, tafelartige Faserplatte, auf der in der Regel zunächst mit Nadeln (engl. *pins*) zusätzlich ein großer Bogen Packpapier befestigt wird. Hierauf lassen sich einzelne Elemente befestigen. Damit kann die Pinnwand bevorzugt zur Sammlung von Informationen eingesetzt werden. Etwas zweckentfremdet lassen sich mehrere Pinnwände zu Trennwänden für ungestörte Gruppenarbeiten umfunktionieren. Moderationswände gibt es sowohl einteilig als auch in transportabler (klappbarer) Form.

Folgende Hilfsmittel sind für die Arbeit an der Pinnwand bereitzuhalten:
- Moderationskarten verschiedener Farben, Größen und Formen (z. B. rechteckig, rund, lange Streifen, Wolken und Symbole)
- Verschiedenfarbige Filzstifte unterschiedlicher Strichstärken
- Packpapier (auf diesem können die Moderationskarten auch aufgeklebt werden, um das Plakat später dauerhaft an der Wand aufzuhängen)
- Klebestifte, Klebepunkte
- Stecknadeln (»pins«)

■ Tab. 11.2 gibt einen Überblick über die Vor- und Nachteile der Pinnwand.

■ **Tab. 11.2** Vor- und Nachteile einer Pinnwand

Vorteile	Nachteile
Hohe Teilnehmeraktivierung	Hohe Verbrauchskosten
Bedruckte Moderationskarten können mehrfach verwendet werden	Handschrift auf den beschrifteten Karten kann Lesbarkeit einschränken
2 große, flexibel nutzbare Visualisierungsflächen	In der Regel umständlicher im Transport
Änderungen und Umstrukturierungen sind leicht durchführbar	Ergebnis schwer zu archivieren (ggf. Fotoprotokoll)
Unabhängig vom Strom	Zu viele Moderationskarten wirken unübersichtlich

11.3.4 Tageslichtprojektor

Der Tageslichtprojektor (Overheadprojektor, kurz OHP) ist ein häufig verwendetes technisches Medium in der Aus- und Weiterbildung. Mit ihm lassen sich transparente Folien vergrößert an eine Leinwand oder Zimmerwand projizieren. Die Projektion ist ohne separate Verdunklung sichtbar, daher auch die Bezeichnung Tageslichtprojektor. Der OHP eignet sich besonders für Präsentationen vor einem größeren Teilnehmerkreis.

Er wird in der Regel mit vorbereiteten Folien verwendet. Allerdings können auf ihm auch Folien direkt beschrieben und gemeinsam mit den Lernenden weiterentwickelt werden. Für die Arbeit mit Folien sollte der LRA/Dozent die nachstehenden Hinweise beachten:

- Alle Teilnehmer müssen das projizierte Bild gleich gut sehen können.
- Den Projektor nur einschalten, wenn er tatsächlich benötigt wird.
- Schräg neben dem Projektor stehen bleiben und von dort aus mit einem Stift auf die relevanten Informationen auf der Folie zeigen, um den Blickkontakt zu den Teilnehmern zu bewahren; keinesfalls zur Projektionswand sprechen oder zeigen.
- Nur den Inhalt der Folie präsentieren, der gerade besprochen wird; die nachstehenden Informationen noch verdeckt halten, indem unter diesen Teil der Folie ein Blatt Papier gelegt wird; der noch zu präsentierende Teil der Folie bleibt für den LRA/Dozenten so weiterhin lesbar (Abdecktechnik).
- Gut lesbar beschriften (Druckbuchstaben).
- Mit max. 3 Farben arbeiten.
- Folie übersichtlich gestalten, d. h. möglichst wenige stichpunktartige Inhalte auf einer Folie – Fließtext nur im Ausnahmefall (z. B. Zitate, Merksätze, Definitionen).
- Folien nicht zu schnell wechseln und ausreichend Zeit zum Lesen lassen.

■ **Umgang mit Folien**

Folien, aber auch andere Visualisierungen wie Flipcharts oder Pinnwände können nach 2 Prinzipien mit den mündlichen Ausführungen kombiniert werden.

- **Echoprinzip:** Die Visualisierung zeigt einen Schlüsselsatz, ein Zitat, eine Definition oder eine Überschrift, die in der mündlichen Ausführung zur gleichen Zeit ausgesprochen und behandelt wird. Derartige Visualisierungen betonen das Gesagte.
- **Reißverschlussprinzip:** Mündliche Ausführungen und Visualisierungen enthalten Unterschiedliches, das sich aber gegenseitig ergänzt. So zeigt z. B. eine Folie ein Schaubild. Die mündlichen Erläuterungen liefern die Hintergrundinformationen.

◘ Tab. 11.3 gibt Auskunft über die Arten von Folien.

> **KISS-Regel zur Gestaltung von Folien:**
> **Keep it short and simple.**

■ **Overlaytechnik**

Mittels der Overlaytechnik (Überlagerungstechnik) wird der Grad der Veranschaulichung erhöht. Die Overlaytechnik kann verwendet werden, wenn ein-

◘ Tab. 11.3 Arten von Folien

Art der Folie	Inhalt
Katalogfolie	Stichwörter und Zwischenüberschriften
Bildhafte Folie	Abbildungen, Grafiken, Schemata etc. – kombiniert mit Text
Impulsfolie	Zitat, Spruch, Fallbeispielsituation, Foto und Karikatur: Diese Folien sollen Interesse am Thema oder Betroffenheit wecken
Ergänzungsfolie	Halbfertige Folien, die während des Unterrichts (im Unterrichtsgespräch oder während des Vortrages) durch die Teilnehmer vervollständigt werden

Tab. 11.4 Vor- und Nachteile des Tageslichtprojektors

Vorteile	Nachteile
Fast überall verfügbar	Darstellungen bleiben nur für die Dauer der Projektion sichtbar
In der tragbaren Ausführung leicht zu transportieren	Verzerrte oder lichtschwache Projektion (ältere Geräte)
Einfache Handhabung	

zelne Aspekte eines Themas oder einer Grafik während der Präsentation mit dem Overheadprojektor vor dem Publikum entwickelt werden sollen. Bei dieser Technik werden Folien, die schon vorher angefertigt worden sind, nacheinander übereinandergelegt. Der Sinn und Zweck der Overlaytechnik ist es – neben der Bündelung der Aufmerksamkeit auf bestimmte Aspekte –, eine Überforderung des Betrachters durch die am Ende sichtbare Informationsmenge zu vermeiden. Grundsätzlich sollte man nur wenige Folien bei der Überlagerungstechnik einsetzen, da die übereinandergelegten Folien leicht verrutschen können. Damit die Überlagerung passgenau erfolgt, sollten die Folien mit einem handelsüblichen Locher links gelocht werden, da die meisten Tageslichtprojektoren über 2 herausschiebbare Stifte am Gehäuserand verfügen. Alternativ kann man auf den Folien Ausrichtungsmarken einzeichnen.

In ◘ Tab. 11.4 sind die Vor- und Nachteile des Tageslichtprojektors benannt.

11.3.5 Beamer

Der Beamer ist ein Projektor, der binnen kürzester Zeit zu dem Standardmedium und Hauptkonkurrenten des Tageslichtprojektors avancierte. Es handelt sich um ein Medium, welches nur in Kombination mit einem Computer, DVD-Player, TV-Gerät o. Ä. nutzbar ist. Einsatzbereich der Beamer ist die Projektion von Präsentationen (z. B. PowerPoint), die auf einem PC vorliegen und einer größeren Zahl von Teilnehmern gezeigt werden sollen. Für Präsentationen mit dem Beamer gelten dieselben Regeln wie bei der Nutzung eines Tageslichtprojektors (◘ Tab. 11.5).

Erstellung von Beamerpräsentationen
- Querformat verwenden
- Einheitlichen Standardaufbau wählen
- Mit einer Titelfolie beginnen
- Die 2. Folie als Inhaltsübersicht gestalten
- Serifenlose Schrift (z. B. Arial) nutzen
- Nur ca. 7 Anstriche pro Folie
- Tabellen auf 4–5 Spalten und Zeilen begrenzen
- Gut lesbare Farbkontraste (dunkle Schrift auf hellem Untergrund) verwenden

Viele LRA/Dozenten setzen Beamerpräsentationen regelmäßig ein, um ihren Unterricht zu gestalten. Auch wenn Beamerpräsentationen modern sind, handelt es sich im Kern doch um Vorträge, welche nur bei einem begrenzten Einsatz einen nachhaltigen Lerneffekt versprechen. Durch unzählige und zum Teil völlig überladende Folien bleiben die Teilnehmer vorwiegend passiv. Eine Beamerpräsentation sollte deshalb sparsam und bewusst eingesetzt werden. Sie stellt in der modernen Rettungsdienstaus- und -weiterbildung nur eine Ergänzung anderer Medien dar.

11.3.6 Videofilme

Mit audiovisuellen Medien werden aufgezeichnete Fernsehsendungen oder speziell für die Ausbildung entwickelte Filme abgespielt. Der Film bietet die Möglichkeit, über Vorgänge und Abläufe Wissen zu vermitteln sowie zum Nachdenken und Diskutieren anzuregen. Mehr als mit jedem anderen Unterrichtsmedium können mit Filmen Emotionen ge-

Tab. 11.5 Vor- und Nachteile einer Beamerpräsentation

Vorteile	Nachteile
Gute Bildqualität	Hoher Zeitaufwand für die Erstellung einer Präsentation
Einfache Aktualisierung der Inhalte	Programmkenntnisse sind erforderlich
Selbst gesteuertes Einblenden der einzelnen Stichpunkte etc.	Technik von Beamer und PC ist störanfällig und erfordert gewisse Kenntnisse
Animierbare Folien	Ungeeignet für die Sammlung von Teilnehmerbeiträgen
Leichtes Vor- und Zurückblättern	Feste Bindung an Folienablauf
Einbindung von Multimediainhalten (z. B. Videos, Animationen)	
Herausgabe als digitale Begleitunterlage ist möglich	
Guter Blickkontakt zu den Teilnehmern, da die Inhalte auch auf dem PC-Bildschirm sichtbar sind	

weckt werden. Insbesondere mit Trickfilmsequenzen und Animationen können Themen visualisiert werden, die mit anderen Methoden weniger effektiv oder gar nicht darstellbar sind. Gerade im medizinischen Bereich veranschaulichen Filme sehr deutlich physiologische Vorgänge im menschlichen Körper. Unterrichtsfilme werden von den Zuschauern in der Regel positiv aufgenommen, da sie eine willkommene Abwechslung darstellen.

Mit einer Videokamera kann der LRA/Dozent eigene Aufzeichnungen vornehmen und sie später mit den Lernenden auswerten (z. B. Fallbeispiele, Rollenspiele). Diese Videoaufnahmen werden vor allem eingesetzt, um Verhalten, Reaktionen und Körpersprache der Teilnehmer zu dokumentieren und zu reflektieren.

Ein Video darf niemals Selbstzweck sein. Der LRA/Dozent muss damit eine didaktische Absicht verfolgen. Aus diesem Grund ist es unerlässlich, dass die Lehrkraft sich den Film vorher anschaut und prüft, ob er zum Thema passt. Als Faustregel für die Obergrenze der Länge eines Filmes gelten 15–20 min.

Auch wenn die Informationen im Film bereits didaktisch reduziert wurden, vermittelt er noch weitergehende Informationen, die für die angestrebten Lernziele nicht relevant sind. Damit sich die Zuschauer auf wesentliche Aussagen und Darstellungen konzentrieren, sollten ihnen im Vorfeld schriftlich formulierte Beobachtungsaufgaben (z. B. Arbeitsblatt mit bereits vorbereiteten Freiräumen für Notizen) ausgehändigt werden.

11.3.7 Handouts

Ein Handout (engl. *to hand out* = aushändigen) ist eine Handreichung, die ein LRA/Dozent an die Teilnehmer ausgibt. Es handelt sich dabei um eine Sammelbezeichnung für 2 Arten von Handreichungen (◘ Abb. 11.3).

- **Informationsblätter**

Als fachliche und materielle Grundlagen für Einzel-, Partner- oder Gruppenarbeiten dienen zum einen Fachbücher und zum anderen Informationsblätter. Fach- bzw. Lehrbücher werden in der rettungsdienstlichen Aus- und Weiterbildung nur sehr

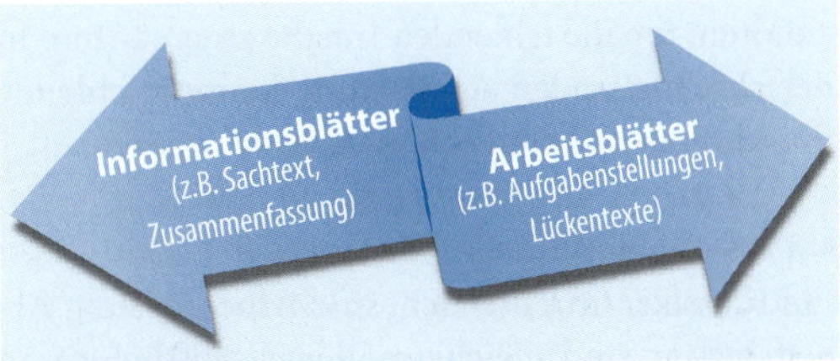

◘ Abb. 11.3 Arten von Handouts

selten eingesetzt, da es keine Standardwerke an den Rettungsdienstschulen gibt. Die Fülle der verfügbaren Bücher macht eine Auswahl ohnehin nicht einfach. Darüber hinaus weist jedes Werk verschiedene Vor- und Nachteile auf. Nicht zuletzt sind reine Fachbücher nur selten für den Einsatz im Unterricht geeignet, da ihnen in der Regel die didaktische Aufbereitung fehlt. Um dennoch Informationen vermitteln zu können, werden sowohl Skripte als auch Informationsblätter eingesetzt. Im Unterricht werden vorwiegend Informationsblätter genutzt, die eine Zusammenstellung von Fakten und Aussagen (z. B. Sachtext über die Anatomie und Physiologie der Haut) enthalten. Informationsblätter sollten immer vom LRA/Dozenten für eine konkrete Situation erstellt werden. Sie müssen nicht nur fachlich, sondern auch gestalterisch überzeugen. Das Skript hingegen ist umfangreicher und dient eher der Nachbereitung eines Themas und der Vorbereitung auf Prüfungen.

- **Handouts bei Vorträgen**

Werden Informationsblätter als Begleitmaterial zu einem Vortrag herausgegeben, werden sie pauschal als Handouts bezeichnet. Handouts entlasten den Zuhörer beim Mitschreiben bzw. bei der Nachbereitung.

Allerdings sollte der LRA/Dozent abwägen, ob er das Handout vor oder nach dem Vortrag ausgeteilt. Das Austeilen vor dem Referat räumt den Zuhörern die Möglichkeit ein, sich immer wieder anhand der Unterlagen zu orientieren und Ergänzungen einzufügen, ohne alles mitzuschreiben. Gleichzeitig besteht aber die Gefahr, dass er mehr auf das Blatt als auf den Referenten achtet und seine Aufmerksamkeit nicht mehr dem Vortrag gilt.

Eine didaktische Kompromisslösung stellen strukturierte stichpunktartige Lückentexte dar. Sie geben auf der einen Seite die Gliederung vor, auf der anderen Seite müssen die Zuhörer permanent aktiv zuhören, um die fehlenden Inhalte zu ergänzen. In der abschließenden Auswertung können fehlende Punkte ergänzt bzw. Fehler korrigiert werden.

- **Arbeitsblätter**

Ein Klassiker im Unterricht sind Arbeitsblätter. Arbeitsblätter sind gleichermaßen schriftliche und bildliche Unterrichtsmedien (Texte, Tabellen, Karten, Skizzen, Schemazeichnungen und Diagramme), die den Bearbeiter in eine aktive Lernhaltung versetzen sollen. Sie unterscheiden sich von Informationsblättern durch Arbeitsanweisungen und Aufgabenstellungen, die unmittelbar mit dem vorgelegten Lehr- und Lernmaterial (z. B. Kopien aus Fachbüchern oder Informationsblätter) verbunden sind. Die Arbeitsaufträge müssen genau auf die Unterrichtsplanung abgestimmt und eindeutig formuliert sein. Die bloße Kopie eines Fachbuchauszuges, Zeitungsartikels, einer Tabelle etc. ist allenfalls ein Informations- und lange noch kein Arbeitsblatt. Sie kann jedoch zu einem Arbeitsblatt werden, wenn sie mit entsprechenden Fragen versehen wird.

Arbeitsblätter haben vielfältige Funktionen – je nachdem, an welcher Stelle sie eingesetzt werden:
- Einführung in ein Thema (z. B. Ermittlung des Kenntnisstandes der Teilnehmer mittels Brainstorming zum Thema Herzinfarkt)
- Erarbeitung eines Themas (z. B. Gruppenarbeit zum Thema Bauchorgane)
- Wiederholung, Übung, Anwendung und Vertiefung eines bereits vermittelten Themas (z. B. Kreuzworträtsel zu den Bestandteilen und Aufgaben des Blutes)
- Lernzielkontrolle (z. B. Test)

Grundsätzlich können Arbeitsblätter wie folgt differenziert werden:
- **Arbeitsblatt mit Informationsblatt:** Diese Form ist die gängigste und gilt oft als das Arbeitsblatt schlechthin. Anhand des beigefügten Informationsblattes sollen die auf dem Arbeitsblatt abgedruckten Aufträge und Aufgaben bearbeitet werden. Das Arbeitsblatt kann Zusatzinformationen zum Informationsblatt enthalten. Das Informationsblatt wird häufig anschließend wieder vom LRA/Dozenten eingesammelt.
- **Arbeitsblatt ohne Materialien:** Diese Form begegnet etwa als Arbeitsanweisung, Einzel-, Partner- und Gruppenarbeiten oder als Aufgabenblatt bei Prüfungen.

Beiden Typen des Arbeitsblattes gemeinsam ist, dass die Ergebnisse entweder auf dem Blatt selbst – z. B. durch Eintragen, Beschriften bzw. Zeichnen – oder auf einem anderen Präsentationsmedium festgehalten werden. Das (ausgefüllte) Arbeitsblatt verbleibt häufig beim Lernenden. Auf jedem Arbeitsblatt sollte die zur Bearbeitung zur Verfügung stehende Zeit abgedruckt sein.

Gestaltung von Handouts
- Überschriften und Zwischenüberschriften einbauen
- Absätze bilden
- Text im Zeitungsspaltenformat (2-spaltig) darstellen
- Zeilennummerierung in 5er-Schritten einfügen
- Rand für Anmerkungen lassen
- Nur 1 Schriftart nutzen
- Mind. Schriftgröße 11 und 1,5 mm Zeilenabstand verwenden
- Bildliche Elemente einbauen (Diagramme, Abbildungen, Schaubilder usw.), Quellenangabe nicht vergessen
- In Kopfzeile: Bezeichnung des Arbeits- oder Informationsblattes, Thema nennen
- In Fußzeile: Seitennummerierung, Bezeichnung der Bildungsmaßnahme, des Faches oder Ausbildungsganges
- Bei Auszügen aus anderen Quellen die Quellenangabe nicht vergessen

11.3.8 Modelle

Ein Modell stellt eine vereinfachte Abbildung der Wirklichkeit dar. Es erfasst nicht alle Eigenschaften des Originals, sondern nur diejenigen, die für einen bestimmten Zweck erforderlich sind. Ein Modell dient der Veranschaulichung von Zusammenhängen

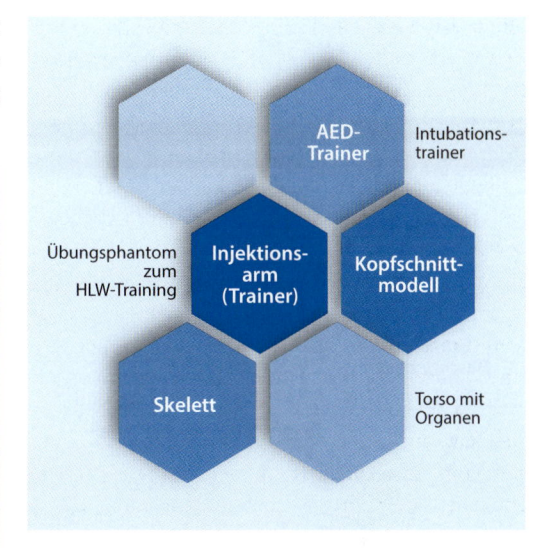

Abb. 11.4 Modelle im Rettungsdienst

und Fakten. Schriftliche und grafische Darstellungen stoßen gerade bei komplexeren funktionalen Abläufen an ihre Grenzen. Sie haben für die Lernenden zum Teil nur einen begrenzten Aussagewert. Modelle schließen diese Lücke und knüpfen an die natürliche Form des Lernens am Modell an. In der Bildungsarbeit im Rettungsdienst übernehmen Modelle aber auch die Aufgabe, ein realitätsnahes Training dort zu ermöglichen, wo ein gefahrloses Üben am Menschen nicht möglich ist (Abb. 11.4).

Modelle sind in den Rettungsdienstschulen in der Regel nur in einer begrenzten Stückzahl verfügbar (weitere Vor- und Nachteile von Modellen in Tab. 11.6). Bei praktischen Übungen kann nur eine bestimmte Anzahl von Teilnehmern gleichzeitig trainieren. Daher erfordert der Einsatz eines Modells zum Training weitergehende methodische Planungen (z. B. Stationstraining, Gruppenarbeit)

Tab. 11.6 Vor- und Nachteile von Modellen

Vorteile	Nachteile
Anschaulich und physisch fassbar	Relativ hoher Kaufpreis
Naturgetreue Wiedergabe	Ggf. Folgekosten
Trainingseffekt für praktische Übungen	Steht nicht allen zeitgleich zur Verfügung

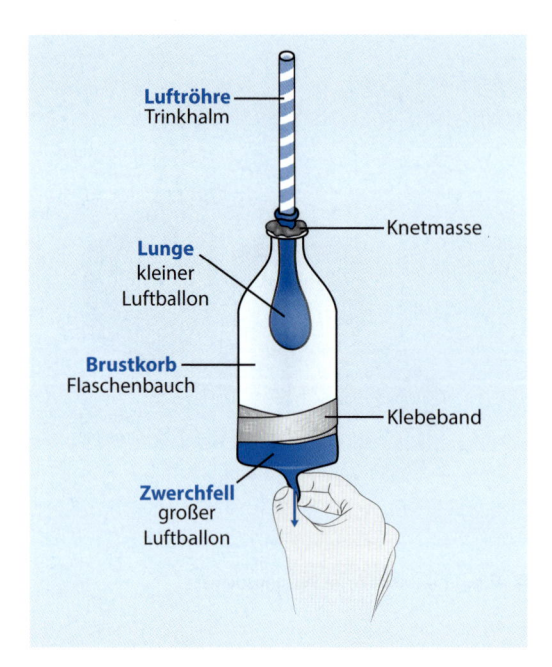

Abb. 11.5 Lungenmodell

des LRA/Dozenten, um auch die gegenwärtig nicht beteiligten Teilnehmer weiterhin aktiv zu halten.

Modelle geben anatomische und physiologische Eigenschaften des Menschen wider (Abb. 11.5). Die psychologische Seite eines Patienten – Wünsche, Bedürfnisse, Schmerzen und Ängste – können sie allerdings nicht darstellen. Dies sollte beim Einsatz eines Modells immer bedacht und durch andere Methoden (z. B. Rollen- und Fallbeispiele) ergänzt werden.

Lernkontrollen und Beurteilungen

12.1 Bezugsnormen – 148
12.1.1 Soziale Bezugsnorm – 148
12.1.2 Individuelle Bezugsnorm – 149
12.1.3 Sachliche Bezugsnorm – 149

12.2 Lernkontrollen – 149
12.2.1 Formen von Lernkontrollen – 149
12.2.2 Arten von Lernkontrollen – 150
12.2.3 Gütekriterien – 153
12.2.4 Leistungsbewertung – 154
12.2.5 Prüfungsangst – 155

12.3 Beurteilungen – 157
12.3.1 Funktionen von Beurteilungen – 157
12.3.2 Formen von Beurteilungen – 158
12.3.3 Beurteilungsmethoden – 158
12.3.4 Ablauf einer Beurteilung – 163
12.3.5 Beurteilungsgespräch – 164
12.3.6 Fehlerquellen bei Beurteilungen – 166

Leistungserhebungen in Form von Prüfungen und Beurteilungen sollen Auskunft darüber geben, in welcher Quantität und Qualität die kognitiven, psychomotorischen und affektiven Lernziele vom Lernenden erreicht wurden. Eine Leistungserhebung kann sowohl auf Lernkontrollen (mündlich, schriftlich oder praktisch) als auch auf Beurteilungen (verbal oder schriftlich) beruhen.

Grundlegendes Ziel rettungsdienstlicher Aus- und Weiterbildung ist die Vermittlung beruflicher Handlungskompetenz. Daher ist es insbesondere während der schulischen Phase der Ausbildung zum Rettungsassistenten bzw. zum Rettungssanitäter notwendig, nach jedem Ausbildungsabschnitt festzustellen, inwieweit die aufgestellten Lernziele erreicht worden sind. Dazu dienen Lernkontrollen wie Prüfungen, die vom Lehrrettungsassistenten (LRA) bzw. vom Dozenten im Rettungsdienst (Dozent) bewertet werden. Im praktischen Jahr der Berufsausbildung zum Rettungsassistenten sind es vor allem schriftliche und verbale Beurteilungen, die die Ausprägung unterschiedlicher Kompetenzen sichtbar machen.

Durch Lernkontrollen und Beurteilungen erhalten LRA/Dozenten sowie Lernende Informationen über den jeweiligen Qualifizierungsstand. Sie zeigen Erfolge und Defizite gleichermaßen auf. Zugleich erhalten die LRA/Dozenten eine Rückmeldung, ob ihre Ausbildungsmaßnahmen erfolgreich waren oder ob sie sie angesichts bestimmter Probleme die Maßnahmen überdenken oder umstellen müssen. Nicht zuletzt dienen diese Informationen der Eignungsfeststellung und klären, ob z. B. der Praktikant den Anforderungen des gewählten Berufes gewachsen ist. Beurteilungs- und Prüfungsergebnisse haben in einer leistungsorientierten Gesellschaft maßgeblichen Einfluss auf die weitere berufliche Zukunft. Sie müssen deshalb gerecht und objektiv sein.

12.1 Bezugsnormen

Um Leistungskontrollen und Beurteilungen bewerten zu können, braucht man sog. Bezugsnormen. Bezugsnormen sind Maßstäbe, die festlegen, wann eine Leistung als gut oder schlecht einzustufen ist. Eine professionelle Beurteilungspraxis muss ange-

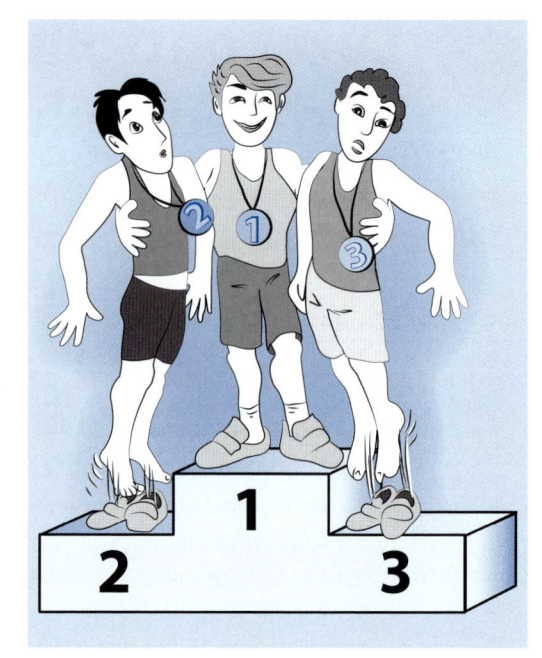

Abb. 12.1 Typische soziale Bezugsnorm – Siegerehrung

ben, welche Bezugsnorm zugrunde liegt, sonst sind die Leistungsbeurteilungen von Außenstehenden nicht interpretierbar. Grundsätzlich sind 3 Bezugsnormen der Leistungsbeurteilung zu unterscheiden.

12.1.1 Soziale Bezugsnorm

Bei der sozialen Bezugsnorm wird die aktuelle Leistung eines Auszubildenden bzw. Lehrgangsteilnehmers mit der Leistung einer Referenzgruppe (z. B. Kursgruppe) verglichen (◘ Abb. 12.1). Die Lernleistungen werden innerhalb dieser Gruppe miteinander verglichen und bewertet. Der Bewertete erhält eine Rückmeldung über den Rang seines Leistungsstandes in der Gruppe. Über die Bewertung entscheidet letztlich nicht nur die eigene Leistung, sondern ganz wesentlich auch die der Gruppe. Erzielt z. B. ein Kursteilnehmer bei einem Test 30 Punkte, so ist dies ein hervorragendes Ergebnis, wenn der Mittelwert der Gruppe bei 20 Punkten liegt. Bei dieser Bezugsnorm bekommt die gleiche Punktzahl eine ganz andere Bedeutung, wenn der Gruppendurchschnitt bei 30 Punkten liegen würde.

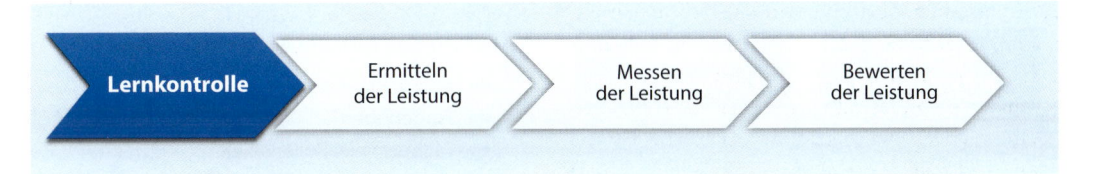

Lernkontrolle → Ermitteln der Leistung → Messen der Leistung → Bewerten der Leistung

Abb. 12.2 Ablauf einer Lernkontrolle

12.1.2 Individuelle Bezugsnorm

Mit der individuellen Bezugsnorm wird die aktuelle Leistung eines Lehrgangsteilnehmers mit seinen früheren Leistungen verglichen. Man bewertet also den individuellen Lernfortschritt. Hat ein Kursteilnehmer in einem vorausgegangenen und vergleichbaren Test nur 30 % und diesmal 50 % der Gesamtpunktzahl erreicht, liegt ein individueller Leistungsfortschritt vor. Mit der individuellen Bezugsnorm ist der LRA/Dozent in der Lage, auch kleinere Lernerfolge durch Lob und Anerkennung zu würdigen. Der Auszubildende bzw. Kursteilnehmer erfasst mit ihrer Hilfe die Entwicklung seines persönlichen Leistungsstandes. In der Regel erfolgen diese Beurteilungen in Form von mündlichen oder schriftlichen Rückmeldungen ohne Punktebewertung.

12.1.3 Sachliche Bezugsnorm

Im Prüfungswesen wird zur Bewertung die sachliche Bezugsnorm herangezogen. Dabei wird die aktuelle Leistung eines Auszubildenden bzw. Lehrgangsteilnehmers mit einem vorher festgelegten Anforderungskatalog verglichen. Das bedeutet, dass der LRA/Dozent vor einer Prüfung einen Leistungskatalog erstellt, der festlegt, für welche Punktzahl welche Note vergeben wird oder wann ein Test als bestanden gilt. Je mehr Punkte des Kataloges jemand erhält, desto besser wird seine Leistung bewertet – unabhängig von den Ergebnissen der anderen Prüfungsteilnehmer bzw. den bisherigen Leistungen. Da die Bewertung auf dem Erreichen der Lernziele beruht, spricht man auch von einer lernzielorientierten Bewertung.

12.2 Lernkontrollen

Lernkontrollen geben dem LRA/Dozenten Auskunft darüber, in welcher Qualität und Quantität die kognitiven, psychomotorischen und affektiven Lernziele von den Lernenden erreicht wurden. Sie umfassen dabei stets 3 Schritte (Abb. 12.2).

Im 1. Schritt wird die Leistung durch den LRA/Dozenten ermittelt. Dies geschieht, indem er die Lernkontrolle in Form eines schriftlichen Tests, einer mündlichen oder praktischen Kontrolle durchführt. Auf diese Weise wird die Datenbasis für die anschließende Messung und Bewertung gesammelt.

Messung und Bewertung sind deutlich auseinanderzuhalten. Im Rahmen der Messung findet ein Soll-Ist-Vergleich statt. Anforderungen und Lernziele (Soll) auf der einen Seite werden mit ermittelten Kompetenzen (Ist) auf der anderen Seite verglichen. In der Praxis geschieht die Messung vor allem durch die Vergabe von Punkten, bezogen auf eine maximal zu erreichende Punktzahl.

Derartige Leistungsmessungen werden zur Grundlage der anschließenden Leistungsbewertung, wenn ihre Ergebnisse (z. B. Anzahl der erzielten Punkte) zu einem Gütemaßstab (z. B. Notensystem) in Beziehung gesetzt werden. In Worten (in Form einer Beurteilung) oder Noten werden Aussagen über die Qualität von Leistungen formuliert.

12.2.1 Formen von Lernkontrollen

Die rettungsdienstliche Aus- und Weiterbildung erfordert Lernkontrollen. Grundsätzlich unterscheidet man 2 Formen von Lernkontrollen (Abb. 12.3), wobei über die weitere Berufslaufbahn vor allem die Ergebnisse größerer summativer Lernkontrollen (Prüfungen) entscheiden.

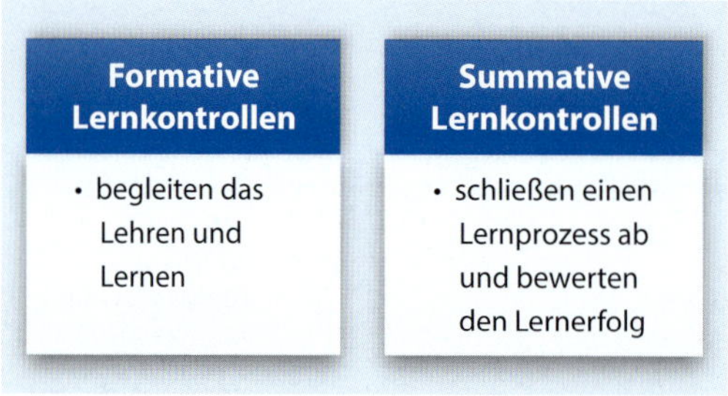

Formative Lernkontrollen	Summative Lernkontrollen
• begleiten das Lehren und Lernen	• schließen einen Lernprozess ab und bewerten den Lernerfolg

Methoden formativer Lernkontrollen
- Mündliche Fragen, Beobachtungen
- Fragebogen
- Fallbeispiele, Rollenspiele
- Demonstrationen, Übungen
- Rätsel, Quiz
- Kartenabfrage

Abb. 12.3 Formen der Lernkontrollen

Formative Lernkontrollen

Formative Lernkontrollen sind Standortbestimmungen, die über den Wissens- und Fertigkeitsstand der Lernenden Auskunft geben. Die daraus abgeleiteten Konsequenzen betreffen nur Fördermaßnahmen, damit ein Lernender seine Aus- oder Weiterbildung erfolgreich weiterführen kann. Eine formative Lernkontrolle erlaubt dem LRA/Dozenten einen frühen Rückschluss, ob und in welchem Grad die aufgestellten Lernziele erreicht worden sind bzw. ob die Lernenden auf einem guten Weg dorthin sind. Gleichzeitig erhält der LRA/Dozent selbst eine Rückmeldung, ob seine Schulungsmaßnahmen erfolgreich sind oder nicht. Bei entsprechenden Hinweisen kann der LRA/Dozent die Gestaltung des Unterrichts bzw. Praktikums anpassen (z. B. bessere Strukturierung der Inhalte, andere Methoden und Medien).

Den Lernenden gibt die formative Lernkontrolle Hinweise über ihren Ausbildungsstand. Daraus können gemeinsam mit dem LRA/Dozenten Fördermaßnahmen abgeleitet werden, mit deren Hilfe sie den geforderten Qualifizierungsstand erreichen oder sichern können.

Formative Lernkontrollen werden in der Praxis relativ selten durchgeführt, obwohl sie eine wohlwollende Form der Leistungsbestimmung sind, bei der nicht die Bewertung, sondern die Entwicklung des persönlichen Leistungsfortschrittes im Vordergrund steht. Die Lernenden können auf diese Art weitgehend stressfrei ihren Kenntnis- und Fertigkeitsstand bestimmen, gleichzeitig befasst sich der LRA/Dozent mit seinem eigentlichen Bildungsauftrag.

Summative Lernkontrollen

Summative Lernkontrollen sind Tests, Prüfungen, Frage- und Aufgabensammlungen, die feststellen sollen, ob ein Lernender zu einem bestimmten Zeitpunkt das Lernziel erreicht hat. Daraus resultiert eine schriftlich dokumentierte Bewertung (z. B. Punkte, Noten) oder Beurteilung, die als (Teil-)Bewertung oder -Beurteilung für ein Zeugnis oder Zertifikat dient. Da sie prüfen, was insgesamt gelernt wurde, nennt man sie summativ. Summative Lernkontrollen am Ende einer Qualifizierungsmaßnahme haben Prüfungscharakter. Sie eröffnen den Zutritt zu weiteren Schulungen oder neuen beruflichen Aufgaben. Bei der Durchführung einer summativen Lernkontrolle muss sich der LRA/Dozent deshalb bewusst sein, dass für den Prüfling unter Umständen viel vom Resultat der Prüfung abhängt. Summative Lernkontrollen kann man mündlich, schriftlich und praktisch durchführen. Sie sind nicht lernfördernd im eigentlichen Sinne.

12.2.2 Arten von Lernkontrollen

Lernkontrollen werden von Rettungsdienstschulen hauptsächlich in der schulischen Ausbildung von Rettungsassistenten und Rettungssanitätern eingesetzt. Auch die Abschlussprüfung stellt eine Lernkontrolle dar.

Schriftliche Lernkontrollen

Die schriftliche Prüfung ist die am häufigsten eingesetzte Prüfungsform. Viele LRA/Dozenten sind mit dieser Form vertraut. Ein wesentlicher Vorteil schriftlicher Prüfungen liegt darin, dass alle dieselben Fragen bzw. Aufträge erhalten (Grundsatz der Gleichbehandlung) und sie in Ruhe ihre Antworten überlegen sowie formulieren können. Die Leistung

Aufgabenformen im Überblick

Mit ungebundenen oder freien Antworten (d.h. Behandlung nach eigenem Ermessen ohne Einengung durch Vorgaben)

Mit gebundenen Antworten (d.h. Antwortmöglichkeiten sind vorgegeben)
- Auswahlantworten
  - Einfachantworten (Richtig-Falsch-Form: eine der vorgegebenen Antworten ist richtig)
  - Multiple-Choice (eine oder mehrere der vorgegebenen Antworten ist / sind richtig)
- Ordnungsantworten
  - Umordnungsaufgaben
  - Zuordnungsaufgaben

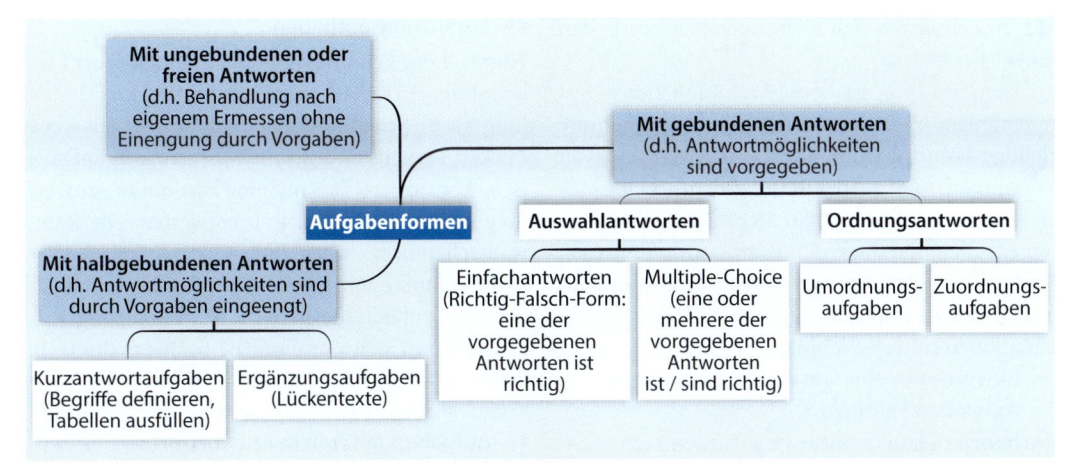

Mit halbgebundenen Antworten (d.h. Antwortmöglichkeiten sind durch Vorgaben eingeengt)
- Kurzantwortaufgaben (Begriffe definieren, Tabellen ausfüllen)
- Ergänzungsaufgaben (Lückentexte)

Abb. 12.4 Aufgabenformen im Überblick

---

liegt am Ende als beständiges Produkt vor. Der LRA/Dozent kann die Arbeit wiederholt begutachten und die eigene Bewertung durch Kollegen überprüfen lassen. Für Lernende bietet die schriftliche Prüfung den Vorteil, dass sie die Aufgaben in einer selbst gewählten Reihenfolge bearbeiten und dabei gezielt Schwerpunkte setzen können.

Aufgabenformen

Der LRA/Dozent muss bei prüfungsrelevanten Aus- und Weiterbildungen in der Lage sein, schriftliche Prüfungen zu konzipieren. Dies setzt Kenntnisse über die verschiedenen Aufgabenformen (*Abb. 12.4*) sowie über deren Vor- und Nachteile voraus. Die Aufgabenformen unterscheiden sich insbesondere darin, wie die Beantwortung der Fragen vorzunehmen ist. Für die Aufgabenerstellung für Prüfungen gilt grundsätzlich: Je mehr Aufgabentypen verwendet werden, desto differenzierter fällt die Erfolgskontrolle aus.

Auswahlaufgaben

Bei Einfachantwort- oder Richtig-falsch-Aufgaben muss der Prüfling entscheiden, ob eine Behauptung oder Darstellung richtig oder falsch ist. Andere Formen verlangen Ja oder Nein als Kennzeichnung oder fordern auf zuzustimmen (stimmt) bzw. abzulehnen (stimmt nicht). Derartige Aufgaben können leicht erstellt und ausgewertet werden. Sie eignen sich in erster Linie zur Überprüfung von Faktenwissen. Die Überprüfung höherer kognitiver Lernziele ist mit Auswahlantworten nicht möglich. Die Wahrscheinlichkeit, dass der Prüfling durch Raten erfolgreich ist, beträgt 50 %. Negative Aussagen oder doppelte Verneinungen in der Frage sollte man vermeiden.

Multiple-Choice-Aufgaben

Bei Multiple-Choice-Aufgaben handelt es sich um die beliebtesten Aufgaben überhaupt. Sie werden auch als Ankreuzaufgaben bezeichnet und bestehen formal aus einem sog. Stamm, in dem ein Problem in Form einer Frage oder Behauptung vorgegeben wird. An diese Grundinformation schließen sich die vorgegebenen falschen und wahren Antworten bzw. Aussagen an. Ankreuzaufgaben sollten mindestens 4 auszuwählende Antwortalternativen enthalten. Die falschen Alternativen dürfen nicht zu offensichtlich sein, damit keine oberflächlichen Kenntnisse zum Erfolg führen. Diese falschen Antworten werden als Ablenker bezeichnet. Die Aufgabe des Prüfungskandidaten ist es, die richtige(n) Antwort(en) zu erkennen. Die Position der richtigen Antwort sollte dem Zufall überlassen werden, sie darf nicht immer am selben Platz stehen.

Multiple-Choice-Aufgaben treten in einer Vielzahl von Variationen auf. Mit ihnen lassen sich aufgrund ihrer Vielseitigkeit nicht nur oberflächliches Faktenwissen, sondern auch Lernziele höherer Ordnung überprüfen (Verstehen, Anwenden, Analysieren). Sie erfordern einen hohen Vorbereitungs-, aber einen geringen Kontrollaufwand. In relativ kurzer Zeit lassen sich viele Aufgaben bearbeiten und auswerten.

Dem Prüfling ist beim Multiple-Choice-Test mitzuteilen, ob es immer nur eine oder mehrere richtige Lösungen gibt. Der LRA/Dozent muss in Zusammenarbeit mit der Rettungsdienstschule präzise Bewertungskriterien für Mehrfachwahlantworten erstellen und diese den Prüflingen offenbaren. Sind mehrere Antworten in einer Aufgabe korrekt, ist eine Punktebewertung nicht einfach, da folgende Situationen eintreten können:
— Es wurde nur eine von mehreren richtigen Antworten angekreuzt.
— Neben richtigen Antworten wurden auch falsche angekreuzt.

Im Zweifelsfall gilt das Alles-oder-Nichts-Prinzip. Sobald eine richtige Antwort nicht oder eine falsche angekreuzt wird, gibt es keine Punkte.

▪▪ Ordnungsaufgaben

Bei Ordnungsaufgaben muss der Prüfling die Zusammengehörigkeit bestimmter Begriffspaare erkennen (Zuordnungsaufgabe) oder Begriffe, Elemente bzw. Handlungsabläufe in die richtige Reihenfolge bringen (Umordnungs- oder Reihenfolgeaufgabe). Zuordnungsaufgaben sind einfach, ökonomisch und effektiv. Sie eignen sich für Wissensprüfungen. Ordnungsaufgaben sind relativ einfach, da keine eigenen Antworten generiert werden müssen. Man muss lediglich die korrekte Antwort wiedererkennen.

▪▪ Kurzantwortaufgaben

Bei Kurzantwortaufgaben soll der Prüfling auf eine Frage oder Aufgabenstellung nur knapp antworten. Die Antwort besteht aus nur einem Wort, Satz oder mehreren Sätzen. Kurzantworten setzen voraus, dass eindeutig zwischen richtigen und falschen Antworten unterschieden werden kann. Gegenüber Mehrfachwahlantworten ist die Ratewahrscheinlichkeit eingeschränkt. Die Frage bzw. Aufforderung sollte so formuliert sein, dass die geforderte Antwort kurz ausfällt und nur eine Antwort die richtige ist. Kurzantwortaufgaben sind einfach in Vorbereitung und Auswertung.

▪▪ Ergänzungsaufgaben

Hier soll der Prüfungskandidat in einem Text (Tabelle oder Formular) oder einer grafischen Darstellung (z. B. Schema, Ablaufdiagramm) gelassene Lücken vervollständigen. Die Ergänzungsaufgabe ist so konstruiert, dass nur eine bestimmte Antwort möglich ist. Sie ist leicht zu entwerfen. Die Ratewahrscheinlichkeit ist herabgesetzt. Es sind weniger Anhaltspunkte zum Raten auffindbar als bei vorgegebenen Antwortalternativen. Mit Ergänzungsaufgaben lassen sich nur einfache Sachverhalte (z. B. Faktenwissen) abprüfen.

▪▪ Aufgaben mit freiem Antwortformat

Bei Aufgaben mit einem freien Antwortformat sind keine Antwortalternativen vorgegeben. Die Antwort wird vom Prüfling selbst formuliert. Die meisten verwendeten Aufgabentypen mit freiem Antwortformat sind Kurzaufsatzaufgaben, die aus mehreren Sätzen bestehen. Eine zufällig richtige Antwort ist nicht möglich. Als nachteilig sind die längere Dauer der Auswertung durch den LRA/Dozenten und die längere Bearbeitung durch den Prüfling zu nennen. Aufsatzartige Antworten sind am schwierigsten zu bewerten. Sie verlangen vom LRA/Dozenten einen gewissen Interpretationsspielraum, der ggf. die Auswertungsobjektivität einschränkt.

Mündliche Lernkontrollen

Mündliche Prüfungen ergänzen schriftliche Prüfungen. Der LRA/Dozent erhält durch sie zusätzliche Informationen über die Kenntnisse des Prüflings.

Die Vorteile einer mündlichen Prüfung liegen in der höheren Flexibilität. Aus den gegebenen Antworten können sich neue Fragen ergeben. Der LRA/Dozent kann nachfragen, wenn eine Antwort unvollständig oder zweideutig ist. Häufig ist es eher als bei einer schriftlichen Befragung möglich zu unterscheiden, ob eine Antwort geraten, auswendig gelernt oder auf einem tieferen Verständnis beruht.

Andererseits lassen sich bei mündlichen Prüfungen Inhalte und Abläufe weniger gut vereinheitlichen als bei schriftlichen Verfahren. Ein weiterer Nachteil sind psychologische Störfaktoren wie Vorurteile und die persönliche Verfassung der Beteiligten. Es ist deshalb besonders wichtig, mündliche Prüfungen sorgfältig vorzubereiten, durchzuführen und auszuwerten.

- **Protokollierung**

Die Protokollierung bildet die Basis für eine objektive und faire Bewertung. Sie erlaubt im Falle eines Einspruchs des Prüflings, die Bewertung nachzuvollziehen. Stichworte zu den Aufgaben, max. Punktezahl und erwartete Leistungen werden festgehalten. Als Erinnerung für die Bewertung werden Schlüsselbegriffe notiert. Die Qualität der Antworten spiegeln Symbole wider (++, +, –, – –). Der Prüfer, der die Fragen stellt, kann während der Prüfung nur einzelne Stichworte aufschreiben. Ein anderer Prüfer konzentriert sich währenddessen auf die Antworten und dokumentiert Ablauf und Antworten. Je besser die Dokumentation, desto besser die Rekonstruktion der mündlichen Prüfung bei Unstimmigkeiten.

Praktische Lernkontrollen

Praktische Prüfungen sind in der Berufsausbildung des Rettungsdienstes unverzichtbar. Dabei geht es einerseits um die Umsetzung des theoretisch Gelernten und andererseits um die Demonstration von Fertigkeiten und Abläufen. Der Prüfling soll bei der Bearbeitung praktischer Prüfungen zeigen, dass er medizinische und technische Zusammenhänge versteht und sie in die Praxis übertragen kann. Eine praktische Prüfung erlaubt die Simulation des beruflichen Alltages und gibt Hinweise, ob der Prüfling die Anforderungen an die rettungsdienstliche Praxis erfüllt.

Praktische Prüfungen werden im Rettungsdienst regelmäßig mit Fallbeispielen kombiniert, in denen es nicht nur um das Prüfen psychomotorischer Tätigkeiten geht. Von allen (künftigen) Rettungsdienstmitarbeitern wird erwartet, dass sie die erlernten Handgriffe und Abläufe auch auf neue, unerwartete Situationen übertragen können.

Ein Kernstück praktischer Prüfungen ist die Protokollierung der beobachteten Handlungen durch den LRA/Dozenten. Jede Beobachtung wird protokolliert – aber noch nicht bewertet. Erst die Protokollierung bildet die Basis der Bewertung. Im Protokoll werden sämtliche Beobachtungen belegt, die später die Bewertung begründen. Erst nach Beendigung der praktischen Prüfung erfolgt die Bewertung bzw. die Auswertung mit dem Zweitprüfer.

12.2.3 Gütekriterien

Weil die Ergebnisse von Prüfungen stets einen hohen Stellenwert für die künftige berufliche Zukunft besitzen, müssen grundsätzlich folgende 3 Qualitätsanforderungen erfüllt sein.

- **Objektivität**

Ein Leistungsurteil soll die Leistung unabhängig vom jeweiligen Beurteiler wiedergeben. Mit anderen Worten: Die Bewertung einer Aufgabe ist objektiv, wenn auch andere LRA/Dozenten bei demselben Prüfling bei der Auswertung zum selben Ergebnis kommen. Man spricht auch von einer Durchführungs-, Auswertungs- und Interpretationsobjektivität.

Die **Durchführungsobjektivität** verlangt für alle Prüflinge die gleichen Rahmenbedingungen (z. B. Zeit, Hilfsmittel und Prüfungsaufsicht). **Auswertungsobjektivität** liegt vor, wenn eine Leistung von verschiedenen Prüfern – unabhängig voneinander – mit gleicher Punktezahl bewertet wird. Die **Interpretationsobjektivität** liegt vor, wenn die Prüfer unabhängig voneinander aus dem Auswertungsergebnis den gleichen Schluss ziehen.

- **Gültigkeit**

Eine Leistungserfassung und -beurteilung ist dann gültig, wenn sie genau das misst, was sie zu messen vorgibt. Viele Faktoren können die Gültigkeit beeinflussen. Werden z. B. bei einem Wissenstest in der Rettungsdienstausbildung Punkte wegen falscher Rechtschreibung abgezogen, misst der Test nicht mehr den Kenntnisstand. Die Gültigkeit (Validität) einer Leistungserfassung erhöht sich, wenn der LRA/Dozent die Aufgaben exakt auf die zu prüfenden Themen abstimmt, die Themen zum Gegenstand der Aus- und Weiterbildung macht und sie ausreichend üben lässt, den Prüflingen vor der Beurteilung bzw. Prüfung mitteilt, was er erwartet, worauf er Wert legt und die Aufgabenstellungen unmissverständlich und sprachlich einfach formuliert.

Tab. 12.1 Notenschlüssel

Note	Bedeutung	Beschreibung	Punktespanne (%)
1	Sehr gut	Die Leistung entspricht den Anforderungen im besonderen Maße	100–92
2	Gut	Die Leistung entspricht den Anforderungen voll	Unter 92–81
3	Befriedigend	Die Leistung entspricht im Allgemeinen den Anforderungen	Unter 81–67
4	Ausreichend	Die Leistung weist zwar Mängel auf, entspricht aber im Ganzen noch den Anforderungen	Unter 67–50
5	Mangelhaft	Die Leistung entspricht den Anforderungen nicht. Sie lässt jedoch erkennen, dass notwendige Grundkenntnisse vorhanden sind und die Mängel in absehbarer Zeit behoben werden können	Unter 50–30
6	Ungenügend	Die Leistung entspricht nicht den Anforderungen. Selbst Grundkenntnisse sind so lückenhaft, dass die Mängel in absehbarer Zeit nicht behoben werden könnten	Unter 30

- **Zuverlässigkeit**

Unter der Zuverlässigkeit (Reliabilität) einer Messung versteht man den Grad oder die Genauigkeit, mit der ein bestimmtes Merkmal gemessen wird. Eine Bewertung ist dann zuverlässig, wenn eine wiederholte Messung zu den gleichen Ergebnissen führt oder führen würde. Folgendes Beispiel soll die Bedeutung der Zuverlässigkeit der Messung einer Leistung verdeutlichen: Wird ein Test zu einfach oder zu schwer vom LRA/Dozenten konstruiert, sodass die einfachen Aufgaben von jedem oder die schweren von niemandem gelöst werden können, wird die Leistung nur unzuverlässig gemessen. Erhält man z. B. in einem ersten einfachen Test sehr viele Punkte und in einem zweiten, inhaltlich vergleichbaren, aber schwereren Test nur wenige Punkte, ist die Leistungsmessung unzuverlässig. Damit Leistungen zuverlässig gemessen werden können, müssen die Aufgaben im Durchschnitt einen mittleren Schwierigkeitsgrad aufweisen.

12.2.4 Leistungsbewertung

Grundsätzlich geht es bei der Bewertung allein um die Entscheidung zwischen »bestanden« oder »nicht bestanden«. Diese Bewertung genügt jedoch einer leistungsorientierten Gesellschaft nicht immer, sodass ein differenziertes Bewertungsbild, welches den Grad der Leistung abstuft, erforderlich ist. Für die Bewertung schriftlicher, mündlicher bzw. praktischer Leistungen benötigt man eine allgemein verständliche Ausdrucksform. Punkte oder Noten stellen auf einfache Weise Leistungen dar. Eine Note gibt Außenstehenden eine Auskunft über den Grad der Leistungsqualität. Sie erleichtert den Vergleich von Leistungen.

Die Bewertung von Lernerfolgskontrollen und Prüfungen ist mitunter eine Aufgabe des LRA/Dozenten, daher sollte er mit dem üblichen Notensystem vertraut sein. ◘ Tab. 12.1 gibt Auskunft über die Zuordnung von Punktbereichen zu den Noten.

Nach dem dargestellten Notensystem ist eine Prüfung erst bestanden und damit eine Qualifikation gegeben, wenn mindestens die Note 4 (ausreichend) erzielt wurde. Eine Prüfung gilt demnach erst als bestanden, wenn mindestens 50 % der zu vergebenden Punkte erreicht wurden. Der Benotungsschlüssel wird als strenger Maßstab wahrgenommen, der aber gerechtfertigt ist, wenn Prüfungen Qualifikationscharakter haben. Die nach oben abnehmenden Punktebereiche innerhalb der Notenstufen tragen der Tatsache Rechnung, dass es immer schwerer wird, besonders anspruchsvolle Leistungen zu erbringen. Die Auslesewirkung des Notenschlüssels wird damit deutlich.

- **Verteilung der Noten**

Der Benotungsschlüssel beruht auf der gaußschen Normalverteilung (◘ Abb. 12.5). Dabei handelt es

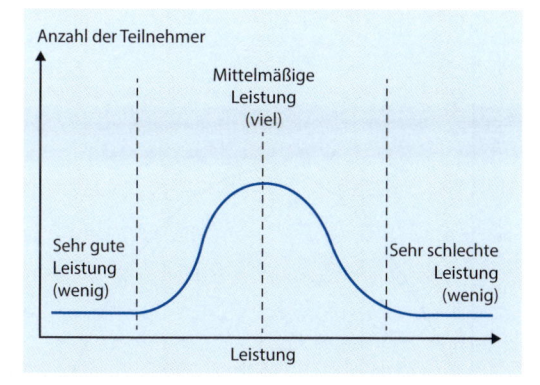

Abb. 12.5 Gaußsche Normalverteilung

sich um ein statistisches Gesetz, das besagt, dass die meisten Menschen Leistungen im mittleren Bereich erbringen und nur wenige extrem gute oder extrem schlechte Leistungen. Demzufolge verteilen sich auch die Leistungen. Um jedoch die gaußsche Normalverteilung bei der Bewertung von Prüfungsleistungen und Lernkontrollen erwarten zu können, müssen 2 Voraussetzungen erfüllt sein: Zum einen muss die Auswahl der Prüfungsteilnehmer nach dem Zufallsprinzip erfolgen, d. h. die Gruppe darf nicht vorsortiert sein. Zum anderen muss die Anzahl der Prüflinge bei mindestens 25 Personen liegen.

Die gaußsche Normalverteilung ist aber kein Bewertungsmaßstab. Die Bewertungsgrundlage orientiert sich immer am Lernziel. Bei der lernzielorientierten Bewertung legt der Prüfer bereits vor der Korrektur den Bewertungsmaßstab fest. Dieser ist konsequent einzuhalten. Dadurch ist die Note des Einzelnen allein abhängig von der eigenen Leistung und nicht von Leistungen anderer. Da es sich bei der gaußschen Normalverteilung um eine statistische Gesetzmäßigkeit handelt, sind Abweichungen in der Noten- bzw. Leistungsverteilung durchaus möglich.

12.2.5 Prüfungsangst

Unter Prüfungsangst versteht man eine auf die Prüfungssituation gerichtete übermäßige Furcht, die sich in den folgenden Symptomen äußern kann:
- Körperliche Symptome: Herzklopfen, weiche Knie, trockener Mund, erhöhte Atemfrequenz, Schweißausbruch, Durchfall, Übelkeit, Erbrechen, Schlafstörungen
- Emotionale Symptome: innere Unruhe, Appetitlosigkeit, Niedergeschlagenheit, Angst
- Geistige Symptome: Konzentrations- und Erinnerungsschwierigkeiten, Blackout, negative Selbsteinschätzung

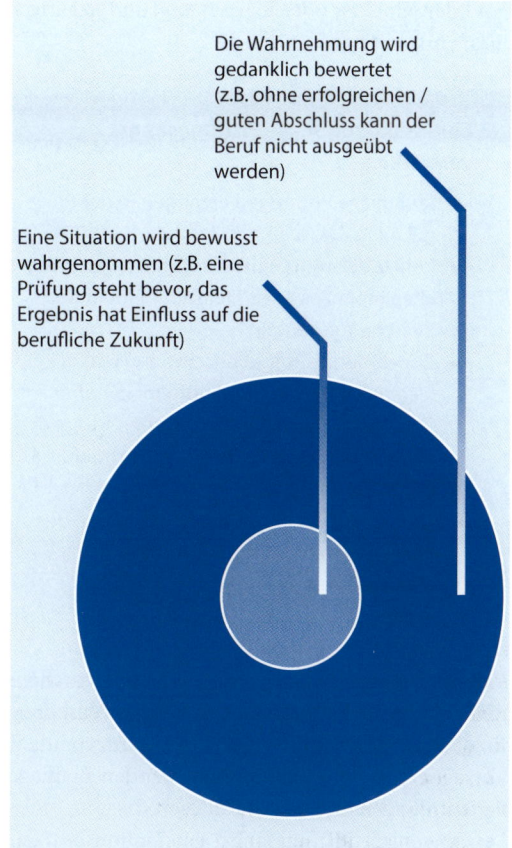

Abb. 12.6 Entstehung von Prüfungsangst

Die Entstehung von Prüfungsangst beruht auf 2 Prozessen (Abb. 12.6).

Prüfungsangst kann Ursache für Prüfungsversagen sein, obwohl die notwendigen Kenntnisse und Fertigkeiten erlernt wurden. Sie ist in allen Alters- und Berufsgruppen verbreitet und tritt häufig nicht erst unmittelbar vor oder während der Prüfung auf, sondern beeinträchtigt den Prüfling schon lange Zeit vorher. Grundsätzlich handelt es sich bei Prüfungsangst um ein erlerntes Gefühl, das während der Kindheit oder Jugend aufgrund negativer Erfahrungen erworben wurde.

> **Einflussfaktoren, die Prüfungsangst verstärken**
> - Mündliche Prüfungen erzeugen in der Regel mehr Angst als schriftliche.
> - Punktuelle (Abschluss-)Prüfungen verursachen mehr Angst als kleine, regelmäßige Zwischenprüfungen.
> - Zunehmende Aufgabenschwierigkeit, unklare Anweisungen und Aufgaben, hoher Zeitdruck – sowohl bei der Vorbereitung als auch während der Prüfung – erhöhen die Prüfungsangst.
> - Das als negativ empfundene Verhalten des LRA/Dozenten (unfreundlich, streng) verstärkt die Prüfungsangst.

Prüfungsängste haben verschiedene Ursachen: mangelndes Selbstvertrauen, schlechte Vorbereitung, Perfektionismus sowie die Furcht vor dem Versagen und der damit einhergehenden Blamage vor Familie, Freunden und Kollegen.

Obwohl die Prüfungsangst als situationsbezogene Angst betrachtet wird und nicht als stabile Eigenschaft einer Person, begünstigen einige Merkmale der Persönlichkeit die Neigung zur Prüfungsangst. Personen mit hoher Prüfungsangst legen meist hohe Standards an ihre Leistung an und setzen sich damit unter Druck. Eine wichtige Rolle beim Erleben von Prüfungsangst spielt die Selbstaufmerksamkeit. Je stärker die Aufmerksamkeit auf die eigene Person – und deren selbst zugeschriebene Schwächen – gerichtet ist und je intensiver die eigenen Empfindungen von Erregung wahrgenommen werden, umso größer fällt die Angst aus und umso wahrscheinlicher ist eine Leistungsminderung. Die negative Wirkung erklärt sich dadurch, dass der anstehenden Prüfungsaufgabe die nötige Aufmerksamkeit entzogen wird und die negative Bewertung der Angst die Bedrohlichkeit noch verstärkt.

Yerkes-Dodson-Gesetz

Prüfungsangst ist in einem gewissen Maß eine normale Begleiterscheinung, die unter Umständen sogar eine positive Wirkung hat. Die Wirkung der Prüfungsangst auf das Lernen und den Prüfungserfolg hängt von ihrem Ausprägungsgrad ab. Mäßige Angst in Form von Aufgeregtheit oder Lampenfieber ist dem Prüfungserfolg förderlich. Bereits im Jahre 1908 wurden US-amerikanische Psychologen auf diesen Zusammenhang von Erregung (Angst) und Leistungsfähigkeit aufmerksam. Das nach diesen Forschern benannte Yerkes-Dodson-Gesetz beschreibt die Beziehung zwischen Erregungsniveau und Leistung als umgekehrte u-förmige Kurve (◘ Abb. 12.7).

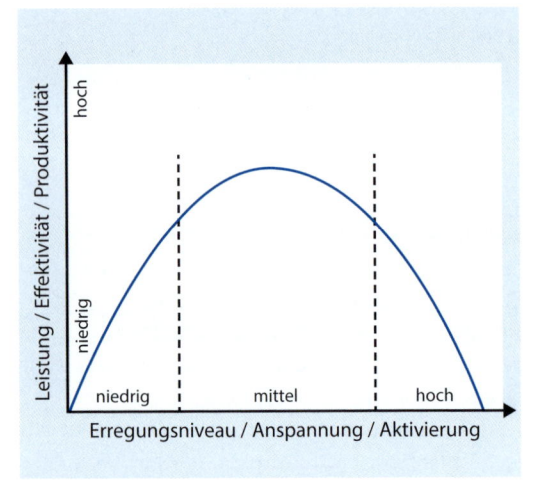

◘ **Abb. 12.7** Yerkes-Dodson-Gesetz. (Mod. nach Yerkes u. Dodson 1908)

Bei einer Unterforderung schöpft ein Prüfling sein Leistungspotenzial nicht aus, es entsteht ein Leistungsleck. Auf einem mittleren Erregungsniveau kann die Leistung bis zu einem Spitzenwert gesteigert werden (Leistungsoptimum). Erhöht sich das Erregungsniveau über das erforderliche Maß, kommt es zu Leistungsdruck, Stress, Belastung und Leistungsabfall. Prüflinge mit einem mittleren (optimalen!) Erregungsgrad richten ein vergleichsweise hohes Maß an Aufmerksamkeit auf eine vorliegende Aufgabe, um sie zu bearbeiten. Bei einer zu geringen Erregung ist mit einer unverhältnismäßig hohen Anzahl von Flüchtigkeitsfehlern zu rechnen, während bei zu hoher Erregung ein Teil der Aufmerksamkeit auf den Zustand der eigenen körperlichen Reaktionen gelenkt wird.

Abbau von Prüfungsangst

Prüflinge belastet in der Regel die Unsicherheit, ob sie genügend vorbereitet sind, wie die Prüfung verlaufen wird, welche Inhalte abgeprüft und wie die Leistungen bewertet werden. Der Abbau von Prüfungsangst setzt an diesen Belastungsfaktoren an. Ängste lassen sich zerstreuen, wenn der LRA/Dozent realistische Informationen über Prüfungsablauf, Arten der Prüfungsfragen und -aufgaben, Form der Prüfung und Beurteilungsmaßstäbe gibt. Prüfungsangst kostet Kraft. Der LRA/Dozent sollte versuchen, die Energien, die in der Prüfungsangst stecken, umzuleiten und für eine effektive Prüfungsvorbereitung zu nutzen. Wichtig ist es dabei, sich realistische Ziele zu setzen und mit dem Prüfungskandidaten über seine Ängste zu sprechen.

- **Prüfungsvorbereitung**

Weitverbreitet ist die Angst vor dem Lernpensum des Prüfungsstoffes, der vielen als kaum zu bewältigen erscheint. Die Minderung dieser Angst beruht auf 2 Strategien: Zum einen bedarf es zum effektiven Lernen verschiedener Lern- und Gedächtnisstrategien. Zum anderen wird der Lernprozess erleichtert, indem man ein bewusst definiertes Arbeits- und Zeitmanagement betreibt. Beide Strategien wurden an anderer Stelle schon beschrieben. Die beste Prüfungsvorbereitung besteht darin, kontinuierlich zu lernen, d. h. den Stoff langfristig zu verarbeiten.

Ein weiteres wirkungsvolles Mittel gegen Prüfungsangst ist das intensive Lernen. Es ist daher von entscheidender Bedeutung, dass die prüfungsrelevanten Inhalte nicht nur vermittelt, sondern genauso intensiv – in vielfältigen Varianten und Formen – wiederholt, gefestigt, angewendet und geübt werden.

Nicht alles, was in einer Aus- oder Weiterbildung inhaltlich behandelt wurde, ist auch zwingend prüfungsrelevant. Prüflinge benötigen konkrete Hinweise, welche Inhalte geprüft werden. Es ist sinnvoll sie darüber zu informieren, ob nur das geprüft wird, was de facto behandelt wurde, oder ob zusätzliche Aufgaben zu erwarten sind, bei denen die erworbenen Kenntnisse und Fertigkeiten auf neue Situationen übertragen werden müssen. Die Prüflinge sollten obendrein die zu bearbeitenden Aufgabenformen kennen.

Durch regelmäßige Lernkontrollen – mündlich, schriftlich und praktisch – gewöhnt sich der Prüfungskandidat an die Rahmenbedingungen der Abschlussprüfung. Das Bearbeiten von Fallbeispielen, das Lösen älterer schriftlicher Prüfungen und das Simulieren mündlicher Prüfungen stellt nicht nur eine gute Vorbereitung dar, sondern hilft, Prüfungsängste langfristig abzubauen. Zudem erhält der Prüfling hierdurch regelmäßig Rückmeldungen über seinen persönlichen Leistungsstand. Leistungsdefizite können auf diese Weise noch vor der eigentlichen Prüfung abgebaut werden.

12.3 Beurteilungen

Beurteilungen kommen verstärkt in der Ausbildungsphase, z. B. im Rahmen der Berufsausbildung zum Rettungsassistenten, vor. Werden die Leistungen und das Verhalten einer Person bei der Durchführung einer Gesamtaufgabe beobachtet, eingeschätzt und anhand eines Vergleichsmaßstabes eingestuft, spricht man von einer Beurteilung. Die Beurteilung lebt von aufsummierten Einzelurteilen, die in mehreren Gesprächen, Kontrollen, Beobachtungen und Leistungsvergleichen gewonnen wurden. Sie stellen eine anspruchsvolle Aufgabe des LRA/Dozenten dar.

Unterschieden werden Leistungs- und Verhaltensbeurteilungen (◘ Tab. 12.2). Bei der Leistungsbeurteilung wird der Qualifikationsstand in fachlicher Hinsicht betrachtet. Es geht hier in erster Linie um Kenntnisse und Fertigkeiten. Bei der Verhaltensbeurteilung geht es um Arbeitsweisen, Einstellungen und Verhalten gegenüber Patienten, Angehörigen, Kollegen und Ersthelfern.

12.3.1 Funktionen von Beurteilungen

Beurteilungen haben eine **pädagogische Funktion**, da sie den Ausbildungsfortschritt dokumentieren. Sie zeigen Stärken und Schwächen auf. Bei Letzteren können weitergehende Hilfen abgeleitet werden, um das e*rfolgreiche Absolvieren der Berufsausbildung zu unterstützen. Somit sind eine ständige Kontrolle des Ausbildungsstandes in Form einer schriftlichen Beurteilung des Praktikanten und eine

Tab. 12.2 Beurteilungsbereiche

Leistungsbeurteilung		Verhaltensbeurteilung	
Lernleistung	Arbeitsleistung	Leistungsverhalten	Sozialverhalten
Beurteilt werden die aktuellen Kenntnisse und Fertigkeiten (Lernerfolg)	Beurteilt wird die aktive Umsetzung der Kenntnisse und Fertigkeiten im Arbeitsprozess	Beurteilt wird die Art der Leistungserstellung (z. B. Sorgfalt, Zielstrebigkeit)	Beurteilt wird das Verhalten gegenüber Vorgesetzten, Kollegen, Patienten, Ersthelfern

danach als notwendig erkannte persönliche Förderung als pädagogisches Mittel für die Durchführung einer optimalen Berufsausbildung unverzichtbar. Veränderungen in den Kenntnissen, Fertigkeiten und im Verhalten können sich nur entwickeln, wenn vor allem der LRA den Praktikanten konkrete Rückmeldungen über ihren Ausbildungsstand gibt.

Beurteilungen geben allen Mitwirkenden (Rettungsdienstträger, LRA/Dozent, Praktikant) eine **Rückmeldung** über die erbrachten Leistungen und über das während des Beurteilungszeitraumes gezeigte Verhalten. Die vorliegenden Beurteilungen sind außerdem relevante Unterlagen für die Erstellung eines qualifizierten Zeugnisses bei Beendigung der Berufsausbildung zum Rettungsassistenten.

Beurteilungen haben eine **Selektionsfunktion**, weil sie für verschiedene Entscheidungen während der Berufsausbildung herangezogen werden können. Nicht selten entscheiden sie darüber, ob eine anschließende Übernahme in ein Beschäftigungsverhältnis infrage kommt.

Für den Fall einer außergerichtlichen oder gerichtlichen Auseinandersetzung haben Beurteilungen auch eine **Beweisfunktion**. In Einzelfällen kann es hinsichtlich der Qualität der Prüfungsleistung unterschiedliche Ansichten zwischen den Parteien geben. Beurteilungen stellen deshalb bei Arbeitsgerichtsprozessen – für beide Seiten – einen wertvollen Nachweis dar.

12.3.2 Formen von Beurteilungen

- **Informelle Beurteilungen**

Informelle Beurteilungen haben keine bestimmte Form und werden ohne formalen Anlass meist mündlich gegeben. Die Grundlage informeller Beurteilungen ist das Verhalten (z. B. des Praktikanten auf der Lehrrettungswache) in Einzelsituationen. Je nachdem, ob die Beurteilung positiv oder negativ ausfällt, spricht man von Anerkennung oder Kritik.

Anerkennung bedeutet, dass der LRA/Dozent die Leistung des Praktikanten erkennt und bestätigt. Sie dient der Orientierung, ob das gesetzte Lernziel erreicht oder sogar übertroffen wurde. Eine Anerkennung geht auf Qualität, Quantität, Inhalt und Ergebnis ein und vermittelt ein Gefühl der Wertschätzung. Eine Anerkennung kann auch indirekt erfolgen, indem z. B. eine besondere Aufgabe übertragen wird.

Eine Kritik richtet sich nicht gegen eine Person, sondern gegen deren Leistung bzw. Verhalten. Sie soll helfen, künftige Fehler zu vermeiden, die Leistung zu verbessern und Verhaltensweisen zu ändern.

- **Formale Beurteilungen**

Formale Beurteilungen setzen einen bestimmten Anlass voraus und erfordern das Vorgehen nach einer festgelegten Form, wobei sich dies sowohl auf das Beurteilungsverfahren als auch auf die Dokumentation des Beurteilungsprozesses bezieht. Formale Beurteilungen sind somit nicht Selbstzweck, sondern erfüllen eine nutzenorientierte Funktion. Sie beruhen auf längerfristigen und systematischen Beobachtungen.

12.3.3 Beurteilungsmethoden

Beurteilungen können mithilfe unterschiedlicher Methoden erstellt werden. Unabhängig von der Be-

12.3 · Beurteilungen

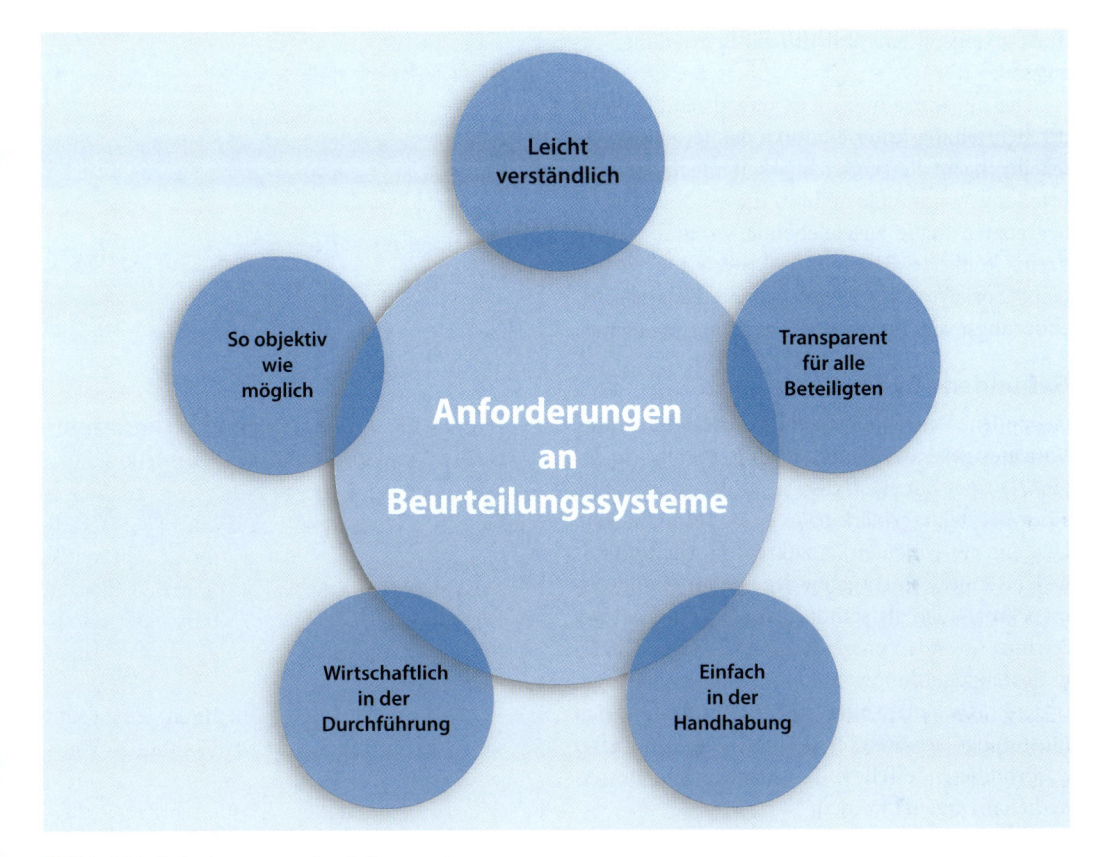

Abb. 12.8 Anforderungen an Beurteilungssysteme

urteilungsmethode gelten jedoch universelle Anforderungen (Abb. 12.8).

Das Vorgehen beim Beurteilen ist dem LRA/Dozenten bzw. dem Arbeitgeber des zu Beurteilenden nicht völlig freigestellt. Der Betriebsrat hat nach § 94 Betriebsverfassungsgesetz (BetrVG) ein Mitbestimmungsrecht hinsichtlich der Aufstellung allgemeiner Beurteilungsgrundsätze. In der Regel werden Arbeitgeber und Betriebsrat die Einführung eines Beurteilungssystems über eine Betriebsvereinbarung regeln. In dieser sind die allgemeinen Beurteilungsgrundsätze und die Vorgehensweise festgelegt. Gemäß § 82 Abs. 2 BetrVG hat jeder Mitarbeiter ein Recht darauf, dass ihm die Beurteilung seiner Leistungen offengelegt wird.

Freie Beurteilung

Bei einer freien Beurteilung formuliert der LRA/Dozent seine Einschätzungen mit eigenen Worten. Dies ist grundsätzlich ohne jegliche Vorgaben möglich. Die Auswahl der Beurteilungskriterien und die Festlegung der Ausprägung bleiben dem LRA/Dozenten überlassen. Die freie Beurteilung erfolgt ohne Festlegung und Definition der Beurteilungsmerkmale und ohne Vorgabe der Bewertungs- und Gewichtungsstufen. Ein solches Vorgehen hat Vor- und Nachteile. Die Vorteile liegen in der großen Differenzierungsbreite, da der LRA/Dozent nicht durch ein vorgegebenes Schema in seinen Überlegungen und Formulierungen eingeengt ist. Er hat die Möglichkeit, den zu Beurteilenden in allen Einzelheiten zu schildern und zu beurteilen. Die Voraussetzung für eine freie Beurteilung ist ein großer Wortschatz und ein differenziertes Ausdrucksvermögen des LRA/Dozenten, um ein individuelles Urteilsbild abgeben zu können. Freie Beurteilungen erfordern daher große Übung. Eine Form der freien Beurteilung ist das Beurteilungsgespräch, dem nicht zwingend eine schriftliche Beurteilung voraussetzt.

Die subjektive und meist unvollständige Wahl der Beurteilungskriterien durch den jeweiligen Beurteiler macht die Vergleichbarkeit mit anderen Beurteilungen unmöglich. Eine diesen Nachteil im begrenzten Maße ausgleichende Variante besteht darin, konkrete Beurteilungskriterien (z. B. Arbeits-, Sozialverhalten) vorzugeben, welche als Orientierungsraster für die freie Formulierung dienen.

Gebundene Beurteilung

Gebundene Beurteilungsverfahren sind durch feste Vorgaben gekennzeichnet. In der Regel braucht der LRA/Dozent nur noch den Grad der Ausprägung eines Beurteilungsmerkmales (z. B. Teamfähigkeit, Umgang mit Patienten) anzukreuzen. Die traditionellen Grundformen gebundener Beurteilungen – manchmal auch als standardisierte Verfahren bezeichnet – werden unterschieden nach Kennzeichnungs-, Rangordnungs- und Einstufungsverfahren. In der Praxis werden mittlerweile fast ausschließlich Einstufungsverfahren verwendet, die ggf. durch frei zu formulierende Teile (z. B. Anmerkungen, Besonderheiten) ergänzt werden.

Kennzeichnungsverfahren

Bei einem Kennzeichnungsverfahren gibt der LRA/Dozent auf einem Formular jeweils an, ob bestimmte vorgegebene Kriterien auf den zu Beurteilenden zutreffen oder nicht. Dies sind meist Leistungskriterien, können aber auch Eigenschafts- oder Verhaltenskriterien sein. Im Allgemeinen werden die folgenden 3 Varianten des Kennzeichnungsverfahrens unterschieden:

Beim **Checklistenverfahren** (Tab. 12.3) erhält der LRA/Dozent eine Liste mit kurzen Verhaltensbeschreibungen, anhand derer er den zu Beurteilenden einschätzen soll.

Eine methodische Spezifikation des Checklistenverfahrens ist das **Zwangsverfahren** (Tab. 12.4). Hierbei erfolgt jede Verhaltens- oder Leistungsbeschreibung paarweise – einmal in einer sehr positiven (z. B. trifft zu, richtig), zum anderen in einer sehr negativen Ausprägung (z. B. trifft nicht zu, falsch). Der LRA/Dozent muss für jedes Paar angeben, ob die positive oder negative Ausprägung zutrifft.

Tab. 12.3 Beispiel eine Checkliste

Verhalten	Einschätzung
Beherrschung von Hygiene- und Desinfektionsmaßnahmen	
Selbstständige Vorbereitung einer Infusion	
…	

Tab. 12.4 Beispiel eines Zwangsverfahrens

Der Praktikant …	Trifft zu	Trifft nicht zu
beherrscht Hygiene- und Desinfektionsmaßnahmen.		
bereitet selbstständig eine Infusion vor.		
…		

Die 3. Variante ist das **Verfahren der kritischen Ereignisse** (Tab. 12.5). Dazu erhält der LRA/Dozent eine Liste mit »kritischen Ereignissen«. Dabei handelt es sich um auffallend positive oder negative Vorfälle. Sobald der LRA/Dozent eines der aufgeführten Ereignisse beobachtet, dokumentiert er den Vorfall mit Datum und Anmerkungen. Nach einem längeren Zeitraum ergibt sich aus der Differenz zwischen positiven und negativen Eintragungen das Ergebnis der Bewertung.

Einstufungsverfahren

Das Einstufungsverfahren wird am häufigsten zur Beurteilung eingesetzt. Bei diesem Verfahren werden zu jedem Beurteilungsmerkmal Stufen der Leistungsausprägung festgelegt, die in geordneter Folge eine Skala ergeben, die von minimalen bis maximalen Leistungen reicht. Der eigentliche Bewertungsvorgang erfolgt durch die Einstufung der beobachteten Leistung auf dieser Skala durch den LRA/Dozenten. Die Skalenstufen sind gewöhnlich durch Zahlenwerte, Adjektive oder Verhaltensbeschreibungen verankert. Die Skala beinhaltet übli-

12.3 · Beurteilungen

Tab. 12.5 Beispiel eines Verfahrens kritischer Ereignisse

Ereignis	Positiv	Negativ	Datum	Anmerkungen
Durchführung von Hygiene- und Desinfektionsmaßnahmen				
Vorbereitung einer Infusion				
…				
	Summe	Summe		

cherweise zwischen 5 und 7 Werte. Möchte der Beurteiler einen Mittelwert zulassen, werden Bewertungsskalen mit einer ungeraden Zahl von Bewertungsstufen gewählt. Andernfalls ist eine Skala mit einer geraden Anzahl an Werten besser. Hierbei wird vor allem eine Tendenz zur Mitte ausgeschlossen.

Schulnoten sind allgemein verständlich. Leistungen können deshalb auf einer **numerischen Skala** (Abb. 12.9) leicht bewertet werden. Werden anstatt Ziffern Buchstaben verwendet, spricht man von einer alphabetischen Skala.

Die **grafische Skala** gibt dem LRA/Dozenten die Möglichkeit, die Merkmalsausprägung (z. B. den Leistungsgrad) frei zwischen 2 Polen eines Skalenstrahls zu kennzeichnen (Abb. 12.10). In sehr einfachen Varianten, deren Aussagewert oft eingeschränkt ist, verwendet man bei grafischen Skalen zum Teil auch Symbole (z. B. Smileys, Plus/Minus oder Blitz/Sonne). Die Vergleichbarkeit mit anderen Einstufungsverfahren ist bei grafischen Skalen eingeschränkt.

Um die Wertigkeit einzelner Stufen eindeutiger zu gestalten, werden die verschiedenen Stufen häu-

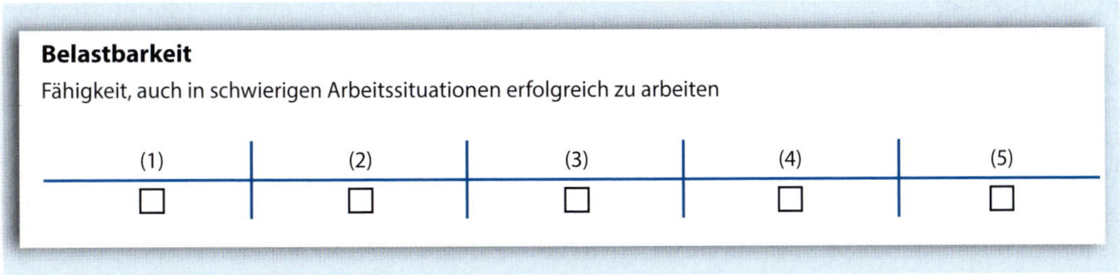

Belastbarkeit
Fähigkeit, auch in schwierigen Arbeitssituationen erfolgreich zu arbeiten

(1)　　(2)　　(3)　　(4)　　(5)
☐　　☐　　☐　　☐　　☐

Abb. 12.9 Numerische Skala

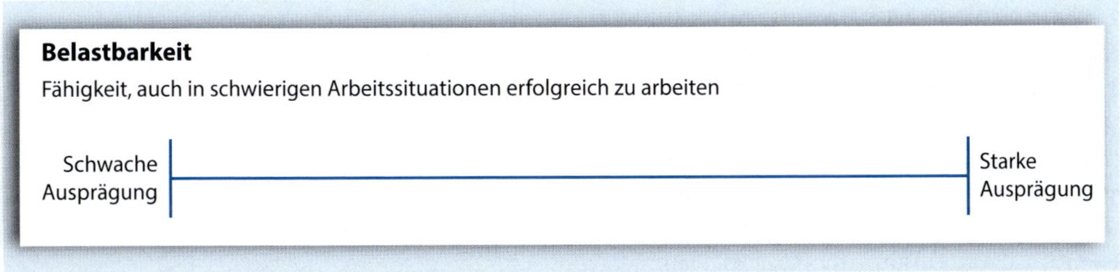

Belastbarkeit
Fähigkeit, auch in schwierigen Arbeitssituationen erfolgreich zu arbeiten

Schwache Ausprägung ─────────────── Starke Ausprägung

Abb. 12.10 Grafische Skala

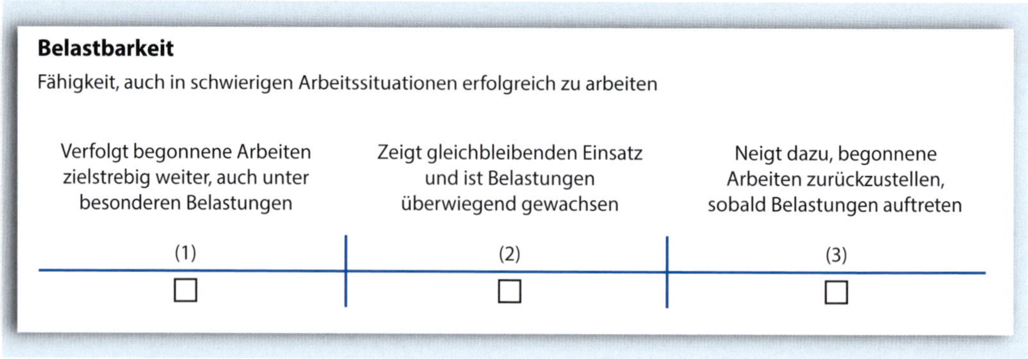

> **Belastbarkeit**
> Fähigkeit, auch in schwierigen Arbeitssituationen erfolgreich zu arbeiten
>
> | Verfolgt begonnene Arbeiten zielstrebig weiter, auch unter besonderen Belastungen | Zeigt gleichbleibenden Einsatz und ist Belastungen überwiegend gewachsen | Neigt dazu, begonnene Arbeiten zurückzustellen, sobald Belastungen auftreten |
> |---|---|---|
> | (1) | (2) | (3) |
> | ☐ | ☐ | ☐ |

Abb. 12.11 Skala mit verbaler Verhaltensbeschreibung

fig durch **verbale Verhaltensbeschreibungen** in Kombination mit einer numerischen Skalierung verwendet (Abb. 12.11).

Die Auswahl der geeigneten Beurteilungsmerkmale ist eine der wichtigsten Aufgaben der Vorbereitungsphase. Mithilfe der Merkmale soll ein möglichst breites Spektrum sowohl der Leistung als auch des Verhaltens des zu Beurteilenden abgebildet werden. Die zu beurteilenden Merkmale müssen dabei stets auf die Anforderungen im Rettungsdienst ausgerichtet sein.

- **Gewichtung**

Da den verschiedenen Beurteilungskriterien in der Regel nicht das gleiche Gewicht für die Gesamtbeurteilung beizumessen ist, gilt es eine Gewichtung vorzunehmen. Dies geschieht auf 2 Arten: Wiegt ein Beurteilungskriterium im Vergleich zu anderen besonders schwer, kann der festgelegte Wert der Beurteilung auf der numerischen Skala mit einem festgelegten Gewichtungsfaktor multipliziert werden. Alternativ kann man weniger gewichtige Beurteilungskriterien durch 3 und besonders wichtige durch 7 Skalenstufen festlegen.

Rangordnungsverfahren

Das besondere Merkmal dieses Verfahrens besteht darin, dass der LRA/Dozent die zu Beurteilenden – in Hinblick auf die Gesamtleistung oder im Hinblick auf einzelne Beurteilungskriterien – in eine Rangfolge bringen muss, aus der zu ersehen ist, wer jeweils der beste und wer der schlechteste ist. Durch den Zwang, jeden Platz nur einmal zu vergeben, wird sichergestellt, dass es auf jeden Fall zu einer Differenzierung zwischen den zu Beurteilenden kommt, was sonst oft nicht eindeutig möglich ist.

Rangordnungsverfahren können sowohl summarisch als auch analytisch durchgeführt werden. Im **summarischen Rangordnungsverfahren** wird die Reihenfolge anhand eines Leistungskriteriums erstellt. Der zu Beurteilende wird dabei insgesamt betrachtet, ohne bewusst auf einzelne Beurteilungsmerkmale abzuheben. Das Gesamturteil entsteht vielmehr aus der unbewussten Wahrnehmung verschiedener Merkmale, die jedoch nicht extra formuliert werden. Beim **analytischen Rangordnungsverfahren** werden hingegen mehrere Leistungskriterien berücksichtigt, d. h. der LRA/Dozent wird gezwungen, die zu Beurteilenden im Hinblick auf jedes einzelne Beurteilungsmerkmal in eine Rangfolge zu bringen.

Bei großen Gruppen werden manchmal bestimmte Quoten vorgegeben, z. B. nur 25 % der Beurteilten dürfen als gut eingestuft werden. Eine Rangordnung kann man bei kleineren Gruppen darüber hinaus ebenso mit einem Paarvergleich erstellen. Bei dieser effektiven, aber aufwendigen Methode wird die Leistung eines Mitarbeiters je Beurteilungsmerkmal mit jeder anderen Person verglichen. Anschließend wird ausgezählt, wie häufig jede Person als jeweils bessere aus den Paarvergleichen hervorgegangen ist. Aus diesen Häufigkeiten werden dann die Rangreihen ermittelt.

12.3 · Beurteilungen

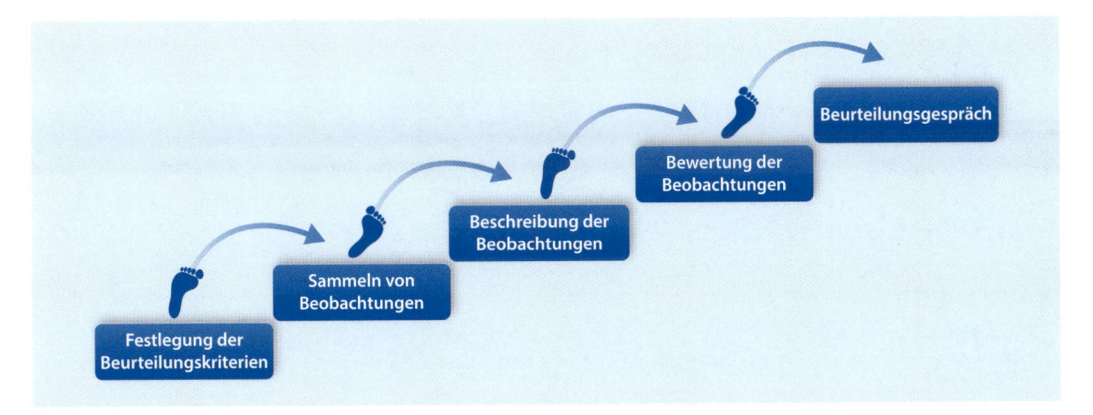

Abb. 12.12 Ablauf einer Beurteilung

12.3.4 Ablauf einer Beurteilung

Jedes Beurteilungsverfahren beruht auf einer festgelegten Reihenfolge (Abb. 12.12).

- **Beurteilungskriterien festlegen**

Um jemanden beurteilen zu können, benötigt der LRA/Dozent Beurteilungskriterien. Die Zahl möglicher Beurteilungskriterien ist groß und erfordert eine sorgfältige Auswahl – abgestimmt auf die Aufgaben und Tätigkeiten. Damit ein geschulter LRA/Dozent noch angemessen differenzieren kann, sollte eine Beurteilung nicht mehr als 10 Beurteilungskriterien enthalten. Gleichzeitig ist festzulegen, wie die einzelnen Beurteilungsmerkmale gewichtet sein sollen. Für die Beurteilung eines angehenden Rettungsassistenten trägt z. B. das Merkmal »Umgang mit Patienten« ein größeres Gewicht als das Merkmal »Kreativität«.

Beurteilungskriterien (Auswahl)
- Fachkenntnisse
- Fertigkeiten
- Auffassungsgabe
- Selbstständiges Arbeiten
- Umgang mit Patienten, Kollegen, Dritten
- Arbeitstempo
- Arbeitsqualität
- Verantwortungsbewusstsein
▼

- Belastungsfähigkeit
- Kritikfähigkeit
- Kommunikationsfähigkeit
- Teamfähigkeit
- Organisationsvermögen
- Ausdrucksvermögen (schriftlich, mündlich)
- Pünktlichkeit
- Lern-/Weiterbildungsbereitschaft
- Zuverlässigkeit

- **Beobachtungen sammeln**

Beobachtungen finden generell im zu beurteilenden Arbeitsumfeld (z. B. Einsatz, Nachbereitung, Rettungswache) statt. Die Beobachtung darf jedoch nicht den Eindruck einer permanenten Kontrolle erwecken. Sie darf weder zu einem Versagen unter Stress noch zu einer Mehrleistung, die allein aufgrund der Beobachtung eintritt, führen (▶ Abschn. 12.3.6). Beobachtungen sollten grundsätzlich über den gesamten Beobachtungszeitraum verteilt sein, damit der LRA/Dozent eine Leistungsentwicklung und Verhaltensveränderung erkennen kann. Dabei ist auf wechselnde Tageszeiten in der Wahl der Beobachtungszeitpunkte zu achten. Weil der biologische Tagesrhythmus für erhebliche Leistungsschwankungen sorgt, bietet es sich an, den Fokus der Wahrnehmung auch auf besondere Vorkommnisse zu richten, d. h. auf alle Ereignisse, die Hinweise auf besonders positive oder negative Leistungen oder Verhaltensweisen liefern.

Tab. 12.6 Muster eines Beurteilungsrasters

Merkmal	Gewichtung	Entspricht selten den Erwartungen	Entspricht im Allgemeinen den Erwartungen	Entspricht voll den Erwartungen	Liegt über den Erwartungen	Liegt weit über den Erwartungen	Ergebnis
		1	2	3	4	5	
Fachkenntnisse	3		x				6
Fertigkeiten	3				x		9
Teamfähigkeit	2			x			6
Ausdrucksvermögen		x					2
…							…
							23

- **Beobachtungen beschreiben**

Eine genaue Beschreibung der beobachteten Leistung und des Verhaltens stützt eine Bewertung und macht sie nachvollziehbar. Daher sind die gesamten Beobachtungen vom LRA/Dozenten schriftlich festzuhalten. Dabei gilt der Grundsatz der strikten Trennung zwischen Beobachtung und Bewertung. Dadurch wird der beurteilende LRA/Dozent gezwungen, die notwendigen Verbindungen zwischen Beobachtungen und Beurteilungsmerkmalen herzustellen.

- **Beobachtungen bewerten**

Erst im letzten Schritt erfolgt die eigentliche Bewertung (Tab. 12.6). Alle Beobachtungen werden zu einer stimmigen Bewertung verdichtet. Bewertet werden darf allerdings nur das, was bewertet werden soll. Zur Bewertung steht dem LRA/Dozenten eine Reihe von Beurteilungsmethoden zur Verfügung. In der Praxis haben sich Einstufungsverfahren bewährt. Bei Einstufungsverfahren wird die Leistung oder das Verhalten anhand eines Maßstabes bewertet.

In der Regel wird sich ein solcher Maßstab an einer Zielvorgabe (z. B. Lernziele) orientieren. Häufig ergibt sich der Beurteilungsmaßstab auch durch den unmittelbaren Vergleich mit anderen oder durch den Vergleich mit vorangegangenen Beurteilungen derselben zu beurteilenden Person.

12.3.5 Beurteilungsgespräch

Alle Schritte einer Beurteilung münden in das abschließende Beurteilungsgespräch (Abb. 12.13). Gemäß § 82 Abs. 2 BetrVG hat jeder Mitarbeiter ein Recht auf die Offenlegung sämtlicher Beurteilungen. Darüber hinaus sind leistungs- und verhaltenssteuernde Wirkungen einer Beurteilung nur dann zu erwarten, wenn der Soll-Ist-Vergleich zwischen dem LRA/Dozenten und der zu beurteilenden Person diskutiert wird. Das Beurteilungsgespräch übernimmt folgende Funktionen:
- Standortbestimmung
- Vergleich von Anforderungen und Grad der Umsetzung
- Bestätigung, Anerkennung, Kritik, Verbesserungspotenziale
- Motivation
- Absprache von Fördermaßnahmen

- **Phasen des Beurteilungsgespräches**

Das Beurteilungsgespräch wird vom LRA/Dozenten sorgfältig vorbereitet (Tab. 12.7), durchgeführt und ausgewertet. Gesprächsgrundlage ist ein im Vorfeld ausgefüllter Beurteilungsbogen. Die Gesprächsführung ist unter Beachtung wesentlicher Regeln der Kommunikation (z. B. aktives Zuhören, Verwendung von Ich-Botschaften) als Dialog zu gestalten. Die Atmosphäre ist sachlich und vertrauensvoll zu gestalten. Störungen und Zeit-

12.3 · Beurteilungen

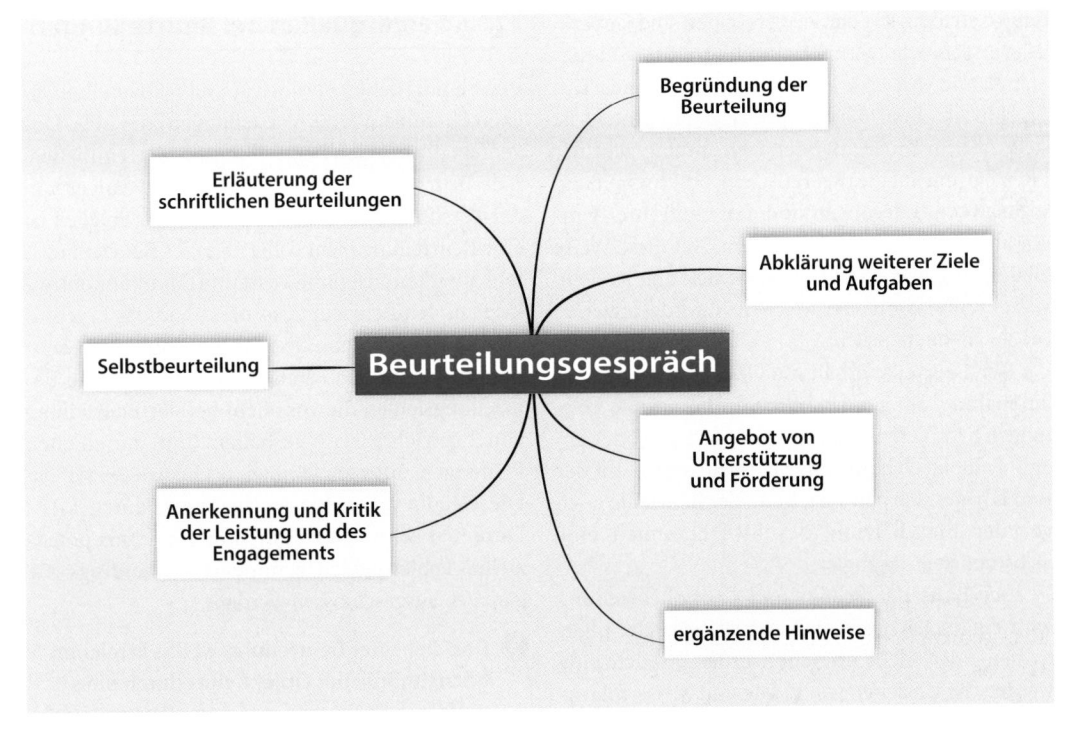

Abb. 12.13 Inhalte eines Beurteilungsgespräches

Bestandteile des Beurteilungsgesprächs:
- Begründung der Beurteilung
- Erläuterung der schriftlichen Beurteilungen
- Abklärung weiterer Ziele und Aufgaben
- Selbstbeurteilung
- Angebot von Unterstützung und Förderung
- Anerkennung und Kritik der Leistung und des Engagements
- ergänzende Hinweise

druck dürfen das Beurteilungsgespräch nicht behindern.

- **Gesprächseröffnung**

Die Gesprächseröffnung zeichnet sich durch einen positiven Einstieg aus, um Hemmungen abzubauen. Die Zielsetzung des Gesprächs wird klar vom LRA/Dozenten benannt.

- **Verhaltensdarstellung und Stellungnahme**

Der Rückblick auf die bewerteten Aufgaben und Leistungen leitet die 2. Phase des Beurteilungsgespräches ein, um den anstehenden Soll-Ist-Vergleich vorzunehmen. Bei der Verhaltensdarstellung sollte der LRA/Dozent mit positiven Beobachtungen beginnen. Im weiteren Verlauf stellt er anhand der gewählten Verhaltensmerkmale die Beobach-

Tab. 12.7 Vorbereitung eines Beurteilungsgespräches

Inhaltliche Vorbereitung	Organisatorische Vorbereitung
Eigene Beobachtungen notieren	Einladung zum Gespräch (Anlass, Thema, Möglichkeit der Vorbereitung)
Fremdbeobachtungen einholen	Störungsfreier Raum, richtiger Zeitpunkt
Prüfungsergebnisse heranziehen	Ausreichend Zeit einplanen
Fördermaßnahmen überlegen	Keine Unterbrechungen
Beurteilungsbogen ausfüllen	Unterlagen verfügbar halten
Mit welchen Einwänden ist zu rechnen?	

tungen strukturiert dar. Zu vermeiden sind Generalisierungen wie »immer«, »alle«, »jeder«, »niemand« und »nie«. Sie lösen häufig Abwehr aus. Das Ergebnis der Beurteilung – positiv oder negativ – ist stets zu begründen. Bei der Begründung geht der LRA/Dozent auf die theoretischen, praktischen und sozialen Anforderungen und den Grad ihrer Umsetzung durch den Beurteilten ein. Auf diese Weise gibt er ihm eine detaillierte Rückmeldung zu dem, was er schon kann oder welchen Anforderungen er (noch) nicht entspricht.

Der Beurteilte erhält die Gelegenheit zur Stellungnahme, um ggf. Ursachen für bestimmte Leistungen bzw. Verhaltensweisen aufzuzeigen oder um ggf. Fehleinschätzungen richtigzustellen. In der Praxis hat es sich bewährt, wenn der Beurteilte noch vor der Einschätzung des LRA/Dozenten eine Selbstbeurteilung abgibt.

Auf Basis der Selbst- und Fremdbeurteilung wird eingeschätzt, ob die Lernziele erreicht, übertroffen oder nicht erreicht wurden. Gleichzeitig werden die Ursachen von Erfolg und Misserfolg ermittelt, um anschließend die Folgen für die weitere Arbeit abzuleiten. Gemeinsam festgelegte Maßnahmen werden im Beurteilungsbogen dokumentiert.

- **Gesprächsabschluss**

Zum Abschluss des Beurteilungsgespräches fasst der LRA/Dozent alle Ergebnisse zusammen. Er sollte dem Beurteilten deutlich machen, dass ihm viel an seiner Entwicklung liegt und dass es daher wichtig ist, die im Gespräch getroffenen Vereinbarungen umzusetzen. Einwände des Beurteilten sind in seiner Gegenwart zu protokollieren und der schriftlichen Beurteilung hinzuzufügen. Der Beurteilte bestätigt mit seiner Unterschrift die Kenntnisnahme der Beurteilung. Er bestätigt damit nicht, dass er mit dem Inhalt der Beurteilung einverstanden ist. Der Beurteilte hat als Mitarbeiter nach §§ 84–86 BetrVG ein Beschwerderecht. Die betriebsspezifische Verfahrensweise ist in der Betriebsvereinbarung festgelegt. Letztendlich dokumentiert der LRA/Dozent mit seiner Unterschrift, dass er das Beurteilungsgespräch durchgeführt hat.

12.3.6 Fehlerquellen bei Beurteilungen

Beurteilungsfehler beruhen auf subjektiven Eindrücken (Gefühle, Werte, Vorstellungen) des LRA/Dozenten, die in jeden Beurteilungsprozess einfließen. Jede Beurteilung ist somit mehr oder weniger von der Person des LRA/Dozenten geprägt. Folglich ist eine Beurteilung nicht völlig objektiv. Beurteilungsfehler wirken sich unbewusst und damit unkontrolliert auf den Beurteilungsprozess und das Ergebnis der Beurteilung aus. Es gibt eine Reihe wissenschaftlicher Untersuchungen, welche typische Beurteilungsfehler, die vor allem bei der Beurteilung von beobachtbarem Verhalten und mündlichen Prüfungen auftreten können, nachgewiesen haben. Die Gefahr von Fehleinschätzungen durch LRA/Dozenten kann jedoch durch die Kenntnis potenzieller Fehlerquellen gemindert – allerdings nie gänzlich ausgeschlossen werden.

> Das Ziel einer Beurteilung ist das Erreichen höchstmöglicher Objektivität durch eine umfassende Verringerung von Beurteilungsfehlern. Ein gutes Mittel zum Fehlerausgleich ist die Beteiligung weiterer LRA/Dozenten an der Beurteilung.

- **Beurteilungsfehler**
- **Halo- oder Hofeffekt** (engl. *halo* = Heiligenschein): Dieser Effekt beschreibt ein Beurteilungsverhalten, bei dem der LRA/Dozent sich von einem einzelnen positiven oder negativen Merkmal derart stark beeinflussen lässt, dass dieser Eindruck die Beurteilung anderer Leistungen überstrahlt (z. B.: Aus der Tatsache, dass jemand eine Brille trägt, wird zu Unrecht abgeleitet, dass er intelligent ist und deshalb gute Leistungen erbringt.).
- **Tendenz zur Mitte:** Dieser Fehler beruht auf der Neigung des LRA/Dozenten, ausgeprägt positive oder negative Bewertungen zugunsten der »Mitte« zu vermeiden. Diese Tendenz tritt häufig auf. Sie entsteht oft aus Verantwortungsscheu, Unsicherheit oder aus dem schlechten Gewissen heraus, sich nicht genügend mit dem zu Beurteilenden beschäftigt zu haben.
- **Milde- und Strengefehler:** Mildefehler entstehen durch eine übertrieben wohlwollende Ein-

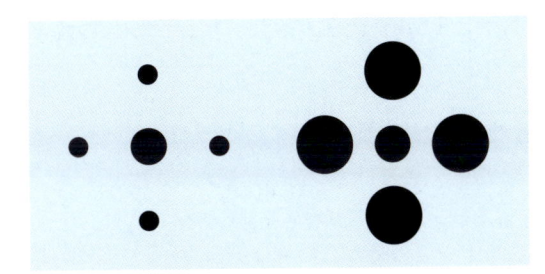

Abb. 12.14 Kontrasteffekt

stellung gegenüber dem Beurteilten. Dieser Fehler unterläuft vor allem dem LRA/Dozenten, der zu nachsichtig ist und seine Auszubildenden nicht fordert. Das Gegenteil zur milden Beurteilung ist die zu strenge Beurteilung. Sie liegt vor, wenn der LRA/Dozent eine Leistung nach einem zu hoch angelegten Maßstab beurteilt. Dies führt zu einer Demotivation, da auch gute Leistungen nicht anerkannt und stattdessen immer noch bessere Leistungen verlangt werden.

- **Nikolauseffekt:** Kurz vor einem Beurteilungstermin erhöht die zu beobachtende Person ihre Leistung, um gute Resultate zu erzielen.
- **Positionseffekte:** Sowohl die erste als auch die letzte Information, die ein LRA/Dozent über oder von jemandem erhält, werden besonders deutlich wahrgenommen und spielen dadurch bei der Urteilsbildung eine stärkere Rolle als andere Informationen.
- **Sympathieeffekt:** Der Grad der Sympathie kann die Beurteilung beeinflussen. Personen, die subjektiv sympathischer wirken, werden positiver beurteilt – insbesondere wenn sie in bestimmten Verhaltensweisen dem LRA/Dozenten ähneln oder ihn an sympathische Menschen erinnern.
- **Kontrasteffekt:** Beobachtungen werden in Relation zueinander beurteilt. Eine mittelmäßige Leistung erscheint in einer schlechten Gruppe als hervorragend und in einer Spitzengruppe als schlecht (Abb. 12.14).
- **Selbsterfüllende Prophezeiung:** Eine Vorhersage erfüllt sich, weil man sich bewusst oder unbewusst so verhält, dass sie sich erfüllen muss. Je fester man an etwas glaubt, desto größer die Wahrscheinlichkeit des Eintritts. Dies gilt für positive und negative Erwartungen gleichermaßen.
- **Benjamin-Effekt:** Jemand, der noch sehr jung oder neu im Team ist, kann noch keine gute Beurteilung bekommen.
- **Klebeeffekt:** Eine positive/negative Leistungseinschätzung bleibt an der Person kleben, auch dann, wenn sie sachlich nicht mehr zutreffend ist.
- **Hierarchieeffekt:** Beurteilungen fallen umso besser aus, je weiter oben in der Hierarchie die berufliche Position angesiedelt ist.
- **Näheeffekt:** Menschen erhalten eine bessere Beurteilung, je mehr Kontakt sie zum LRA/Dozenten haben.

Soziales Management

13.1 Grundlagen der Kommunikation – 170
13.1.1 Kommunikationsprozesse – 170
13.1.2 Kommunikationstheorien – 172
13.1.3 Gesprächsfördernde Techniken – 175

13.2 Gruppenprozesse – 182
13.2.1 Begriff der Gruppe – 182
13.2.2 Arten von Gruppen – 182
13.2.3 Entwicklungsphasen einer Gruppe – 183
13.2.4 Rollen in Gruppen – 184
13.2.5 Normen in Gruppen – 185
13.2.6 Gruppenkohäsion – 186

13.3 Konfliktmanagement – 186
13.3.1 Konflikte – 186
13.3.2 Konfliktbewältigung – 193
13.3.3 Konfliktgespräche – 196
13.3.4 Interventionen in der Aus- und Weiterbildung – 198

13.1 Grundlagen der Kommunikation

Der Mensch ist ein soziales Wesen und kann sich nicht isoliert von sozialen Kontakten entwickeln. Das Zusammenleben in einer Gemeinschaft erfordert Kommunikationskodes, die der Verständigung dienen. Auch der Berufsalltag eines Lehrrettungsassistenten (LRA) bzw. Dozenten im Rettungsdienst (Dozenten) ist von vielfältigen kommunikativen Situationen (z. B. Vorstellungs-, Unterrichts-, Konflikt-, Patienten-, Pausen- und Beurteilungsgespräch, Diskussion) geprägt. Grundkenntnisse über Kommunikationsprozesse sind daher eine tragende Säule seiner Kompetenzen.

13.1.1 Kommunikationsprozesse

Unter Kommunikation (lat. *communicare* = miteinander sprechen, mitteilen) versteht man alle Prozesse der Übertragung von Informationen oder Nachrichten zwischen Menschen bzw. technischen Einrichtungen. Kommunikation findet sowohl verbal als auch nonverbal statt und bedeutet mehr als die einfache Übertragung von Informationen.

Der Prozess der Kommunikation ist ein komplexer Vorgang. Zu jeder Kommunikation gehören eine Information, ein Sender, der mit einer bestimmten Absicht diese Information gibt, und ein Empfänger, der diese Information aufnimmt. Der Sender verschlüsselt (kodiert) seine Information in bestimmte Zeichen (z. B. Worte, Sätze, Mimik, Gestik), die nach bestimmten Regeln miteinander verbunden sind. Er schickt die Information über ein Medium dem Empfänger zu. Die gesendeten Informationen werden vom Empfänger dekodiert, d. h. entschlüsselt. Sender und Empfänger müssen jedoch die gleichen Zeichen und die gleiche Art beherrschen, wie die Zeichen miteinander verbunden werden, damit der Empfänger die übermittelte Nachricht verstehen kann.

Jede Nachricht löst beim Empfänger eine bestimmte Reaktion aus, die dem Sender zu verstehen gibt, ob und wie diese bei ihm angekommen ist. Der Empfänger wird damit zum Sender und der Sender wiederum zum Empfänger. Auch der Empfänger wird wiederum reagieren und so findet in einem Kommunikationsablauf ein ständiger Rollenwechsel statt.

Jede zwischenmenschliche Kommunikation beruht auf 3 miteinander verbundenen Elementen. Die einzelnen Elemente beeinflussen grundsätzlich den Kommunikationsprozess selbst. Darüber hinaus kann der Sender der Nachricht die einzelnen Elemente nur zu einem bestimmten Grad bewusst beeinflussen. So ist es um ein Vielfaches einfacher, in einem Gespräch Worte bewusst auszuwählen, als nonverbale Botschaften zu kontrollieren. Die Größen der dargestellten Zahnräder spiegeln zugleich den Grad der Möglichkeit zur willentlichen Einflussnahme des Senders wider (◘ Abb. 13.1).

Verbale Kommunikation

Unter verbaler Kommunikation versteht man den sozialen Austausch mittels Sprache (Wörter, Buchstaben, Sätze und Zahlen). Sprache basiert auf geistigen Prozessen, die es erlauben, Gedanken, Empfindungen, Vorstellungen, Erkenntnisse und Informationen auszutauschen. Verbale Kommunikation beruht auf Mündlichkeit oder Schriftlichkeit. Sie war und ist eine wichtige Voraussetzung für die evolutionäre Entwicklung des Menschen.

Verbale Kommunikation erfüllt ihre Funktion am besten, wenn Informationen über die äußere Welt (z. B. Faktenwissen, Zusammenhänge, Handlungsanweisungen, Darstellung von Abläufen) übermittelt werden sollen.

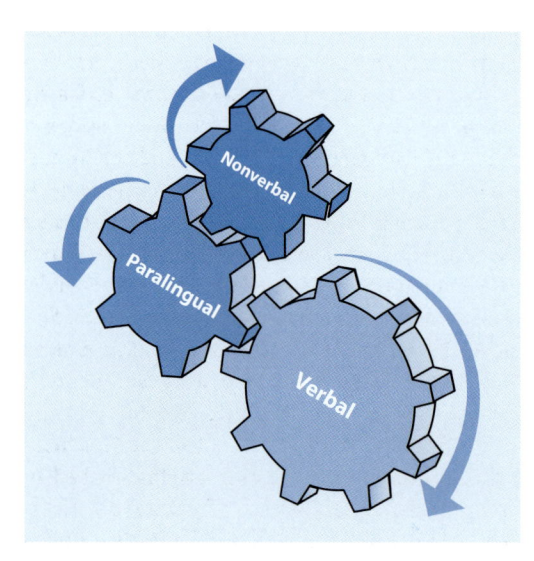

◘ **Abb. 13.1** Einflussfaktoren auf die Kommunikation

Paralinguistische Kommunikation

Die paralinguistische Kommunikation bezeichnet die Art und Weise, wie etwas gesprochen wird. Dazu gehören Tonfall, Sprechgeschwindigkeit und -pausen, Lautstärke, Unterton, Betonung, Akzent, Deutlichkeit der Aussprache, Lachen, Seufzen, aber auch das weitverbreitete »Ähm«. Paralinguistische Phänomene sind mehrdeutig und haben einen weiten Interpretationsspielraum. Sie können den Gesprächspartner emotional leicht verunsichern.

Nonverbale Kommunikation

Verbale und nonverbale Kommunikation existieren als Verständigungssysteme nebeneinander. Die Bedeutung der nonverbalen Kommunikation darf vom LRA/Dozenten in der Aus- und Weiterbildung, aber auch in der rettungsdienstlichen Tätigkeit nicht unterschätzt werden. Die Aufmerksamkeit des Zuhörers gilt etwa zu 55 % der Körpersprache, zu 38 % der Stimme und nur zu 7 % dem Inhalt. Als nonverbale Kommunikation wird der Teil der menschlichen Sprache bezeichnet, der nicht durch Sprache ausgedrückt wird. Nonverbale Kommunikation ist ebenso wichtig wie die verbale. Sie macht einen weit größeren Anteil an der zwischenmenschlichen Verständigung aus als der Inhalt der Worte. Ein großer Teil der nonverbalen Kommunikation ist unbewusst und sehr direkt und daher oft aussagekräftiger als die verbale Kommunikation. Tatsächlich entstehen weniger als 10 % der Eindrücke, die man von einem anderen Menschen erhält, durch verbale Kommunikation. Ohne die Fähigkeit, nonverbale Botschaften zu senden und zu empfangen, ist eine erfolgreiche soziale Interaktion nicht möglich. Aus der Perspektive der Evolution ist die nonverbale Kommunikation um vieles älter als die Sprache und folglich der Kommunikation grundlegender emotionaler Botschaften besser angepasst. Verglichen mit der verbalen, ist die nonverbale Kommunikation meist weniger gut vom Sender steuerbar.

Nonverbale Kommunikationssignale werden um ein Vielfaches schneller gesendet und empfangen bzw. stehen sehr viel weniger unter bewusster Kontrolle als Sprache. Diese Signale spielen vor allem für das soziale Miteinander eine bedeutende Rolle. Sie transportieren Werthaltungen, Einstellungen, Sympathien und andere persönliche Reaktionen.

Nonverbale, verbale und paralinguistische Kommunikation bilden eine Einheit. Gerade weil Mitteilungen auf sprachlicher Ebene mehrdeutig sein können, lassen sich verbale Kommunikationsinhalte durch nonverbale und paralinguistische Signale verdeutlichen, gewichten, betonen und ergänzen.

> **Aspekte nonverbaler Kommunikation (mod. nach Oppermann-Weber 2001)**
> - Körperhaltung, Gestik: Stehen, Sitzen, Haltung und Bewegung von Armen, Beinen, Händen, Kopf, aber auch die Art und Weise, wie man vom Gesprächspartner körperlich Abstand hält oder Kontakt sucht (z. B. sich öffnende Armbewegung)
> - Mimik: Augen, Lächeln, Mund, Stirn, Gesicht und Zähne
> - Äußeres Erscheinungsbild: Kleidung, Statussymbole, Modeaccessoires
> - Visuelle Kommunikation: Art und Weise des Blickkontaktes (ausweichend oder suchend)

Viele Formen nonverbalen Verhaltens sind kulturspezifisch. Eine bestimmte Art der nonverbalen Kommunikation hat unter Umständen in einem Kulturkreis keine Bedeutung. In einer anderen Kultur kann sie wiederum eine besondere Bedeutung haben. Nonverbale Signale können daher zu Missverständnissen führen, wenn sich Menschen verschiedener Kulturen begegnen. Kommunikative Missverständnisse können auch im Rettungsdienst bei der Versorgung von Patienten anderer Kulturkreise auftreten – insbesondere, wenn eine gemeinsame sprachliche Basis fehlt. Die Gestik für »alles okay« wird in den USA und Europa gebildet, indem mit Daumen und Zeigefinger ein Kreis gebildet wird. In Mexiko steht dieses Zeichen jedoch für Sex, in Äthiopien für Homosexualität, und in einigen südamerikanischen Ländern ist es eine obszöne Geste. Auch das gebräuchliche Kopfnicken und Kopfschütteln wird kulturspezifisch unterschiedlich interpretiert. Ein vertikales Kopfnicken bedeutet hierzulande »ja« und ein horizontales Kopfschütteln »nein«. In manchen Teilen Afrikas und in Indien ist es genau anders herum.

13.1.2 Kommunikationstheorien

Ein grundlegendes Verständnis darüber, was Kommunikation erfolgreich oder auch erfolglos macht, ist der Kommunikationsforschung zu verdanken. Die beiden populärsten Kommunikationstheorien sind
- die »Axiome der Kommunikation« von Paul Watzlawick (geb. 1921) und
- das Kommunikationsmodell der »4 Seiten einer Nachricht« von Friedemann Schulz von Thun (geb. 1944).

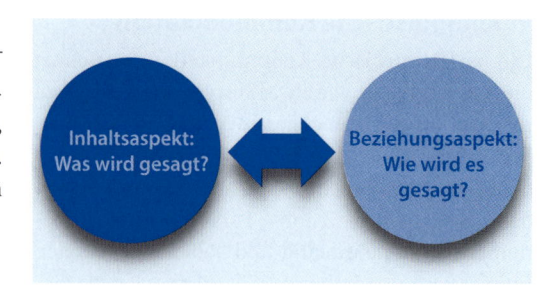

Abb. 13.2 Wechselspiel der Kommunikation

Axiome der Kommunikation

Mithilfe der 5 Axiome der Kommunikation von Watzlawick ist es möglich, Kommunikationsprozesse besser zu verstehen. Ein Axiom bezeichnet einen Grundsatz, der keines Beweises bedarf.

- **1. Axiom: Es ist nicht möglich, nicht zu kommunizieren.**

Kommunikation findet selbst dann statt, wenn nichts gesagt wird, da auch nonverbal ausgesandte Signale vom Empfänger wahrgenommen und interpretiert werden. Auch die extremste Passivität ist ein Verhalten mit einer entsprechenden Aussage. So ist das Schweigen ein Element der Kommunikation. Es hat mitunter mehr Aussagekraft als tausend Worte. Es gibt also keine Situation, in der man nicht auf irgendeine Weise etwas mitteilt.

- **2. Axiom: Jede Kommunikation hat einen Inhalts- und einen Beziehungsaspekt (Abb. 13.2)**

Der Inhaltsaspekt besteht aus den übertragenen Sachinformationen. Im Beziehungsaspekt wird verdeutlicht, mit welcher emotionalen bzw. wertenden Einstellung der Sender eine bestimmte Mitteilung macht, oder anders ausgedrückt: welche Beziehung zum Empfänger besteht. Die Mittel der Beziehungsdarstellung sind z. T. Tonfall, Modulation der Sprachmelodie, begleitende Mimik und Gestik. Durch das Zusammenspiel von Inhalt und Beziehung kann z. B. ein positiver Inhalt in sein Gegenteil verkehrt werden. Wenn Inhalts- und Beziehungsaspekt nicht übereinstimmen, kann dies Verwirrung stiften bzw. zu paradoxen, sich widersprechenden Aussagen führen. Der Beziehungsaspekt spielt in der zwischenmenschlichen Kommunikation eine bedeutende Rolle, denn die Art der Beziehung zwischen den Kommunikationspartnern beeinflusst deren Gesprächsverhalten. Kollegen im Rettungsdienst sprechen unter sich anders miteinander als mit Vorgesetzten oder Patienten.

- **3. Axiom: Kommunikation ist eine Interpunktion von Ereignisfolgen**

Prinzipiell ist jede Kommunikation ein ununterbrochener Austausch von Mitteilungen. Jeder Kommunikationspartner gibt ihr aber seine eigene Struktur. Das bedeutet: Eine einzelne Äußerung hat keinen Aussagewert, wenn nicht der Kontext beachtet wird. Sie ist vielmehr in einen Zusammenhang eingebettet und muss aus diesem heraus interpretiert werden. Die Kommunikationspartner interpunktieren die sich zwischen ihnen abspielenden Kommunikationsabläufe nach ihren jeweiligen Vorstellungen. Jede Handlung lässt sich als Reaktion auf eine vorausgehende Handlung verstehen, sodass die Gesprächspartner Anfang und Ende einer Kommunikationskette subjektiv festlegen.

- **4. Axiom: Kommunikation ist digital oder analog**

Bei der digitalen Kommunikation wird der Inhalt mithilfe eindeutiger Symbole, d. h. meist durch Sprache und Schrift, mitgeteilt. Sie ist vor allem für die Darstellung des Inhaltsaspektes geeignet. Die analoge Kommunikation verdeutlicht das Mitzuteilende über nonverbale Aspekte nur indirekt. Sie dient vornehmlich der Darstellung des Beziehungsaspektes. Sie ist weniger eindeutig und lässt einen mehr oder weniger breiten Interpretationsspielraum.

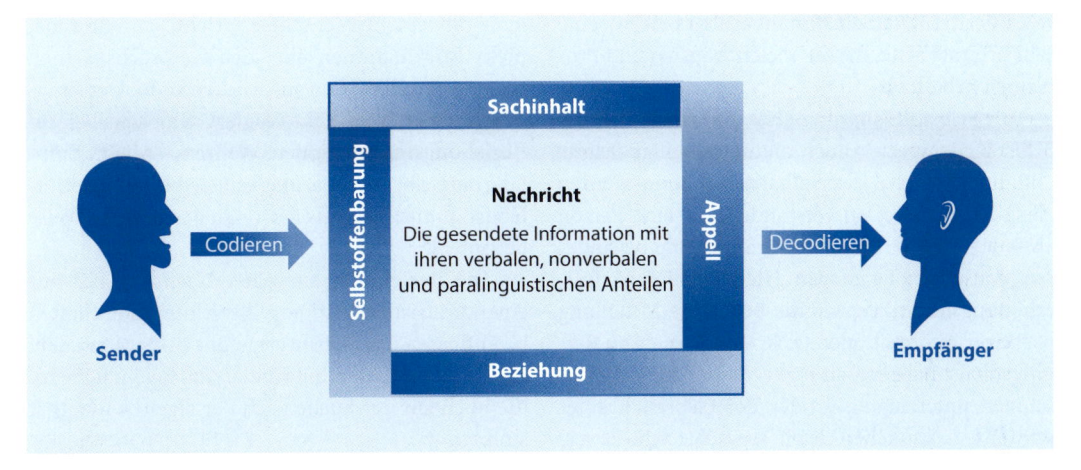

Abb. 13.3 Kommunikationsquadrat nach Schulz von Thun

- **5. Axiom: Kommunikationsabläufe sind symmetrisch oder komplementär**

In der symmetrischen Kommunikation ist jeder Gesprächspartner das Spiegelbild des anderen, d. h. Freundlichkeit wird mit Freundlichkeit, Feindseligkeit wiederum mit Feindseligkeit beantwortet. Die komplementäre Kommunikation ist gegeben, wenn die Gesprächspartner sich gegenseitig ergänzen (z. B. wenn einer eine Bitte äußert und der andere sie erfüllt). Im Falle der symmetrischen Kommunikation sind beide Partner gleichberechtigt bzw. gleich wichtig. Bei der komplementären Kommunikation ist einer der beiden Kommunikationspartner vom anderen abhängig. In der Regel ist in einer Lehrlern-Situation eine komplementäre, hierarchische Beziehung gegeben. Der LRA/Dozent weiß mehr als die Lernenden. Er stellt Fragen, andere antworten.

4 Seiten einer Nachricht

Auf Grundlage der von Paul Watzlawick aufgestellten Axiome wurde von Friedemann Schulz von Thun 1981 ein weiteres Modell der zwischenmenschlichen Kommunikation entwickelt, das sich im deutschsprachigen Raum zum Klassiker entwickelte und die von Watzlawick eingeführte Inhalts- und Beziehungsebene der Kommunikation um die Ebenen der Selbstoffenbarung und des Appells ergänzt (◘ Abb. 13.3). Das Modell der 4 Seiten einer Nachricht hilft dem LRA/Dozenten bei folgenden Aufgaben:

- Verständnis für die vielschichtige Kommunikation zwischen Menschen
- Erkennen psychologisch bedeutsamer Vorgänge eines Gespräches
- Aufbau einer lernförderlichen Gesprächskultur
- Verringerung von Kommunikationsstörungen

Schulz von Thun hat sich in erster Linie auf die Beschaffenheit einer Nachricht konzentriert und erkannt, dass dieselbe Nachricht immer mehrere Botschaften enthält.

- **Sachinhalt**

Die Sachinhaltsseite enthält die sachlichen Informationen einer Nachricht. Hier geht es um die Frage, worüber der Sender informieren möchte. Der Sachinhalt wird direkt und ausdrücklich (explizit) ausgesprochen. Es geht weder um Gefühle, die der Sender mit der Nachricht verbindet, noch um unausgesprochene (implizite) Wünsche oder Absichten.

- **Selbstoffenbarung**

Die Selbstoffenbarungsseite einer Nachricht enthält Informationen über die Person des Senders. Sie werden als Ich-Botschaften bezeichnet, da der Sender etwas über sich selbst aussagt. Obwohl Ich-Botschaften nur selten ausdrücklich formuliert werden, geben sie Aufschluss über die Persönlichkeit des Senders. Sie zeigen, wie sich der Sender fühlt, welche Meinungen er vertritt und welche Einstellungen, Fähigkeiten, Gefühle, Wünsche und Bedürfnisse er besitzt. Die Selbstoffenbarungsseite ist eine sehr brisante Seite, die mit vielen Ängsten und Problemen behaftet ist.

Die Selbstoffenbarungsseite umfasst sowohl die Selbstdarstellung als auch die unfreiwillige Selbstenthüllung. Unter der **Selbstdarstellung** werden alle Verhaltensweisen verstanden, die eine Person einsetzt, um von sich ein bestimmtes Bild bei anderen Menschen zu erzeugen. Hierzu gehören Selbsterhöhungstechniken wie die beiläufige Mitteilung wichtiger Informationen (z. B. »Als Dozent im Rettungsdienst habe ich an mehreren Rettungsdienstschulen unterrichtet.«) oder der Gebrauch einer schwer verständlichen (Fach-)Sprache. Schwer verständliche Ausführungen dienen weniger dem Verständnis des Empfängers als dem eigenen Prestige.

Die **Selbstenthüllung** meint die unfreiwillige Preisgabe von Informationen (z. B. als unangenehm empfundene Gefühle) über die eigene Person. Jede Mitteilung oder Äußerung enthält eine Vielzahl nonverbaler Botschaften, die man nur in einem begrenzten Maße kontrollieren kann.

Techniken, die darauf abzielen, als negativ empfundene Anteile der eigenen Person zu verbergen, werden als Fassadentechniken bezeichnet. Die konsequenteste Form dieser Technik besteht im Schweigen. Viele Menschen neigen dazu, lieber zu schweigen, statt Fragen zu stellen. Sie haben Angst, sich zu blamieren oder als dumm zu gelten. Eine andere Fassadentechnik besteht darin, keine Schwächen oder Emotionen zu zeigen. Sie wird häufig eingesetzt, um das Selbstwertgefühl zu schützen. Zu den Fassadentechniken zählen auch sprachliche Mittel, die dazu beitragen, eigene Persönlichkeitsanteile zu verbergen. Der Gebrauch eines betont sachlichen und unpersönlichen Gesprächsstils, der von einer eingeschränkten Mimik und Gestik begleitet wird, signalisiert dem Gesprächspartner, dass die Erfüllung von (Rollen-)Erwartungen mehr gefragt ist als seine weiteren persönlichen Qualitäten.

- **Beziehung**

Die Beziehungsseite gibt Aufschluss darüber, wie der Sender einer Nachricht seine Beziehung zum Empfänger sieht (Wir-Botschaft) und was er von ihm hält (Du-Botschaft). Diese Informationen werden in der Regel nicht ausdrücklich (implizit) mitgeteilt, sondern erfolgen nonverbal. Die Art, wie man mit einem Menschen spricht, enthält dabei mehr Informationen über den Gesprächspartner, als man es mit Worten ausdrücken kann. Der Empfänger einer Nachricht reagiert sehr sensibel auf Beziehungsinformationen. Während er beim Empfang der Selbstoffenbarungsseite selbst nicht betroffen ist, fühlt er sich als Person in bestimmter Weise behandelt.

Die Beziehungsseite einer Nachricht hat nur eine kurzfristige Wirkung, Beziehungsbotschaften beeinflussen das Selbstwertgefühl eines Menschen. Dies trifft besonders auf Kinder und Jugendliche zu, die noch auf der Suche nach der eigenen Identität sind.

- **Appell**

Die Appellseite drückt aus, wozu der Sender den Empfänger veranlassen möchte. Kaum etwas wird einfach nur gesagt. Mit einer Mitteilung ist auch immer die Absicht verbunden, eine Reaktion beim Empfänger zu bewirken. Er soll veranlasst werden, bestimmte Dinge zu tun, etwas Bestimmtes zu denken und/oder zu fühlen. Appelle werden sowohl offen als auch verdeckt, bewusst und unbewusst gesendet.

- **4 Ohren des Empfängers**

Die 4 Seiten einer Nachricht entsprechen 4 verschiedenen Möglichkeiten, eine Botschaft aufzunehmen. Schulz von Thun bezeichnet dies als die 4 Ohren des Empfängers. Die 4 Ohren eines Empfängers finden sich auch im allgemeinen Sprachgebrauch wieder (z. B. »Auf diesem Ohr bin ich taub.«). Die 4 Seiten einer Nachricht zeigen, dass jede Nachricht stets viele Botschaften gleichzeitig enthält und es daher nicht selbstverständlich ist, dass die Kommunikation zwischen den Gesprächspartnern gelingt. Der Empfänger einer Nachricht entscheidet selbst, auf welche Seite einer Botschaft er reagiert. Einseitige Empfangstendenzen können dabei zu Störungen führen. Idealerweise hört der Gesprächspartner auf allen 4 Ohren ausgewogen, wobei er situativ entscheiden muss, auf welche Seite(n) er reagiert. Kommunikation gelingt erst dann, wenn der Empfänger genau auf die Seite der Nachricht Bezug nimmt, auf die der Sender auch Gewicht legen wollte. Dies gelingt umso besser, je eindeutiger und klarer sich der Sender ausdrückt.

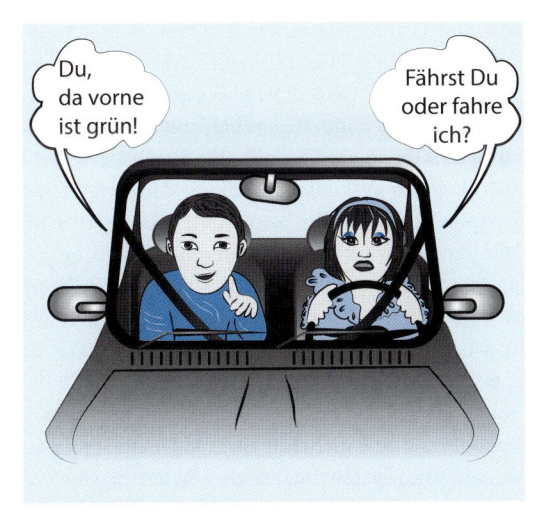

Abb. 13.4 Interpretation einer Nachricht

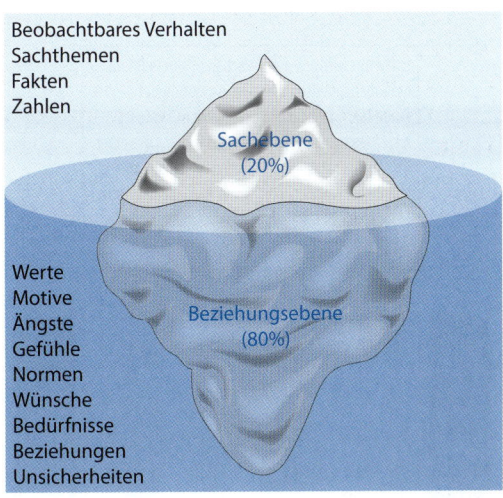

Abb. 13.5 Eisbergmodell

An einem klassischen Beispiel von Schulz von Thun soll deutlich werden, wie eine Botschaft verstanden werden kann (Abb. 13.4).

Je nachdem, mit welchem Ohr die Frau in dem Beispiel zuhört, wird sie die Botschaft unterschiedlich interpretieren.

- Sachinhalt: Die Ampel ist grün.
- Selbstoffenbarung: Ich habe es eilig.
- Beziehungsaspekt: Du brauchst meine Hilfe.
- Appell: Gib Gas!

Eisbergmodell

Zu den Fundamenten der Kommunikationstheorie gehört das Eisbergmodell. Es dient der Verdeutlichung, dass nur ein Teil der Kommunikation bewusst geschieht. Gemäß dem 2. Axiom der Kommunikation von Watzlawick unterscheidet man bei der Kommunikation zwischen der Inhalts- und der Beziehungsebene. Auf der Inhaltsebene wird die reine Information übertragen. Die Beziehungsebene beschreibt die Einstellungen zum Gesprächspartner. Das Verhältnis von Inhalts- zu Beziehungsebene wird symbolisch durch einen Eisberg dargestellt (Abb. 13.5). Sichtbar ist mit 20 % nur ein geringer Teil des Eisberges (Sachebene). Nicht sichtbar, aber deswegen umso gefährlicher, sind die verbleibenden 80 % unter der Wasseroberfläche (Beziehungsebene). Die Wahrnehmung einer Information durch den Empfänger wird vor allem von der Beziehungsebene bestimmt. Die Qualität der Beziehungsebene beeinflusst den Gesprächserfolg nachhaltiger als die Inhaltsebene. Die Informationen der Inhaltsebene werden umso besser verstanden, je positiver die Beziehung zwischen dem LRA/Dozenten auf der einen und den Lernenden auf der anderen Seite ist.

In der rettungsdienstlichen Aus- und Weiterbildung ist es deshalb nicht nur wichtig, was der LRA/Dozent vermittelt, sondern auch, wie er etwas lehrt. Ohne ausreichende Berücksichtigung der Beziehungsebene sind Kommunikationsstörungen vorprogrammiert.

13.1.3 Gesprächsfördernde Techniken

Gesprächsfördernde Techniken beeinflussen das Gespräch in der Aus- und Weiterbildung positiv. Durch ihre konsequente Anwendung ist der LRA/Dozent in der Lage, Kommunikationsstörungen zu reduzieren.

Fragetechniken

In traditionellen Aus- und Weiterbildungen beträgt der Redeanteil des LRA/Dozenten ca. 70 % und der der Lernenden nur etwa 30 %. Dieses Verhältnis drängt die Lernenden in eine passive Haltung, die kaum dazu geeignet ist, einen nachhaltigen Lern-

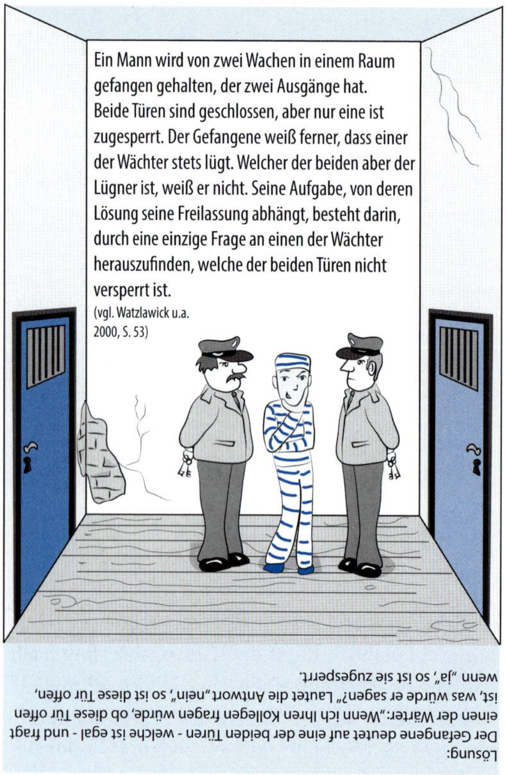

> Ein Mann wird von zwei Wachen in einem Raum gefangen gehalten, der zwei Ausgänge hat. Beide Türen sind geschlossen, aber nur eine ist zugesperrt. Der Gefangene weiß ferner, dass einer der Wächter stets lügt. Welcher der beiden aber der Lügner ist, weiß er nicht. Seine Aufgabe, von deren Lösung seine Freilassung abhängt, besteht darin, durch eine einzige Frage an einen der Wächter herauszufinden, welche der beiden Türen nicht versperrt ist.
> (vgl. Watzlawick u.a. 2000, S. 53)

> Lösung:
> Der Gefangene deutet auf eine der beiden Türen – welche ist egal – und fragt einen der Wärter: „Wenn ich Ihren Kollegen fragen würde, ob diese Tür offen ist, was würde er sagen?" Lautet die Antwort „nein", so ist diese Tür offen, wenn „ja", so ist sie zugesperrt.

Abb. 13.6 Die Macht der Frage. (Text aus Watzlawick et al. 2000, S. 53)

mit den Lernenden. Aber: Nur wer richtig fragt, bekommt auch die richtigen Antworten. Die Qualität der Antwort bzw. des ausgelösten Nachdenkprozesses hängt wesentlich von der Formulierung der Frage ab. Gut gestellte Fragen zeichnen sich dadurch aus, dass sie sich auf den Gesprächspartner beziehen, ihn zum Reden bringen, zum Mitdenken veranlassen und Freiräume für die eigene Meinung lassen. Der Nutzen und die Wirkung des gezielten Einsatzes von Fragen werden oft von den LRA/Dozenten übersehen. Zu stark ist meist das eigene Mitteilungsbedürfnis. Dabei haben geschickt gestellte Fragen unübersehbare Vorteile: Sie sind nicht nur eine Quelle für Informationen, sondern ein didaktisches Steuerungsinstrument des Rettungsdienstausbilders (Abb. 13.6, Tab. 13.1). Deswegen heißt es auch: Wer fragt, der führt.

Vorteile der Fragetechnik
- Gesprächslenkung
- Ermittlung sachbezogener Informationen und Erhalt von Informationen über den Gesprächspartner
- Signalisierung von Interesse am Gesprächspartner
- Einbeziehung des Gesprächspartners
- Fragesteller und Gesprächspartner nehmen eine aktive Position ein

prozess in Gang zu setzen. Die 70:30-Regel besagt, dass der größte Redeanteil in der Erwachsenenbildung immer den Lernenden zusteht. Ein solches Verhältnis ist nur durch den grundlegenden Gebrauch von Fragen zu erzielen.

Fragen sind der verbalisierte Wunsch nach Informationen. Sie aktivieren den Lernprozess und führen zu einer Interaktion des LRA/Dozenten

Wer mit Fragen führen möchte, sollte einige Regeln beachten:
- Nur eine Frage auf einmal stellen.
- Frage kurz und verständlich formulieren.

Tab. 13.1 Didaktische Funktionen von Fragen

Anknüpfen	Anstoßen	Anregen
Vorinformationen	Neugierde	Motivation
Erfahrungen	Beobachtungen	Lernengagement
Kenntnisse	Nachdenken	Selbstlernen
Erwartungen	Begründungen	Selbstkontrolle
Einstellungen	Entscheidungen	Transfer

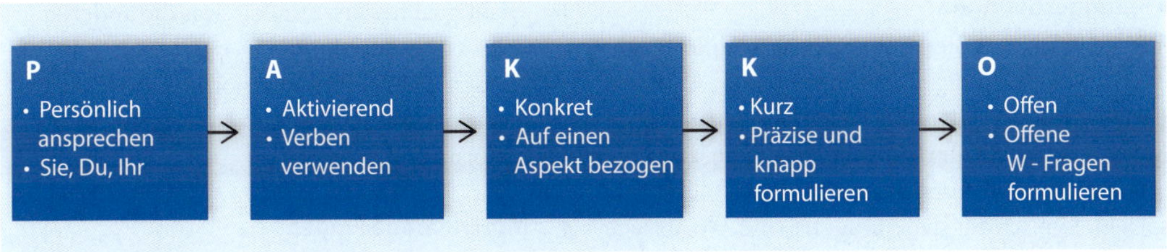

13.1 · Grundlagen der Kommunikation

P	A	K	K	O
• Persönlich ansprechen • Sie, Du, Ihr	• Aktivierend • Verben verwenden	• Konkret • Auf einen Aspekt bezogen	• Kurz • Präzise und knapp formulieren	• Offen • Offene W-Fragen formulieren

Abb. 13.7 PAKKO-Prinzip zur Formulierung von Fragen

- Gesprächspartner Zeit zum Beantworten lassen, nicht ins Wort fallen.
- Wenn die erhaltenen Antworten nicht ausreichen, weiterführende Fragen stellen.
- Fragen und Antworten sollten nach dem Reißverschlussprinzip eine flüssige Abfolge bilden.

Es gibt verschiedene Grundformen von Fragen, die unterschiedliche Intentionen verfolgen:

▪ Offene Fragen

Offene Fragen beginnen mit einem Fragewort (W-Fragen). Sie lassen dem Gesprächspartner viel Raum zur Beantwortung und zum Nachdenken sowie für kreative und schöpferische Prozesse. Über offene Fragestellungen in der Aus- und Weiterbildung (z. B. im Rahmen eines Unterrichts- oder Prüfungsgespräches) will man ausführliche Antworten und Informationen vom Gesprächspartner erhalten.

Während eines Lehrgespräches sollten im Allgemeinen nur offene Fragen vom LRA/Dozenten gestellt werden, weil dadurch keine festen Antwortmöglichkeiten vorgegeben werden. Das hat den methodischen Vorteil, dass sich die Lernenden zur gestellten Frage frei äußern können und müssen. Bei einer falschen Antwort darf der LRA/Dozent nicht mit dem Wort »falsch« reagieren, sondern mit einer weiteren Frage. Offene Fragen sollten vom LRA/Dozenten nach dem PAKKO-Prinzip formuliert werden (◘ Abb. 13.7).

Beispiele für offene Fragen, die nach dem PAKKO-Prinzip formuliert sind
- Welche Symptome weisen Sie auf einen Herzinfarkt hin?
- Was für Unterrichtsmethoden kennen Sie?
- Wie formulieren Sie Lernziele?

Innerhalb der offenen Fragestellungen sind die Warum-Fragen mit Vorsicht zu verwenden. Sie verlangen häufig eine Rechtfertigung und könnten daher als Vorwurf verstanden werden. Aus diesem Grund sollte der LRA/Dozent mehrere Warum-Fragen in Folge vermeiden.

▪ Geschlossene Fragen

Geschlossene Fragen beginnen mit einem Verb und erlauben nur eine Antwort mit Ja oder Nein bzw. die Wahl zwischen konkreten Alternativen. Sie werden deshalb auch als Entscheidungsfragen bezeichnet. Diese Fragen lassen dem Gesprächspartner nur wenig Raum zur Beantwortung und zum Nachdenken. Sie sind nicht geeignet, wenn der LRA/Dozent ausführliche Informationen von seinem Gesprächspartner erhalten möchte. Diese Fragen haben häufig einen Verhörcharakter. Sie können das Gespräch ins Stocken bringen. Geschlossene Fragen sind sinnvoll, wenn kurz und knapp präzise Informationen ausgetauscht werden sollen.

▪ Alternativfragen

Ein zentrales Element der Alternativfrage ist das Wort »oder«. Der LRA/Dozent lenkt mit dieser Frageform das Gespräch in eine gewünschte Richtung. Der Gesprächspartner kann auf diese Weise zwischen 2 Möglichkeiten wählen. Um den Überblick zu behalten, sollte der LRA/Dozent maximal 2 Alternativen anbieten. Die vom LRA/Dozenten favorisierte Lösung sollte aus psychologischer Sicht an 2. Stelle platziert werden, da sie zuletzt vom Gesprächspartner gehört und damit besser erinnert wird. Alternativfragen dienen dem LRA/Dozenten der Erarbeitung eines schwierigen Lernstoffes, da die Antworten eingegrenzt sind und die Gefahr der Themenabweichung gering ist.

- **Suggestivfragen**

Suggestivfragen (»Sie glauben doch sicherlich auch, dass …?«) sind Fragen mit eingebauter Antwort. Die Antwort wird dem Befragten gleichsam in den Mund gelegt. Mit ihr will man erreichen, dass die erwartete Antwort den eigenen Vorstellungen entspricht. Typisch für diese Frageart sind Wörter wie »doch«, »wohl«, »auch«, »bestimmt« oder »sicherlich«. Suggestivfragen eignen sich als Bestätigungsfrage, wenn im Gespräch bereits eine Übereinkunft besteht. Auch wenn Suggestivfragen nicht immer negativ gemeint sind, können sie so vom Gesprächspartner wahrgenommen werden.

- **Rhetorische Fragen**

Rhetorische Fragen sind Fragen, die man sich selbst stellt. Auf rhetorische Fragen erwartet niemand eine Antwort. Im Unterschied zu echten Fragen wird nach einer rhetorischen Frage keine lange Pause gemacht. Die rhetorischen Fragen lenken das Interesse und können zum Zuhören motivieren. Sie sind äußerst sinnvoll, um zum Nachdenken anzuregen, einen Spannungsbogen aufzubauen, eine Aussage stärker zu betonen oder von den Lernenden (unausgesprochen) die gewünschte Antwort zu erhalten.

- **Gegenfragen**

Mit einer Gegenfrage weicht man einer zu gebenden Antwort aus. Eine gestellte Frage wird hier mit einer Gegenfrage beantwortet und fordert somit den Fragesteller zu einer Stellungnahme auf. Ist eine Frage sehr unspezifisch, hinterfragt man mit einer Gegenfrage, worum es genau geht (»Wie meinen Sie das?«). Die Gegenfragen wirken bei zu häufiger Anwendung provokant. Sie sind daher vom LRA/Dozenten mit Vorsicht einzusetzen.

- **Weitergabefragen**

Mit der Weitergabefrage gibt der LRA/Dozent eine Frage, die an ihn gestellt wird, an andere (z. B. Teilnehmer eines Kurses) weiter. Das eignet sich besonders, wenn es
  - eine gute Frage ist, die für alle interessant ist,
  - eine Frage ist, die der LRA/Dozent ohnehin stellen wollte,
  - dazu verschiedene Standpunkte gibt und der LRA/Dozent diese Meinungen hören möchte,
  - wichtig ist herauszufinden, was die anderen dazu sagen oder
  - für den LRA/Dozenten erforderlich ist, Zeit zu gewinnen, um gedanklich eine eigene Antwort zu formulieren.

- **Motivierende Fragen**

Durch motivierende Fragen (z. B. »Was sagen Sie als bereits ausgebildeter Rettungssanitäter zur praktischen Umsetzung der neuen Reanimationsleitlinien?«) stärkt der LRA/Dozent das Selbstwertgefühl des Gesprächspartners, indem der Lernende mit seinem Vorwissen in die Rolle des Experten, dessen Meinung und Erfahrung gefragt ist, wechselt.

- **Hypothetische Fragen**

Die hypothetischen Fragen regen den Gesprächspartner zu Gedankenexperimenten im Sinne von »Was wäre, wenn …« an. Sie leiten einen Nachdenkprozess ein und ermöglichen Optionen zu entwickeln, um auf neue Ideen zu kommen. Es können auch Rückschlüsse auf aktuelle Befürchtungen und Hoffnungen gezogen werden, die durch direktes Erfragen nicht immer deutlich werden.

Aktives Zuhören

Das aktive Zuhören ist die zentrale Gesprächsführungstechnik, die auf der Empfängerseite der Kommunikation eingesetzt werden kann, um die Kommunikation zu verbessern. Um sicherzugehen, dass das Gesagte richtig verstanden wurde, und um zu überprüfen, ob das, was gehört wurde, auch das ist, was der Gesprächspartner gemeint hat, hilft die Technik des aktiven Zuhörens. Aktives Zuhören vermittelt dem Gesprächspartner Aufmerksamkeit und Wertschätzung. Eigene Meinungen, Ratschläge und Erfahrungen des LRA/Dozenten spielen – während dieser Phase – keine Rolle. Diese Zuhörtechnik eignet sich nicht nur für alltägliche Gesprächssituationen, sondern auch für Kommunikationsprozesse (z. B. Unterrichtsgespräche, Diskussionen) in der rettungsdienstlichen Bildungsarbeit.

Aktives Zuhören findet auf 3 Ebenen statt (Abb. 13.8). Die 1. Stufe beinhaltet das **Zuhören** selbst. Der LRA/Dozent signalisiert durch Blickkontakt, Nicken oder durch Laute wie »mhm«, »ja«, »aha« – das sog. soziale Grunzen –, dass er dem Gesprächspartner die ungeteilte Aufmerksamkeit widmet.

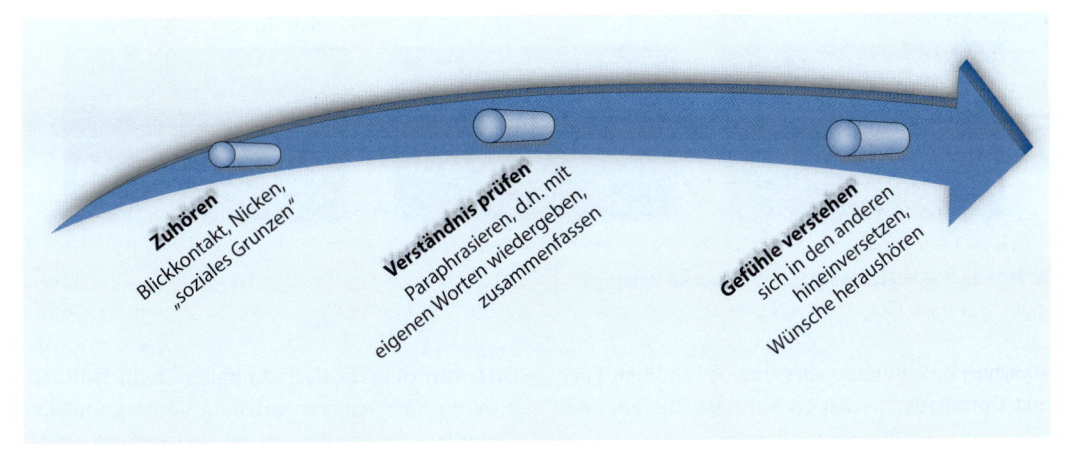

Zuhören Blickkontakt, Nicken, "soziales Grunzen"

Verständnis prüfen Paraphrasieren, d.h. mit eigenen Worten wiedergeben, zusammenfassen

Gefühle verstehen sich in den anderen hineinversetzen, Wünsche heraushören

Abb. 13.8 Ebenen des aktiven Zuhörens

Auf der 2. Ebene geht es darum, das Gehörte zu paraphrasieren. Mit **Paraphrasieren** oder Spiegeln ist gemeint, dass der LRA/Dozent die Kernaussagen des Gesprächspartners mit eigenen Worten sinngemäß und wertneutral wiederholt. Dies soll gewährleisten, dass er den anderen tatsächlich verstanden hat. Eine gewisse Interpretation ist dabei unvermeidlich. Beispiele für einleitende Paraphrasen sind:

- »Wenn ich Sie richtig verstehe, wollen Sie sagen, dass …«
- »Mit anderen Worten …«
- »Sie wollen wissen …«
- »Das heißt also …«
- »Das bedeutet für Sie …«

In der 3. und wahrscheinlich schwierigsten Stufe des aktiven Zuhörens geht es darum, die **Gefühle** und Bedürfnisse des anderen zu **verstehen** und widerzuspiegeln. Das Verbalisieren von Gefühlen ist vor allem bei Kritikgesprächen hilfreich, wenn es darum geht, Spannungen abzubauen. Typische Formulierungen zur Wiedergabe des wahrgenommenen Gefühls sind:

- »Sie scheinen über … verärgert/erfreut zu sein.«
- »Haben Sie das Gefühl, dass …?«
- »Sie wirken auf mich …«

Ich- und Du-Botschaften

Um einem Kommunikationspartner eine Information zu übermitteln, hat der LRA/Dozent grundsätzlich 2 Möglichkeiten: Ich- und Du-Botschaften.

- **Du-Botschaften**

Eine Du-Botschaft – im beruflichen bzw. berufsbildenden Kontext üblicherweise eine Sie-Botschaft – schiebt dem anderen Schuld und Verantwortung zu. Insbesondere Kritik, die in Form einer Du-Botschaft geäußert wird, belastet das Arbeitsklima. Du-Botschaften

- verursachen Schuldgefühle,
- werden als Tadel, Kritik und Ablehnung empfunden,
- erzeugen Widerstand,
- können den Gesprächspartner verletzen und
- werden oftmals als Bestrafung erlebt.

Der Gesprächspartner fühlt sich getadelt, herabgesetzt oder provoziert. Eine Variante der Du-Botschaft sind sog. Man-Aussagen. Dabei handelt es sich um Botschaften, die sich – scheinbar – nicht direkt an den anderen richtet. Du-Botschaften und Man-Aussagen sollten daher vom LRA/Dozenten vermieden werden.

- **Ich-Botschaften**

Ich-Botschaften erleichtern die Verständigung zwischen dem Sender und Empfänger einer Nachricht. Sie thematisieren zwar den gleichen Sachgegen-

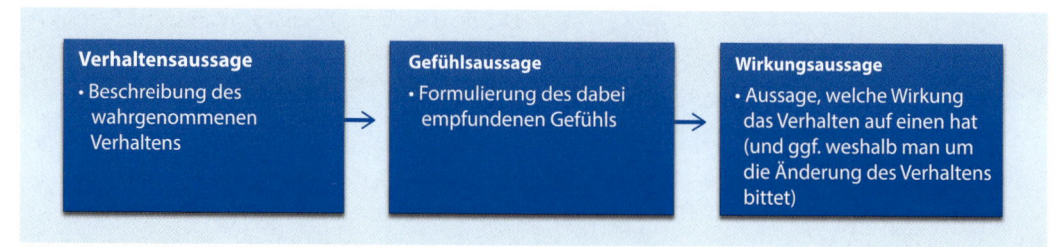

Verhaltensaussage	Gefühlsaussage	Wirkungsaussage
• Beschreibung des wahrgenommenen Verhaltens	• Formulierung des dabei empfundenen Gefühls	• Aussage, welche Wirkung das Verhalten auf einen hat (und ggf. weshalb man um die Änderung des Verhaltens bittet)

Abb. 13.9 Elemente einer ausführlichen Ich-Botschaft

stand, drücken diesen aber in einer anderen Form aus. Botschaften in der Ich-Form helfen dem Empfänger, die Gefühle des Senders besser zu verstehen, da der Sender, durch einen hohen Selbstoffenbarungsanteil seiner Nachricht, etwas von sich preisgibt. Damit stehen Ich-Botschaften im Gegensatz zu Du-Botschaften, bei denen eine Aussage über den anderen gemacht wird. Da eine Ich-Botschaft über einen selbst und die eigenen Gefühle oder Wahrnehmungen Auskunft gibt, ist ihr schwer zu widersprechen. Ich-Aussagen sind eine wichtige Technik zur konstruktiven Gesprächsführung. Sie finden in der rettungsdienstlichen Aus- und Weiterbildung vor allem in Beurteilungs-, Konflikt- und Kritikgesprächen Anwendung. Dort sollten sie der Standard sein, mit dem die LRA/Dozenten Situationen beschreiben und insbesondere Probleme schildern. Eine ausführliche Ich-Botschaft enthält die in ■ Abb. 13.9 dargestellten 3 Aussagen.

Feedback

Als Feedback wird allgemein eine Rückmeldung bezeichnet, durch die man Hinweise auf die Auswirkung einer Handlung erhält. Die Menschen können nur lernen und sich weiterentwickeln, wenn sie einerseits Feedback erhalten und andererseits offen dafür sind. Bei einem Feedback durch den LRA/Dozenten steht die beabsichtigte mündliche Rückmeldung an einen Lernenden im Vordergrund. Die Grundlage des Feedbacks sind die Lernziele auf der einen und die wahrgenommenen Leistungen bzw. das Verhalten des Lernenden auf der anderen Seite.

Anerkennung und Kritik gehören bei einem Feedback prinzipiell zusammen. Das eine wirkt nicht ohne das andere. Kritik ohne Anerkennung demotiviert und Anerkennung ohne Kritik verhindert, dass die persönliche Entwicklung weiter voranschreitet (■ Abb. 13.10).

Anforderungen an ein wirkungsvolles Feedback
- Beschreibend, nicht wertend
- Konkret, nicht allgemein
- Angemessen, nicht rücksichtslos und überzogen
- Realistisch, nicht unrealistisch
- Unmittelbar, nicht verzögert
- Klar und genau formuliert, nicht schwammig

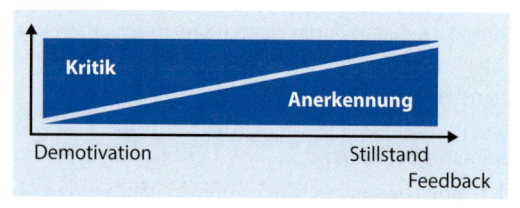

Abb. 13.10 Wirkung von Feedback. (Mod. nach Weh u. Enaux 2008)

Johari-Fenster

Ein einfaches Modell, das Feedbackprozesse unterstützt, ist das Johari-Fenster – benannt nach den Namen seiner Entwickler Joseph (Jo) Luft und Harry (Hari) Ingham sowie nach dem Aussehen in der grafischen Darstellung (■ Abb. 13.11). Das Johari-Fenster stellt die Unterschiede zwischen der Fremd- und Selbstwahrnehmung dar. Es ist in 4 Quadranten eingeteilt. Jeder Quadrant hat eine Bedeutung für die Art der Gesprächsbeziehung.

- **Öffentliche Person:** Der Bereich, der sowohl dem Einzelnen als auch der Allgemeinheit zu-

	Mir bekannt	Mir unbekannt
Anderen bekannt	Öffentliche Person	Blinder Fleck
Anderen unbekannt	Privatperson	Unbewusstes

Abb. 13.11 Johari-Fenster

gänglich bzw. bekannt ist, wird als öffentliche Person bezeichnet. Er umfasst das sichtbare Verhalten eines Menschen in der Öffentlichkeit.
- **Privatperson:** Neben der öffentlichen Person gibt es die Privatperson. Dieser Bereich bleibt der Allgemeinheit verborgen und ist nur dem Einzelnen bekannt. Jeder Mensch hat Facetten, die in der Öffentlichkeit nicht sichtbar werden, sondern nur in der Privatsphäre zum Vorschein kommen.
- **Unbewusstes:** Der Bereich des Unbewussten ist weder dem Einzelnen selbst noch anderen zugänglich. Auch wenn sich Menschen intensiv mit ihrer eigenen Person auseinandersetzen, können sie nur einen Teil des Unbewussten sichtbar und damit dem Bewusstsein zugänglich machen.
- **Blinder Fleck:** Der 4. Bereich ist dem Einzelnen unbekannt. Nur die Mitmenschen kennen diesen Bereich. Jede Verhaltensweise hat eine bestimmte Wirkung, die von der Umwelt wahrgenommen wird. Nicht jede Wirkung, die ein Verhalten auf andere hat, ist einem bekannt. Dieser, den anderen bekannte, dem Einzelnen aber unbekannte Bereich wird als blinder Fleck bezeichnet. Je größer der blinde Fleck, desto geringer die realistische Einschätzung der eigenen Wirkung auf andere.

Der für das Thema Feedback interessante Bereich ist der blinde Fleck. Das Feedback eines LRA/Dozenten bietet dem Lernenden die Chance, den Bereich des blinden Flecks zu verkleinern, denn es zeigt ihm, wie seine (professionelle) Umgebung über seine Leistungen und sein Verhalten denkt. Dies betrifft nicht nur negativ wahrgenommene Aspekte, sondern auch positive. Nach der Rückmeldung entscheidet der Betreffende darüber, ob er die Verhaltensweise ändern möchte oder dies nicht für notwendig hält. Erhält er kein Feedback, hat er hingegen keine Chance, Leistungen und Verhalten zu ändern.

> **Ein chinesisches Sprichwort sagt: »Wer mir schmeichelt, ist mein Feind. Wer mich tadelt, ist mein Lehrer.« Das bedeutet nicht, dass ein Lob verkehrt ist. Im Gegenteil: Ein Lob steigert die Motivation. Doch gerade Kritik ist eine Quelle für Verbesserungen und Veränderungen.**

Blinder Fleck – ein Experiment zur Selbsterfahrung
- Buch in der rechten Hand halten, sodass in der ◘ Abb. 13.12 links das Kreuz und rechts der Kreis ist
- Linkes Auge schließen und mit dem rechten Auge das Kreuz fixieren
- Buch nun langsam vor- und zurückbewegen, bis der weiße Kreis plötzlich unsichtbar wird (ca. bei 30–35 cm Abstand vom Gesicht)

Ein Feedback in der rettungsdienstlichen Aus- und Weiterbildung zu geben, ist nicht nur dem LRA/Dozenten vorbehalten. Auch andere Lernende sind eine wichtige Quelle für Rückmeldungen. Sie sollten regelmäßig in den Feedbackprozess einbezogen

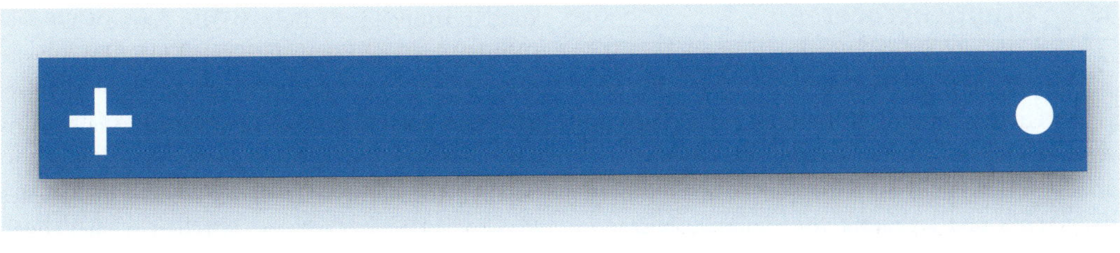

Abb. 13.12 Blinder Fleck

Tab. 13.2 Feedbackregeln

Feedbackgeber	Feedbacknehmer
Feedback anbieten und nicht aufdrängen	Nur zuhören, nicht rechtfertigen
Eigene Wahrnehmung beschreiben und nicht bewerten	Nachfragen, wenn etwas nicht verstanden wurde
Konkret bleiben, nicht verallgemeinern	Wirken lassen, erst später entscheiden, ob das Feedback angenommen wird
Immer auch Positives beschreiben	Notizen machen
Feedbacknehmer direkt ansprechen	Für das Feedback danken
Ich-Botschaften statt Du-Botschaften	

werden. Dabei wird der LRA/Dozent immer wieder feststellen, dass verschiedene Feedbackgeber unterschiedliche Rückmeldungen abgeben. Auch wenn 2 Menschen dasselbe gesehen haben, bewerten sie Fakten zum Teil unterschiedlich. Das Feedback ist immer individuell und hat stets mit den Vorerfahrungen, Vorlieben und Abneigungen des Feedbackgebers zu tun. Haben Lernende die Aufgabe, sich gegenseitig einzuschätzen, ist es zudem wichtig, die Feedbackregeln zu erläutern.

- **Feedbackregeln**

Für das Feedback gibt es Regeln (◘ Tab. 13.2), die dafür sorgen, dass die Rückmeldungen konstruktiv und nicht verletzend sind, sodass der Feedbacknehmer sie annimmt und dankbar für die hilfreichen Hinweise ist. Die Feedbackregeln gibt es sowohl für den Geber als auch für den Nehmer.

13.2 Gruppenprozesse

In der rettungsdienstlichen Bildungsarbeit haben Gruppen eine zentrale Bedeutung. Viele Lernprozesse werden in Gruppen gestaltet. Da Gruppen sich anders verhalten als Einzelpersonen, ist es notwendig, Wesen und Dynamik von Gruppen besser zu verstehen.

13.2.1 Begriff der Gruppe

Unter einer Gruppe versteht man eine soziale Einheit, die folgende Kriterien erfüllt: mehrere Personen, die
- über einen bestimmten Zeitraum
- in Interaktion
- zur Erreichung eines gemeinsamen Zieles
- unter Entwicklung eines Gemeinschaftsgefühls (Wir-Gefühl) und
- unter Einhaltung bestimmter Normen (Spielregeln) und Rollen zusammenarbeiten.

13.2.2 Arten von Gruppen

Kein Mensch kann alle seine Bedürfnisse und Interessen in nur einer Gruppe befriedigen. Daher gehören Menschen mehreren Gruppen gleichzeitig an. Man unterscheidet mehrere Gruppenarten:

- **Primärgruppen**

Als Primärgruppen (z. B. Fortbildungsgruppe) bezeichnet man Gruppen, in denen 2 oder mehrere Personen in einer engen Verbindung, d. h. von Angesicht zu Angesicht, miteinander in Beziehung stehen. Allein wegen der Tatsache, dass in Primärgruppen jeder den anderen persönlich kennt und mit ihm unmittelbar kommunizieren kann, sind solche Gruppen relativ klein. Den Titel »primär« erhalten diese Gruppen deshalb, weil sie in erster Linie (primär) und besonders stark Einfluss auf ihre Mitglieder ausüben. Im Vergleich zu anderen Gruppen ist der Prozess der wechselseitigen Beeinflussung besonders groß.

- **Sekundärgruppen**

Gruppen, in denen die Mitglieder untereinander keine persönliche Beziehung haben, nennt man Sekundärgruppen (z. B. Betrieb). Ihr Name weist darauf hin, dass die Intensität ihres Einflusses auf die Mitglieder hinter dem der Primärgruppen rangiert und erst nachrangig wirksam wird. Die Sekundärgruppen sind wesentlich größer als Primärgruppen. Aufgrund ihrer Größe steht nicht mehr jedes Mitglied mit jedem anderen Mitglied in einer engen persönlichen Beziehung.

13.2 · Gruppenprozesse

- **Formelle Gruppen**

Als formelle Gruppen bezeichnet man solche, die von einer übergeordneten Instanz dauerhaft oder zeitlich begrenzt gebildet werden, um definierte Aufgaben durchzuführen (z. B. Lerngruppe). Durch die formale Vorgabe der übergeordneten Instanz wird bestimmt, wer in diese Gruppe gehört und welche Ziele diese Gruppe zu erfüllen hat. Formelle Gruppen gibt es überall. Sie können sowohl Primär- als auch Sekundärgruppen sein. Häufig entwickeln sich aus formellen Gruppen aufgrund der Zusammenarbeit auch informelle Gruppen, die alle Mitglieder oder nur einen Teil der formellen Gruppe umfassen.

- **Informelle Gruppen**

Im Gegensatz zur formellen Gruppe, die von einer übergeordneten Instanz geplant wird, entstehen informelle Gruppen durch natürliche Gruppierungen (z. B. Freunde, Raucher, Personen, die häufig Kontakt zueinander haben), um soziale Bedürfnisse zu befriedigen. Die informellen Gruppen erfüllen eine wichtige ergänzende und unterstützende Funktion in der Aus- und Weiterbildung.

13.2.3 Entwicklungsphasen einer Gruppe

Jede Gruppe durchläuft einen sozialen Entwicklungsprozess. Zwar ist jede Gruppengeschichte einzigartig, trotzdem lassen sich Gesetzmäßigkeiten beobachten, die idealtypisch in 4 Phasen verlaufen. Diese 4 Phasen werden oftmals als Teamentwicklungsuhr veranschaulicht (Abb. 13.13), wobei die Dauer der einzelnen Stadien unterschiedlich lang sein kann – von wenigen Stunden über Tage bis hin zu mehreren Wochen. Die Übergänge der Entwicklungsphasen der Gruppe sind fließend. Gewisse Phasen erscheinen in der einen Gruppe deutlicher, in der anderen gar nicht. Es kann außerdem vorkommen, dass die Gruppe einen Rückschritt zu einer vorherigen Phase macht, z. B. wenn sich die Gruppenzusammensetzung ändert. Das Phasenmodell kann dem LRA/Dozenten dazu dienen, möglichst situationsgerecht zu intervenieren und etwaige auftauchende Schwierigkeiten als normale Entwicklungsschritte zu interpretieren.

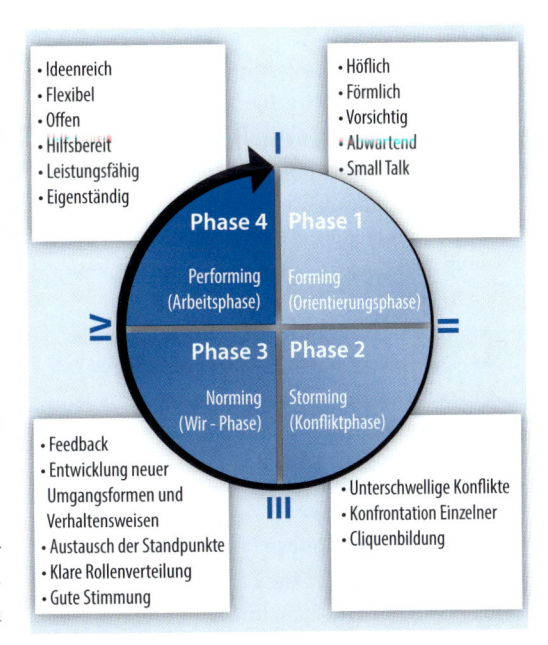

Phase 4 – Performing (Arbeitsphase):
- Ideenreich
- Flexibel
- Offen
- Hilfsbereit
- Leistungsfähig
- Eigenständig

Phase 1 – Forming (Orientierungsphase):
- Höflich
- Förmlich
- Vorsichtig
- Abwartend
- Small Talk

Phase 3 – Norming (Wir-Phase):
- Feedback
- Entwicklung neuer Umgangsformen und Verhaltensweisen
- Austausch der Standpunkte
- Klare Rollenverteilung
- Gute Stimmung

Phase 2 – Storming (Konfliktphase):
- Unterschwellige Konflikte
- Konfrontation Einzelner
- Cliquenbildung

Abb. 13.13 Phasen der Gruppenentwicklung

- **Phase 1: Orientierungsphase (»forming«)**

Die Gruppenmitglieder lernen sich kennen. Diese Phase ist dadurch gekennzeichnet, sich zu orientieren und herauszufinden, um was für Personen es sich bei den anderen Mitgliedern handelt. Die Ziele und Aufgaben der Gruppe sind noch unklar. Der LRA/Dozent steht als übergeordnete Bezugsperson im Fokus der Aufmerksamkeit. Die meisten Personen halten sich in diesem Stadium zurück und beobachten die anderen. Es herrscht Unsicherheit über die einzunehmende Rolle. Das gegenseitige Vertrauen ist niedrig. In dieser Phase werden verschiedene Verhaltensweisen ausprobiert, um herauszufinden, wie die anderen Mitglieder der Gruppe reagieren. Anfangssituationen können bei neuen Gruppenmitgliedern unterschiedliche Gefühle auslösen. Einerseits sind dies Neugier, Freude, Lust, andererseits auch Nervosität, Zurückhaltung und Angst. Diese Gefühle sind differenziert ausgeprägt, jedoch immer vorhanden. Sie schaffen in der 1. Phase der Gruppenbildung ein Bedürfnis nach Orientierung. Die Aufgabe des LRA/Dozenten besteht in diesem Stadium zunächst darin, die Anfangsunsicherheiten der Teilnehmer zu verringern und die individuellen Erwartungen der Gruppenmitglieder wertschätzend entgegenzunehmen.

> **Möglichkeiten der Verringerung von Anfangsunsicherheiten**
> - Sauberer, freundlicher, heller Raum
> - Persönliche Begrüßung durch Handschlag, Begrüßungsplakat
> - Bereitstellung von Kalt- oder Warmgetränken
> - Bereitstellung einer kleinen Aufmerksamkeit (z. B. Bonbon, Give-away)
> - Vorstellungsrunde, ggf. Kennenlernspiele
> - Themen, Ablauf und Zeitplanung vorstellen
> - Erwartungen und Befürchtungen erfragen
> - Vorkenntnisse erfragen
> - Anforderungen offenlegen

- **Phase 2: Konfliktphase (»storming«)**

Die 2. Phase steht ganz im Zeichen des zögernden Aufbaus von Beziehungen. Erste Bündnisse werden eingegangen. Bestimmte Mitglieder übernehmen Schlüsselrollen und werden stärker im Gruppengeschehen hervorgehoben. Kleinere Machtkämpfe um die Führungsrolle unter den Teilnehmern sind möglich. In dieser Phase können auch Spannungen auftreten, die sich auf die Autorität des LRA/Dozenten beziehen. Die Gruppe arbeitet noch nicht sehr effektiv, weil die Mitglieder zum Teil mit sich selbst beschäftigt sind.

- **Phase 3: Wir-Phase (»norming«)**

Den Beginn einer funktionierenden Gruppenstruktur kennzeichnet die 3. Phase. Die verdeckten Machtkämpfe lassen nach, die Rollen innerhalb der Gruppe haben sich herausgebildet. Jeder weiß zunehmend, woran er beim anderen ist.

Die Beziehungen der Gruppenmitglieder entwickeln sich weiter und es kommt zur Herausbildung von Normen (Spielregeln) für das Gruppenleben. Es ist wichtig, dass der LRA/Dozent in dieser Phase auf Bedürfnisse und Beziehungen in der Gruppe Rücksicht nimmt, damit sich ein großes Zusammengehörigkeitsgefühl entwickelt. Je größer der Zusammenhalt der Gruppe, desto besser die zu erwartenden Leistungen.

- **Phase 4: Arbeitsphase (»performing«)**

Die 4. Phase tritt bei Gruppen ein, die über einen längeren Zeitraum zusammenarbeiten. Die Gruppe ist voll funktionsfähig und leistungsstark. Die Mitglieder arbeiten intensiv und konzentriert am erteilten Auftrag. Man setzt sich füreinander ein, hat Freude an der gemeinsamen Arbeit. Das Gruppenklima stützt die Aufgabenbearbeitung. Zwischenmenschliche Probleme werden gut gelöst.

13.2.4 Rollen in Gruppen

Der Begriff Rolle stammt ursprünglich aus der antiken Theaterwelt. Dort wurden die Texte für die Schauspieler auf Schriftrollen notiert. Heute versteht man unter einer (sozialen) Rolle die Summe der Verhaltensweisen, die in einer Situation von einer Person erwartet werden.

Jeder kennt das Phänomen, dass sich nach einer gewissen Zeit unterschiedliche Rollen in einer Gruppe herausbilden. Rollen wirken sich mehr oder minder auf den Lehr-lern-Prozess aus. Sie können eine Orientierung zur Interpretation des Verhaltens in Gruppen geben. Darüber hinaus ist es wichtig zu erkennen, welche Rollen die einzelnen Mitglieder einnehmen, um die Gruppe erfolgreich zu leiten. Deshalb sollte der LRA/Dozent das potenzielle Rollenspektrum einer Gruppe kennen.

- **Kategorien von Rollen**

Die Rollen, die sich in Gruppen bilden können, sind vielfältig. Einzelne Rollen bilden sich in fast allen Gruppen heraus (z. B. Experte, Außenseiter und Mitläufer). Die Vielfalt anzutreffender Rollen kann in 3 Kategorien eingeordnet werden:
- **Aufgabenrollen:** Die Träger von Aufgabenrollen forcieren den Arbeits- und Lernprozess und konzentrieren sich auf das (Lern-)Ziel. Ohne sie leidet die Leistungsfähigkeit einer Gruppe. Sie werden bei zu starker Ausprägung ihrer Rolle als dominant wahrgenommen. Beispiele für Aufgabenrollen: Initiative ergreifen, planen, auf die Zeit achten, Informationen geben, ausarbeiten, Idee einbringen, ausführen.
- **Aufbau- und Erhaltungsrollen:** Sie sind auf den Zusammenhalt und das Klima der Gruppe ausgerichtet, gleichen Spannungen aus und ermöglichen Kompromisse. Beispiele für Aufbau- und Erhaltungsrollen: auf Gruppenregeln achten, vermitteln, schlich-

13.2 · Gruppenprozesse

ten, zuhören, andere unterstützen und ermutigen.
- **Rollen, die Spannungen anzeigen:** Diese auf sich selbst gerichteten Rollen orientieren sich an der Befriedigung der eigenen Bedürfnisse, ohne die Aufgabe der Gruppe oder die Bedürfnisse der anderen zu berücksichtigen. Die Träger dieser Rollen können einerseits den Arbeitsprozess oder die Gruppenkohäsion blockieren, andererseits aber auch den Arbeitsprozess weiterbringen.
Beispiele für Rollen, die Spannungen anzeigen: Provokant, Sündenbock, Außenseiter, Clown, Arbeitsverweigerer und Intrigant.

Rollen sind nicht immer eindeutig einzelnen Gruppenmitgliedern zugeordnet oder dauerhaft an Personen gebunden. Der Gruppenclown von heute kann der Leistungsträger von morgen sein (Rollenwechsel).

> **Jedes Gruppenmitglied kann in mehreren Rollen agieren – gleichzeitig oder nacheinander. Wichtig für eine arbeitsfähige Gruppe ist ein breites Rollenspektrum, sodass verschiedene Verhaltensweisen in die Gruppe einfließen und sich gegenseitig ausgleichen.**

13.2.5 Normen in Gruppen

In jeder Gruppe bilden sich Gruppennormen heraus. Normen sind Sollvorstellungen, was man in einer Gruppe zu tun oder zu lassen hat. Zu unterscheiden sind dabei die formellen und informellen Normen. Die formellen Normen sind die Normen oder Spielregeln, die der LRA/Dozent mit den Lernenden zu Beginn (z. B. im Rahmen einer Weiterbildung) vereinbart. Folgende beispielhafte Spielregeln sollten vor allem bei Seminaren etc. – gemeinsam mit den Lernenden – vereinbart und dauerhaft visualisiert werden (◘ Abb. 13.14).

Informelle Normen sind jene, die sich im Laufe einer Bildungsveranstaltung aus der Gruppe heraus entwickeln. Weichen einzelne Personen von gebildeten Normen ab, bekommen sie von der Gruppe Druck. Jeder hält sich in gewisser Weise an die

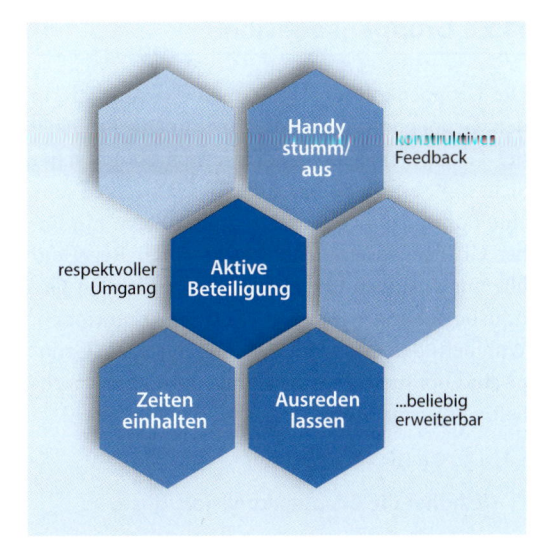

◘ **Abb. 13.14** Spielregeln in der Aus- und Weiterbildung

Gruppennormen, da sonst die Gefahr einer Sanktion durch die Gruppe droht. In Bildungsveranstaltungen sind z. B. häufig die nachstehend genannten informellen Normen anzutreffen:
- Kein »Streber« sein, d. h. keine im Vergleich zu den anderen Gruppenmitgliedern übermäßig hohe Arbeitsleistung zu erbringen und damit die anderen »schlecht aussehen« lassen.
- Allerdings sollte man auch nicht überaus schlechte Leistungen im Vergleich zu anderen erbringen.
- Nicht »petzen«, nichts sagen, was andere Gruppenmitglieder in Schwierigkeiten bringen könnte.

Informelle Gruppennormen sind nicht schriftlich fixiert. In vielen Fällen handelt es sich um derart subtile Handlungs- und Denkrichtlinien, dass vielen Gruppenmitgliedern nicht bewusst ist, dass es diese Normen gibt.

> **Der LRA/Dozent kann grundsätzlich durch das Vorleben bestimmter Normen den Normenbildungsprozess in einer Gruppe beeinflussen.**

13.2.6 Gruppenkohäsion

Die Gruppenkohäsion beschreibt das Ausmaß, in dem Gruppenmitglieder die Zusammengehörigkeit der Gruppe empfinden. Aus lernpsychologischer Sicht sollte es eine Aufgabe des LRA/Dozenten sein, eine hohe Gruppenkohäsion anzustreben. Ein hoher Gruppenzusammenhalt geht in der Regel mit überaus positiven und deshalb verbindenden Gefühlsbeziehungen einher. Positive Emotionen, Wohlbefinden und Unterstützung durch die Gruppe sind optimale Voraussetzungen für einen nachhaltigen Lernprozess.

> **Je höher die Gruppenkohäsion, desto …**
> — größer die subjektive Zufriedenheit
> — geringer die Streubreite der gezeigten Leistungen
> — geringer die Fehlzeiten
> — weniger Konflikte
> — bessere Chancen für das Erreichen des (Lern-)Zieles

Eine gute Gruppenkohäsion ist eine entscheidende Voraussetzung für die Gruppenleistung – aber keine Garantie. Aufbau und Förderung einer Gruppenkohäsion durch den LRA/Dozenten ist ein notwendiger, aber nicht ausreichender Schritt zur bestmöglichen Leistungserbringung. Ein hohes Zusammengehörigkeitsgefühl kann, im Hinblick auf die Erreichung der (Lern-)Ziele, positive wie auch negative Auswirkungen haben. Bei gleicher Gruppenkohäsion sind unterschiedliche Leistungen denkbar. Bei einer positiven (negativen) Einstellung der Gruppe zu den nachstehenden Punkten werden hohe (geringe) Leistungen erbracht:
— Leistungs- und Lernbereitschaft
— Identifikation mit den Lernzielen
— LRA/Dozent
— Nutzen der Aus- und Weiterbildung für die berufliche Entwicklung
— Grad der eigenen Beteiligung
— Konfliktmanagement

13.3 Konfliktmanagement

Unter Konfliktmanagement sind alle Handlungsanweisungen zu verstehen, die dazu führen, dass Konflikte angemessen – also dem Konflikttyp und Eskalationsgrad entsprechend – gelöst sowie zur weitgehenden Zufriedenheit aller beteiligten Konfliktparteien bearbeitet werden. Konfliktmanagement ist eine Aufgabe des LRA/Dozenten. Um Konflikte lösen zu können, benötigt er – ähnlich wie bei der Versorgung von Patienten – Kenntnisse über Ursachen, Symptome, Gefahren, Wirkungen und Interventionsmaßnahmen.

Konfliktmanagement heißt aber auch, Konfliktprävention zu betreiben. Dabei geht es nicht darum, Konflikte zu vermeiden, sondern die eigene Konfliktfähigkeit zu trainieren und die Bereitschaft zu wecken, Konflikte konstruktiv zu lösen, um damit die Eskalation eines Konfliktes zu verhindern.

13.3.1 Konflikte

Als Konflikt (lat. *confligere* = zusammenstoßen, aneinandergeraten, kämpfen, im Widerstreit stehen) wird die Auseinandersetzung zwischen sich widerstreitenden Motiven, Einstellungen und Interessen bezeichnet. Jeder Mensch hat individuelle und höchstpersönliche Motive und Ziele, die sich zuweilen mit denen anderer Menschen decken, aber oft grundverschieden sind. Konflikte liegen daher in der Natur des Menschen, sodass ein konfliktfreies Zusammenleben nicht möglich ist. Konflikte sind deswegen auch in längeren Rettungsdienstaus- und -weiterbildungen nicht zu vermeiden.

Ein zwischenmenschlicher Konflikt ist
— eine Interaktion (d. h. die Beteiligten haben miteinander zu tun und sind in der Regel voneinander in irgendeiner Weise abhängig),
— bei der es Unvereinbarkeiten gibt,
— die mindestens von 1 Beteiligten als emotionale Beeinträchtigung erlebt wird.

Ein Konflikt entsteht erst dann, wenn es eine Differenz zwischen den persönlichen Anforderungen (z. B. Wunsch, Erwartung, Anspruch) und der er-

13.3 · Konfliktmanagement

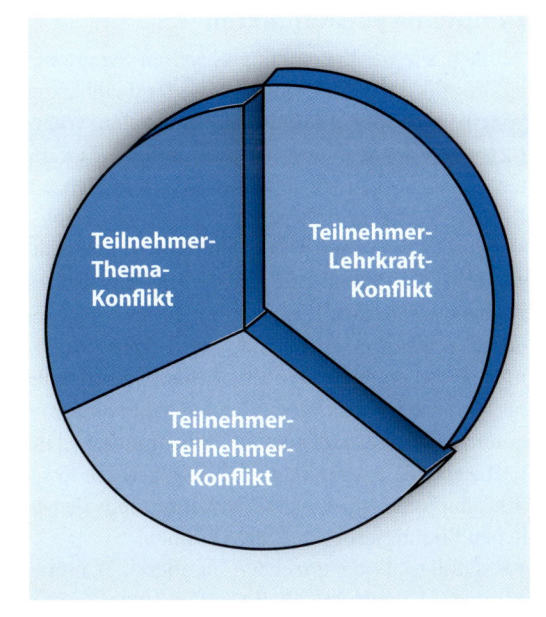

Abb. 13.15 Typische Konfliktkonstellationen in der Aus- und Weiterbildung

(Teilnehmer-Thema-Konflikt, Teilnehmer-Lehrkraft-Konflikt, Teilnehmer-Teilnehmer-Konflikt)

lebten Wirklichkeit gibt (Abb. 13.15). Diese Differenz geht meistens mit der Verletzung des Selbstwertgefühls einher.

Konflikte signalisieren zunächst lediglich Nichtübereinstimmung oder Widerspruch. Erst die Reaktionen der Konfliktpartner entscheiden darüber, welche Richtung der Konflikt nimmt. Grundsätzlich ist nicht der Konflikt an sich das Problem, sondern die Art und Weise, wie die Konfliktparteien damit umgehen.

Positive Wirkung von Konflikten

Konflikte werden in der Regel als unangenehm und schädlich erlebt. Zumeist denkt man an Auseinandersetzungen, die mit Streit einhergehen. Dabei scheint es darum zu gehen, dass einer gewinnt und ein anderer verliert. Aus diesem Grund wird ein Konflikt gescheut. Andererseits können Konflikte, wenn sie richtig genutzt werden, auch positive Aspekte haben, die eine Entwicklungs- und Lernchance bieten. Die Spannung, die von einem Konflikt ausgeht, muss effizient genutzt und geleitet werden. Nur ein bewusster Umgang mit Konfliktsituationen fördert ihre positive Wirkung.

Positive Wirkung von Konflikten
- Weisen auf Probleme hin und helfen Missstände aufzudecken
- Stärken den Willen zur Veränderung
- Erzeugen den notwendigen Druck, Probleme aktiv anzugehen
- Vertiefen menschliche Beziehungen
- Festigen den Zusammenhalt
- Führen zu besseren Entscheidungen
- Fördern die Persönlichkeitsentwicklung
- Führen Klärungsprozesse herbei und brechen festgefahrene Strukturen auf
- Intensivieren die Kommunikation
- Führen zu Veränderungen und verhindern Stillstand

Um einen positiven Nutzen aus einem Konflikt zu ziehen, muss es gelingen, ihn konstruktiv zu bearbeiten. Für ein richtiges, konstruktives Konfliktmanagement braucht der LRA/Dozent Kenntnisse über Arten der Konflikte, Konfliktlösungsstrategien und Merkmale der Konflikt(un)fähigkeit.

Konfliktfähigkeit

Konfliktunfähige Menschen reagieren betont emotional auf Auseinandersetzungen und weichen diesen aus. Aber auch eine zu starke Sachorientierung ohne Berücksichtigung von Emotionen behindert ein Konfliktmanagement. Zu viele Emotionen schaden – zu wenige auch! Konfliktfähigkeit lässt sich in der Praxis nur umsetzen, wenn man weder zu emotional noch zu sachorientiert an Auseinandersetzungen herangeht. Von einem LRA/Dozenten wird Konfliktfähigkeit erwartet.

Merkmale eines konfliktfähigen LRA/Dozenten (mod. nach von der Heyde u. von der Linde 2009)
- Weicht Konflikten nicht aus
- Erkennt, dass die eigene Auffassung nicht mit der absoluten Wahrheit verwechselt werden darf
▼

- Ist kritikfähig, d. h. er zieht die eigene Fehlbarkeit in Betracht
- Erachtet die Konfliktlösung und Vermittlung für wichtiger als die Zuweisung von Schuld
- Verfügt über Kenntnisse und Techniken, um Konflikte anzusprechen und zu lösen
- Geht Konflikte sachlich und ruhig an
- Stellt seine Position sicher und umfassend dar, begründet seinen Standpunkt
- Spricht negative Aspekte offen an, d. h. vertritt seine Auffassung klar und deutlich – auch gegen konkurrierende Meinungen
- Ist nicht rechthaberisch, aggressiv
- Geht im Konfliktfall ziel- und lösungsorientiert vor
- Lässt sich von Auseinandersetzungen nicht aus dem Gleichgewicht bringen

Ursachen von Konflikten

Als Konfliktursachen bezeichnet man die Beweggründe und Voraussetzungen, ohne die es Konflikte nicht geben würde.

Objektive Gegebenheiten allein sind nicht imstande Konflikte zu erzeugen. Konflikte werden erst zu solchen, wenn sie von starken Emotionen begleitet und mit der objektiven Sachlage des Problems versponnen werden. Konflikte spiegeln deshalb nicht die objektive Wirklichkeit wider, sondern entstehen in den Köpfen der Konfliktparteien. Die Konfliktursachen sind vielfältig:
- gegenseitige Abhängigkeit
- das Gefühl, ungerecht behandelt zu werden
- (Über-)Empfindlichkeit, Misstrauen, Ärger, Frustration, Mangel an Anerkennung und Erfolg
- unvereinbare Persönlichkeiten und deren Einstellungen
- Kämpfe um Macht und Einfluss, Wettbewerb, Stress
- Außenseiterposition
- Missverständnisse, mangelnde Kommunikation bzw. Informationen
- Veränderungen, Angst vor dem Neuen
- Verantwortungsüberschneidungen

Symptome von Konflikten

Ähnlich wie bei Erkrankungen weisen Symptome auf Konflikte hin. Sie können entweder unabhängig voneinander oder in Kombination auftreten. Wichtig ist die Wahrnehmungsfähigkeit des LRA/Dozenten. Er muss erkennen, dass es bei Konflikten in der Regel um eine grundlegende Verhaltensveränderung geht, die sich nicht plötzlich bemerkbar macht, sondern sich allmählich äußert. Im Sinne eines Frühwarnsystems gilt es für den LRA/Dozenten, bereits schwache Signale wahr- und ernst zu nehmen. Dabei ergibt es allerdings keinen Sinn, bereits bei geringsten Verdachtsmomenten sofort aktiv mit einem Konfliktmanagement einzugreifen. Die nachstehende Aufzählung gibt auszugsweise Konfliktsymptome wider, wie sie in der rettungsdienstlichen Bildungsarbeit auftreten können:

- ständiges Widersprechen (»Ja, aber« …), mürrische Reaktionen, häufiger Widerstand
- zunehmende Entwicklung unterschiedlicher Ansichten
- »böse Blicke«, abwertende Bemerkungen, absichtliche Fehler
- rechthaberisches Verhalten, Sticheleien
- Vermeidung von Kontakten, geringe bis gar keine Kommunikation
- formelle Höflichkeit
- passive Arbeitshaltung, geringe bis keine Beteiligung am Unterricht, häufige Seitengespräche, paralleles Lesen in Unterlagen, Spielen mit dem Handy (Desinteresse)
- strikte Einhaltung von Vorschriften
- bei Problemen Suche nach Schuldigen und nicht nach Lösungen
- Gruppen- und Lagerbildungen
- vorschnelle Ablehnung von bzw. Kritik an Vorschlägen und Ideen
- Lernwiderstand

Konfliktarten

Konflikte können nach unterschiedlichen Kriterien eingeteilt werden. Keine Einteilung erhebt dabei Anspruch auf Vollständigkeit. Die an dieser Stelle dargestellten Konfliktarten geben dem LRA/Dozenten einen Überblick über typische in der Aus- und Weiterbildung anzutreffende Konflikte (◘ Abb. 13.16).

13.3 · Konfliktmanagement

Konfliktarten

- Differenziert nach dem Austragungsort
  - Heiße Konflikte
  - Kalte Konflikte
- Differenziert nach der Konfliktursache
  - Rollenkonflikte
  - Zielkonflikte
  - Beurteilungskonflikte
  - Wertekonflikte
- Differenziert nach der Ebene des Konflikts
  - Sachkonflikte
  - Beziehungskonflikte
- Differenziert nach der Konfliktpartei
  - Intrapersonelle Konflikte
  - Interpersonelle Konflikte

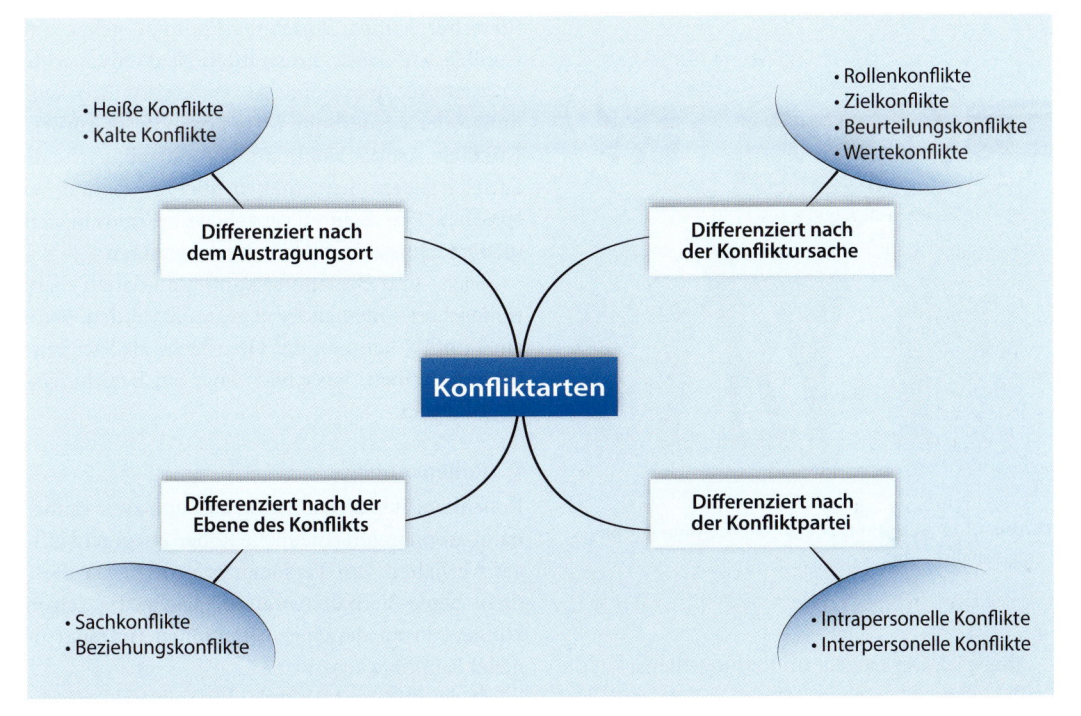

◻ **Abb. 13.16** Differenzierung der Konfliktarten

▪ Inter- und Intrapersonelle Konflikte

Unter einem intrapersonellen (inneren, seelischen) Konflikt versteht man einen Konflikt zwischen verschiedenen Strebungen innerhalb einer Person, d. h. das Problem oder ein Teil des Problems liegt in der eigenen Person. Der intrapersonale Konflikt einer Person zeichnet sich durch folgende 5 Merkmale aus:

Die Person im Konflikt
- fühlt sich selbst betroffen,
- malt sich aus, was geschehen würde, wenn …
- erlebt sich als verunsichert,
- empfindet einen Druck, diese Störung zu überwinden,
- erlebt diese Situation als belastend.

Intrapersonelle Konflikte werden in 3 Konflikttypen unterteilt:
- **Annäherungs-Annäherungs-Konflikt:** Hierbei handelt es sich um eine Entscheidung zwischen 2 Zielen, die gleichermaßen erstrebenswert erscheinen, sich aber nicht gleichzeitig realisieren lassen (◻ Abb. 13.17).

Beispiel: Ein Rettungsassistent erhält das Angebot, in seiner Freizeit als Honorarkraft an einer Rettungsdienstschule zu unterrichten. Andererseits möchte er in seiner Freizeit mehr Zeit mit seiner Familie verbringen.
- **Vermeidungs-Vermeidungs-Konflikt:** Eine Person muss eine Entscheidung zwischen 2 Alternativen, die gleichermaßen unattraktiv erscheinen, treffen.

Beispiel: Ein Rettungsassistent in Ausbildung steht kurz vor seiner schriftlichen Abschlussprüfung. Er weiß, dass er noch erhebliche Defizite in mehreren Gebieten hat. Er muss nun entweder in kurzer Zeit sehr viel lernen (was er scheut) oder riskieren, dass er durch die Prüfung fällt (was er nicht möchte).
- **Annäherungs-Vermeidungs-Konflikt:** Dieser Konflikt wird ausgelöst durch eine erforderliche Entscheidung zwischen 2 Zielen, die sowohl Angenehmes als auch Unangenehmes mit sich bringen. Die Person fürchtet, sich Nachteile einzuhandeln bzw. Chancen zu vergeben.

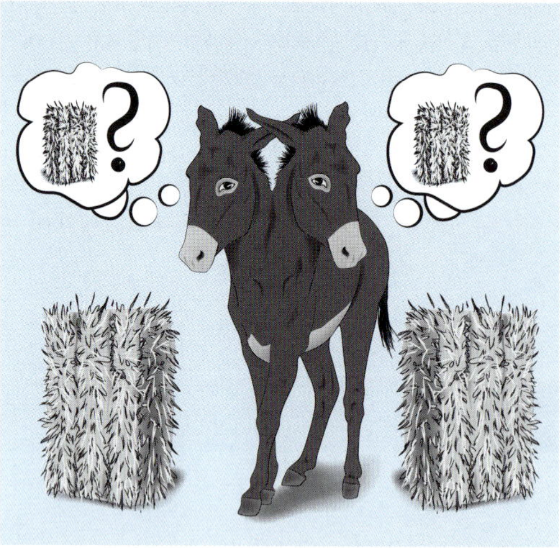

Abb. 13.17 Buridans Esel – ein Annäherungs-Annäherungs-Konflikt

Beispiel: Der Dozent im Rettungsdienst hat die Möglichkeit an einer Rettungsdienstschule als Honorarkraft zu unterrichten. Das Lehren und der Umgang mit den Lernenden bereiten ihm Freude. Gleichzeitig fürchtet er sich vor den Unterrichtsvorbereitungen, die Freizeiteinbußen bedeuten.

- **Interpersonelle Konflikte**

Unter einem interpersonellen (äußeren, zwischenmenschlichen) Konflikt versteht man einen Konflikt zwischen unterschiedlichen Strebungen zweier oder mehrerer Personen bzw. Gruppen.

- **Sach- und Beziehungskonflikte**

In der Aus- und Weiterbildung wird vorwiegend auf der Sachebene kommuniziert. Dort geht es um den Austausch von Zahlen, Daten und Fakten. Konflikte auf dieser Ebene werden als Sachkonflikte bezeichnet, da es um inhaltliche Differenzen geht. Sachkonflikte können durch zusätzliche Informationen (z. B. aus der Fachliteratur oder durch Experten) geklärt werden.

Neben der Sachebene gibt es die Beziehungsebene. Bei der Kommunikation über die Beziehungsebene geht es vor allem um das Verhältnis der Kommunikationspartner. Konflikte, welche von dieser Ebene ausgehen, werden als Beziehungskonflikte bezeichnet. Beziehungskonflikte gehen auf Gefühle wie Angst, Frustration, Neid, enttäuschte Erwartungen, mangelnde Akzeptanz bzw. Anerkennung oder wiederholte Missverständnisse zurück. Um diese Art der Konflikte zu lösen, müssen beide Parteien Gelegenheit erhalten, über ihre Gefühle zu sprechen. Erst dadurch verstehen die Kontrahenten die Bedürfnisse und Wünsche des anderen.

Sach- und Beziehungskonflikte können nicht trennscharf voneinander abgegrenzt werden, denn ein Konflikt kann an der Oberfläche als Sachkonflikt erscheinen, tatsächlich aber ein Beziehungskonflikt sein.

- **Rollenkonflikte**

Rollenkonflikte treten häufig auf, und zwar immer dann, wenn unterschiedliche Rollen ein gegenläufiges Verhalten von Personen erfordern. Da diese nicht beide Verhaltensweisen gleichzeitig zeigen können, lösen derartige Situationen (intrapersonelle) Konflikte aus.

In der Aus- und Weiterbildung gibt es klassische Rollenkonflikte, wenn sich z. B. der LRA/Dozent nicht mehr nur als Lehrkraft, sondern auch als Vorgesetzter oder Lehrgangsleiter versteht. Durch die unterschiedlichen Rollen kann es zu einem Konflikt kommen, den man als inneren Konflikt erlebt. Von Rollenkonflikten können Lernende ebenso betroffen sein.

- **Zielkonflikte**

Ein Zielkonflikt liegt vor, wenn 2 voneinander abhängige Parteien gegensätzliche Ziele verfolgen. Um derartige Konflikte zu lösen, ist es wichtig, dass die Ziele und Bedürfnisse der Konfliktparteien möglichst transparent gemacht werden, sodass eine Lösung gefunden werden kann, welche die Interessen aller Seiten berücksichtigt.

- **Beurteilungskonflikte**

Im Unterschied zu Zielkonflikten sind sich bei Beurteilungskonflikten die Parteien zwar über das Ziel einig, streiten sich aber über den Weg, wie das Ziel erreicht werden soll. Die häufigsten Ursachen sind mangelnde Information, unterschiedlicher Stand der Fachkenntnisse, unterschiedliche Einstellungen bzw. unterschiedlich ausgeprägte Fähigkeit, sich in andere hineinversetzen zu können.

- **Wertekonflikte**

Wertekonflikte bilden sich aus, wenn Menschen mit unterschiedlichen Wertesystemen oder Grundeinstellungen aufeinandertreffen. Ein klassisches Beispiel sind verschiedene religiöse Normen. Gefährlich sind Wertekonflikte, weil einige Menschen dazu neigen, ihr persönliches Wertesystem als richtig und alle anderen Werte als falsch anzusehen. Wertekonflikte können gelöst werden, wenn eine gemeinsame Wertebasis gefunden wird. Auf dieser Basis kann anschließend nach Lösungen für den bestehenden Konflikt gesucht werden. Finden die Konfliktparteien keinen Konsens, muss eine Entscheidung von einer anderen Stelle bzw. Person getroffen werden.

- **Heiße und kalte Konflikte**

Die Unterscheidung in heiße und kalte Konflikte beruht darauf, wie Konflikte im Umfeld der Konfliktparteien wahrgenommen werden.

- - **Heiße Konflikte**

Heiße Konflikte sind durch eine Atmosphäre hoher Emotionalität gekennzeichnet. Jede Konfliktpartei will die andere mit allen Mitteln davon überzeugen, dass sie selbst im Recht sei. Die Idealisierung der eigenen Ziele erschwert das rationale Denken und Handeln und verstellt den Blick auf den Standpunkt der gegnerischen Partei. Heiße Konflikte werden offen und direkt im Kommunikationsprozess ausgetragen. Angriff und Verteidigung sind für alle sichtbar. Interventionen sind bei heißen Konflikten erfolgreich, wenn Wahrnehmungen, Einstellungen und Verhaltensweisen der Beteiligten gemeinsam geklärt und gegenseitig anerkannt werden können.

- - **Kalte Konflikte**

Kalte Konflikte sind anders. Sie sind geprägt von Enttäuschung, Desillusionierung und Frustration, die nicht direkt nach außen getragen und diskutiert werden. Kalte Konflikte werden – insbesondere in Abwesenheit der Gegenpartei – über Zynismus, Sarkasmus, versteckte Verletzungen, Intrigen, Gerüchte, Abwertungen und Beleidigungen ausgetragen. Der direkte Kontakt zwischen den Beteiligten ist auf ein Minimum reduziert und findet nur noch aufgrund externer Einflüsse statt. Die direkte Auseinandersetzung wird vermieden, weil die Konfliktparteien es aufgegeben haben, einander überzeugen zu wollen. Kalte Konflikte sind meist mit emotionalen Belastungen verbunden. Sie führen zu psychosomatischen Störungen, Krankheit, Demotivation und Leistungsabfall. Problematisch an kalten Konflikten ist, dass sie oft lange unentdeckt bleiben und erst als Problem erkannt werden, wenn sie eskaliert sind.

> Der Übergang von heißen zu kalten Konflikten verläuft in der Realität meist fließend, wobei sowohl aus heißen Konflikten kalte und aus kalten Konflikten heiße werden können.

Eskalationsstufen eines Konflikts

Ein Konfliktablauf lässt sich an einem Modell des Konfliktforschers Friedrich Glasl (geb. 1941) verdeutlichen. Es zeigt, dass ein Konflikt ein Prozess mit bestimmten Phasen ist. Die Eskalationsstufen geben dem LRA/Dozenten eine Orientierung, von wem eine Intervention ausgehen kann. Das Phasenmodell der Eskalation beinhaltet 9 Stufen (◘ Abb. 13.18). Bezeichnenderweise führen die Stufen immer weiter nach unten. Jeweils 3 Stufen bilden eine Phase.

1. **Verhärtung:** Die Standpunkte verhärten sich hin und wieder und prallen auf jene der Gegenseite. Gelegentlich sind kleinere Spannungen, verbale Ausrutscher oder Verkrampfungen festzustellen. Jede Seite ist noch um Kooperation bemüht und davon überzeugt, dass die Spannungen durch Gespräche lösbar sind. Die gemeinsame Zusammenarbeit wird nicht grundsätzlich infrage gestellt.
2. **Debatte:** Auf dieser Stufe entstehen zunächst im Denken, Fühlen und Wollen Polarisierungen, die im Schwarz-Weiß-Denken münden. Die Reizbarkeit nimmt zu. Die verbale Auseinandersetzung verschärft sich. Aus Gesprächen entstehen Debatten und Diskussionen. Noch sprechen die Konfliktparteien Unstimmigkeiten direkt und offen an. Sie gehen aber gegenseitig kaum auf die vorgebrachten Argumente des anderen ein. Der Fokus richtet sich zunehmend darauf, recht zu behalten und sich selbst in ein gutes Licht zu rücken.
3. **Taten:** Den Worten folgen Taten, da Worte nach Ansicht der Beteiligten nichts mehr be-

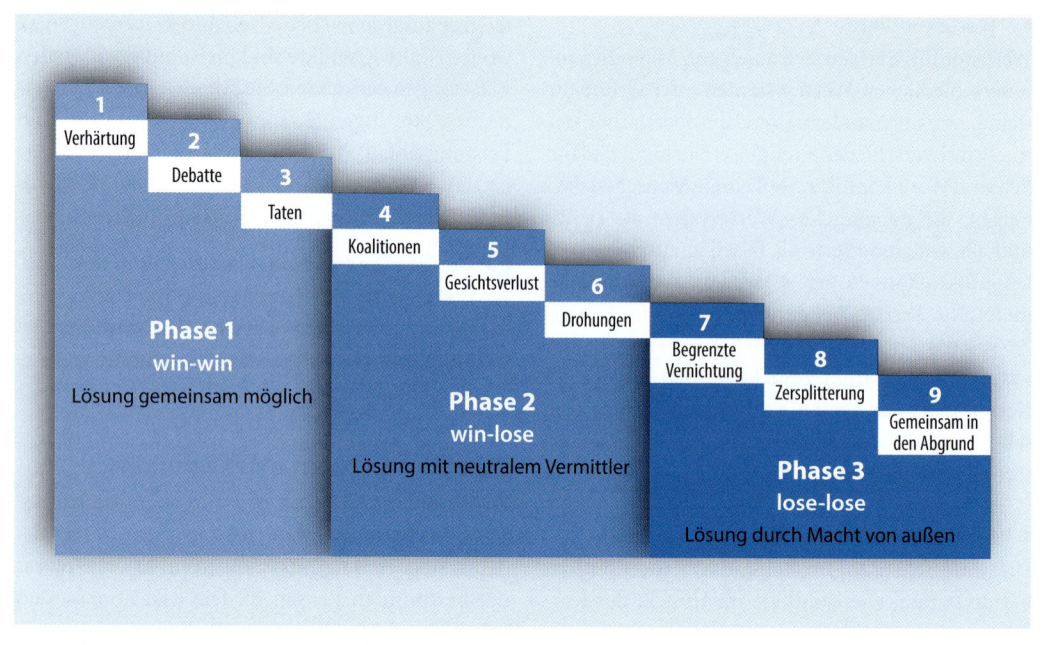

Abb. 13.18 Eskalationsstufen eines Konflikts. (Mod. nach Glasl 2009)

wirken. Es entwickeln sich provozierende Aktionen, die die eigenen Ziele unterstützen und die der Gegenpartei blockieren sollen. Die Strategie der vollendeten Tatsachen wird verfolgt, indem Informationen nicht weitergegeben oder notwendige Absprachen nicht getroffen werden. Diese Stufe ist gekennzeichnet von einer Ungleichheit von geäußertem und gezeigtem Verhalten. Der Kontakt wird vorübergehend abgebrochen bzw. vermieden. Die Parteien sind zu dem Schluss gekommen, dass es keinen Sinn macht, miteinander zu reden.

4. **Koalitionen:** Es erfolgt der Übergang zum offenen und sichtbaren Konflikt. Es werden Verbündete gesucht und die eigene Handlungsweise gerechtfertigt, um sich selbst psychisch zu entlasten sowie Bestätigung zur Stärkung des Selbstbewusstseins einzuholen. Die gegnerische Partei wird mit Klischees und Vorurteilen zum Feindbild aufgebaut. Beide Seiten beginnen an einer einvernehmlichen Lösung zu zweifeln. Das negative Bild von der anderen Konfliktpartei wird zunehmend stärker.
5. **Gesichtsverlust:** Auf dieser Stufe wird die andere Partei öffentlich und direkt angegriffen, um ihr ein Gesichtsverlust (z. B. durch Vorführen) zuzufügen. Ziel ist es, die Verwerflichkeit des anderen sichtbar zu machen. Gegenseitiges Vertrauen ist praktisch nicht mehr vorhanden.
6. **Drohstrategien:** Wenn die vorausgegangenen Maßnahmen nichts oder nicht genügend bewirkt haben, werden Drohungen ausgesprochen (»Wenn Du nicht … dann …«). Dadurch fühlt sich wiederum die Gegenpartei massiv unter Druck gesetzt und reagiert, indem sie ebenfalls mit Sanktionen droht. Gleichzeitig bringt sich der jeweils Drohende in Zugzwang, da er die angedrohten Konsequenzen verwirklichen muss, um nicht an Glaubwürdigkeit einzubüßen. Auf dieser Stufe geht es nicht mehr um das Sachproblem.
7. **Begrenzte Vernichtung:** Tragen die zuvor ausgesprochenen Drohungen keine Früchte, steigern sich Wut und Ärger über den Gegner. Die normalen Regeln des zwischenmenschlichen Umgangs werden außer Kraft gesetzt, was dazu führen kann, dass auf einer physischen Ebene zunächst Gewalt gegen Gegenstände (z. B. Unterlagen vernichten oder entwenden, Reifen zerstechen) angewendet wird.

8. **Zersplitterung:** Wenn begrenzte Vernichtungsschläge nicht die gewünschte Wirkung zeigen, wird versucht, das gegnerische System von stützenden Faktoren abzuschirmen und dadurch unsteuerbar zu machen.
9. **Gemeinsam in den Abgrund:** Auf der letzten Stufe gibt es kein Zurück mehr. In der totalen Konfrontation gilt es, den Gegner um jeden Preis zu vernichten (z. B. psychisch, beruflich). Dabei werden auch eigene Schäden und Nachteile in Kauf genommen – Hauptsache, der Gegner wird »zerstört«.

- **Bedeutung der Phasen**

Das Stufenmodell zeigt deutlich die Tendenz von Konflikten zur Eskalation. Während der ersten 3 Stufen ist es in der Regel möglich, dass die Konfliktparteien eine Lösung gemeinsam erreichen, bei der die Interessen beider Seiten berücksichtigt werden (Win-win-Situation). Auch wenn man seine Interessen durchsetzen möchte, herrschen noch kooperative Einstellungen, die eine einvernehmliche Lösung möglich machen.

Von Stufe 4 bis Stufe 6, also in der 2. Phase, ist eine einvernehmliche Lösung nur noch schwer möglich. Wenn der Konflikt gelöst wird, dann meistens dadurch, dass sich eine Partei auf Kosten der anderen durchsetzt (Win-lose-Situation). Ein neutraler Vermittler könnte jedoch gemeinsam mit beiden Beteiligten eine Lösung erarbeiten, die die Interessen beider Seiten berücksichtigt.

Die 3. Phase, von Stufe 7 bis Stufe 9, ist von der Erkenntnis beider Seiten gekennzeichnet, dass es nichts mehr zu gewinnen gibt (Lose-lose-Situation). Eine Lösung ist in jedem Fall mit Einbußen verbunden. Selbst ein neutraler Vermittler kann wenig ausrichten, da die Fronten deutlich verhärtet sind. Die einzige Lösungsmöglichkeit besteht darin, dass eine »Macht von außen« (z. B. Vorgesetzter, Lehrgangsleiter, LRA) eine Klärung herbeiführt.

> Mit steigender Eskalationsstufe zeigt sich die Tendenz, dass das ursprüngliche Streitthema aus den Augen verloren wird und der Konflikt sich immer mehr personalisiert. Je früher ein Konfliktmanagement einsetzt, desto besser lässt sich eine Eskalation vermeiden.

Das Phasenmodell gibt den idealtypischen Ablauf einer Konflikteskalation wider. Die Elemente der früheren Phasen kommen auch in den späteren Eskalationsstufen weiterhin vor. Nicht bei allen Konflikten werden zwingend alle Phasen durchlaufen. Es ist grundsätzlich auf jeder Stufe möglich, dass der Konflikt beendet wird oder dass Stufen übersprungen werden. Zudem können die Konfliktparteien sich auf unterschiedlichen Eskalationsstufen befinden.

13.3.2 Konfliktbewältigung

Konfliktlösungsstrategien

Ein Konflikt kann nur gelöst werden, wenn alle Beteiligten ihn akzeptieren und bereit sind, offen darüber zu sprechen. Die Einstellung »Es gibt keine Probleme« bedeutet, dass der Konflikt geleugnet wird. Nur ein offenes Gespräch hilft, über die Gründe der gegenseitigen Unzufriedenheit zu reden und sie zu beseitigen. Sind beide Parteien zu einer offenen Diskussion bereit, ist ein Konfliktgespräch zu führen.

Die Reaktionen auf Konflikte können sehr verschieden sein. Prinzipiell wird zwischen 2 – entgegengesetzten – Strategien des Konfliktverhaltens unterschieden (Abb. 13.19, Tab. 13.3).

- **Destruktives Konfliktverhalten**

Destruktives Verhalten fördert durch verschiedene Verhaltensweisen (z. B. drohen, spotten, nörgeln, anschuldigen, beleidigen, intrigieren, Schuld bei anderen Menschen suchen, sich selbst als Opfer sehen, eigene Fehler übersehen oder bestreiten, anderen Personen schlechte Absichten oder Eigenschaften unterstellen usw.) die Ausweitung des Konflikts. In einer solchen Atmosphäre herrschen Furcht, Stress

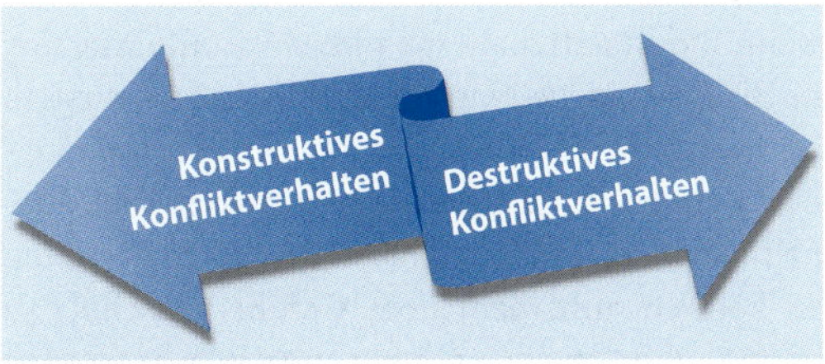

◘ Abb. 13.19 Strategien des Konfliktverhaltens

Tab. 13.3 Aspekte des Konfliktverhaltens

Destruktives Konfliktverhalten	Konstruktives Konfliktverhalten
Drohungen, Spott	Konflikt – ohne Verallgemeinerungen und Übertreibungen – beschreiben, nicht abwerten
Du-Botschaften (»Du hast …«)	Aktiv zuhören
Nörgeleien, Killerphrasen	Ich-Botschaften senden (»Ich fühle …«)
Intrigen, Beleidigungen	Eigene und Gefühle anderer respektieren
Anschuldigungen, Vorwürfe	Sich in andere hineinversetzen
Regeln verletzen	Eigene Schwächen und Fehler eingestehen
Schuldzuweisungen	Interessen anderer berücksichtigen
Sich selbst als Opfer sehen	Sich entgegenkommen
Eigene Fehler übersehen oder bestreiten	
Anderen schlechte Absichten oder Eigenschaften unterstellen	

und Ärger. Rationales Denken und Handeln sind mehr die Ausnahme als die Regel.

- **Konstruktives Konfliktverhalten**

Beim konstruktiven Konfliktverhalten wird ein Konflikt als etwas Normales betrachtet. Diese Haltung setzt eine offene und vertrauensvolle Einstellung und die Orientierung vom Problem auf die Lösung voraus. Nur die Überzeugung, dass man durch eine Niederlage des Anderen nichts erreicht, sondern die Probleme verschärft, hilft eine für beide Seiten akzeptable Lösung zu finden. Ein konstruktives Konfliktverhalten setzt die Abwesenheit von provozierenden Verhaltensweisen (z. B. durch abfällige Worte, Mimik, Gestik) voraus, um dadurch das Fundament für eine angemessene Motivation zur Problemlösung zu legen. Auseinandersetzungen können umso leichter bewältigt werden, je früher sie erkannt und bearbeitet werden, d. h., wenn die Bereitschaft zur offenen Konfliktlösung noch nicht durch emotionale Blockaden verstellt ist. Konstruktive Konfliktbearbeitung verträgt keinen Zeitdruck. Alle Beteiligten müssen Gelegenheit haben, ihre Argumente angemessen vertreten zu können, um nicht dem Gefühl Vorschub zu leisten, übervorteilt oder gar unterdrückt worden zu sein.

- **SAG ES**

Der Schlüssel zur konstruktiven Ansprache von Konflikten liegt in der Beschreibung der eigenen Sichtweise statt in der Bewertung des anderen. Anstatt Aussagen über andere zu machen, beleuchtet man die eigene Sichtweise, Wahrnehmung, Interpretation und vor allem die eigenen Gefühle. Die Formel »SAG ES« ist hilfreich, um Konflikte strukturiert, klar und konstruktiv anzusprechen. Jeder Buchstabe steht dabei für einen Schritt (Abb. 13.20).

Grundstile des Konfliktverhaltens

Jeder Mensch hat eine Grundhaltung gegenüber Konflikten, die als Konfliktstil bezeichnet wird. Je nach Kombination von Eigen- und Fremdinteressenorientierung resultieren 5 unterschiedliche Konfliktstile, die in einem übersichtlichen Modell dargestellt werden können (Abb. 13.21). Wie jede Theorie stellt auch das Modell der Konfliktstile eine Vereinfachung der Wirklichkeit dar. Dennoch kann der LRA/Dozent mithilfe des Modells eigenes und fremdes Konfliktverhalten einordnen und besser verstehen.

Flucht und Rückzug sind instinktive Verhaltensmuster, um Konfrontationen aus dem Weg zu gehen. Beide Seiten ziehen sich zurück. Um Differenzen zu vermeiden, verzichten beide Beteiligten

13.3 · Konfliktmanagement

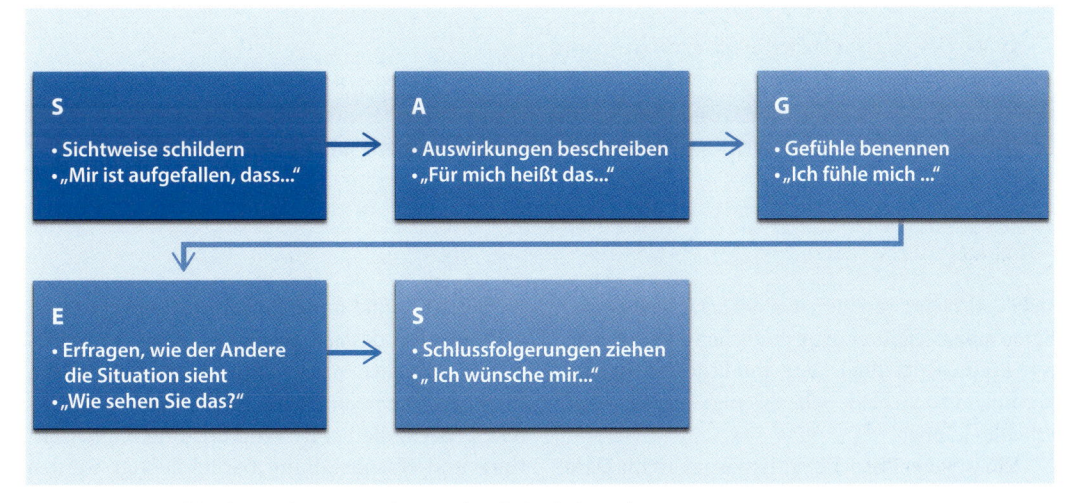

S
- Sichtweise schildern
- „Mir ist aufgefallen, dass..."

A
- Auswirkungen beschreiben
- „Für mich heißt das..."

G
- Gefühle benennen
- „Ich fühle mich ..."

E
- Erfragen, wie der Andere die Situation sieht
- „Wie sehen Sie das?"

S
- Schlussfolgerungen ziehen
- „Ich wünsche mir..."

◘ **Abb. 13.20** Konflikte konstruktiv ansprechen mit der »SAG-ES«-Formel

auf die Durchsetzung ihrer Ziele. Flucht wird oft dort angewandt, wo die Bedrohung größer erscheint als die eigenen Handlungsalternativen oder Kräfte. Im ersten Moment scheint der Rückzug energiesparend zu sein, allerdings stellt sich bald heraus, dass die vermeintlich gelöste Konfliktsituation gar nicht bewältigt ist und die Gegensätzlichkeiten nach wie vor existieren und sich ggf. verschärfen.

Die Strategie des **Kampfes** verfolgt die eigenen Ziele und Interessen. Es geht darum, sich durchzusetzen sowie eigene Ziele und Forderungen zu erzwingen. Macht und Autorität werden eingesetzt. Häufig kommt die Kampfstrategie zum Einsatz, wenn bemerkt wird, dass Flucht den Konflikt nicht lösen kann.

Die **Unterordnung** stellt den Gegenpart zum Kampf dar. Eine Konfliktpartei verzichtet zugunsten der andern vollständig auf die Verwirklichung der eigenen Ziele.

Der **Konsens** ist die Überwindung eines Konflikts durch Übereinstimmung. Beide Seiten arbeiten zusammen und bemühen sich um eine Lösung, die gemeinsam getragen werden kann. Die Zufriedenheit wird nicht über die ursprüngliche Forderung erreicht, sondern vielmehr, indem auf bisher unbeachtetem Weg die Ziele der Konfliktparteien vereinbart werden können. Man trifft sich nicht wie bei einem Kompromiss in der Mitte, sondern an einem zuvor unbeachteten Punkt, der beim Konfliktbeginn meist außerhalb der eigenen Wahrnehmung lag. Um diesen »neuen Weg« zu finden, müssen beide Seiten an einem Konsens interessiert sein. Der Konsens gilt als höchste Form der Konfliktlösung, da beide Seiten einen Gewinn erzielen.

Der **Kompromiss** ist eine Art Mittelweg, bei der jede Konfliktpartei ein Stück von ihrer Maximalforderung abweicht. Hierfür ist eine höhere Konfliktkompetenz notwendig, d. h. die Konfliktparteien müssen zu einem gewissen Teil Verständnis für die Bedürfnisse und Interessen der Gegenseite aufbringen. Beide Parteien bringen ihre Interessen ein und arbeiten durch Aus- und Verhandeln an einer friedlichen Übereinkunft. Problematisch wird es, wenn eine Patt-Situation oder ein fauler Kompromiss ent-

	Orientierung an den eigenen Zielen	
Orientierung an den Zielen des anderen hoch	Unterordnung (Verlierer - Gewinner)	Konsens (Gewinner - Gewinner)
	Kompromiss	
niedrig	Flucht (Verlierer - Verlierer)	Kampf/Macht (Gewinner - Verlierer)
	niedrig	hoch

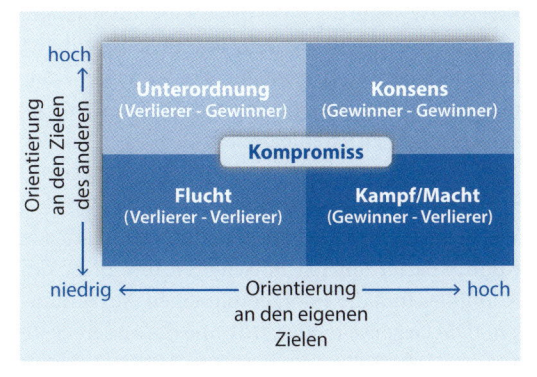

◘ **Abb. 13.21** Grundstile des Konfliktverhaltens

Tab. 13.4 Arten von Konfliktbewältigungsgesprächen

Konfliktgespräche	Schlichtungsgespräche
LRA/Dozent ist selbst einer der Beteiligten am Konflikt	LRA/Dozent ist nicht ursächlich am Konflikt beteiligt
	LRA/Dozent hat die Rolle des Moderators inne

steht – also eine Situation, bei der zwar beide Beteiligten einen Teil ihrer ursprünglichen Ziele realisieren können, letztlich aber ein Ergebnis herauskommt, mit dem beide Seiten wenig sinnvoll weiterarbeiten können.

Ein weiterer Stil der Konfliktlösung ist die **Delegation**, bei der in das Bemühen um eine Konfliktlösung eine 3. Person einbezogen wird. Sie führt auf Basis der Ziele und Forderungen beider Parteien – ähnlich einem Schiedsrichter – eine Entscheidung von außen herbei. Vornehmlich erfolgt die Einbeziehung eines Dritten, wenn die bisherigen Versuche zur Konfliktbewältigung erfolglos waren. Durch seine Stellung sorgt der Dritte dafür, dass die Kontrahenten weiter in Kontakt bleiben und über ihn kommunizieren. Voraussetzungen für eine Delegation sind: Der Dritte muss von beiden Seiten akzeptiert werden und darf dabei nicht selbst am Konflikt beteiligt sein.

Die Delegation ist nicht explizit im Konfliktstilmodell enthalten, da die Orientierung an den Zielen beider Seiten dem Einfluss eines Dritten unterliegt und damit eine direkte Beteiligung der Konfliktparteien an der Entscheidung nicht gegeben ist.

13.3.3 Konfliktgespräche

LRA/Dozenten sind immer wieder Situationen ausgesetzt, in denen sie unter Konfliktbedingungen konstruktive Gespräche mit Kollegen, Praktikanten oder Lehrgangsteilnehmern führen müssen.

Konfliktbewältigungsgespräche treten in 2 Arten auf (Tab. 13.4), wobei beide dasselbe Ziel – die Bewältigung des Konfliktes – verfolgen. Ablauf und Regeln sind bei beiden Arten identisch. In der Praxis werden beide Formen des Konfliktbewältigungsgespräches allgemein nur als Konfliktgespräch bezeichnet.

Jeder Konflikt ist als Einzelsituation anzusehen und erfordert deshalb zur Bewältigung ein individuelles Vorgehen, ausgerichtet auf die betroffenen Personen. Dennoch hat ein Konfliktgespräch typische Phasen, die bei der Vorbereitung, Durchführung und Nachbereitung berücksichtigt werden müssen (Abb. 13.22).

- **Vorbereitung**

Bei der organisatorischen Vorbereitung ist es wichtig, für eine störungsfreie und angenehme Atmosphäre zu sorgen. Darüber hinaus ist ausreichend Zeit einzuplanen. Empfehlenswert ist eine Dauer von ca. 90 min. Das Gespräch darf selbstverständlich nicht in der Gegenwart Unbeteiligter stattfinden.

- **Einstieg**

Mit dem Einstieg geht es zunächst darum, das Gespräch offiziell zu eröffnen, Orientierung über den Verlauf zu geben und Vertrauen zu schaffen. Anstatt wie bei Gesprächen sonst üblich Small Talk zu führen, werden Anlass und Ziel des Konfliktgespräches genannt. Ein Dank an alle Anwesenden, sich an der Konfliktlösung zu beteiligen, stellt die Weichen für eine konstruktive Konfliktbearbeitung. In der Einstiegsphase sollte auch der Ablauf des Konfliktgespräches vorgestellt werden, um allen Beteiligten eine Orientierung zu ermöglichen. Wenn der Konflikt bereits eskaliert ist, kann es hilfreich sein, Gesprächsregeln zu vereinbaren.

- **Beschreibung**

Während der Phase der Beschreibung schildert jede Konfliktpartei mit Ich-Botschaften ihre Sicht des Konfliktes und die wahrgenommenen Auswirkungen. Die Gegenseite hört zu, ohne die andere Seite anzugreifen oder zu unterbrechen. Jede Seite hat in dieser Phase Gelegenheit zu sagen, was sie konkret

13.3 · Konfliktmanagement

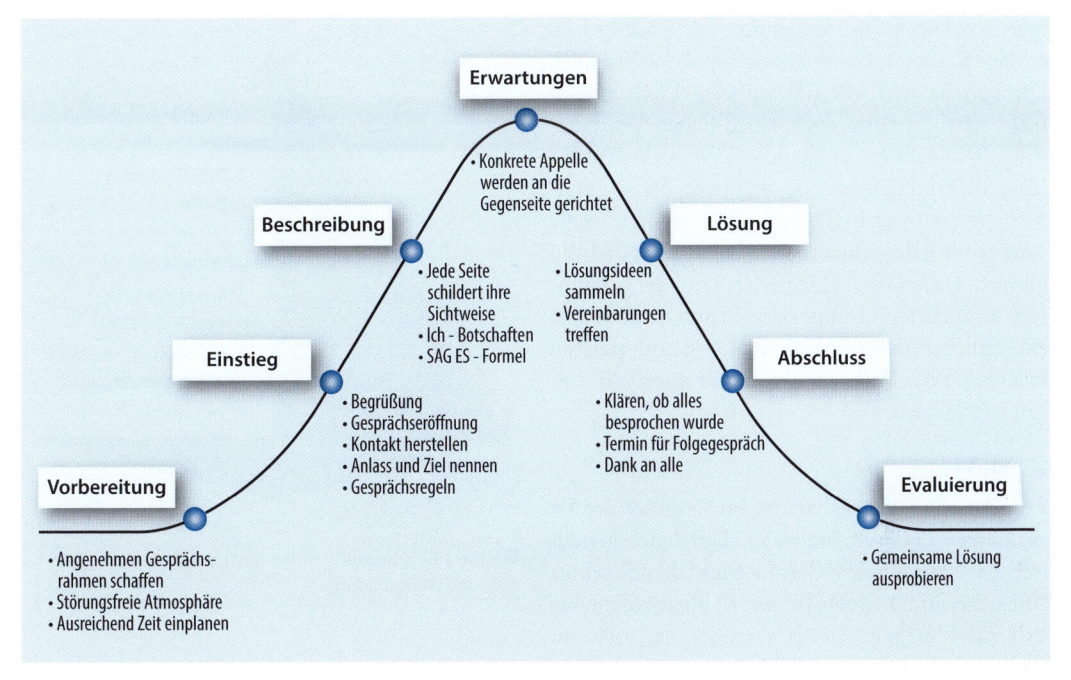

Abb. 13.22 Phasen eines Konfliktlösungsgespräches. (Mod. nach Schmidt 2010)

Vorbereitung
- Angenehmen Gesprächsrahmen schaffen
- Störungsfreie Atmosphäre
- Ausreichend Zeit einplanen

Einstieg
- Begrüßung
- Gesprächseröffnung
- Kontakt herstellen
- Anlass und Ziel nennen
- Gesprächsregeln

Beschreibung
- Jede Seite schildert ihre Sichtweise
- Ich - Botschaften
- SAG ES - Formel

Erwartungen
- Konkrete Appelle werden an die Gegenseite gerichtet

Lösung
- Lösungsideen sammeln
- Vereinbarungen treffen

Abschluss
- Klären, ob alles besprochen wurde
- Termin für Folgegespräch
- Dank an alle

Evaluierung
- Gemeinsame Lösung ausprobieren

stört (»Mich stört, dass …«). Ein hilfreiches Beschreibungsraster spiegelt die bereits vorgestellte »SAG-ES«-Formel wider.

Die Beschreibungsphase ist wegweisend für den Fortgang des Gespräches, da jede Seite sagen kann, was sie belastet. Gleichzeitig erhält jeder die Gewähr, dass seine Sichtweise bei der Lösung berücksichtigt wird. Dies wiederum erhöht die Bereitschaft, sich aktiv für die Konfliktlösung einzusetzen. Nach der Aufnahme der jeweiligen Sichtweisen der Beteiligten tritt die Suche nach der Ursache des Konflikts in den Vordergrund. Am Ende dieser Gesprächsphase sollte eine gemeinsame Sichtweise vom Konflikt vorliegen sowie eine gemeinsame Vorstellung darüber, wie man zur Lösung des Konflikts vorgehen will.

- **Erwartungen**

Auf Basis der in der vorangegangenen Phase formulierten Bedürfnisse und Interessen werden nun konkrete Appelle an die Gegenseite gerichtet, um unmissverständlich auszudrücken, was man von der Gegenseite erwartet (Forderungen, Wünsche). Dies bringt Klarheit. Jede Konfliktpartei hat nun Gelegenheit zu prüfen, ob und wie weit sie auf die ausgesprochenen Wünsche bzw. Erwartungen der anderen Seite eingehen kann und will. Die Offenlegung der Erwartungen und Wünsche ist die unentbehrliche Voraussetzung für eine erfolgreiche Konfliktlösung. Wenn dazu keine Bereitschaft vorliegt – sei es nur von einer Seite –, ist eine konstruktive Konfliktlösung kaum mehr möglich.

- **Lösung**

Nachdem die persönlichen Sichtweisen der Ursache des Konflikts und die gegenseitigen Erwartungen bzw. Wünsche offengelegt und in konkrete Appelle umformuliert worden sind, soll in dieser Phase nun eine Lösung zur Veränderung des kritisierten Verhaltens erarbeitet werden. Die Beteiligten klären, was sie jeweils erreichen möchten bzw. welche Aspekte ihnen wichtig sind. Zielsetzung ist es, zu einer Konfliktlösung zu kommen, in der sich beide Parteien wiederfinden. Verhaltensänderungen müssen freiwillig sein und auf Einsicht beruhen, sonst ist der nächste Konflikt vorprogrammiert. Idealtypisch wird die Lösung von den Konfliktparteien formuliert. Sollte keine Lösung von beiden Seiten ersichtlich sein, könnte ein Moderator eine Lösung vorschlagen, die mit Einverständnis ausprobiert wird. Die von beiden Seiten akzeptierte Lösung wird nicht selten in Form einer schriftlichen Vereinbarung dokumentiert, um auf diese Weise die Umsetzung der Konfliktlösung besser überprüfen zu können, um eine Verbindlichkeit herzustellen und die Wirksamkeit der gemeinsamen Lösung ermitteln zu können. Haben sich beide Parteien mit der gemeinsam erarbeiteten Lösung einverstanden erklärt, ist ein zeitlicher Rahmen zur Erprobung und späteren Evaluation der Veränderungen und ihrer Wirkungen festzulegen.

- **Abschluss**

Zum Abschluss geht es darum, das Gespräch positiv ausklingen zu lassen, indem alle Beteiligten gefragt werden, ob sie mit dem Gespräch und dem Ergebnis zufrieden sind. Um gemeinsam zu überprüfen, was sich in der vergangenen Zeit verändert hat, sollte am Ende des Gespräches gleich ein neuer Termin für ein Folgegespräch vereinbart werden. Ein Dank an alle Beteiligten für die Teilnahme am Gespräch und die Bereitschaft zur konstruktiven Konfliktlösung vermittelt Wertschätzung und motiviert noch einmal zur Umsetzung des Beschlossenen.

- **Evaluierung**

Die gemeinsam gefundene Lösung sollte ausprobiert und getestet werden. Nach einiger Zeit sollte kontrolliert werden, ob die eingeleitete Maßnahme zum Erfolg geführt hat oder ob man neue Überlegungen anstellen muss.

13.3.4 Interventionen in der Aus- und Weiterbildung

Trotz Prävention treten in den rettungsdienstlichen Lehrveranstaltungen immer wieder Störungen und Konflikte auf, die der LRA/Dozent wahrnehmen und verstehen muss, um zu entscheiden, wie er damit umgeht. Ein einfaches Modell steigender Störungen stellt unterschiedliche Interventionsmöglichkeiten vor (◘ Abb. 13.23). Die Darstellung der Störungsstufen folgt dem Eisbergmodell der Kommunikation. Anhand dieser Darstellung soll deutlich werden, dass – mit zunehmender Störungsstufe

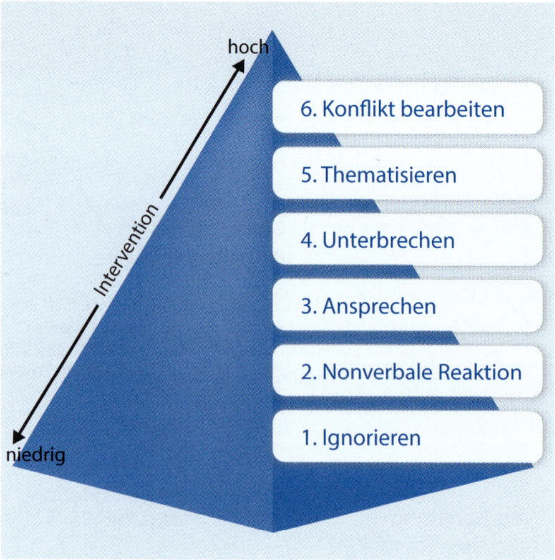

◘ **Abb. 13.23** Störungsstufen und Interventionen in der Aus- und Weiterbildung

– der Konflikt immer sichtbarer wird. Mit steigender Störungsstufe sind wachsende Interventionsmaßnahmen des LRA/Dozenten nötig. Der Übergang von einer Störungsstufe zur nächsten hängt von der eigenen Wahrnehmung und Einschätzung ab. Je mehr sich die Störung auf den eigenen Zustand, den der Gruppe oder des Themas auswirkt, umso früher muss die Interventionsstufe gewechselt werden.

- **Stufe 1:** Wenn Störungen in der Aus- und Weiterbildung auftreten, müssen sie überhaupt erst einmal wahrgenommen werden. Störungen auf dieser Ebene können, besonders wenn sie einmalig auftreten, ignoriert werden.
- **Stufe 2:** Im 2. Schritt werden Störungen nonverbal angesprochen, indem z. B. 2 Personen, die eine Störung hervorrufen, angeschaut werden, während der LRA/Dozent weiter referiert. Dies hat häufig den Effekt, dass die Betroffenen ihre Störung beenden oder durch andere einen entsprechenden Hinweis erhalten.
- **Stufe 3:** Wird die Störung nicht beendet, besteht die Möglichkeit des Nachfragens. Dabei wird stets ein konstruktiver Weg gewählt, da die Störung auch immer im Kontext des Unterrichts stehen kann (z. B. jemand hat Verständnisprobleme und bittet einen anderen um Hilfe).

- **Stufe 4:** Bei einer weiteren Steigerung gilt es die Störung anzusprechen oder aber didaktisch zu reagieren, wenn die Störung die ganze Gruppe betrifft. So kann steigende Unruhe auf die Grenze der Aufnahmebereitschaft hinweisen.
- **Stufe 5:** Bleibt die Störung bestehen oder steigert sie sich, ist der Übergang zum Konflikt deutlich spürbar. Es gilt an dieser Stelle, durch Ich-Aussagen die eigene Wahrnehmung und eigene Wünsche bezüglich der Störung zu benennen bzw. die Gruppe dazu Stellung beziehen zu lassen. Häufig führt diese Vorgehensweise zu einem Gespräch mit Feedbackfunktion, da Lernende und LRA/Dozent über wahrgenommene Probleme sprechen.
- **Stufe 6:** Auf dieser Störungsstufe wird deutlich, dass der Konflikt mit den bisherigen Maßnahmen nicht gelöst werden konnte. Der Konflikt sollte nun nicht mehr vor der Gruppe, sondern mit den Konfliktparteien allein besprochen werden.

Grundlagen des Arbeitsrechts

14.1 Aufgaben des Arbeitsrechts – 202

14.2 Rechtliche Grundlagen des Arbeitsrechts – 203

14.3 Hauptgebiete des Arbeitsrechts – 203
14.3.1 Individuelles Arbeitsrecht – 203
14.3.2 Kollektives Arbeitsrecht – 204

14.4 Arbeitsvertrag – 205
14.4.1 Freiheitsformen – 205
14.4.2 Pflichten und Rechte aus dem Arbeitsvertrag – 205
14.4.3 Anfechtung von Arbeitsverträgen – 206
14.4.4 Probezeit – 207
14.4.5 Beendigung des Arbeitsverhältnisses – 208
14.4.6 Betriebsübergang – 211
14.4.7 Arbeitszeugnis – 212

14.5 Berufsausbildung – 214
14.5.1 Arten von Ausbildungsberufen – 214
14.5.2 Berufsausbildungsvertrag – 214
14.5.3 Pflichten in der Berufsausbildung – 215

14.6 Duale Struktur der Interessenvertretung – 217
14.6.1 Betriebsrat – 217
14.6.2 Tarifverhältnis – 218

Die Lehrrettungsassistenten (LRA) bzw. Dozenten im Rettungsdienst (Dozenten) sind neben der fachlichen und pädagogischen Arbeit häufig auch die ersten Ansprechpartner bei Fragen zum Arbeitsrecht. Sie müssen daher mit den Grundlagen des Arbeitsrechts vertraut sein.

14.1 Aufgaben des Arbeitsrechts

Der Mensch verbringt einen großen Teil seines Lebens am Arbeitsplatz. Das mit der Arbeit verdiente Entgelt dient ihm meistens als alleinige Lebensgrundlage. Etwa 90 % der erwerbstätigen Personen in Deutschland sind Arbeitnehmer. Als persönlich und wirtschaftlich Abhängiger benötigt der Arbeitnehmer daher Schutz. Diesen Schutz gibt das Arbeitsrecht. Es sichert dem Arbeitnehmer die Wahrnehmung seiner Interessen gegenüber dem Arbeitgeber. Um diese Aufgabe wahrzunehmen, bedarf der Arbeitnehmer in 3 Hauptbereichen des Schutzes (◘ Abb. 14.1).

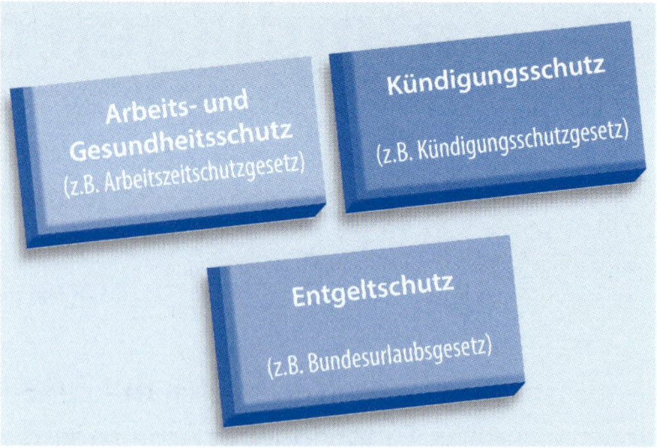

Abb. 14.1 Hauptbereiche des Arbeitnehmerschutzes

- **Entgeltschutz**

Das Arbeitsentgelt ist für die meisten Arbeitnehmer die Existenzgrundlage. Der Arbeitnehmer muss deshalb wirtschaftlich abgesichert sein. Der Entgeltschutz umfasst die Sicherung der Entgelte sowohl für die Zeit, in der Arbeit geleistet wird, als auch für bestimmte Zeiten, an denen der Arbeitnehmer nicht arbeiten kann oder nicht arbeiten soll.

Der Entgeltschutz ist neben arbeitsvertraglichen Regelungen im Gesetz über die Zahlung des Arbeitsentgelts an Feiertagen und im Krankheitsfall (Entgeltfortzahlungsgesetz, EntgFG) geregelt. Alle Arbeitnehmer haben einen Anspruch auf Fortzahlung des Arbeitsentgeltes im Krankheitsfall für eine Dauer von bis zu 6 Wochen. Der Regeneration der Arbeitskraft dient der jährliche Erholungsurlaub. Gemäß dem Bundesurlaubsgesetz (BUrlG) sind dem Arbeitnehmer pro Kalenderjahr mindestens 24 bezahlte Urlaubstage zu gewährleisten.

- **Arbeitsschutz**

Der Arbeitsschutz umfasst den Schutz der Beschäftigten vor berufsbedingten Gefahren und schädigenden Belastungen. Die Aufgabe des Arbeitsschutzes ist es, Leben und Gesundheit der arbeitenden Menschen zu schützen und ihre Arbeitskraft zu erhalten. Grundlage des betrieblichen Arbeitsschutzes ist das Arbeitsschutzgesetz (ArbSchG). Das Arbeitsschutzgesetz wird durch staatliche Vorschriften für einzelne Bereiche des technischen Arbeitsschutzes ergänzt (Arbeitsstätten-, Betriebssicherheits-, Gefahrstoff-, Bildschirmarbeits-, Baustellenverordnung usw.). Das Arbeitsschutzsystem in Deutschland ist traditionell doppelgleisig organisiert: Neben dem Staat sind auch die Unfallversicherungsträger für den Arbeitsschutz zuständig. Der Arbeitsschutz umfasst 2 Bereiche:

- Der **technische und gesundheitliche Arbeitsschutz** soll Gefahren für Leben und Gesundheit der Arbeitnehmer, ausgehend von Arbeitsmitteln, Produktionsabläufen, Arbeitsstoffen, der Gestaltung von Arbeitsplätzen usw., ausschließen.
- Der **soziale Arbeitsschutz** besteht aus dem Arbeitszeitrecht und aus Regelungen für besonders schutzbedürftige Arbeitnehmergruppen (z. B. Jugendliche, Schwangere, Behinderte).

- **Kündigungsschutz**

Fast immer ist eine Kündigung eine folgenreiche Entscheidung, denn für die meisten Beschäftigten ist der Arbeitsplatz die einzige Quelle ihres Lebensunterhalts – also ihre Existenzgrundlage. Aus diesem Grunde bezweckt das Kündigungsrecht, dass Arbeitnehmer ihren Arbeitsplatz möglichst behalten. Sie sollen vor übereilten und sozial ungerechtfertigten Kündigungen geschützt sein. Andererseits muss es Arbeitgebern möglich sein, Arbeitnehmer zu entlassen, wenn es die wirtschaftliche Situation

erfordert, ein Arbeitnehmer ungeeignet für seine Position ist oder sein Fehlverhalten dem Betrieb schadet. Der gesetzliche Kündigungsschutz soll die verschiedenen Interessen ausgleichen und sowohl für Arbeitnehmer als auch für Arbeitgeber annehmbare Lösungen schaffen. Beim gesetzlichen Kündigungsschutz wird unterschieden zwischen
- dem **allgemeinen Kündigungsschutz**, der für alle Arbeitnehmer gilt, und
- dem **besonderen Kündigungsschutz** für Personengruppen, die besonders schutzbedürftig sind (Mitglieder des Betriebsrates, Schwangere, Eltern in Elternzeit, Schwerbehinderte, Auszubildende, Heimarbeiter, Wehrdienstleistende und Beschäftigte, die wegen der häuslichen Pflege eines nahen Angehörigen kurzzeitig an der Arbeitsleistung verhindert sind oder Pflegezeit in Anspruch nehmen).

14.2 Rechtliche Grundlagen des Arbeitsrechts

Rechtliche Grundlagen für das Arbeitsrecht lassen sich auf vielen Ebenen finden. Es handelt sich dabei einerseits um allgemeine rechtliche und andererseits um typisch arbeitsrechtliche Grundlagen. Trotz langjähriger Bemühungen gibt es für den Bereich des Arbeitsrechts kein zusammenfassendes Arbeitsgesetzbuch, welches alle Fragen des Arbeitsrechts regelt. In weiten Teilen basiert das Arbeitsrecht nicht auf Gesetzesrecht, sondern ist ein Richterrecht. Durch Urteile entwickelte Grundsätze werden wie gesetztes Recht angewandt. Für die rechtliche und praktische Ausgestaltung des einzelnen Vertragsverhältnisses gilt folgende Rangfolge:
- Als oberste Richtlinie gilt das Grundgesetz.
- Darunter rangieren die Gesetze des Bundes und der Länder.
- Im Rang unter den Gesetzen gibt es Rechtsverordnungen. Sie werden von der Exekutive (z. B. Ministerien) aufgrund eines Gesetzes erlassen. Dieses Gesetz muss den Umfang der Ermächtigung genau umgrenzen.
- Es folgen die typischen arbeitsrechtlichen Grundlagen wie die Tarifverträge, die die Normen für das jeweilige Arbeitsverhältnis enthalten.
- Weitere Grundlagen auf Betriebsebene bilden Betriebsvereinbarungen.
- Der Arbeitsvertrag ist vom Arbeitnehmer und Arbeitgeber selbst auszuhandeln.
- Auf letzter Stufe erfolgt die Weisung.

Alle diese Vorschiften bilden zusammen die rechtliche Grundlage für das konkrete Arbeitsverhältnis. Von dieser Rangfolge sind wegen der Natur des Arbeitsrechts als Arbeitnehmerschutzrecht Abweichungen zugunsten des Arbeitnehmers möglich. Diese Regel nennt man Günstigkeitsprinzip. Selbst wenn die Arbeitnehmer auf eigene Veranlassung von den für sie geltenden Bestimmungen zu ihrem Nachteil abweichen wollen, ist dies rechtlich nicht möglich.

14.3 Hauptgebiete des Arbeitsrechts

Zwar geht es im Arbeitsrecht um den Schutz des einzelnen Arbeitnehmers (sog. individuelles Arbeitsrecht), doch diesen Schutz kann der Arbeitnehmer oft nicht allein erreichen. Neben der Wahrnehmung der Rechte durch den Einzelnen gibt es deshalb auch die Vertretung der Rechte durch »Kollektive« wie den Betriebsrat und die Gewerkschaft. Man bezeichnet dies als kollektives Arbeitsrecht.

14.3.1 Individuelles Arbeitsrecht

Die Hauptgebiete des individuellen Arbeitsrechts sind das Arbeitsvertragsrecht und das Arbeitsschutzrecht. Beim Arbeitsvertragsrecht stehen sich Arbeitgeber und Arbeitnehmer gleichberechtigt gegenüber. Gesetzliche Grundlagen finden sich u. a.
- im Grundgesetz (u. a. Artikel 2 Abs. 1 Vertragsfreiheit und Artikel 12 Freiheit der Berufswahl),
- im Bürgerlichen Gesetzbuch (§ 611 ff.),
- im Bundesurlaubsgesetz und
- im Kündigungsschutzgesetz.

Diese Gesetze wirken direkt auf das Einzelarbeitsverhältnis ein und regeln die Beziehungen zwischen dem Arbeitnehmer und Arbeitgeber. Beim Arbeitsschutzrecht wirkt der Staat als Staat (überwachen und durchsetzen) und nicht nur als Gesetzgeber auf das individuelle Arbeitsverhältnis ein, so z. B. im Mutterschutzgesetz, Jugendarbeitsschutzgesetz und im Schwerbehindertengesetz.

Es gibt eine Vielzahl rechtlicher Beziehungen, die einen der Partner zur Leistung von Diensten verpflichten kann. Da auch die Arbeit im Leisten von Diensten besteht, ist eine genaue Unterscheidung nötig, um festzustellen, wann Arbeitsrecht anwendbar ist. Will man eine Leistung dem Arbeitsrecht zuordnen, ist eine genaue Vereinbarung nötig. Das Arbeitsrecht als Arbeitnehmerschutzrecht ist nur anwendbar, wenn es um den Schutz eines Arbeitnehmers geht. Arbeitnehmer ist grundsätzlich, wer in einem Arbeitsverhältnis steht, welches durch einen Arbeitsvertrag begründet wird. Ein Arbeitsvertrag ist eine Unterart des Dienstvertrages. Nicht unter das Arbeitsrecht fallen Beamte (sie sind in einem öffentlich-rechtlichen Dienstverhältnis tätig) und Selbstständige (Freiberufler wie z. B. Ärzte).

Dienstvertrag

Ein Dienstvertrag ist ein gegenseitiger Vertrag, durch den sich der eine Vertragspartner zur Leistung der versprochenen Dienste verpflichtet und der andere zur Zahlung der vereinbarten Vergütung. Ist im Vertrag nicht ausdrücklich etwas anderes vorgesehen, muss der Dienstverpflichtete die versprochene Leistung persönlich erbringen. Die Vergütung wird in der Regel erst nach erbrachter Leistung gewährt. Ist sie nach Zeitabschnitten bemessen (»monatlich … €«), erfolgt die Zahlung entsprechend dem Zeitablauf. Fehlt es an einer ausdrücklichen Vereinbarung, ist der übliche Tarif zu zahlen. Der Anspruch auf Vergütung besteht auch dann, wenn der Dienstverpflichtete seine Arbeit ohne eigene Schuld für kürzere Zeit unterbrechen muss. Das Dienstverhältnis endet mit Ablauf des vertraglich festgelegten Zeitraums, ansonsten durch die Kündigung (unter Einhaltung bestimmter Fristen). Aus wichtigem Grund oder bei Auflösung eines Dienstvertrags kann die Kündigung auch fristlos erfolgen.

Wird die dienstverpflichtete Person aufgrund des Vertrags als Arbeitnehmer in einen Betrieb aufgenommen, handelt es sich um einen Arbeitsvertrag, der den besonderen Regeln des Arbeitsrechts unterliegt und für beide Seiten mit weitergehenden Rechten und Pflichten verbunden ist. Im Dienstvertrag bzw. Arbeitsvertrag verpflichtet sich einer der Partner zum Tätigwerden auf bestimmte oder unbestimmte Zeit. Der Arbeitsvertrag ist gekennzeichnet durch das Leisten unselbstständiger Dienste. Unselbstständig sind die Dienste, wenn sie weisungsgebunden sind.

Werkvertrag

Bei einem Werkvertrag kommt es im Gegensatz zum Dienstvertrag auf das Ergebnis der Tätigkeit an, das gegen Bezahlung herbeigeführt werden soll. Der Dienstvertrag ist zeitbestimmt, der Werkvertrag erfolgsbestimmt. Auf der Grundlage eines Werkvertrags erfolgt z. B. die Entwicklung einer kundenspezifischen Software. Der Werkunternehmer hat das bestellte Werk frei von Sach- und Rechtsmängeln zu übergeben, während der Besteller zur Abnahme und Bezahlung des vertragsgemäß hergestellten Werks verpflichtet ist.

14.3.2 Kollektives Arbeitsrecht

Die im Artikel 9 Abs. 3 des Grundgesetzes verankerte Koalitionsfreiheit ist die Basis des kollektiven Arbeitsrechts. Unter dem kollektiven Arbeitsrecht versteht man das Recht der arbeitsrechtlichen Zusammenschlüsse. Das kollektive Arbeitsrecht betrifft immer mehrere Arbeitnehmer. Es regelt nicht die einzelnen Rechtsbeziehungen zwischen einem Arbeitnehmer und seinem Arbeitgeber. In erster Linie legt es fest, ob und unter welchen Voraussetzungen Gewerkschaften und Arbeitgeberverbände oder Arbeitgeber und Betriebsrat für eine Vielzahl von Arbeitsverhältnissen verbindliche Regelungen treffen können. Treffen Gewerkschaften und Arbeitgeberverbände bzw. Betriebsrat und Arbeitgeber im Rahmen des kollektiven Arbeitsrechts Regelungen in Form von Tarifverträgen oder Betriebsvereinbarungen, begründen diese wiederum die Ansprüche eines einzelnen Arbeitnehmers gegenüber seinem Arbeitgeber und werden damit Bestandteil des individuellen Arbeitsrechts.

Das kollektive Arbeitsrecht teilt sich in Betriebsverfassungsrecht, Tarifvertragsrecht und Arbeitskampfrecht.

Im **Betriebsverfassungsrecht** sind die Mitwirkungsrechte der Arbeitnehmer auf Betriebs- und Unternehmensebene geregelt. Die gesetzlichen Grundlagen sind insbesondere das Betriebsverfassungsgesetz und Mitbestimmungsgesetz. Das **Tarifvertragsrecht**, also das Recht der Verträge zwischen Arbeitgeber bzw. Arbeitgeberverband und der Gewerkschaft, beruht auf Artikel 9 Abs. 3 des Grundgesetzes und dem Tarifvertragsgesetz. Das **Arbeitskampfrecht** hat außer im Grundgesetz Artikel 9 Abs. 3 keine gesetzliche Grundlagen. Die allgemein anerkannten Regeln wurden von der Rechtsprechung entwickelt.

14.4 Arbeitsvertrag

14.4.1 Freiheitsformen

Der Arbeitsvertrag ist ein privatrechtlicher Vertrag zwischen Arbeitnehmer und Arbeitgeber. Entsprechend dem sog. Nachweisgesetz (NachwG) muss der Arbeitgeber spätestens 1 Monat nach dem vereinbarten Beginn des Arbeitsverhältnisses die wesentlichen Bestimmungen schriftlich niedergelegt, unterzeichnet und dem Arbeitnehmer ausgehändigt haben. Im Arbeitsvertrag werden der Inhalt und die gegenseitigen Rechte und Pflichten im Arbeitsverhältnis festgelegt. Hierzu gehören:

- Art der zu leistenden Arbeit
- Vergütung
- Arbeitszeit
- Urlaub
- Erlaubnis von Nebentätigkeiten
- Wettbewerbsverbot
- Kündigungsfristen

Beim Abschluss eines Arbeitsvertrages sind die allgemeinen Regeln des Bürgerlichen Gesetzbuches (BGB) anwendbar. Grundsätzlich gilt deshalb die Vertragsfreiheit hinsichtlich der Abschluss-, Form- und Inhaltsfreiheit.

- **Abschlussfreiheit**

Es besteht kein rechtlicher Zwang zum Abschluss eines Arbeitsvertrages. Im bundesdeutschen Rechtssystem steht es jedem frei, ob er arbeiten möchte oder nicht.

- **Formfreiheit**

Hinsichtlich der Willenserklärung gelten die Regeln des BGB. Wie jede Willenserklärung kann auch der Arbeitsvertrag mündlich, schriftlich oder durch schlüssiges Verhalten (z. B. Arbeitsantritt im Betrieb oder Anmeldung zur Sozialversicherung) geschlossen werden. Insbesondere wegen der Beweislast ist es ratsam, den Arbeitsvertrag schriftlich abzuschließen. Wird kein schriftlicher Arbeitsvertrag geschlossen, muss der Arbeitgeber im Rahmen des Nachweisgesetzes dennoch die wichtigsten mündlich vereinbarten Regelungen schriftlich zusammenfassen. Diese Vorschrift gilt auch für Berufsausbildungsverträge. Soll ein Arbeitsvertrag befristet abgeschlossen werden, so bedarf die Befristung zu ihrer Wirksamkeit der Schriftform. Die Befristung eines Arbeitsvertrages ist darüber hinaus nur wirksam, wenn die Unterzeichnung des Vertrages vor dem Antritt der Arbeit erfolgt. Nimmt der Arbeitnehmer zunächst seine Arbeit auf und wird erst im Anschluss der Arbeitsvertrag unterzeichnet, ist die verabredete Befristung unwirksam und ein unbefristetes Arbeitsverhältnis ist zwischen den Parteien zustande gekommen.

Ausnahmen vom Grundsatz der Formfreiheit sind zum Teil gesetzlich und vielfach in Tarifverträgen und Betriebsvereinbarungen vorgesehen.

- **Inhaltsfreiheit**

Wenngleich der Inhalt des Arbeitsvertrages (z. B. Entgelt und Urlaub) frei verhandelbar ist, wird er dennoch durch zahlreiche Arbeitnehmerschutzvorschriften eingeschränkt. Innerhalb des aufgezeigten rechtlichen Rahmens bleibt jedoch ein großer Spielraum für die Gestaltung des einzelnen Arbeitsvertrages. In der Praxis ist die Ausnutzung dieses Spielraums oft schwierig, denn die Arbeitgeber wollen die Verträge zumeist einheitlich gestalten.

14.4.2 Pflichten und Rechte aus dem Arbeitsvertrag

Die Rechte und Pflichten beider Vertragsparteien eines Arbeitsvertrages lassen sich in Haupt- und Nebenpflichten unterteilen.

Hauptpflichten

Die Hauptpflicht des Arbeitnehmers besteht in der Erbringung der vereinbarten Arbeitsleistung. Auf welche Art die Arbeitsleistung zu erbringen ist, ergibt sich aus dem Arbeitsvertrag. Dort ist meist ein Berufsfeld umrissen, innerhalb dessen die konkrete Stellenbeschreibung angesiedelt ist. Auch ein Tarifvertrag oder eine Betriebsvereinbarung kann Anhaltspunkte dafür enthalten, mit welcher Tätigkeit ein Arbeitnehmer einer bestimmten Berufsgruppe beschäftigt werden kann. Schließlich hat auch der Arbeitgeber die Befugnis, den Arbeitnehmer zu einer bestimmten Arbeit anzuweisen (Weisungsrecht), allerdings nur im Rahmen des Arbeitsvertrages. In Notfällen ist ein Arbeitnehmer verpflichtet, auch eine ansonsten für ihn nicht übliche Arbeit zu verrichten. Dies beschränkt sich aber auf absolute Ausnahmesituationen. Die Hauptpflicht des Arbeitgebers besteht in der Erbringung der vereinbarten Vergütung.

Nebenpflichten

Die **Nebenleistungspflichten des Arbeitnehmers** werden unter dem Begriff der Treuepflicht zusammengefasst. Treuepflicht bedeutet, dass der Arbeitnehmer die Interessen des Arbeitgebers wahrnimmt und schädigendes Verhalten unterlässt. Darunter fällt die Pflicht zur Verschwiegenheit und zur Beachtung des Wettbewerbsverbots. Letzteres verbietet dem Arbeitnehmer, neben seiner Tätigkeit im Geschäftszweig seines Arbeitgebers weder für eigene noch für fremde Rechnung Geschäfte zu betreiben noch Konkurrenzunternehmen mit Rat zu unterstützen. Der Arbeitnehmer darf im Rahmen der Treuepflicht keine rufschädigenden Mitteilungen über den Arbeitgeber an die Öffentlichkeit weitergeben. In Einzelfällen kann eine Mitteilung über nachweislich wahre Missstände gerechtfertigt sein. Aber auch in diesem Fall muss ein Arbeitnehmer den für den Arbeitgeber schonendsten Weg einschlagen. Dies bedeutet, dass zunächst der Arbeitgeber selbst und der Betriebsrat auf Missstände aufmerksam zu machen sind. Auch eine Anzeige bei einer Behörde kommt infrage. Erst als letztes Mittel kann eine Information der Presse erwogen werden. Neben den Unterlassungspflichten trifft den Arbeitnehmer im Rahmen der Treuepflicht auch eine Reihe von Handlungspflichten. So muss der Arbeitnehmer den Arbeitgeber über Umstände informieren, die seinen Arbeitseinsatz betreffen (z. B. Schwangerschaft oder chronische Erkrankung, welche sich auf die Leistungsfähigkeit am Arbeitsplatz auswirkt). Drohen im Arbeitsumfeld des Arbeitnehmers Schäden oder sind diese bereits eingetreten, so ist der Arbeitgeber zu informieren. Unter Umständen – insbesondere bei drohenden hohen bzw. bei wiederholten Schäden – besteht auch eine Mitteilungspflicht gegenüber dem Arbeitgeber, wenn ein Arbeitnehmer von der Pflichtwidrigkeit eines anderen Arbeitnehmers erfährt.

Die **Nebenpflichten des Arbeitgebers** lassen sich mit dem Schlagwort Fürsorgepflicht kennzeichnen. Die Fürsorgepflicht umfasst Schutzmaßnahmen vor Erkrankungen oder Verletzungen am Arbeitsplatz oder den Schutz vor Belästigung im Betrieb durch andere Mitarbeiter. Die Fürsorgepflicht hat dazu geführt, dass verschiedene Gesetze und Verordnungen erlassen worden sind, die den Schutz für Leib, Leben und die Gesundheit des Arbeitnehmers gewährleisten (u. a. Arbeitssicherheitsgesetz, Arbeitsschutzgesetz, Arbeitsstättenverordnung). Daneben ist der Arbeitgeber auch zum Schutz des Persönlichkeitsrechts des Arbeitnehmers verpflichtet. Ein Teil der Fürsorgepflicht sind auch Vorsorgemaßnahmen zum Schutz der in den Betrieb mitgebrachten Sachen des Arbeitnehmers. Diese Schutzpflicht greift dann, wenn der Arbeitnehmer nicht selbst für den Schutz seiner Sachen sorgen kann. Allerdings werden nur persönlich unentbehrliche Sachen uneingeschränkt geschützt, z. B. Alltagskleidung sowie unmittelbar arbeitsdienliche Sachen wie Arbeitskleidung.

14.4.3 Anfechtung von Arbeitsverträgen

Ein Arbeitsvertrag kann wie jeder andere privatrechtliche Vertrag nach den allgemeinen Regeln des BGB anfechtbar sein. Die Anfechtung des Arbeitsvertrages ist nicht der Regelfall einer Beendigung des Arbeitsverhältnisses. Als Anfechtungsgründe kommen vorwiegend in Betracht:

- Irrtum
- arglistige Täuschung

- **Irrtum**

Wegen eines Irrtums ist eine Anfechtungserklärung zulässig, wenn sich die anfechtende Partei bei Abschluss des Arbeitsvertrages über den Inhalt ihrer Erklärung oder über eine für den Vertrag wesentliche Eigenschaft des anderen Vertragspartners geirrt hat. Danach kann z. B. der Arbeitgeber den abgeschlossenen Arbeitsvertrag anfechten, wenn in der Person des Arbeitnehmers Eigenschaften oder Umstände vorliegen, die ihn für die Ausübung der Stellung nach objektiven Maßstäben ungeeignet erscheinen lassen.

Diese Anfechtung muss unverzüglich, d. h. sobald der Irrtum erkannt worden ist, geschehen. Dies kann aber noch bis zu 2 Wochen (Überlegungsfrist) nach Kenntnis des Grundes erfolgen.

- **Arglistige Täuschung**

Eine arglistige Täuschung liegt vor, wenn einer Vertragspartei eine wesentliche Eigenschaft in dem Bewusstsein verschwiegen wird, dass ihre Kenntnis oder Nichtkenntnis für den Vertragspartner von entscheidender Bedeutung für die Frage ist, ob der Arbeitsvertrag geschlossen werden soll oder nicht. Für eine erfolgreiche Anfechtung ist dabei entscheidend, ob die Frage des Arbeitgebers im Bewerbungsgespräch zulässig gewesen ist. War die Frage zulässig und wird sie wahrheitswidrig beantwortet, ist eine Anfechtung des Arbeitsverhältnisses möglich. War die Fragestellung jedoch selbst unzulässig (z. B. Gewerkschaftszugehörigkeit oder Schwangerschaft) ist bei wahrheitswidriger Antwort keine Anfechtung möglich. Eine Anfechtung muss innerhalb eines Jahres erklärt werden. Die Frist beginnt im Falle einer Täuschung mit ihrer Entdeckung durch den Anfechtungsberechtigten, im Falle einer Drohung mit dem Zeitpunkt, in dem die Zwangslage endete.

- **Nichtigkeit**

Wird ein beliebiger Vertrag angefochten oder ist er aus sonstigen Gründen nichtig oder unwirksam, so ist er grundsätzlich von Anfang an als nichtig anzusehen, d. h. es wird so getan, als sei er nie vorhanden gewesen. Die erbrachten Leistungen müssen zurückgegeben werden. Würde man diese juristische Regelung im Arbeitsrecht auch anwenden, könnte man zwar den erhaltenen Lohn zurückzahlen, doch wie stünde es mit der erbrachten Arbeitsleistung? Die allgemeine Regelung wäre also für den Arbeitnehmer ungünstig und ließe ihn schutzlos. Man geht deshalb in der Regel nicht von einer Rückwirkung aus, sondern von einer Wirkung ab dem Zeitpunkt der Geltendmachung der Nichtigkeit. Von diesem Zeitpunkt an kennt jeder der Beteiligten die Risiken. Bei der Rückwirkung der Nichtigkeit bleibt es aber insbesondere dann, wenn der Arbeitnehmer sich den Arbeitsvertrag durch Täuschung erschlichen hat. Der Täuschende, der sich den Arbeitsvertrag erschlichen hat, soll nicht noch davon profitieren können.

14.4.4 Probezeit

In den meisten Fällen wird für den Beginn eines Arbeitsverhältnisses eine Probezeit vereinbart. Die Gründe hierfür sind zum einen, dass sowohl der Arbeitgeber als auch der Arbeitnehmer während dieser Zeit feststellen können, ob der Arbeitnehmer sich für die Arbeit eignet bzw. sich gut in den Arbeitsablauf und das Unternehmen integrieren kann. Zum anderen haben beide Vertragsparteien durch verkürzte Kündigungsfristen während der Probezeit die Möglichkeit, sich schnell voneinander zu trennen. Eine Probezeit besteht nicht automatisch. Sie muss im Arbeitsvertrag vereinbart oder durch einen Tarifvertrag vorgegeben sein. Die Dauer der Probezeit ist gesetzlich geregelt und maximal auf 6 Monate begrenzt. Die Probezeit bei Auszubildenden ist ebenfalls gesetzlich geregelt. Sie muss mindestens 1 Monat und darf höchstens 4 Monate betragen. Die meisten Tarifverträge enthalten Vorschriften über die zulässige Höchstdauer von Probezeiten, die zu beachten sind, wenn der Tarifvertrag auf das Arbeitsverhältnis Anwendung findet. Eine über 6 Monate hinausgehende Probezeit ist grundsätzlich jedoch nicht möglich. Ein Grund hierfür ist, dass ansonsten das für viele Arbeitnehmer geltende Kündigungsschutzgesetz unterlaufen werden würde. Nach 6 Monaten greift zwingend das Kündigungsschutzgesetz. Der Arbeitnehmer darf sich bis zum letzten Tag der Probezeit nicht auf den Bestand des Arbeitsverhältnisses verlassen. Während einer vereinbarten Probezeit kann das Arbeitsverhältnis ohne Angabe von

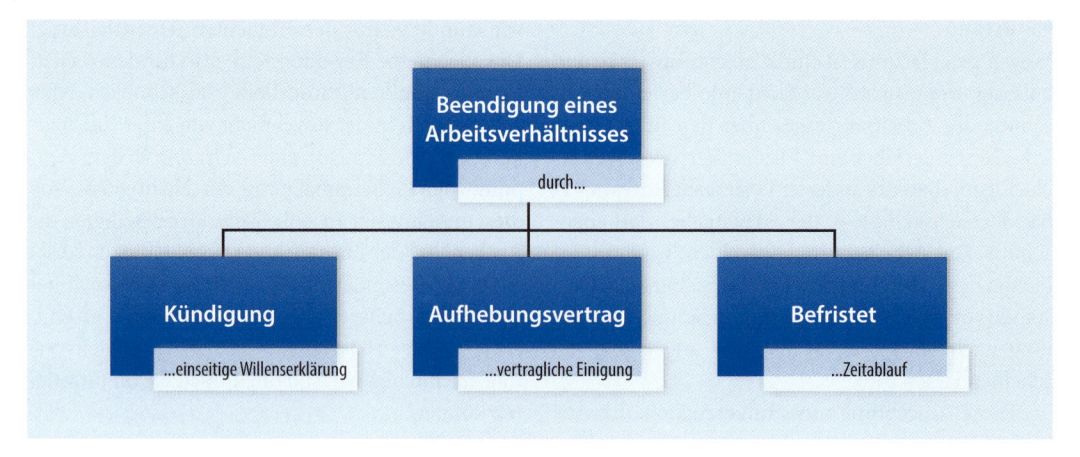

Abb. 14.2 Arten der Beendigung eines Arbeitsverhältnisses

Gründen mit einer Frist von 2 Wochen gekündigt werden.

14.4.5 Beendigung des Arbeitsverhältnisses

Das unbefristete Arbeitsverhältnis ist ein Dauerschuldverhältnis, bei dem für jede Vertragspartei die Möglichkeit bestehen muss, sich von der Bindung zu lösen. Wird die Beendigung eines Arbeitsverhältnisses durch den Arbeitnehmer oder Arbeitgeber angestrebt, so kann dieses Vorhaben auf unterschiedliche Art und Weise geschehen (◘ Abb. 14.2).

Kündigung

Die Kündigung ist eine einseitige und empfangsbedürftige Willenserklärung:
- einseitig, weil sie ohne Zustimmung der anderen Vertragspartei wirksam wird und
- empfangsbedürftig, weil sie erst im Moment wirksam wird, in dem sie dem Empfänger zugeht. Es ist also nicht immer erforderlich, dass die Kündigung vom Gekündigten zur Kenntnis genommen wird.

Die Kündigung kann vom Arbeitnehmer und vom Arbeitgeber ausgesprochen werden. Sie ist in der Praxis der wichtigste Beendigungsgrund. Eine Kündigung ist nur wirksam, wenn sie schriftlich ausgesprochen wird. Dies gilt unabhängig davon, ob der Arbeitgeber oder Arbeitnehmer kündigt, ob es sich um eine ordentliche oder außerordentliche Kündigung handelt und was der Grund der Kündigung ist. Eine Kündigung via Fax oder E-Mail ist unwirksam. Die Schriftform gilt nicht nur für die Kündigung, sondern für jede Beendigung eines Arbeitsverhältnisses wie den Änderungsvertrag und einen befristeten Arbeitsvertrag.

Es ist zwischen der ordentlichen (fristgerechten) und der außerordentlichen (fristlosen) Kündigung zu unterscheiden.

Ordentliche Kündigung

Jede ordentliche Kündigung ist an Fristen gebunden, wie sie sich aus dem Gesetz und Arbeits- oder Tarifvertrag ergeben. Die ordentliche Kündigung ist nur bei unbefristeten Arbeitsverhältnissen möglich. Gegen eine vom Arbeitnehmer ausgesprochene Kündigung hat der Arbeitgeber keine Abwehrmöglichkeit. Der gekündigte Arbeitnehmer hingegen kann sich auf gesetzliche Schutzbestimmungen berufen. Die Kündigung durch den Arbeitnehmer erfordert keinen Kündigungsgrund. Die Kündigung des Arbeitsverhältnisses durch den Arbeitgeber hingegen erfordert triftige Gründe, denn der Arbeitnehmer genießt nach dem Kündigungsschutzgesetz (KSchG) einen allgemeinen Kündigungsschutz. Es dient der Verhinderung sozial ungerechtfertigter Kündigungen. Das Kündigungsschutzgesetz beschränkt die grundsätzliche Kündigungsfreiheit des Arbeitgebers und findet Anwendung, wenn

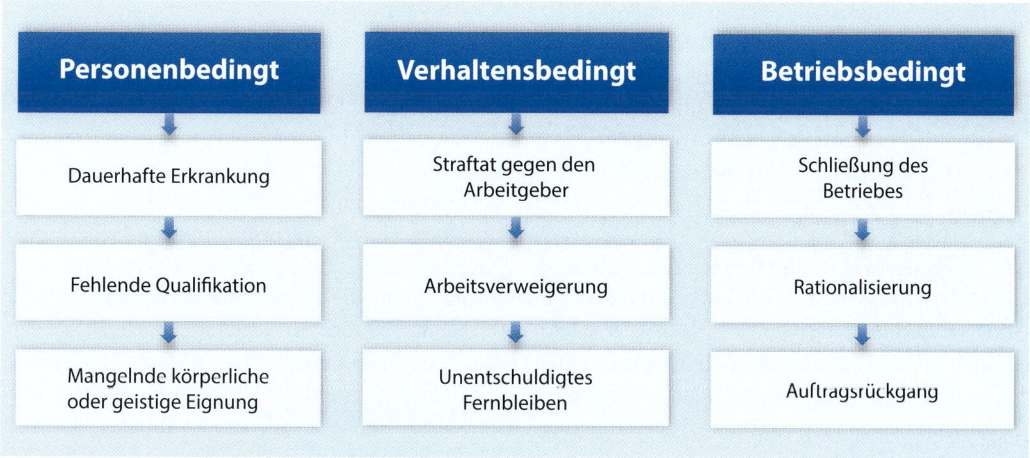

14.4 · Arbeitsvertrag

Personenbedingt	Verhaltensbedingt	Betriebsbedingt
Dauerhafte Erkrankung	Straftat gegen den Arbeitgeber	Schließung des Betriebes
Fehlende Qualifikation	Arbeitsverweigerung	Rationalisierung
Mangelnde körperliche oder geistige Eignung	Unentschuldigtes Fernbleiben	Auftragsrückgang

Abb. 14.3 Sozial gerechtfertigte Kündigungsgründe

- ein Arbeitnehmer ohne Unterbrechung mehr als 6 Monate beim Arbeitgeber gearbeitet hat und
- der Arbeitgeber mehr als 10 Personen ständig beschäftigt.

Nach dem Kündigungsschutzgesetz ist eine Kündigung nur möglich, wenn sie sozial gerechtfertigt ist. Die Gründe, welche eine Kündigung als sozial gerechtfertigt erscheinen lassen, sind der Übersicht in **Abb. 14.3** zu entnehmen.

- **Kündigungsgründe**

Personenbedingte Gründe können vorliegen, ohne dass den Arbeitnehmer ein absichtliches Verschulden trifft. In der Praxis ist vor allem die sog. krankheitsbedingte Kündigung relevant. Eine Kündigung wegen zu häufiger oder lang andauernder Erkrankung kommt in Betracht, wenn durch die Krankheit und die damit verbundenen Fehlzeiten der Betriebsablauf zu sehr beeinträchtigt wird.

Eine **verhaltensbedingte Kündigung** kann ausgesprochen werden, wenn ein Arbeitnehmer durch sein Verhalten eine Kündigung provoziert. Dies ist insbesondere der Fall, wenn der Arbeitnehmer schuldhaft gegen seine Vertragspflichten aus dem Arbeitsvertrag verstößt. Bei der verhaltensbedingten Kündigung hat sich die Gewohnheit entwickelt, dass der Arbeitnehmer mehrmals – meist 3-mal – abgemahnt worden sein muss, bevor ihm eine solche Kündigung ausgesprochen werden darf. Er soll Gelegenheit bekommen, sein Verhalten ändern zu können. Die Abmahnung ist gesetzlich nicht geregelt. In besonders schweren Fällen des Vertrauensbruchs kann eine Abmahnung entbehrlich sein.

Bei einer **betriebsbedingten Kündigung** hat der Arbeitgeber bei der Auswahl der zu kündigenden Arbeitnehmer deren soziale Schutzbedürftigkeit im Einzelnen zu berücksichtigen (Sozialauswahl). Zu berücksichtigen sind dabei die Dauer der Betriebszugehörigkeit, das Lebensalter, die bestehenden Unterhaltspflichten und ggf. eine bestehende Schwerbehinderung. Besonderen Kündigungsschutz genießen Betriebsratsmitglieder, Wehrdienstleistende, Schwerbehinderte, Schwangere, Mütter, Eltern in Elternzeit und Auszubildende. Innerhalb von 3 Wochen kann beim Arbeitsgericht eine Kündigungsschutzklage erhoben werden. Im Gerichtsverfahren muss der Arbeitgeber dann die von ihm angeführten Kündigungsgründe belegen. Um die Arbeitsgerichte zu entlasten, sieht das Kündigungsschutzgesetz eine außergerichtliche Regelung bei betriebsbedingten Kündigungen vor. Der Arbeitnehmer hat Anspruch auf Abfindung von ½ Monatsverdienst je Beschäftigungsjahr, wenn er auf eine Klage verzichtet und der Arbeitgeber im Kündigungsschreiben auf diese Möglichkeit hinweist.

> Hat der Betriebsrat gegen eine ordentliche Kündigung Bedenken, so hat er diese unter der Angabe von Gründen dem Arbeitgeber spätestens innerhalb 1 Woche schriftlich mitzuteilen. Nach Ablauf der Wochenfrist gilt die Zustimmung als erteilt.

Bei einer ordentlichen Kündigung muss die Kündigungsfrist eingehalten werden, die aufgrund von Gesetzen und dem Tarif- oder Arbeitsvertrag vorgegeben ist. Die gesetzlichen Kündigungsfristen gelten, wenn keine tariflichen oder vertraglichen Kündigungsfristen vereinbart sind. Kündigt der Arbeitnehmer, so gelten die Fristen des § 622 Abs. 1 BGB; kündigt der Arbeitgeber, dann gelten die Fristen des § 622 Abs. 2 BGB. In diesen Fällen verlängern sich die Kündigungsfristen nur für den Arbeitgeber, wenn das Arbeitsverhältnis längere Zeit bestand.

Außerordentliche Kündigung

Eine außerordentliche Kündigung ist möglich bei unbefristeten und befristeten Arbeitsverträgen und kommt in Betracht, wenn ein wichtiger Grund vorliegt, der die Fortsetzung des Arbeitsverhältnisses für einen Vertragspartner unzumutbar macht (Beispiele in ▢ Tab. 14.1). Der Kündigungsgrund muss derart gravierend sein, dass dem Kündigenden ein Abwarten der gesetzlichen Kündigungsfrist nicht zuzumuten ist.

- **Abmahnung**

Die außerordentliche Kündigung muss die unausweichlich letzte Maßnahme für den Kündigenden sein, d. h. alle milderen Mittel (z. B. Versetzung, Änderungskündigung und Abmahnung) müssen ausgeschöpft sein. Eine arbeitgeberseitige außerordentliche Kündigung bei Pflichtverletzung im Leistungsbereich (z. B. Verursachung von Fehlern oder Nichtbefolgung von Anweisungen) ist nur gerechtfertigt, wenn der Arbeitgeber den Arbeitnehmer vorher aufgefordert hat, sein falsches Verhalten einzustellen. Diese Aufforderung wird als Abmahnung bezeichnet. Obwohl beide Arbeitsvertragsparteien eine Abmahnung aussprechen können, geht es in der Praxis meist um die Abmahnung durch den Arbeitgeber. Die Abmahnung muss unmissverständlich klarmachen, dass der Arbeitnehmer im Wiederholungsfall mit einer Kündigung zu rechnen hat. Die Abmahnung erfolgt ohne Mitwirken des Betriebsrates. Dieser muss auch nicht unterrichtet oder angehört werden.

Hat der Betriebsrat gegen eine außerordentliche Kündigung Bedenken, so hat er diese unter Angabe von Gründen dem Arbeitgeber unverzüglich, spätestens innerhalb von 3 Tagen schriftlich mitzuteilen. Die Zustimmung zu einer Kündigung muss vom Betriebsrat nicht ausdrücklich erklärt werden, es reicht, wenn die Frist verstrichen ist. Hat der Betriebsrat Widerspruch gegen die Kündigung eingelegt und der Arbeitnehmer rechtzeitig Kündigungsschutzklage erhoben, ist der Arbeitnehmer bis zum

▢ **Tab. 14.1** Gründe für außerordentliche Kündigungen (Beispiele)

Kündigung durch Arbeitgeber	Kündigung durch Arbeitnehmer
Vorlage gefälschter Zeugnisse	Keine Entgeltzahlung
Arbeitsverweigerung, erhebliche selbst verschuldete Fehlzeiten	Grobe Beleidigung oder Tätlichkeit des Arbeitgebers
Verletzung von Sicherheitsbestimmungen	Ernstliche Bedrohung von Leben oder Gesundheit durch das Arbeitsverhältnis
Schwerwiegende Beleidigungen	
Trunkenheit am Steuer	
Bestechung, Diebstahl, Betrug, Unterschlagung	
Falsche Dokumentation von Arbeitszeiten	

Abschluss des Kündigungsschutzprozesses weiter zu beschäftigen, insofern dies nicht zu einer unzumutbaren Belastung des Arbeitgebers führt.

Aufhebungsvertrag

Der Aufhebungsvertrag spielt in der Praxis eine große Rolle, wenn es um die Beendigung eines Arbeitsverhältnisses geht. Sowohl für den Arbeitnehmer als auch für den Arbeitgeber kann der Aufhebungsvertrag mit Vorteilen verbunden sein. Durch diese Form der Beendigung des Arbeitsvertrages kann die vertraglich oder gesetzlich geltende Kündigungsfrist verkürzt werden. Dies kann auch für den Arbeitnehmer vorteilhaft sein, wenn er sich kurzfristig vom Arbeitsverhältnis lösen möchte, um eine neue Tätigkeit aufzunehmen. Außerdem muss der Arbeitgeber nicht die allgemeinen Regeln nach dem Kündigungsschutzgesetz beachten. Darüber hinaus kommt auch der besondere Kündigungsschutz für bestimmte Arbeitnehmergruppen wie z. B. Auszubildende, Schwerbehinderte oder Schwangere nicht zum Tragen. Ferner gilt nicht das Anhörungs- und Zustimmungsrecht des Betriebsrates.

Der Aufhebungsvertrag ist jederzeit zulässig, da er auf dem gegenseitigen Einverständnis von Arbeitnehmer und Arbeitgeber beruht. Auch Schwangere, Schwerbehinderte und Betriebsratsmitglieder können einen Aufhebungsvertrag schließen. Der Aufhebungsvertrag bedarf zu seiner Wirksamkeit der Schriftform. Damit der Arbeitnehmer auch einer Aufhebung des Arbeitsvertrages zustimmt, wird sie häufig mit einer Abfindungszahlung verbunden. Ein gesetzlicher Anspruch hierauf besteht nicht. Seit dem 1.1.2006 unterliegen Abfindungen in voller Höhe der Lohnsteuerpflicht. Die Steuerfreiheit und die Freibeträge, die es früher gab, wurden ersatzlos gestrichen. Abfindungen sind nach der Rechtsprechung des Bundessozialgerichts kein Arbeitsentgelt und deshalb in voller Höhe sozialversicherungsfrei. Eine Abfindung wird nicht auf das Arbeitslosengeld angerechnet. Einem Arbeitnehmer, der einen derartigen Vertrag unterschreibt, sollte allerdings klar sein, dass er für 3 Monate vom Arbeitslosengeldbezug gesperrt wird.

Befristeter Arbeitsvertrag

Befristete Arbeitsverträge enden mit Ablauf der vereinbarten Befristung. Eine frühere Beendigung ist nur durch außerordentliche Kündigung möglich oder wenn beide Vertragspartner nicht etwas anderes vereinbart haben.

Exkurs – Änderungskündigung

Die Änderungskündigung ist grundsätzlich eine echte Kündigung und zielt zunächst auf die Beendigung des gesamten Arbeitsverhältnisses ab. Im Unterschied zur Beendigungskündigung verknüpft der Arbeitgeber jedoch bei Ausspruch der Änderungskündigung den Wunsch der Beendigung mit dem Angebot, das Arbeitsverhältnis unter anderen Bedingungen (Vergütung, Eingruppierung, Tätigkeit oder Arbeitsort) fortzusetzen. Bei der Änderungskündigung wird also die Kündigung mit einem neuen Angebot verknüpft. Sie steht unter den gleichen Zulässigkeitsvoraussetzungen wie eine Beendigungskündigung, sodass die Voraussetzungen einer normalen Kündigung gegeben sein müssen. Für den Arbeitgeber stellt sich die Änderungskündigung jedoch häufig als schwer durchsetzbar dar. Er muss im Falle eines Prozesses einen Kündigungsgrund – meist betriebsbedingt – nach dem Kündigungsschutzgesetz nachweisen, der die Änderung der Arbeitsbedingungen als sozial gerechtfertigt erscheinen lässt.

Nimmt der Arbeitnehmer das Änderungsangebot vorbehaltlos an, gelten mit Ablauf der Kündigungsfrist die geänderten Bedingungen. Bei einer Ablehnung endet das Arbeitsverhältnis mit Ablauf der Kündigungsfrist. Als 3. Möglichkeit kann der Arbeitnehmer aber auch die Änderungskündigung unter Vorbehalt annehmen und im Rahmen einer Änderungsschutzklage von einem Gericht überprüfen lassen, ob eine Sozialwidrigkeit vorliegt. Ist dies der Fall, so ist die Änderungskündigung von Anfang an unwirksam; liegt keine Sozialwidrigkeit vor, gilt für den Arbeitnehmer der Arbeitsvertrag zu den geänderten Bedingungen.

14.4.6 Betriebsübergang

Wird ein Betrieb oder Betriebsteil durch Übertragung der wesentlichen Betriebsmittel auf eine andere Person oder Gesellschaft übertragen, so tritt der Erwerber in vollem Umfang auf der Arbeitgeberseite in die bestehenden Arbeitsverhältnisse ein. Der

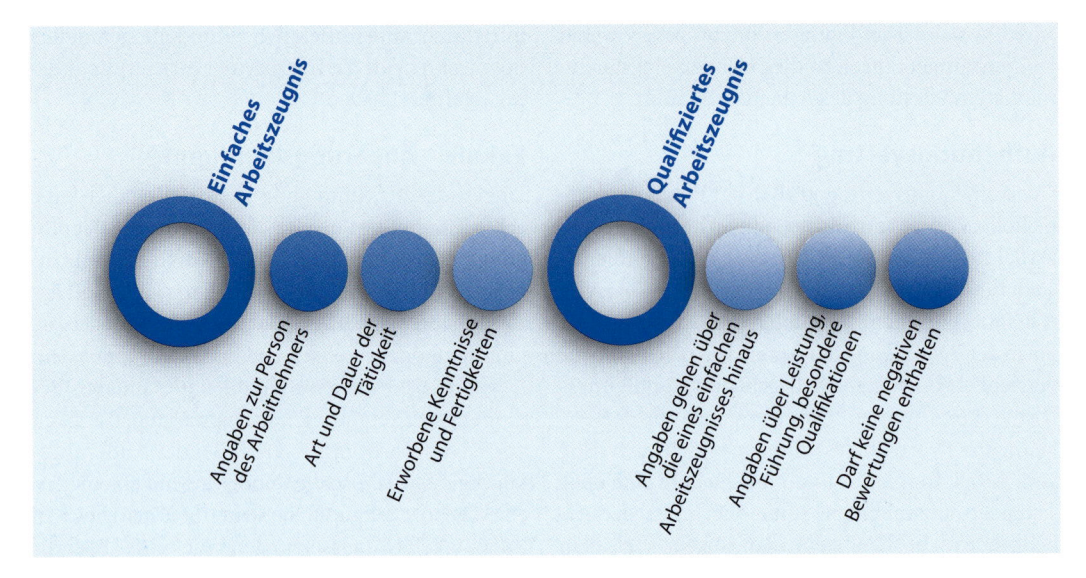

Abb. 14.4 Arten von Arbeitszeugnissen

Einfaches Arbeitszeugnis: Angaben zur Person des Arbeitnehmers; Art und Dauer der Tätigkeit; Erworbene Kenntnisse und Fertigkeiten

Qualifiziertes Arbeitszeugnis: Angaben gehen über die eines einfachen Arbeitszeugnisses hinaus; Angaben über Leistung, Führung, besondere Qualifikationen; Darf keine negativen Bewertungen enthalten

Arbeitnehmer bekommt einen neuen Arbeitgeber, ohne dass hierfür ein neuer Arbeitsvertrag notwendig ist. Veräußerer oder Erwerber müssen die Arbeitnehmer vor dem Betriebsübergang hiervon schriftlich unterrichten. Die betroffenen Mitarbeiter haben ab der Unterrichtung 1 Monat Zeit, den Widerspruch gegen den Übergang ihres Arbeitsverhältnisses schriftlich gegenüber dem Veräußerer oder Erwerber zu erklären, denn kein Arbeitnehmer braucht sich gegen seinen Willen mit dem Betrieb verkaufen zu lassen. Der Arbeitnehmer bleibt dann Arbeitnehmer seines bisherigen Arbeitgebers. Dieser wiederum kann eine betriebsbedingte Kündigung aussprechen, da er seinen Betrieb veräußert hat.

Geht das Arbeitsverhältnis auf den Erwerber über, hat der Arbeitnehmer zunächst eine weitgehende Besitzstandsgarantie. Die Arbeitsbedingungen, die bei seinem früheren Arbeitgeber in einem Tarifvertrag geregelt waren, werden zum Bestandteil der übergehenden Arbeitsverträge. Der neue Betrieb ist an diese Regelungen für 1 Jahr gebunden. Erst danach kann er diese Bedingungen ändern – z. B. durch Änderungsvertrag oder Änderungskündigung. Besteht jedoch beim neuen Inhaber ein Tarifvertrag oder eine Betriebsvereinbarung über solche Punkte, kann sich der Arbeitnehmer nicht auf eine Weitergeltung der bisherigen Regelungen berufen. Es gelten dann ausschließlich die Regelungen des neuen Eigentümers, selbst wenn diese ungünstiger sind als die Regelungen des alten Arbeitgebers.

14.4.7 Arbeitszeugnis

Jeder Arbeitnehmer hat bei Beendigung des Arbeitsverhältnisses Anspruch auf ein schriftliches Arbeitszeugnis, wenn er den Wunsch danach äußert. Auch Praktikanten, insofern die Tätigkeit als Arbeitsverhältnis einzustufen ist, haben ebenso wie Teilzeitbeschäftigte einen gesetzlich verbrieften Anspruch auf ein Arbeitszeugnis. Der Anspruch auf Zeugniserteilung verjährt nach 3 Jahren, wenn im Tarif- oder Arbeitsvertrag keine kürzere Frist vorgesehen ist. Die verschiedenen Arten von Arbeitszeugnissen sind in ◘ Abb. 14.4 dargestellt.

§ 630 BGB – Pflicht zur Zeugniserteilung
»Bei der Beendigung eines dauernden Dienstverhältnisses kann der Verpflichtete von dem anderen Teil ein schriftliches Zeugnis über das Dienstverhältnis und dessen Dauer fordern. Das Zeugnis ist auf Verlangen auf die Leistungen und die Führung im Dienst zu erstrecken. Die Erteilung des Zeugnisses in elektronischer Form ist ausgeschlossen. …«

Tab. 14.2 System der Leistungsbeurteilung

Note					
1	Er/Sie erledigte alle Aufgaben …	stets	zu unserer	vollsten	Zufriedenheit.
2		stets		vollen	
3				vollen	
4					
5		insgesamt			

Tab. 14.3 System der Verhaltensbeurteilung

Note			
1	Sein/Ihr Verhalten gegenüber Kollegen und Vorgesetzten war …	stets	vorbildlich.
2			vorbildlich.
3			einwandfrei.
4			ohne Tadel.

- **Zeugnisarten**

Das **einfache Arbeitszeugnis** enthält Angaben zur Person des Arbeitnehmers, über die Art und Dauer der Tätigkeit sowie die erworbenen Kenntnisse und Fertigkeiten. Der Arbeitnehmer sollte darauf achten, dass seine Tätigkeiten richtig und vollständig aufgeführt sind. Der Grund der Beendigung kann im Zeugnis mit aufgenommen werden. Das einfache Zeugnis soll einen umfassenden Überblick über die vom Arbeitnehmer ausgeübte Tätigkeit geben. Es dient in erster Linie der lückenlosen Dokumentation des beruflichen Werdeganges.

Das **qualifizierte Zeugnis** enthält darüber hinaus Angaben über Leistung, Führung und besondere fachliche Qualifikationen sowie Angaben über absolvierte Weiterbildungsveranstaltungen. Ein qualifiziertes Zeugnis wird nur auf Verlangen des Arbeitnehmers erteilt. Der Wortlaut steht im Ermessen des Arbeitgebers, wobei das Zeugnis der Wahrheit entsprechen muss. Das Zeugnis darf auch durch Auslassungen kein falsches Bild beim Leser hervorrufen. Es muss stets vom Wohlwollen des Arbeitgebers getragen sein, um das berufliche Fortkommen des ausscheidenden Mitarbeiters nicht zu behindern. Deswegen sind in Arbeitszeugnissen die weniger positiven Eigenschaften oft mit verklausulierten Formulierungen umschrieben (Tab. 14.2, Tab. 14.3). Der Arbeitnehmer kann verlangen, dass nur zu beruflichen Leistungen Stellung genommen wird und Tatsachen wie eine Betriebsratszugehörigkeit nicht im Zeugnis stehen. Ein unrichtiges Zeugnis ist vom Arbeitgeber zu berichtigen. Notfalls darf das Arbeitsgericht den Inhalt eines Zeugnisses überprüfen und neu formulieren. Das Zeugnis ist mit der Unterschrift des Arbeitgebers oder seines Vertreters zu versehen.

Aus triftigen Gründen können Arbeitnehmer während des Arbeitsverhältnisses ein **Zwischenzeugnis** verlangen, z. B. beim Ausscheiden eines Vorgesetzten, der Versetzung oder der Übernahme eines neuen Aufgabenbereiches. Interessant ist ein Zwischenzeugnis für den Arbeitnehmer in diesen Fällen deshalb, weil der neue Vorgesetzte bei der späteren Erteilung des die gesamte Beschäftigungszeit umfassenden Endzeugnisses für den betreffenden Zeitabschnitt an die Beurteilung im Zwischenzeugnis gebunden ist, selbst wenn zwischenzeitlich ein Betriebsübergang stattfand. Eine gesetzliche Regelung, aus der sich ein Anspruch auf Erteilung eines Zwischenzeugnisses ergibt, existiert allerdings nicht.

14.5 Berufsausbildung

Die Berufsausbildung in Deutschland erfolgt auf Basis des Berufsbildungsgesetzes (BBiG). Dieses Gesetz regelt den Abschluss von Berufsausbildungsverträgen, enthält die Rechte und Pflichten der Auszubildenden und Ausbildenden sowie weitere Bestimmungen über Probezeit und Beendigung des Ausbildungsverhältnisses. Durch das Berufsbildungsgesetz ist die Berufsausbildung für das gesamte Bundesgebiet umfassend und einheitlich geregelt. Die Berufsausbildung findet in allen Bundesländern unter den gleichen rechtlichen Bedingungen statt. Wo das Berufsbildungsgesetz keine Regelung vorsieht, greifen die einschlägigen Bestimmungen des allgemeinen Arbeitsrechts. Die Berufsausbildung ist ein Arbeitsverhältnis besonderer Art. Sie dient in erster Linie der beruflichen Ausbildung. Die Arbeitsleistung ist diesem Ziel untergeordnet.

14.5.1 Arten von Ausbildungsberufen

In Deutschland gibt es 2 Arten von Ausbildungsberufen: Staatlich anerkannte und staatlich nicht anerkannte.

- **Staatlich anerkannte Ausbildungsberufe**

Jugendliche unter 18 Jahren dürfen nur in staatlich anerkannten Ausbildungsberufen ausgebildet werden. Mit dem Begriff »anerkannter Ausbildungsberuf« werden Ausbildungsgänge bezeichnet, die auf der Grundlage des BBiG durch entsprechende Ausbildungsordnungen bundeseinheitlich geregelt sind. Staatlich anerkannte Berufe sind im Verzeichnis der anerkannten Ausbildungsberufe vom Bundesinstitut für Berufsbildung aufgelistet. Insgesamt gibt es rund 340 solcher Ausbildungsberufe. Die Ausbildungsdauer in diesen Berufen beträgt in der Regel 2 oder 3 Jahre. Unter bestimmten Voraussetzungen (z. B. überdurchschnittliche Leistungen) kann die Ausbildungszeit verkürzt oder (z. B. bei Nichtbestehen der Abschlussprüfung) verlängert werden. Rund 60 % der Jugendlichen beginnen eine duale Berufsausbildung, an deren Ende eine staatliche Prüfung steht. Sie ist in 2 Teile gegliedert. Im praktischen Teil erwirbt der Auszubildende in seinem Betrieb die notwendigen Fähigkeiten, welche für die Ausübung des angestrebten Berufes nötig sind. In der Berufsschule werden ihm ergänzend die theoretischen Kenntnisse vermittelt. Im Gegensatz zum Arbeitsverhältnis eines regulären Arbeitnehmers, bei dem die Arbeitsleistung im Vordergrund steht, ist die Vermittlung grundlegender Fähigkeiten für den angestrebten Beruf das wichtigste Ziel des Ausbildungsverhältnisses.

- **Nicht staatlich anerkannte Ausbildungsberufe**

Erwachsene dürfen auch in staatlich nicht anerkannten Ausbildungsberufen ausgebildet werden. Allerdings haben sie dann auch keinen staatlich anerkannten Abschluss. Ein Beruf ist dann staatlich nicht anerkannt, wenn es für ihn keine einheitliche Berufsbezeichnung gibt, wenn die Inhalte, Dauer und der zeitliche Ablauf der Lehre sowie auch die Inhalte und Anforderungen der Abschlussprüfung nicht einheitlich definiert sind. Während anerkannte Ausbildungsberufe gesetzlichen Regelungen unterworfen sind, ist dies für die sonstigen Berufe nicht der Fall. Beispiele für solche sonstigen beruflichen Ausbildungen sind die Entbindungspfleger bzw. Hebammen. Diese Ausbildungen werden an Spezialschulen vorgenommen. Auch die Ausbildung zum Heilpraktiker ist keine staatlich anerkannte Ausbildung – während der Beruf des Heilpraktikers jedoch anerkannt ist.

14.5.2 Berufsausbildungsvertrag

Das Ausbildungsverhältnis kommt durch den Vertragsschluss zustande. Vor Beginn einer Berufsausbildung muss zwischen dem Ausbildenden und dem Auszubildenden ein Berufsausbildungsvertrag abgeschlossen werden, für den im Wesentlichen die Rechtsvorschriften des Arbeitsvertrages gelten. Ebenso wie ein Arbeitsvertrag kann auch der Ausbildungsvertrag schriftlich oder mündlich rechtswirksam abgeschlossen werden, d. h. der Vertrag bedarf keiner Schriftform. Im Fall des mündlichen Abschlusses muss der Ausbildende den wesentlichen Vertragsinhalt unverzüglich schriftlich festlegen. Ist der Auszubildende noch minderjährig, muss der gesetzliche Vertreter zustimmen. Damit der Vertrag wirksam wird, müssen der Ausbildende sowie die Ausbildungsstätte geeignet und die Zahl der Auszubildenden darf im Verhältnis zu den Ausbildern nicht zu groß sein. Zwar ist der Ausbildungsvertrag nicht unwirksam, wenn eine dieser Bedingungen nicht erfüllt ist, aber der Auszubildende hat in diesem Fall das Recht fristlos zu kündigen. Nachdem der Berufsausbildungsvertrag geschlossen wurde, hat der Ausbilder die Pflicht das Ausbildungsverhältnis in das sog. Verzeichnis der Berufsausbildungsverhältnisse eintragen zu lassen. Je nachdem, in welchem Beruf sich jemand ausbilden lässt, können hierfür verschiedene Einrichtungen (Industrie- und Handelskammern, Rechtsanwalts- und Notarkammern, Apothekenkammern, Ärztekammern oder Handwerkskammern) zuständig sein. Die Kammern dienen in erster Linie dazu, eine ordnungsgemäße Berufsausbildung zu gewährleisten. Die Eintragung ist für den Auszubildenden gebührenfrei und eine Voraussetzung für die Zulassung zur Abschlussprüfung.

> **Mindestangaben im Ausbildungsvertrag nach BBiG**
> - Ziel der Berufsausbildung, insbesondere die Berufstätigkeit, für die ausgebildet werden soll
> - Ergänzende Ausbildungsmaßnahmen
> - Beginn und Dauer der Ausbildung
> - Dauer der regelmäßigen täglichen Arbeitszeit
> - Dauer der Probezeit
> - Zahlung und Höhe der Ausbildungsvergütung
> - Dauer des Jahresurlaubs entsprechend den tariflichen und gesetzlichen Regelungen
> - Voraussetzungen, unter denen der Berufsausbildungsvertrag gekündigt werden kann

- **Beendigung**

Das Ausbildungsverhältnis beginnt mit der Probezeit. Sie muss mindestens 1 Monat und darf höchstens 4 Monate betragen. Bei Unterbrechungen der Probezeit, z. B. infolge längerer Krankheit, ist eine entsprechende Verlängerung möglich. Die Probezeit dient dazu, die persönliche, gesundheitliche, geistige und körperliche Eignung genauer beurteilen zu können. Während der Probezeit kann das Ausbildungsverhältnis jederzeit ohne Angaben von Gründen gekündigt werden. Nach der Probezeit kann das Ausbildungsverhältnis gekündigt werden:
- von beiden Seiten aus einem »wichtigen Grund« (der auch bei einem normalen Arbeitsvertrag eine fristlose Kündigung gerechtfertigt hätte) ohne Einhaltung einer Kündigungsfrist oder
- nur vom Auszubildenden mit einer Kündigungsfrist von 4 Wochen, wenn er die Berufsausbildung aufgeben oder sich für eine andere Berufstätigkeit ausbilden lassen will.

Das Ausbildungsverhältnis endet mit dem Bestehen der Abschlussprüfung. Besteht der Auszubildende die Prüfung nicht, verlängert sich das Ausbildungsverhältnis auf sein Verlangen um ½ Jahr bis zur nächstmöglichen Wiederholungsprüfung. Wird auch diese Wiederholungsprüfung nicht bestanden, kann ½ Jahr später noch ein zweites – und letztes – Mal die Prüfung wiederholt werden. Die meisten Ausbildungsverhältnisse enden vor Ablauf der vereinbarten Ausbildungszeit. Besteht der Auszubildende die Abschlussprüfung vor Ablauf der vereinbarten Ausbildungszeit, endet das Ausbildungsverhältnis vorzeitig mit dem Tag, an dem der Prüfungsausschuss dem Auszubildenden das Bestehen der Prüfung offiziell mitteilt.

14.5.3 Pflichten in der Berufsausbildung

Pflichten des Ausbildenden

Der Ausbildende hat dafür zu sorgen, dass dem Auszubildenden die Fertigkeiten und Kenntnisse vermittelt werden, die zum Erreichen des Ausbildungszieles erforderlich sind. Er hat die Berufsausbildung in einer durch ihren Zweck gebotenen

Form planmäßig, zeitlich und sachlich gegliedert so durchzuführen, dass das Ausbildungsziel in der vorgesehenen Zeit erreicht werden kann. Die Ausbildungspflicht ist die Hauptpflicht des Ausbildenden. Welche Kenntnisse und Fertigkeiten zu vermitteln sind, ergibt sich aus der geltenden Ausbildungsordnung sowie aus dem Ausbildungsrahmenplan. Der Ausbildende delegiert häufig die Ausbildung an den Ausbilder. Der Ausbilder ist die Person, die den Auszubildenden direkt anleitet, fördert und unterweist. Der Ausbilder übernimmt dabei u. a. folgende Aufgaben:

- Ausbildung planen und durchführen
- Ausbildungsinhalte didaktisch und methodisch aufbereiten
- Lerninhalte vermitteln
- Arbeitssicherheit und -hygiene gewährleisten
- Ausbildungserfolg überprüfen
- Beurteilung des Auszubildenden anfertigen

Um diesen Aufgaben nachgehen zu können, muss der Ausbilder sowohl fachlich als auch persönlich geeignet sein, d. h. die Ausbildereignungsprüfung ablegen, um dem Auszubildenden grundlegende Kenntnisse in seinem Ausbildungsberuf vermitteln zu können. Wenn der Ausbildende nicht selbst ausbildet und einen Ausbilder zu diesem Zweck bestellt, ändert dies nichts daran, dass der Ausbildende der Vertragspartner des Auszubildenden bleibt und diesem gegenüber letzten Endes die Verantwortung trägt. Der Ausbildende hat dem Auszubildenden kostenlos die Ausbildungsmittel zur Verfügung zu stellen, die zur Berufsausbildung und zum Ablegen der Zwischen- und Abschlussprüfung erforderlich sind. Kostenlos zur Verfügung zu stellen heißt, die Ausbildungsmittel leihweise bereitzustellen. Auch die im Rahmen der Berufsausbildung notwendigen außerbetrieblichen Kosten für Lehrgänge sind vom Ausbildenden zu tragen. Solche Lehrgänge sind nötig, wenn nicht alle benötigten Kenntnisse und Fertigkeiten im Ausbildungsunternehmen vermittelt werden können.

Darüber hinaus hat er den Auszubildenden zum Führen eines Berichtsheftes, das den Verlauf der Ausbildung dokumentiert, sowie zum Besuch der Berufsschule anzuhalten. Berufsschulpflicht geht vor Arbeitspflicht! Eine noch so dringende betriebliche Arbeit ist kein Grund, sich über die Pflicht zur Beachtung der gesetzlichen Schulpflicht hinwegzusetzen. Das Berufsausbildungsverhältnis ist kein reines Arbeitsverhältnis, sondern ein Ausbildungs- und Erziehungsverhältnis. Während der gesamten Ausbildungszeit ist der Auszubildende daher vom Ausbilder charakterlich zu fördern. Unter die charakterliche Förderung fallen insbesondere die Pflicht zur Pünktlichkeit, Ordnung, Sauberkeit und Höflichkeit gegeben über Patienten, Kunden usw. Eine sittliche und körperliche Gefährdung ist zu verhindern. Dem Auszubildenden dürfen nur Aufgaben übertragen werden, die dem Ausbildungszweck dienen und den körperlichen Kräften angemessen sind.

Neben dem Ausbilder muss auch die Ausbildungsstätte geeignet sein. Der Auszubildende muss dort Bedingungen vorfinden, unter denen er grundlegende Fähigkeiten für die Ausübung der angestrebten Berufstätigkeit erlernen kann.

Spätestens am Ende der Berufsausbildung ist der Ausbilder verpflichtet, dem Auszubildenden ein Zeugnis auszustellen, in welchem Dauer, Art und Ziel der Berufsausbildung sowie die erworbenen Kenntnisse und Fertigkeiten erläutert werden. Auf Verlangen des Auszubildenden sind auch Angaben über Verhalten und Leistungen aufzunehmen.

◘ Tab. 14.4 fasst die Pflichten des Ausbildenden und des Auszubildenden während der Berufsausbildung zusammen.

Pflichten des Auszubildenden

Der Auszubildende ist kein Arbeitnehmer im eigentlichen Sinne, da bei ihm nicht die Arbeitspflicht, sondern die sog. Lernpflicht im Vordergrund steht. Die Lernpflicht ist eine Hauptpflicht des Auszubildenden. Sie umfasst die Pflicht, sich den innerhalb der Ausbildungszeit vermittelten Stoff anzueignen. Dies gilt nicht nur für den Lernstoff, der im Betrieb anfällt, sondern auch für den der Berufsschule. Der Auszubildende muss bereit sein, die nötigen Kenntnisse und Fertigkeiten zu erlernen, und sollte auch sein Bemühen erkennen lassen. Der Auszubildende muss sich geistig und körperlich bemühen, das Ausbildungsziel zu erreichen. Die berufsbezogene Ausbildung findet nicht nur im Betrieb, sondern auch in der Berufsschule statt. Der Auszubildende hat die Pflicht, am Berufsschulunterricht teilzunehmen.

Tab. 14.4 Pflichten in der Berufsausbildung

Pflichten des Ausbildenden	Pflichten des Auszubildenden
Ausbildungspflicht	Lernpflicht
Bereitstellung von Ausbildungsmitteln	Sorgfaltspflicht
Freistellungspflicht (Berufsschule)	Berufsschulpflicht
Fürsorgepflicht	Befolgung von Weisungen
Zeugnispflicht	Einhaltung der Betriebsordnung
Vergütungspflicht	Schweigepflicht

Der Weisungsbefugnis des Ausbildenden ist nachzukommen. Der Auszubildende hat die ihm übertragenen Arbeiten – die im Rahmen des Berufsbildes üblicherweise anfallen – sorgfältig auszuführen. Ausbildungsfremde Tätigkeiten dürfen nicht übertragen werden. Die Aufgaben müssen immer einer berufspädagogischen Zielsetzung folgen. Neben- und Hilfstätigkeiten müssen vom Auszubildenden jedoch durchgeführt werden, soweit sie in der Ausbildungsstätte anfallen und von allen Auszubildenden und anderen Arbeitnehmern im vergleichbaren Umfang übernommen werden.

Der Auszubildende muss die ihm übertragenen Tätigkeiten sorgfältig ausführen und Werkzeuge, Geräte und sonstige Einrichtungen pfleglich behandeln. Er darf sie lediglich zu den übertragenen Aufgaben verwenden. Aus dieser Pflicht folgt, dass der Auszubildende zum Aufräumen und Reinigen seines Ausbildungsplatzes sowie zum Sauberhalten und Pflegen der von ihm benutzen Geräte und Einrichtungen verpflichtet ist.

Der Auszubildende muss über Betriebs- und Geschäftsgeheimnisse Stillschweigen bewahren. Die Verschwiegenheitspflicht besteht gegenüber jedermann und gilt über die Beendigung des Berufsausbildungsverhältnisses hinaus.

14.6 Duale Struktur der Interessenvertretung

Die duale Struktur der kollektiven Interessenvertretung der Arbeitnehmer beruht auf einer funktionalen Arbeitsteilung von meist überbetrieblichen Gewerkschaften einerseits und mit Fragen der betrieblichen Feinregulierung im Rahmen der Betriebsverfassung befassten betrieblichen Instanzen andererseits.

14.6.1 Betriebsrat

Der Betriebsrat ist die Interessenvertretung der Arbeitnehmer gegenüber der Betriebsleitung. Er übernimmt eine gewisse Kontrollfunktion, um Mitarbeiter vor Willkürmaßnahmen des Arbeitgebers zu schützen. Seine Stellung im Betrieb wird durch das Betriebsverfassungsgesetz (BetrVG) geregelt. Das BetrVG gilt für alle Betriebe der Privatwirtschaft mit mindestens 5 Mitarbeitern. Die Arbeitnehmervertretung im öffentlichen Dienst heißt Personalrat. Die Betriebsräte gelten heute gewissermaßen als selbstständiger Teil des Arbeitslebens in den Betrieben. Sie bieten den einzelnen Arbeitnehmern Schutz und Beratung bei Problemen und Konflikten des betrieblichen Alltags. Arbeitgeber und Betriebsrat sollen mindestens 1-mal im Monat zu einer Besprechung zusammentreffen, um Probleme einvernehmlich zu lösen. Das Gesetz verpflichtet den Betriebsrat zur Kooperation, d. h. zur vertrauensvollen Zusammenarbeit, mit dem Arbeitgeber.

Der Betriebsrat wird nach Wahlvorschlägen der Arbeitnehmer oder der im Betrieb vertretenden Gewerkschaft für 4 Jahre gewählt. Betriebsräte arbeiten ehrenamtlich und üben ihre Tätigkeit während der Arbeitszeit aus. Die Zahl der Betriebsratsmitglieder richtet sich nach der Größe des Betriebes. Ab 200 Arbeitnehmern sind einzelne Betriebsratsmitglieder von ihrer regulären Arbeit freizustellen. Die Zahl der Freistellungen nimmt mit steigender Betriebsgröße zu. Außerdem genießen die Betriebsratsmitglieder einen besonderen Kündigungsschutz.

Der Betriebsrat hat unterschiedliche Beteiligungsrechte, die er in seiner Arbeit im Betrieb einsetzen und durchsetzen kann. Sie unterscheiden sich in ihrer Wirkung nach Mitwirkungs- und Mitbestimmungsrechten.

Mitwirkungsrechte

Das **Informationsrecht** gewährleistet die frühzeitige Information über Pläne des Arbeitgebers und ermöglicht so dem Betriebsrat erst, weitere Rechte geltend zu machen. Deshalb ist der Arbeitgeber verpflichtet, den Betriebsrat umfassend und rechtzeitig zu informieren. Allerdings ergibt sich daraus für ihn keine Beratungspflicht.

Die Vorschlags-, Anhörungs- und Beratungsrechte sind in ihrer Wirkung gegenüber dem Arbeitgeber weitreichender, doch auch hier gibt es Abstufungen. Der Arbeitgeber muss Vorschläge des Betriebsrates lediglich zur Kenntnis nehmen und prüfen. Dieses **Vorschlagsrecht** kann der Betriebsrat außerdem nur in einer Reihe von Fällen geltend machen, z. B. bei der Personalplanung, bei der Förderung der Berufsbildung oder der Teilnahme von Beschäftigten an einer beruflichen Weiterbildung. Die **Anhörungsrechte** dagegen können Entscheidungen des Arbeitgebers blockieren, wenn dieser die Meinung des Betriebsrates zuvor nicht einholt. Der Betriebsrat erhält auf diese Weise die Möglichkeit, auf Entscheidungen des Arbeitgebers einzuwirken. So ist etwa die Kündigung von Arbeitnehmern ohne vorherige Anhörung des Betriebsrates unwirksam. In den Fällen, in denen **Beratungsrechte** vorgesehen sind, muss der Arbeitgeber von sich aus die Meinung des Betriebsrates einholen. Beratungsrechte hat der Betriebsrat z. B. hinsichtlich der Arbeitsplatzgestaltung, der Personalplanung, in Fragen der Berufsbildung, vor geplanten Betriebsänderungen und bei der Einführung neuer Techniken im Betrieb. Die Vorschläge des Betriebsrates zur Beschäftigungssicherung hat der Arbeitgeber mit dem Betriebsrat zu beraten und, hält er sie für ungeeignet, dies in Betrieben mit mehr als 100 Beschäftigten schriftlich zu begründen.

Mitbestimmungsrechte

Mitbestimmungsrechte bedeuten, dass in diesen Angelegenheiten der Arbeitgeber nicht ohne die Zustimmung des Betriebsrates Entscheidungen herbeiführen kann.

Gleichberechtigt mitentscheiden kann der Betriebsrat nur durch Mitbestimmungsrechte. Doch auch hier gibt es Abstufungen hinsichtlich ihrer Wirkung. Bei der vollen Mitbestimmung bedürfen die Entscheidungen des Arbeitgebers der Zustimmung des Betriebsrates. Der Arbeitgeber kann hier also nicht allein entscheiden, sondern ist von der Zustimmung des Betriebsrates abhängig. Mitbestimmungsrechte hat der Betriebsrat vor allem im sozialen Bereich, u. a. bei Fragen der Ordnung des Betriebes, der Lage der täglichen Arbeitszeit, der Einführung und Anwendung technischer Kontrollgeräte, der Aufstellung des Urlaubsplanes, den Grundsätzen über die Durchführung der Gruppenarbeit sowie der Ausgestaltung und Verwaltung von Sozialeinrichtungen. Im Personalwesen beschränken sich diese Rechte auf die Ausgestaltung der Personalfragebögen, Formulararbeitsverträge, Beurteilungsgrundsätze und den Auswahlrichtlinien. Ein Vetorecht hat der Betriebsrat insbesondere bei personellen Maßnahmen wie der Einstellung, Versetzung oder Kündigung.

14.6.2 Tarifverhältnis

In Deutschland vereinbaren die sog. Sozialpartner die Tarifverträge: die Gewerkschaften als Organisation der Arbeitnehmer einerseits und die Arbeitgeberverbände oder einzelne Arbeitgeber andererseits. Oft sind die in den Tarifverträgen getroffenen Vereinbarungen für die Arbeitnehmer günstiger als die gesetzlichen Vorschriften. Die Tarifverträge legen die Mindeststandards für alle wichtigen Arbeits- und Einkommensbedingungen fest. Dazu zählen Löhne, Gehälter, Ausbildungsvergütungen, Arbeitszeit, Urlaub und Urlaubsgeld, Weihnachtsgeld, Kündigungsschutzfristen, Rationalisierungsschutz, Weiterbildungsregelungen und vieles mehr. In den Tarifverträgen sind die Laufzeiten und Kündigungsfristen festgelegt. Die Tarifbestimmungen stellen zudem geltendes Recht dar und dürfen als Mindestnorm in Einzelarbeitsverträgen nur zugunsten der Arbeitnehmer verändert werden. Ist eine Frage tarifvertraglich geregelt, dürfen Arbeitgeber und Betriebsrat nicht zum gleichen Thema eine Betriebsvereinbarung abschließen (Tarifvorrang), es sei denn, der Tarifvertrag enthält eine sog. Öffnungsklausel.

Das Recht der Tarifvertragsparteien, Tarifverträge ohne Einflussnahmen frei aushandeln zu dürfen (Tarifautonomie), ist im Grundgesetz (GG) verankert.

Artikel 9 Abs. 3 GG – Tarifautonomie
»Das Recht, zur Wahrung und Förderung der Arbeits- und Wirtschaftsbedingungen Vereinigungen zu bilden, ist für jedermann und für alle Berufe gewährleistet. Abreden, die dieses Recht einschränken oder zu behindern suchen, sind nichtig, hierauf gerichtete Maßnahmen sind rechtswidrig. …«

Einen Anspruch auf tarifvertragliche Regelungen und Leistungen haben ausschließlich die Mitglieder der vertragschließenden Gewerkschaft im jeweiligen Tarifbereich. Nicht-Gewerkschaftsmitglieder erhalten in einem tarifgebundenen Unternehmen in der Regel aber ebenfalls die Tarifleistungen, weil kaum ein Arbeitgeber sie durch schlechtere Arbeits- und Einkommensbedingungen zum Gewerkschaftsbeitritt veranlassen möchte. Einen Rechtsanspruch haben sie allerdings nicht, es sei denn, im individuellen Arbeitsvertrag wird ausdrücklich auf Tarifverträge Bezug genommen.

Grundfunktionen von Tarifverträgen
- **Schutzfunktion**

Die Tarifverträge schützen die Beschäftigten. Ohne sie müsste jeder Beschäftigte seine Lohn- und Arbeitsbedingungen mit dem Arbeitgeber allein aushandeln statt mit starken Gewerkschaften im Rücken. Die vergleichsweise schlechte Verhandlungsposition des Einzelnen würde zu sinkenden Entgelten führen. Viele Arbeitnehmer würden sich gegenseitig unterbieten, um ihren Arbeitsplatz zu erhalten.

- **Friedens- und Ordnungsfunktion**

Die Friedens- und Ordnungsfunktion bezieht sich auf die Vereinheitlichung der Löhne und Arbeitszeiten. Sie stellt eine wichtige Funktion für die Unternehmen dar, da auf der Seite der Löhne ein Marktgleichgewicht hergestellt wird. Gleichzeitig stellen die Gewerkschaften mit dem Abschluss eines Flächentarifvertrages sicher, dass innerhalb der Laufzeit des Vertrages keine Arbeitskämpfe stattfinden.

- **Entlastungs- und Legitimationsfunktion**

Für den Staat hat die Sphäre einer autonomen Regulierung zwischen Kapital und Arbeit eine Entlastungs- und Legitimationsfunktion. Er wird von der unmittelbaren Verantwortung für die jeweiligen Arbeitsbedingungen und für die ihrer Natur nach konfliktträchtigen Arbeitsbeziehungen entbunden. Die Arbeitskämpfe können so weitestgehend ohne Legitimationseinbußen für Staat und Regierung ausgetragen werden.

Hauptarten von Tarifverträgen

Es werden verschiedene Arten von Tarifverträgen unterschieden. In **Lohn-, Gehalts- bzw. Entgelttarifverträgen** werden Löhne, Gehälter und Ausbildungsvergütungen vereinbart. Die Mantel- bzw. Rahmentarifverträge regeln die Dauer der Arbeitszeit, den Urlaub, die Arbeitsbedingungen sowie Fragen der Aus- und Weiterbildung. Sie haben meist eine längere Laufzeit als Entgelttarifverträge.

Die Unternehmen, die nicht im Arbeitgeberverband organisiert sind, können mit einer Gewerkschaft sog. **Haustarifverträge** abschließen. Damit sind sie auch tarifgebunden und müssen nicht mit jedem Beschäftigten einzeln die Löhne und Arbeitsbedingungen aushandeln.

Ein **Flächentarifvertrag** gilt, im Gegensatz zum Haustarifvertrag, für sämtliche tarifgebundene Arbeitgeber einer bestimmten Region (regionaler Geltungsbereich) und eines bestimmten Wirtschaftszweiges (fachlicher Geltungsbereich). Die Tarifverträge gelten für alle Betriebe derjenigen Unternehmen, die Mitglied des vertragschließenden Verbandes sind.

Tarifverhandlungen und Arbeitskampf

Die Tarifvertragsparteien handeln in regelmäßigen Abständen untereinander die Arbeits- und Wirtschaftsbedingungen neu aus. Grundlage der Tarifverhandlungen bilden Artikel 9 des Grundgesetzes sowie das Tarifvertragsgesetz (TVG). Hier ist festgelegt, dass Gewerkschaften und Arbeitgeber in Tarifverhandlungen einen Interessenausgleich erreichen sollen. Der Staat darf sich in diese Verhandlungen nicht einmischen. Diesen Grundsatz bezeichnet man als Tarifautonomie.

Die Tarifverhandlungen sind in der Regel dadurch gekennzeichnet, dass die Arbeitnehmer, vertreten durch ihre jeweilige Gewerkschaft, eine Forderung aufstellen bzw. den alten Tarifvertrag kündigen und die Arbeitgeber, vertreten durch den zuständigen Arbeitgeberverband, ihr Angebot dagegenhalten. In den oft langwierigen Verhandlungen einigt man sich dann auf einen Kompromiss. Wenn sich die Tarifpartner in den Verhandlungen nicht einigen können, kann es zu einem Schlichtungsverfahren kommen. In dem Schlichtungsverfahren schlägt ein neutraler Schlichter – meist eine sachkundige Persönlichkeit –, der von beiden Tarifparteien akzeptiert wird, eine Tariflösung vor. Scheitert auch dies, kommt es zu einem Arbeitskampf mit Streik. Wie die Beschäftigten den Streik als Mittel betrachten, um ihren Forderungen Nachdruck zu verleihen, so setzen die Arbeitgeber ihrerseits ein Mittel ein – die Aussperrung. Die Arbeitnehmer dürfen in ihren Betrieben nicht mehr arbeiten, das Arbeitsverhältnis ist unterbrochen. Die Unternehmer können zugleich mit der Aussperrung das Arbeitsverhältnis mit den Ausgesperrten auflösen. Die Ausgesperrten verlieren ihren Arbeitsplatz (lösende Aussperrung). Nach Beendigung der Aussperrung müssen die Unternehmer allerdings die Arbeitnehmer wieder einstellen.

Es ist nicht gesetzlich geregelt, unter welchen Voraussetzungen ein Streik zulässig ist. Die wesentlichen Grundsätze haben sich ausschließlich durch Gerichtsentscheidungen herausgebildet. Für den Arbeitskampf gilt das Gebot der Verhältnismäßigkeit, d. h. Arbeitskämpfe dürfen nur insoweit eingeleitet werden, als sie zum Erreichen der Ziele und des nachfolgenden Arbeitsfriedens geeignet und sachlich erforderlich sind.

- **Regeln im Arbeitskampf**

Die Tarifvertragsparteien tragen in oft langwierigen Verhandlungsrunden ihre Forderungen vor und begründen sie. Vielfach kommt es schon während der Verhandlungen in einigen Betrieben zu kurzen Warnstreiks. Ein Kompromiss wird gesucht. Kommt er nicht zustande, spricht man vom Scheitern der Verhandlungen. Ein Schlichter versucht in Schlichtungsverhandlungen, beide Parteien zu einem Kompromiss zu bewegen. Wenn auch das nicht gelingt, stellt sich für die Gewerkschaft die Frage nach einem Streik. In Urabstimmungen stimmen alle Gewerkschaftsmitglieder des jeweiligen Tarifbezirkes (der Bezirk, für den der neue Tarif gelten soll) ab, ob gestreikt werden soll. Wenn mehr als 75 % der abstimmenden Gewerkschafter für einen Streik stimmen, findet er statt. Die Streiks können wochenlang andauern. Für die Zeit des Streiks erhalten die Streikenden kein Arbeitsentgelt. Streikende Gewerkschaftsmitglieder erhalten aus der Streikkasse ihrer Gewerkschaft eine – im Vergleich zum entgangenen Arbeitsentgelt nicht sehr hohe – finanzielle Unterstützung. Für die Unternehmen bedeuten die Streiks Produktions- bzw. Dienstleistungsausfall und damit verbunden finanziellen Schaden. Ein Streik geht zu Ende, wenn nach neuen Verhandlungen zwischen den Tarifpartnern mindestens 25 % der streikenden Gewerkschaftsmitglieder dem Verhandlungsergebnis in einer neuerlichen Urabstimmung zugestimmt haben. Wenn zwischen den Tarifvertragsparteien ein Tarifvertrag abgeschlossen worden ist, dürfen beide Parteien während der Laufzeit dieses Vertrages keinerlei Kampfmaßnahmen (z. B. neue Streiks) durchführen (Friedenspflicht).

Aus der grundsätzlichen Berechtigung zu Streiks folgt, dass Arbeitnehmer wegen ihrer Beteiligung an einem Streik nicht entlassen oder benachteiligt werden dürfen (Streikrecht).

Grundlagen des Sozialrechts

15.1 Prinzipien der sozialen Sicherung – 222
15.1.1 Versorgungsprinzip – 222
15.1.2 Fürsorgeprinzip – 222
15.1.3 Sozialversicherungsprinzip – 223

15.2 Entwicklung der Sozialversicherung – 223

15.3 Versicherungspflicht – 224

15.4 Zweige der Sozialversicherung – 224
15.4.1 Krankenversicherung – 224
15.4.2 Rentenversicherung – 225
15.4.3 Unfallversicherung – 225
15.4.4 Arbeitslosenversicherung – 226
15.4.5 Pflegeversicherung – 226

15.5 Sozialgerichtsbarkeit – 227

Für viele junge Berufseinsteiger stellt die Ausbildung im Rettungsdienst auch die erste Begegnung mit dem bundesdeutschen Sozialsystem dar. Der Lehrrettungsassistent (LRA) bzw. Dozent im Rettungsdienst (Dozent) sollte deshalb mit seinen wesentlichen Prinzipien vertraut sein.

Gemäß Artikel 20 Grundgesetz (GG) ist die Bundesrepublik Deutschland ein demokratischer und sozialer Bundesstaat. Aus der Definition des Grundgesetzes lässt sich ableiten, dass es dem Staat obliegt, seinen Bürgern die existenziellen Lebensbedingungen zu sichern, soweit sie dies nicht aus eigener Kraft können. Unter Sozialrecht versteht man das Recht der staatlich organisierten sozialen Sicherung.

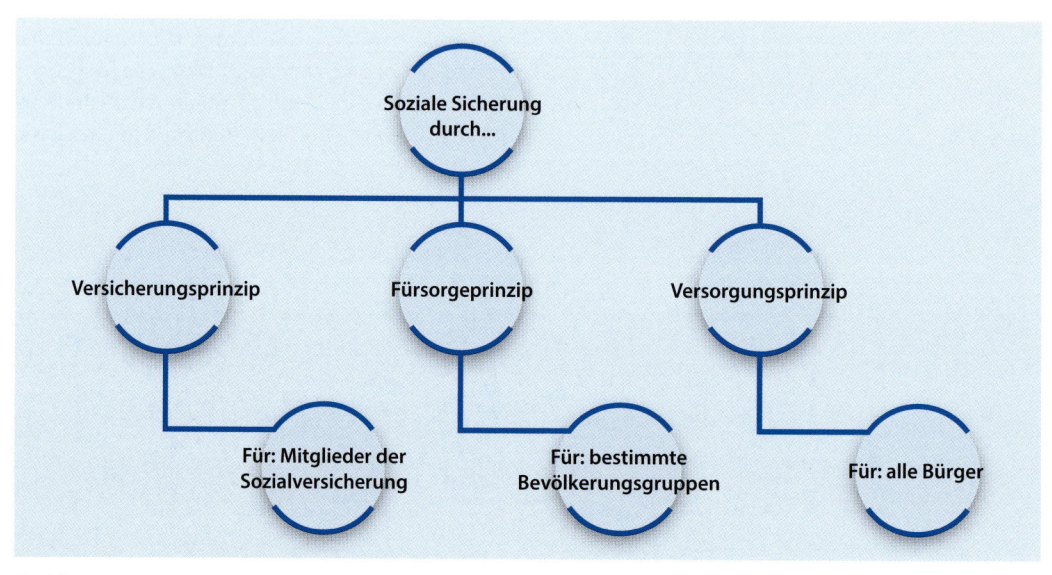

15.1 Prinzipien der sozialen Sicherung

Das System der sozialen Sicherung in Deutschland lässt sich auf 3 grundlegende Gestaltungsprinzipien zurückführen (◘ Abb. 15.1). Jedes dieser Prinzipien prägt einen Teilbereich des Gesamtsystems im Hinblick auf seinen organisatorischen Aufbau und seine sozialpolitische Zweckbestimmung.

15.1.1 Versorgungsprinzip

Die Leistungsansprüche werden beim Versorgungsprinzip nicht durch Beitragszahlungen erworben. Dennoch besteht für diejenigen, die der Allgemeinheit besondere Dienste leisteten (z. B. Beamte, Soldaten) oder die besondere Opfer auf sich nahmen und dadurch gesundheitliche und wirtschaftliche Nachteile erlitten (z. B. Kriegsopfer, Vertriebene), ein Rechtsanspruch auf Versorgungsleistungen. Weitere typische Versorgungsleistungen sind Eltern- und Kindergeld. Die Versorgungsleistungen werden aus Steuermitteln finanziert.

15.1.2 Fürsorgeprinzip

Das Prinzip der Fürsorge kommt dort zum Tragen, wo andere Prinzipien und Einrichtungen des sozialen Sicherungssystems vor individuellen Notsituationen versagt haben. Die Fürsorgeleistungen werden Bürgern gewährt, die – unabhängig vom persönlichen Verschulden – bedürftig sind. Ihre Finanzierung erfolgt aus Steuermitteln. Wichtige Beispiele für Fürsorgeleistungen sind Sozial- oder Jugendhilfe, BAföG (Bundesausbildungsförderungsgesetz) und Wohngeld.

◘ Abb. 15.1 Prinzipien der sozialen Sicherung

15.1.3 Sozialversicherungsprinzip

Der Grundgedanke der Sozialversicherung ist das Prinzip der Solidarität (»Einer für alle, alle für einen.«). Das Risiko eines Notfalls trägt nicht der Einzelne, sondern die Versichertengemeinschaft. Die Beiträge der Sozialversicherung aller Versicherten sichern den Lebensstandard trotz Alter und Krankheit. Innerhalb der Sozialversicherung findet ein Risikoausgleich statt – zwischen Kranken und Gesunden, zwischen Arbeitsunfähigen und Arbeitenden. Die Sozialversicherung wird durch Beiträge finanziert. Die Aufwendungen tragen in allen Sozialversicherungszweigen – bis auf die Unfallversicherung – in der Regel Arbeitnehmer und Arbeitgeber je zur Hälfte. Die Beitragshöhe berechnet sich in diesen Fällen nach einem festgelegten Prozentsatz vom Bruttoarbeitsentgelt. Es gilt der Grundsatz: Wer mehr verdient, zahlt auch mehr – jedoch nur bis zur Beitragsbemessungsgrenze. Die Beitragssätze in der Arbeitslosen-, Pflege- und Rentenversicherung werden bundeseinheitlich per Gesetz festgelegt. Die Beitragssätze in der gesetzlichen Krankenversicherung sind nicht einheitlich, sondern richten sich nach der jeweiligen Krankenkasse.

> Die Leistungen der Renten- und Arbeitslosenversicherung erhalten die Versicherten nach dem Äquivalenzprinzip: Je höher die Einzahlung, desto höher die Leistung. In der gesetzlichen Kranken- und Pflegeversicherung erhalten alle Versicherten unabhängig von der Einkommens- bzw. Beitragshöhe die gleichen Leistungen (Solidarprinzip).

15.2 Entwicklung der Sozialversicherung

Die Entstehung der Sozialversicherung ist hauptsächlich vor dem Hintergrund der sozialen Folgen der industriellen Revolution zu verstehen. Die Lage der Arbeiter im 19. Jahrhundert war gekennzeichnet durch Elend und unerträgliche Zustände in den Betrieben und Wohnungen. Es gab kaum Schutz vor unvorhersehbaren Ereignissen und unverschuldeten Notlagen des Lebens. Bei Invalidität drohte die Entlassung. Im Falle von Arbeitslosigkeit gab es keine Unterstützung durch den Staat. Wenige Arbeitgeber zahlten im Krankheitsfall die Arztkosten. Im Alter waren viele Menschen auf die Familie angewiesen.

Der 17.11.1881 gilt als die Geburtsstunde der Sozialversicherung. An diesem Tag verlas Reichskanzler Otto von Bismarck im Reichstag eine kaiserliche Botschaft von Wilhelm I.: Die Arbeiter sollten künftig gegen Krankheit, Unfall, Invalidität und materielle Not im Alter versichert werden. Seitdem hat die Sozialversicherung an Bedeutung gewonnen, es wurden immer weitere Versicherungsarten und -zweige entwickelt (Abb. 15.2).

Jährlich werden ca. 680 Mrd. € in die Sozialversicherung investiert. Heute gibt es 5 Sozialversicherungszweige, die selbstständig und voneinander unabhängig sind. Sie haben spezifische Aufgaben, die von den jeweiligen Versicherungsträgern wahrgenommen werden. Zusammen betrachtet bilden sie ein engmaschiges soziales Netz. Die Träger der Sozialversicherung sind öffentlich-rechtliche Körperschaften mit Selbstverwaltung und finanziell wie

Krankenversicherung | Unfallversicherung | Arbeitslosenversicherung | Rentenversicherung | Pflegeversicherung

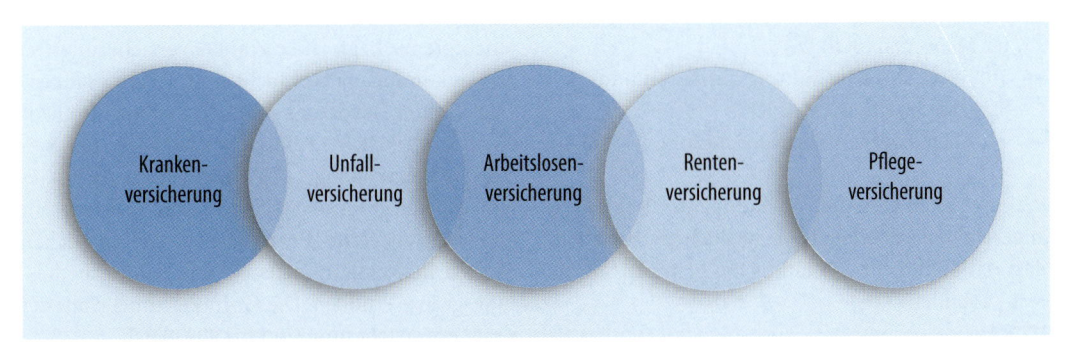

Abb. 15.2 Sozialversicherungszweige der Bundesrepublik Deutschland

organisatorisch selbstständig. Im Rahmen der Selbstverwaltung wirken die Versicherten und die Arbeitgeber an der Organisation und Aufgabenerfüllung der Versicherungsträger mit.

- **Sozialgesetzbuch**

Das in Deutschland geltende Sozialrecht geht auf sehr unterschiedliche rechts- und gesellschaftspolitische Wurzeln zurück. Die klassischen Bereiche der Sozialversicherung hatten ihren Ursprung am Ende des 19. Jahrhunderts. Nach dem Zweiten Weltkrieg kamen Sozialleistungen wie Arbeits- und Ausbildungsförderung, Wohn- sowie Kindergeld hinzu. Entsprechend uneinheitlich waren die Rechtsgrundlagen des Sozialleistungssystems. Um das Sozialrecht überschaubarer zu machen und seine Handhabung durch die Verwaltung zu erleichtern, wurde Anfang der 1970er Jahre beschlossen, die sozialrechtlichen Normen in einem Sozialgesetzbuch (SGB) systematisch zusammenzufassen. Das SGB bildet ein Kernstück des Sozialrechts. Es ist in »Bücher« aufgeteilt und umfasst derzeit folgende Hauptbestandteile:

- 1. Buch: Allgemeiner Teil (SGB I)
- 2. Buch: Grundsicherung für Arbeitsuchende (SGB II)
- 3. Buch: Arbeitsförderung (SGB III)
- 4. Buch: Gemeinsame Vorschriften für die Sozialversicherung (SGB IV)
- 5. Buch: Gesetzliche Krankenversicherung (SGB V)
- 6. Buch: Gesetzliche Rentenversicherung (SGB VI)
- 7. Buch: Gesetzliche Unfallversicherung (SGB VII)
- 8. Buch: Kinder- und Jugendhilfe (SGB VIII)
- 9. Buch: Rehabilitation und Teilhabe behinderter Menschen (SGB IX)
- 10. Buch: Sozialverwaltungsverfahren und Sozialdatenschutz (SGB X)
- 11. Buch: Soziale Pflegeversicherung (SGB XI)

Wenn es auch äußerlich als kompaktes Regelwerk angesehen werden kann, bleibt doch festzustellen, dass das SGB nicht vollständig das geltende Sozialrecht abbildet.

15.3 Versicherungspflicht

Grundsätzlich sind alle Arbeitnehmer versicherungspflichtig. Die Versicherungspflicht tritt ein, sobald ein Arbeitnehmer einer Beschäftigung nachgeht, für die er ein Arbeitsentgelt erhält. Voraussetzung ist, dass zwischen dem Arbeitnehmer und dem Arbeitgeber ein abhängiges Beschäftigungsverhältnis besteht. Bei freier Mitarbeit oder Selbstständigkeit besteht deshalb keine Versicherungspflicht.

Der Versicherungsschutz für abhängig Beschäftigte besteht auch dann, wenn der Arbeitgeber von seiner Verpflichtung, den Arbeitnehmer sozialversicherungspflichtig anzumelden und die Beiträge für ihn zu zahlen, nicht nachkommt.

Das Arbeitsentgelt stellt in der Sozialversicherung eine wichtige Größe dar, nach der sich sowohl die Höhe der Beiträge, welche die Arbeitnehmer und Arbeitgeber zu entrichten haben, als auch die Höhe von Arbeitslosengeld, Rente und Krankengeld richtet.

15.4 Zweige der Sozialversicherung

15.4.1 Krankenversicherung

Die Aufgabe der Krankenversicherung besteht darin, die Gesundheit zu erhalten, wiederherzustellen oder zu verbessern. Etwa 90 % der bundesdeutschen Bevölkerung gehören der gesetzlichen Krankenversicherung (GKV) an. Alle Arbeiter, Angestellten und Auszubildenden sind in der Krankenversicherung pflichtversichert, solange ihr Arbeitsentgelt die Versicherungspflichtgrenze nicht übersteigt. Soweit ein Arbeitnehmer über der Versicherungspflichtgrenze liegt, ist er krankenversicherungsfrei bzw. es kommt – falls er nicht eine private Krankenversicherung bevorzugt – eine freiwillige Mitgliedschaft in der GKV in Betracht. Die Höhe der Beiträge ist lohnabhängig (und nicht nach Alter, Geschlecht oder gesundheitlichem Risiko zu bemessen) und wird als fester Prozentsatz des monatlichen Bruttoarbeitseinkommens bis zur Beitragsbemessungsgrenze erhoben. Die Grundleistungen aus der Krankenversicherung sind für alle gleich.

> **Leistungen der Krankenversicherung**
> — Ärztliche Behandlung
> — Arznei- und Verbandmittel
> — Früherkennung von Krankheiten
> — Krankengeld
> — Leistungen der Rehabilitation
> — Schwangerschafts- und Mutterschaftsleistungen

Im Zuge der Gesundheitsreform des Jahres 2003 wurde eine Praxisgebühr in Höhe von 10 € im Vierteljahr eingeführt. Für Kontrollbesuche bei Zahnärzten, Vorsorgeuntersuchungen und Schutzimpfungen wird keine Praxisgebühr erhoben. Für Medikamente sind Zuzahlungen nötig. Sie betragen 5 € bis zu einem Preis von 50 €, bei Medikamenten bis 100 € 10 % des Preises und bei teureren Medikamenten max. 10 %. Die Höhe der in einem Kalenderjahr zu leistenden Zuzahlungen darf 2 % des Jahreseinkommens nicht übersteigen, bei chronisch Kranken beträgt die Obergrenze 1 %. Die Versicherten müssen dafür Sorge tragen, dass sie durch das Sammeln von Belegen das Erreichen der Zuzahlungsobergrenze nachweisen können. Für Krankenhausbehandlungen betragen die Zuzahlungen 10 € täglich – begrenzt auf 28 Tage pro Kalenderjahr.

15.4.2 Rentenversicherung

Mit etwa einem Drittel des jährlichen Sozialbudgets stehen die Ausgaben der Rentenversicherung an der Spitze der staatlichen Sozialleistungen. In der Rentenversicherung sind alle Arbeitnehmer und Auszubildenden pflichtversichert – unabhängig von der Höhe ihres Verdienstes. Im Gegensatz zur Krankenversicherung ist es bei der Rentenversicherung nicht möglich, nach Überschreiten der Beitragsbemessungsgrenze auf Antrag von der Rentenversicherungspflicht entbunden zu werden. Die Beitragsbemessungsgrenze ist bei der Rentenversicherung lediglich die Obergrenze der Beitragshöhe. Selbstständige können sich freiwillig in der Rentenversicherung versichern. Träger der Rentenversicherung ist seit 2005 die Deutsche Rentenversicherung. Auf der Grundlage des sog. Generationenvertrages sorgt die Rentenversicherung für die Umverteilung des Einkommens von den jüngeren, berufsaktiven hin zu den älteren und erwerbsunfähigen Jahrgängen. Im Umlageverfahren werden die eingenommenen Rentenbeiträge direkt für die Auszahlung der gegenwärtig fälligen Renten verwendet. Die Beitragszahler erwerben mit Einzahlungen in die Rentenkasse zugleich einen Anspruch, im Alter selbst wieder in gleicher Weise unterstützt zu werden. Wegen der Verschiebung in der Altersstruktur der Bevölkerung ist dieses System aber wachsenden Belastungen ausgesetzt. Die Riester-Reform hat das Prinzip des Umlageverfahrens durchbrochen und dient der privaten Ergänzung der staatlichen Rente (sog. Riester-Rente).

Die Aufgabe der Rentenversicherung ist es, den Menschen auch im Ruhezustand annähernd ihren Lebensstandard zu erhalten. Die Rentenhöhe ist davon abhängig, wie lange und in welcher Höhe der Versicherte Beiträge in die gesetzliche Rentenversicherung eingezahlt hat. Ein weiteres Ziel ist es, die Arbeitskraft zu erhalten, sodass bei Bedarf Rehabilitationsmaßnahmen in Anspruch genommen werden können.

> **Leistungen der Rentenversicherung**
> — Altersrente
> — Hinterbliebenenrente
> — Rente wegen Berufs- und Erwerbsunfähigkeit
> — Rehabilitationsmaßnahmen

15.4.3 Unfallversicherung

Alle Arbeitnehmer und eine Reihe anderer Personengruppen (z. B. Schüler, Studenten, Teilnehmer an beruflichen Aus- und Weiterbildungsmaßnahmen, Pflegepersonen sowie Personen, die sich als Katastrophenhelfer, Ersthelfer und Blutspender engagieren) sind durch die gesetzliche Unfallversicherung geschützt. Diese Versicherung löst im Verhältnis zu den Arbeitgebern deren Haftung – ausgenommen sind vorsätzliche Schadenszufügungen – gegenüber den Arbeitnehmern ab. Erleidet ein Arbeitnehmer durch das Verhalten seines Arbeitgebers einen Personenschaden, kann er dafür im Normalfall nicht den Arbeitgeber, sondern nur den Unfallversicherungsträger haftbar machen. Träger der Unfallversicherung sind die Berufsgenossenschaften, der Bund, die Unfallkassen und die Gemeindeunfallversicherungsverbände. Die Unfallversicherungsträger sind befugt, verbindliche Regelungen in Form von Unfallverhütungsvorschriften zu erlassen, denen als autonomes Recht in der Arbeitspraxis große Bedeutung zukommt. Die Finanzierung der gesetzlichen Unfallversicherung erfolgt im Umlageverfahren: Dabei richtet sich die Höhe der allein von den Unternehmern aufzubringenden Beiträge nach dem Finanzbedarf für das abgelaufene Jahr einschließlich notwendiger Rücklagen. Für den Beitrag des einzelnen Unternehmens sind ferner die Summe der Arbeitsentgelte und die Gefahrenklasse, in die das Unternehmen eingestuft wurde, maßgeblich.

Der Versicherungsschutz gilt auch für geringfügig oder kurzfristig Beschäftigte. Freiberufler und Selbstständige sowie Unternehmer können sich privat versichern.

Die Aufgabe der Unfallversicherung ist es, in enger Kooperation mit den Betrieben Unfälle zu verhüten.

> **Leistungen der Unfallversicherung**
> - Unfallverhütung von Arbeitsunfällen und Berufskrankheiten
> - Heilbehandlung durch Unfallärzte
> - Berufliche Rehabilitation
> - Sterbegeld
> - Hinterbliebenenrente

Die Unfallversicherung erbringt auch dann ihre Leistungen, wenn der Versicherte den Unfall selbst verursacht hat. Bei Wegeunfällen ist zu beachten, dass die Unfallversicherung bei erheblichen Umwegen keine Entschädigung zahlt. Ein Umweg ist dann versichert, wenn er mit dem Transport von Kindern zusammenhängt, die zur Familie gehören und zeitweise fremder Obhut anvertraut werden.

Die gesetzliche Unfallversicherung tritt auch bei Berufskrankheiten ein. Ein derartiger Schutz setzt die entsprechende Anerkennung durch die Bundesregierung, die Aufnahme in die Berufskrankheitenliste und einen Zusammenhang mit der versicherten Tätigkeit voraus.

15.4.4 Arbeitslosenversicherung

In der Arbeitslosenversicherung sind alle Arbeitnehmer und Auszubildenden pflichtversichert. Selbstständige und Beamte unterliegen nicht der Versicherungspflicht. Es ist nicht möglich, sich freiwillig in der Arbeitslosenversicherung zu versichern. Organisatorisch ist die Arbeitslosenversicherung mit der Bundesagentur für Arbeit und ihren Gliederungen – aus denen in einer teilweisen Zusammenlegung mit Gemeindeverwaltungen sog. Jobcenter entstanden – verbunden.

Die Aufgaben der Arbeitslosenversicherung sind vielschichtig. Ziel ist es, Arbeitslosigkeit zu verhindern bzw. bei Arbeitslosigkeit den Menschen Arbeitsplätze zu vermitteln und sie während dieser Zeit finanziell abzusichern.

> **Leistungen der Arbeitslosenversicherung**
> - Arbeitsvermittlung
> - Berufsberatung
> - Berufliche Qualifizierung
> - Zahlung des Arbeitslosengeldes

Die Gewährung von Arbeitslosengeld I ist nicht abhängig von der Bedürftigkeit, sondern von der Höhe des vorangegangenen Arbeitsentgeltes. Der Anspruch auf Arbeitslosengeld I ist zeitlich begrenzt. Das Arbeitslosengeld II wird umgangssprachlich häufig als Hartz IV bezeichnet. Es wird aus Steuern und nicht aus der Arbeitslosenversicherung finanziert.

15.4.5 Pflegeversicherung

Als jüngster Zweig der Sozialversicherung wurde 1995 die Pflegeversicherung eingeführt. Alle Bundesbürger werden Mitglieder der Pflegeversicherung, wenn sie der gesetzlichen Krankenversicherung angehören. Die Personen, welche privat

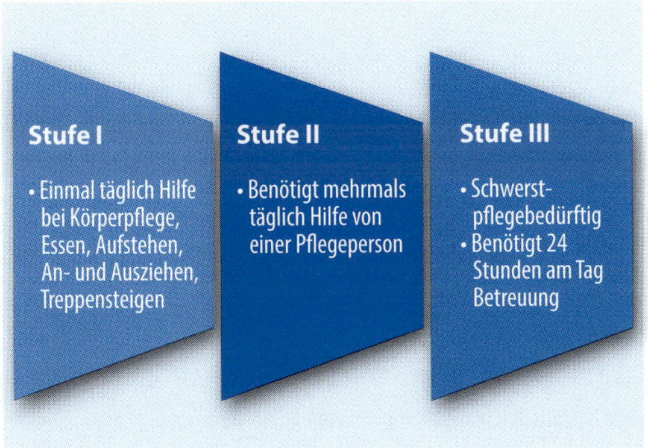

Abb. 15.3 Pflegestufen

Stufe I
- Einmal täglich Hilfe bei Körperpflege, Essen, Aufstehen, An- und Ausziehen, Treppensteigen

Stufe II
- Benötigt mehrmals täglich Hilfe von einer Pflegeperson

Stufe III
- Schwerstpflegebedürftig
- Benötigt 24 Stunden am Tag Betreuung

krankenversichert sind, müssen sich auch privat pflegeversichern. Träger der Pflegeversicherung sind die bei den gesetzlichen Krankenkassen eingerichteten Pflegekassen. Die Beiträge werden in allen Bundesländern bis auf Sachsen je zur Hälfte von Arbeitnehmern und Arbeitgebern getragen.

Die Aufgabe der Pflegeversicherung ist es, pflegebedürftige Menschen zu unterstützen, indem man versucht, die vorhandene Selbstversorgungsfähigkeit zu erhalten bzw. zu reaktivieren. Die Pflege kann sowohl zu Hause als auch stationär erfolgen.

Leistungen der Pflegeversicherung
- Pflegegeld
- Häusliche Pflegehilfe
- Tages- und Nachtpflege
- Pflegekurse für Angehörige und ehrenamtliche Pflegepersonen

Welche Leistungen die Pflegebedürftigen erhalten, richtet sich nach der Hilfsbedürftigkeit. Um diese festlegen zu können, gibt es 3 Pflegestufen (Abb. 15.3). Der medizinische Dienst der Krankenkassen stellt fest, ob und in welchem Umfang der Einzelne pflegebedürftig ist.

15.5 Sozialgerichtsbarkeit

Das Sozialversicherungsrecht ist ein komplexes Gebilde. Es kommt daher vor, dass nicht jeder mit einer Entscheidung eines Sozialversicherungsträgers einverstanden ist. Die Sozialgerichtsbarkeit ist für alle Streitigkeiten über gesetzliche Sozialleistungen wie Sozialversicherung zuständig.

Die Bewilligung und die Ablehnung einer Leistung müssen immer vom Sozialversicherungsträger schriftlich begründet werden und eine Rechtsbehelfsbelehrung enthalten. Die Belehrung muss erkennen lassen, dass sich der Antragsteller gegen die Entscheidung zur Wehr setzen kann, wenn er sie für fehlerhaft hält. Der Antragsteller kann Widerspruch bei derjenigen Stelle einlegen, die die Entscheidung getroffen hat. Der Widerspruch wird dann von einer eigens eingerichteten, organisatorisch selbstständigen Widerspruchstelle überprüft und entschieden. Falls diese Stelle der Beschwerde nicht stattgibt, sondern die frühere Entscheidung aufrechterhält, kann Klage vor dem Sozialgericht erhoben werden. Der Widerspruch und die Klage müssen jeweils innerhalb einer Frist von 4 Wochen eingelegt werden. Ein Widerspruchs- und Gerichtsverfahren ist in der Regel kostenfrei.

Serviceteil

Literatur – 230

Stichwortverzeichnis – 236

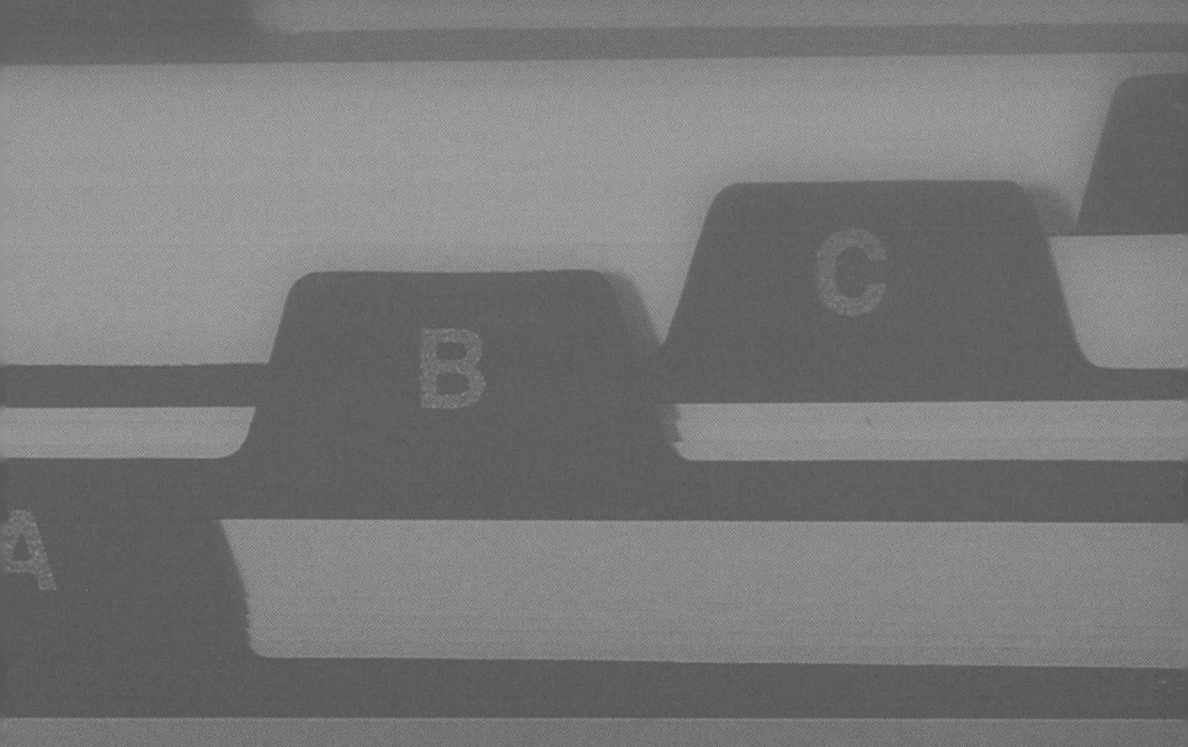

Literatur

Ackeren, I. v./Klemm, K.: Entstehung, Struktur und Steuerung des deutschen Schulsystems. Eine Einführung. 2. Aufl., Wiesbaden 2011

Anger, G. et al. (Hrsg.): Personalwirtschaft. 4. Aufl., Troisdorf 2009

Arbeitsgemeinschaft Betriebliche Weiterbildungsforschung e. V. (Hrsg.): Trends des Erwachsenenlernens. Monitoring zum Programm Lernkultur Kompetenzentwicklung. Münster 2005

Arnold, K.-H. et al. (Hrsg.): Handbuch Unterricht. 2. Aufl., Bad Heilbrunn 2009

Arnold, R. et al.: Dozentenleitfaden. Planung und Unterrichtsvorbereitung in Fortbildung und Erwachsenenbildung. Berlin 1999

Arnold, R. et al.: Dozentenleitfaden. Erwachsenenpädagogische Grundlagen für die berufliche Weiterbildung. 2. Aufl., Berlin 2011

Aronson, E. et al.: Sozialpsychologie. 4. Aufl., München 2004

Ausbildungs- und Prüfungsverordnung für Rettungsassistentinnen und Rettungsassistenten vom 7.11.1989 (RettAssAPrV)

Backer, A.: Arbeitszeugnisse. Entschlüsseln und Mitgestalten. 5. Aufl., Freiburg 2008

Backwinkel, H./Sturtz, P.: Schneller lesen. 5. Aufl., Freiburg 2011

Bährle, R. J.: Praxishandbuch Arbeitsrecht. Juristisches Know-how für Manager und Führungskräfte. Wiesbaden 2004

Bartelt, V./Schultze-Melling, J.: Arbeitsrecht für ihren Führungsalltag. Schwierige Situationen kompetent lösen. Frankfurt a. M. 2004

Bastigkeit, M. (Hrsg.): »Können Sie mich verstehen?« Sicher kommunizieren im Rettungsdienst. Edewecht 2005

Bastigkeit, M.: Lehren lernen. Lernpsychologie für die Praxis. Rettungsdienst – Zeitschrift für präklinische Notfallmedizin 2010:2; 40–45

Bazil, V./Wöller, R. (Hrsg.): Rede als Führungsinstrument. Wirtschaftsrhetorik für Manager. Wiesbaden 2008

Becker, J.: Qualifikation der Lehrkräfte an Rettungsdienstschulen. Was ist erforderlich? Rettungsdienst – Zeitschrift für präklinische Notfallmedizin 2010:2; 28–29

Bensberg, G./Messer, J.: Survivalguide Bachelor. Leistungsdruck, Prüfungsangst, Stress und Co.? Erfolgreich mit Lerntechniken, Prüfungstipps. Heidelberg 2010

Bergedick, A. et al.: Bilden mit Bildern. Visualisieren in der Weiterbildung. Bielefeld 2011

Bertschat, F.-L. et al. (Hrsg.): Lehrbuch für den Rettungsdienst. Berlin, New York 1995

Beyer, G.: Brain Fitness. Das neue Gedächtnistraining. Frankfurt a. M. 2004

Bickel, H. et al.: Natura. Biologie für Gymnasien. 7. bis 10. Schuljahr. Stuttgart 2002

Biech, E.: Kurse und Seminare erfolgreich durchführen für Dummies. Weinheim 2008

Birker, K.: Betriebliche Kommunikation. Lehr- und Arbeitsbuch für die Fort- und Weiterbildung. 3. Aufl., Berlin 2004

Birkholz, W./Dobler, G.: Der Weg zum erfolgreichen Ausbilder. 6. Aufl., Edewecht 2001

Blank, A. et al. (Hrsg.): Kommunikation. Troisdorf 2010

Bloom, B.: Taxonomie von Lernzielen im kognitiven Bereich. 5. Aufl., Weinheim 1976

Blümmert, G.: Führungstrainings erfolgreich leiten. Der Seminarfahrplan. Bonn 2011

Böbel, M.: LPN San. Lehrbuch für Rettungssanitäter, Betriebssanitäter und Rettungshelfer. 2. Aufl., Edewecht 2006

Boden, M.: Handbuch Personal. Personalmanagement von Arbeitsrecht bis Zeitarbeit. Landsberg 2005

Böhringer, J. et al.: Präsentieren in Schule, Studium und Beruf. Berlin 2007

Boll, M.: Strafrechtliche Risiken bei Hilfeleistung ohne Arzt. Notfall und Rettungsmedizin 2003:6; 345–352

Bontrup, H.-J./Pulte, P.: (Hrsg.): Handbuch Ausbildung. Berufsausbildung im dualen System. München 2011

Bosch, G. et al. (Hrsg.): Das Berufsbildungssystem in Deutschland. Aktuelle Entwicklungen und Standpunkte. Wiesbaden 2010

Bovet, G./Huwendiek, V. (Hrsg.): Leitfaden Schulpraxis. Pädagogik und Psychologie für den Lehrberuf. Berlin 1994

Brand, U. et al.: Sackmann – das Lehrbuch für die Meisterprüfung. Teil IV: Berufs- und Arbeitspädagogik. Ausbildung der Ausbilder. 40. Aufl., Düsseldorf 2010

Bröckermann, R.: Personalführung. Arbeitsbuch für Studium und Praxis. Köln 2000

Brödel, R./Monz, A.: Fachprofil Lernbegleitung, Stuttgart 2010

Bubolz, G.: Erziehungssituationen und Erziehungsprozesse. Berlin 2009

Büdenbender, U.: Arbeitsrecht. Konstanz 2008

Bundesärztekammer (Hrsg.): Stellungnahme der Bundesärztekammer zur Notkompetenz von Rettungsassistenten und zur Delegation ärztlicher Leistungen im Rettungsdienst. Stand 2.11.1992

Bundesärztekammer (Hrsg.): Medikamente, deren Applikation im Rahmen der Notkompetenz durchgeführt werden kann. Stand 20.10.2003/11.3.2004

Bundesministerium für Arbeit und Soziales (Hrsg.): Kündigungsschutz. Alles was Sie wissen sollten. Bonn 2011

Comelli, G./von Rosenstiel, L.: Führung durch Motivation. Mitarbeiter für Unternehmensziele gewinnen. München 2009

Cramer, G./Kiepe, K. (Hrsg.): Jahrbuch Ausbildungspraxis 2001. Köln 2001

Crisand, E.: Methodik der Konfliktlösung. Eine Handlungsanleitung mit Fallbeispielen. 3. Aufl., Heidelberg 2004

Literatur

Crisand, E./Crisand, M.: Psychologie der Gesprächsführung. 8. Aufl., Frankfurt a. M. 2007
Crittin, J.-P.: Erfolgreich unterrichten. Die Vorbereitung und Durchführung von Unterricht. Ein praxisbezogenes Handbuch für Ausbilder und Kursleiter. 2. Aufl., Bern 1994
Dahmer, J.: Didaktik der Medizin. Professionelles Lehren fördert effektives Lernen. Stuttgart 2007
Dettmeyer, R.: Medizin & Recht. Grundlagen, Fallbeispiele, medizinrechtliche Fragen. Paris 2001
Deutsches Rotes Kreuz (Hrsg.): Leitfaden erwachsenengerechte Unterrichtsgestaltung. 2. Aufl., Berlin 2007
Deutsches Rotes Kreuz (Hrsg.): Spiele und Methoden in der Gruppenarbeit. Berlin 2007
Deutsches Rotes Kreuz (Hrsg.): Ordnung für Aus-, Fort- und Weiterbildung des Deutschen Roten Kreuzes, Teil: Rettungsdienst. 2006. extranet.itc.drk.de/.../Ausbildungsordnung_Betriebssanitaeter_des_DRK.pdf (Abruf: 15.10. 2012)
Deutsches Rotes Kreuz (Hrsg.): Ordnung für Aus-, Fort- und Weiterbildung im Deutschen Roten Kreuz, Teil: Lebensrettende Sofortmaßnahmen/Erste Hilfe, 2009. extranet. itc.drk.de/fileadmin/downloads/.../Ausbildungsordnung_neu.pdf (Abruf: 15.10.2012)
Deutsches Rotes Kreuz (Hrsg.): Ordnung für Aus-, Fort- und Weiterbildung im Deutschen Roten Kreuz, Teil: Sanitätsdienstausbildung, 2010. extranet.itc.drk.de/.../Ausbildungsordnung_Betriebssanitaeter_des_DRK.pdf (Abruf: 15.10.2012)
Diepholz, P./von Horn, J.-E.: Arbeitsrecht für Steuerberater. Wiesbaden 2008
Dilberowic, B. et al.: Netzwerk Politik. 10. Aufl., Troisdorf 2009
Döring, K. W.: Handbuch Lehren und Trainieren in der Weiterbildung. Weinheim 2008
Döring, K. W./Ritter-Mamczek, B.: Lehren und Trainieren in der Weiterbildung. Ein praxisorientierter Leitfaden. 6. Aufl., Weinheim 1997
Döring, K. W./Ritter-Mamczek, B.: Lern- und Arbeitstechniken in der Weiterbildung. Erfolgreiches Selbstmanagement für Erwachsene. Weinheim 2001
Drumm, J. (Hrsg.): Methodische Elemente des Unterrichts. Sozialformen, Aktionsformen, Medien. Göttingen 2007
Eipper, M.: Sehen, Erkennen, Wissen. Arbeitstechniken rund um Mind Mapping. 2. Aufl., Renningen-Malmsheim 2001
Ellinger, K./Grenzwürker, H. (Hrsg.): Kursbuch Notfallmedizin. Orientiert am bundeseinheitlichen Curriculum Zusatzbezeichnung Notfallmedizin. Köln 2007
Falk, H.-F. et al.: Die Kündigung. Rechtssicher vorbereiten und umsetzen. München 2007
Floren, F. J. (Hrsg.): Politik Wirtschaft 3. Braunschweig 2009
Foidl-Dreißer, S. et al.: Personalwirtschaft. Lehr- und Arbeitsbuch für die Aus- und Weiterbildung. Berlin 2004
Foltz, F. et al.: Kommunikationstraining. Fit für Präsentation und Fachgespräch. Troisdorf 2007
Franken, S.: Verhaltensorientierte Führung. Handeln, Lernen und Diverstity in Unternehmen. 3. Aufl., Wiesbaden 2010
Fritz, A. et al.: Pädagogische Psychologie. München 2010

Frommer, H. (Hrsg.): Handbuch Praxis des Vorbereitungsdienstes. Bd. 1 Erziehungswissenschaftliche Grundlegungen. 3. Aufl., Düsseldorf 1986
Fuhr, Th. et al. (Hrsg.): Erwachsenenbildung – Weiterbildung. Handbuch der Erziehungswissenschaften 4. Paderborn 2011
Gasser, P.: Gehirngerechtes Lernen. Bern 2010
Gehlert, B./Pohlmann, H.: Praxis der Unterrichtsvorbereitung. 4. Aufl., Troisdorf 2010
Gehm, T.: Kommunikation im Beruf. Hintergründe, Hilfen, Strategien. Basel 1994
Gemeinsame Grundsätze der ausbildenden Hilfsorganisationen (ASB, DRK, JUH, MHD) für die Ausbildung von Praktikanten an Lehrrettungswachen vom September 1991
Gemeinsame Grundsätze der ausbildenden Hilfsorganisationen zur Ausbildung des Personals im Rettungsdienst vom März 1997
Gerlach, S./Squarr, I.: Methodenhandbuch für Softwareschulungen. Berlin 2004
Gerrig, R. J./Zimbardo, P. G.: Psychologie. 18. Aufl., München 2008
Geuenich, B. et al.: Das große Buch der Lerntechniken. München 2011
Glasl, F.: Konfliktmanagement. Ein Handbuch für Führungskräfte, Beraterinnen und Berater. 9. Aufl., Bern 2009
Gnahs, D.: Kompetenzen. Erwerb, Erfassung, Instrumente. Bielefeld 2010
Golas, H. G.: Berufs- und Arbeitspädagogik für Ausbilder. Grundfragen der Berufsausbildung. Planung und Durchführung der Ausbildung, Bd. 1. 8. Aufl., Düsseldorf 1994
Gonschorek, G./Schneider, S.: Einführung in die Schulpädagogik und die Unterrichtsplanung. 7. Aufl., Donauwörth 2010
Gorgaß, B. et al. (Hrsg.): Rettungsassistent und Rettungssanitäter. 4. Aufl., Berlin 1997
Greving, H./Niehoff, D. (Hrsg.): Gesprächsführung und Kommunikation. Methoden in Heilpädagogik und Heilerziehungspflege. 2. Aufl., Troisdorf 2008
Grönheim, M: Sanitätsdienst. Vom Ersthelfer zum Notfallhelfer. München 2009
Grotian, K./Beelich, K. H.: Arbeiten und Lernen selbst managen. 2. Aufl., Berlin 2004
Gruber, Th.: Gedächtnis. Wiesbaden 2011
Grunder, H.-U. et al.: Unterricht. verstehen – planen – gestalten – auswerten. 2. Aufl., Baltmannsweiler 2010
Grundsätze zur Ausbildung des Personals im Rettungsdienst (520-Stunden-Programm) vom Bund-Länder-Ausschuss Rettungswesen vom 20.9.1977. www.notfallrettung.com/ recht/ rettsan/ Bund-Länder-Ausschuss%20Grundsätze.pdf (Abruf: 15.10.2012)
Grundsätze der Hilfsorganisationen zur Ausbildung von Rettungshelfern vom November 1995
Gudjons, H.: Pädagogisches Grundwissen. 8. Aufl., Bad Heilbrunn 2003
Gugel, G.: 2000 Methoden für Schule und Lehrerbildung. Das große Methoden-Manual für aktivierenden Unterricht. 4. Aufl., Weinheim 2004

Hache, E.: Taschenlexikon Betriebswirtschaft. 1001 Begriffe. Systematisch von A–Z für den Praktiker ausgewählt. Renningen-Malmsheim 1994

Hallet, W.: Didaktische Kompetenzen. Lehr- und Lernprozesse erfolgreich gestalten. Stuttgart 2006

Hansen, G.: Unterstützende Didaktik. Planung und Durchführung von Unterricht an Allgemeinbildenden Schulen und Förderschulen. München 2010

Hasselhorn, M./Gold, A.: Pädagogische Psychologie. Erfolgreiches Lernen und Lehren. 2. Aufl., Stuttgart 2009

Hellekamps, S./Plöger, W./Wittenbruch, W. (Hrsg.): Schule. Handbuch der Erziehungswissenschaften 3. Paderborn 2011

Hepp, G. F.: Bildungspolitik in Deutschland. Eine Einführung. Wiesbaden 2011

Herrmann, M. A./Pifko, C.: Personalmanagement. Theorie und zahlreiche Beispiele aus der Praxis. 2. Aufl., Zürich 2009

von der Heyde, A./von der Linde, B.: Gesprächstechniken für Führungskräfte. Methoden und Übungen zur erfolgreichen Gesprächsführung. Planegg 2009

Hintz, A. J.: Erfolgreiche Mitarbeiterführung durch soziale Kompetenz. Wiesbaden 2011

Hobmair, H. (Hrsg.): Pädagogik. 4. Aufl., Troisdorf 2008

Hobmair, H. (Hrsg.): Psychologie. Troisdorf 2008

Hof, Chr.: Lebenslanges Lernen. Eine Einführung. Stuttgart 2009

Holtbrügge, D.: Personalmanagement. 4. Aufl., Heidelberg 2010

Hornung, R./Lächler, J.: Psychologisches und soziologisches Grundwissen für Gesundheits- und Krankenpflegeberufe. 9. Aufl., Weinheim 2006

Huber, A. A. (Hrsg.): Kooperatives Lernen – kein Problem. Effektive Methoden der Partner- und Gruppenarbeit für Schule und Erwachsenenbildung. Leipzig 2004

Huber, G./Ruby-Dormann, M.: Mein Arbeitszeugnis. 4. Aufl., Freiburg 2008

Hugo-Becker, A./Becker, H.: Psychologisches Konfliktmanagement. Menschenkenntnis – Konfliktfähigkeit – Kooperation. 4. Aufl., München 2004

Hündorf, H.-P./Lipp, R. (Hrsg.): Der Lehrrettungsassistent. Lehrbuch für Ausbilder im Rettungsdienst. Edewecht 2003

Ittel, A. et al. (Hrsg.): Jahrbuch Jugendforschung. 10. Ausgabe 2010. Wiesbaden 2011

Jank, W./Meyer, H.: Didaktische Modelle. 5. Aufl., Berlin 2002

Jansen, F./Streit, U.: Positiv lernen. 2. Aufl., Heidelberg 2006

Kämmer, K. (Hrsg.): Pflegemanagement in Altenpflegeeinrichtungen. 5. Aufl., Hannover 2008

Kauffeld, S.: Nachhaltige Weiterbildung. Betriebliche Seminare und Trainings entwickeln, Erfolge messen Transfer sichern. Berlin 2010

Kiesel, A./Koch, I.: Lernen. Grundlagen der Lernpsychologie. Wiesbaden 2012

Kießling-Sontag, J.: Handbuch Trainings- und Seminarpraxis. Berlin 2003

Kiper, H.: Einführung in die Schulpädagogik. Weinheim 2001

Kliebisch, U. W./Meloefsky, R.: LehrerSein. Erfolgreiches handeln in der Praxis. Bd. 1. Grundlagen der Pädagogik und Didaktik. 4. Aufl., Baltmannsweiler 2009

Kluge, M./Buckert, A.: Der Ausbilder als Coach. Auszubildende motivieren, beurteilen und gezielt fördern. 4. Aufl., Köln 2008

Knechtel, P.: Effektive Kommunikation und Kooperation. Ein Trainingsbuch. Bielefeld 2003

Knigge-Illner, H.: Prüfungsangst bewältigen. Psychotherapeut 2009:5; 334–345

Knoblauch, J./Wöltje, H.: Zeitmanagement. 3. Aufl., Planegg 2008

Köck, P.: Wörterbuch für Erziehung und Unterricht. Das bewährte Fachlexikon für Studium und Praxis. Augsburg 2008

Kolb, D. A.: Experiential learning: experience as the source of learning and development. Englewood Cliffs, N.J. 1984

Kuster, J. et al.: Handbuch Projektmanagement. 3. Aufl., Heidelberg 2011

Krauthan, G.: Psychologisches Grundwissen für die Polizei. 4. Aufl., Basel 2004

Krawiec, I.: Sozial kompetent trainieren. Die Train-the-Trainer-Profiwerkstatt für den gelungenen Umgang mit Teilnehmern. Bonn 2011

Kron, F. W.: Grundwissen Didaktik. 4. Aufl., München 2004

Köck, P.: Handbuch der Schulpädagogik. 2. Aufl., Donauwörth 2005

Köck, P.: Wörterbuch für Erziehung und Unterricht. Das bewährte Fachlexikon für Studium und Praxis. Augsburg 2008

Küfner-Schmitt, I.: Arbeitsrecht. Falltraining, Lernprogramm, Gesetze, Urteile. 5. Aufl., Planegg b. München 2007

Kuhnke, R.: Der Praktikant im Rettungsdienst. Der Praktikant von heute ist der Kollege von morgen. In: Redelsteiner, C./Oppermann, S. (Hrsg.): Das Handbuch für Notfall- und Rettungssanitäter – Patientenbetreuung nach Leitsymptomen. Köln 2009

Küper, W./Mendizàbal, A.: Die Ausbilder-Eignung. Basiswissen für Prüfung und Praxis der Ausbilder/innen. 17. Aufl., Hamburg 2011

Kürsteiner, P.: Gedächtnistraining. Heidelberg 2007

Lauber, A.: Verstehen und Pflegen 1. 2. Aufl., Stuttgart 2007

Lieber, B.: Personalführung … leicht verständlich. Stuttgart 2007

Lindner-Lohmann, D.: Personalmanagement. Heidelberg 2008

Lipp, R.: Qualifikation des Rettungsdienstpersonals. Was bringt uns weiter? Rettungsdienst – Zeitschrift für präklinische Notfallmedizin 2008:1; 14

Lipp, R.: Weiterbildungsmöglichkeiten für RettAss. Eine Maßnahme zur Personalentwicklung. Rettungsdienst – Zeitschrift für präklinische Notfallmedizin 2009:5; 426

Lippert, H.-D.: Wozu dient die Notkompetenz des Rettungsassistenten? Notfall und Rettungsmedizin 2003:6; 50–52

Lissel, P. M.: Die Schweigepflicht bei der Behandlung von Patienten. Notfall und Rettungsmedizin, 2, 2006:2; 205–211

List, K.-H.: Praxisbuch Personalmanagement in der Pflege. Berlin 2010

Löffler, I.: Berufsorientierung in der Schule. Ein Vergleich der Lehrplaninhalte von Wien und Berlin. Hamburg 2010

Lukesch, H.: Psychologie des Lehrens und Lernens. Regensburg 2001

Lutomsky, B./Flake, F. (Hrsg.): Leitfaden Rettungsdienst. 4. Aufl., München 2006

Luxem, J. et al. (Hrsg.): Rettungsdienst RS/RH. München 2006

Maderthaner, R.: Psychologie. Wien 2008

Mantel, M./Fischer, R.: Reden – Mitsprechen – Verhandeln. Kommunikationstraining für Selbststudium und Gruppenarbeit. 5. Aufl., Stuttgart 1997

Markowitsch, J. et al.: Handbuch praxisorientierter Hochschulbildung. Wien 2004

Maslow, A.H.: A Theory of Human Motivation. Psych Rev 1943:50(4); 370–396

Mattes, W. (Hrsg.): Methoden für den Unterricht. 75 kompakte Übersichten für Lehrende und Lernende. Paderborn 2009

May, H. (Hrsg.): Handbuch zur ökonomischen Bildung. 9. Aufl., München 2008

May, H./May U.: Lexikon der ökonomischen Bildung. 6. Aufl., München 2006

Mayer, H. O./Treichel, D.: Handlungsorientiertes Lernen und eLearning. Grundlagen und Praxisbeispiele. München 2004

Meier, R.: Seminare erfolgreich durchführen. Ein methodisch-didaktischer Handwerkskoffer. Offenbach 2003

Meier, R.: Seminare erfolgreich planen. Offenbach 2003

Merkens, H.: Unterricht. Eine Einführung. Wiesbaden 2010

Metzig, W./Schuster, M.: Lernen zu lernen. Lernstrategien wirkungsvoll einsetzen. 7. Aufl., Berlin 2006

Metzig, W./Schuster, M.: Prüfungsangst und Lampenfieber. Bewertungssituationen vorbereiten und meistern. 3. Aufl., Berlin 2006

Meyer, H.: Schulpädagogik. Bd. 1: Für Anfänger. Berlin 1997

Meyer, H.: Türklinkendidaktik. Aufsätze zur Didaktik, Methodik und Schulentwicklung. Berlin 2001

Meyer, H.: Leitfaden zur Unterrichtsvorbereitung. 12. Aufl., Berlin 2003

Meyer, H.: Unterrichtsmethoden II. Praxisband. 10. Aufl., Berlin 2003

Meyer, H.: Was ist guter Unterricht? 7. Aufl., Berlin 2010

Meyer, R.: Lehren kompakt II. Jugendliche zwischen Erziehung und Erwachsenenbildung. 2. Aufl., Bern 2011

Meyer, R./Stocker, F.: Lehren kompakt I. Von der Fachperson zur Lehrperson. 4. Aufl., Bern 2011

Michalski, L.: Arbeitsrecht. 7. Aufl., Heidelberg 2008

Mickel, W. W.: Arbeitsbuch Politik. Berlin 1997

Mietzel, G.: Pädagogische Psychologie des Lernens und Lehrens. 5. Aufl., Göttingen 1998

Miller, R.: Lehrer lernen. 4. Aufl., Weinheim 2007

Möhlenbruch, G. et al.: Ausbilden und Führen im Beruf. Stuttgart 2000

Molitor, T. et al.: Kommunikation. com.pakt. Haan-Gruiten 2006

Mühlhausen, U./Wegner, W.: Erfolgreicher unterrichten?! Eine erfahrungsbasierte Einführung in unterrichtliches Handeln. 3. Aufl., Baltmannsweiler 2010

Müller, R. et al.: 30 Minuten für effektive Selbstlerntechniken. Offenbach 2005

Myers, D. G.: Psychologie. 2. Aufl., Heidelberg 2008

Negri, Chr. (Hrsg.): Angewandte Psychologie für die Personalentwicklung. Berlin 2010

Neuber, N.: (Hrsg.): Informelles Lernen im Sport. Beiträge zur allgemeinen Bildungsdebatte. Wiesbaden 2010

Neuburger, R.: Lernblockaden bewältigen. Entspannung lernen und Leistung steigern. München 2009

Neupert, M.: Steine, auf die man bauen kann? Rechtliche Schwachpunkte in der Rettungsassistentenausbildung. Notfall und Rettungsmedizin 2005: 44–48

Niemeyer, R.: Soft Skills. München 2006

N.N.: Seminare, Trainings und Workshops. Effektive Vorbereitung, Gestaltung und Durchführung. Skript der Schulungssoftware Trainplan. O.O., o.J.

Nuissl, E.: (Hrsg.): Vom Lernen zum Lehren. Lern- und Lehrforschung für die Weiterbildung. Bielefeld 2006

Óhidy, A. et al. (Hrsg.): Lehrbild und Lehrerbildung. Praxis und Perspektiven der Lehrerausbildung in Deutschland und Ungarn. Wiesbaden 2007

Ohr, T.: Wie verbindlich ist die Stellungnahme der Bundesärztekammer zur Notkompetenz? Notfall und Rettungsmedizin 2005:6; 440–443

Oppermann-Weber, U.: Handbuch Führungspraxis. Berlin 2001

Ott, B.: Grundlagen des berufliches Lernens und Lehrens. Ganzheitliches Lernen in der beruflichen Bildung. 4. Aufl., Berlin 2011

Paradies, L. et al.: Leistungsmessung und -bewertung. 2. Aufl., Berlin 2007

Paradies, L. et al.: 99 Tipps – Lernstrategien vermitteln, Berlin 2010

Peterßen, W. H.: Handbuch Unterrichtsplanung. Grundfragen, Modelle, Stufen, Dimensionen. 4. Aufl., München 1991

Peterßen, W. H.: Kleines Methoden-Lexikon. 3. Aufl., München 2009

Plötzgen, S. D.: Probleme und Chancen des deutschen Bildungssystems. Eine Bestandsaufnahme aus Schülersicht. Marburg 2003

Pluntke, S.: Unterweisungen erfolgreich gestalten: Grundlagen erwachsenengerechter Lernprozesse. sicher ist sicher – Arbeitsschutz aktuell 2009:10; 468

Pluntke, S.: Richtiges Verhalten bei Notfall, Unfall und Beinaheunfall am Arbeitsplatz. Berlin 2010

Pluntke, S.: Unterweisungen erfolgreich gestalten: Der Seminareinstieg. sicher ist sicher – Arbeitsschutz aktuell 2010:9; 400

Quilling, E./Nicolini, H. J.: Erfolgreiche Seminargestaltung. Strategien und Methoden in der Erwachsenenbildung. 2. Aufl., Wiesbaden 2009

Regnet, E.: Konflikt und Kooperation. Konflikthandhabung in Führungs- und Teamsituationen. Göttingen 2007

Riedl, A.: Grundlagen der Didaktik. Stuttgart 2004

Roemheld, B./Stein, H.: Leitfaden Arbeits- und Sozialrecht. Grundlagen für die berufliche Weiterbildung. Hamburg 2004

Rosenstiel, L. v.: Mitarbeiterführung in Wirtschaft und Verwaltung. 3. Aufl., München 2002

Rothgangel, S.: Kurzlehrbuch Medizinische Psychologie und Soziologie. 2. Aufl., Stuttgart 2004
Ruschel, A:. Arbeits- und Berufspädagogik für Ausbilder in Handlungsfeldern. 2. Aufl., Ludwigshafen 2008
Saller, Th. et al.: Beraten, Trainieren, Coachen. Freiburg 2011
Schelten, A.: Testbeurteilung und Testerstellung. 2. Aufl., Stuttgart 1997
Schelten, A.: Einführung in die Berufspädagogik. 3. Aufl., Stuttgart 2004
Schewior-Popp, S.: Lernsituationen planen und gestalten. Handlungsorientierter Unterricht im Lernfeldkontext. Stuttgart 2005
Schilling, J.: Didaktik/Methodik Sozialer Arbeit. 4. Aufl., München 2005
Schirmer, U. et al.: Mitarbeiterführung. Heidelberg 2009
Schlaginhaufen, S.: Mit Hirn, Herz und Hand. Lernen heute – neueste Erkenntnisse aus der Hirnforschung. Dossier Schulpraxis 10. www.lebe.ch/fileadmin/redaktion/…/Dossier_Schulpraxis_10_web.pdf (Abruf: 15.10.2012)
Schlofer, H. et al.: Gedächtnistraining. Theoretische und praktische Grundlagen. Heidelberg 2010
Schmidt, Th.: Konfliktmanagement-Trainings erfolgreich leiten. Der Seminarfahrplan. 3. Aufl., Bonn 2009
Schmidt, Th.: Kommunikationstrainings erfolgreich leiten. Der Seminarfahrplan. 6. Aufl., Bonn 2010
Schmoll, L.: Grundbausteine des Unterrichts. Baltmannsweiler 2010
Schräder-Naef, R.: Lerntraining für Erwachsene. 2. Aufl., Weinheim 1993
Schröder, H.: Didaktisches Wörterbuch. Wörterbuch der Fachbegriffe von »Abbildungsdidaktik« bis »Zugpferd-Effekt«. 3. Aufl., München 2001
Schuhmann, G. et al.: Moderieren – Projektieren – Präsentieren: Methoden trainieren. Haan-Gruiten 2006
Schulmeister, R.: eLearning. Einsichten und Aussichten. München 2006
Schumacher, E.-M.: Schwierige Situationen in der Lehre. Methoden der Kommunikation und Didaktik für die Lehrpraxis. Opladen 2011
Schuster, M.: Für Prüfungen lernen. Strategien zur optimalen Prüfungsvorbereitung. Bern 2001
Schuster, M./Dumpert, H.-D.: Besser lernen. Berlin 2007
Schwarz, G.: Konfliktmanagement. Konflikte erkennen, analysieren, lösen. 8. Aufl., Wiesbaden 2010
Sefrin, P.: Information zur Notkompetenz des Rettungsdienstpersonals. Rundschreiben Nr. 10/2007 der BRK-Landesgeschäftsstelle vom 6.6.2007. www.rettungswesen.info/download/C_36.pdf (Abruf: 15.10.2012)
Seiler, J.: Der große Gehirntrainer. Besser lernen, schneller denken, mehr behalten mit dem Gedächtniskünstler und Weltrekordhalter. München 2011
Sekretariat der Ständigen Konferenz der Kultusminister der Länder in der Bundesrepublik Deutschland (Hrsg.): Das Bildungswesen in der Bundesrepublik Deutschland 2009. Darstellung der Kompetenzen, Strukturen und bildungspolitischen Entwicklungen für den Informationsaustausch in Europa. Bonn 2010
Seyd, W. et al.: Der Berufsausbilder. Die berufs- und arbeitspädagogischen Qualifikationen des Ausbilders. 9. Aufl., Hamburg 2010
Small, G.: Gegen das große Vergessen. Ein ganzheitliches Gedächtnistraining. Frankfurt a. M. 2004
Solms, A.: Lerntechniken üben. Leichter Lernen. München 2010
Staatliche Zentralstelle für Fernunterricht (Hrsg.): Ratgeber für Fernunterricht. Informationen und Empfehlungen. 8. Aufl., Köln 1986
Staatsinstitut für Schulqualität und Bildungsforschung (Hrsg.): Theorien des Lernens. Folgerungen für das Lehren. München 2007
Städeli, Chr./Obrist, W.: Kerngeschäft Unterricht. Ein Leitfaden für die Praxis. 3. Aufl., Bern 2008
Städeli, Chr./Obrist, W.: Prüfen und Bewerten in Schule und Betrieb. Bern 2010
Staemmler, D.: Lernstile und interaktive Lernprogramme. Kognitive Komponenten des Lernerfolges in virtuellen Lernumgebungen. Hamburg 2005
Stangl, W.: Lernstile: Was ist dran? Praxis Schule 5–10 2005: 31(3). http://www.stangl-taller.at/ARBEITSBLAETTER/PUBLIKATIONEN/Lernstile.shtml (Abruf: 6.11.2012)
Steindorf, G.: Grundbegriffe des Lehrens und Lernens. 3. Aufl., Bad Heilbrunn 1991
Stender, J.: Betriebliches Weiterbildungsmanagement. Ein Lehrbuch. Stuttgart 2009
Stiller, E.: Dialog Sowi, Bd. 1. Bamberg 2002
Straub, D. (Hrsg.): Arbeits-Handbuch. Recht und Praxis für den Personal-Profi. 6. Aufl., Berlin 2008
Straßmeier, W.: Didaktik für den Unterricht mit geistig behinderten Schülern. 2. Aufl., München, Basel 2000
Svantesson, I.: Mindmapping und Gedächtnistraining. Bremen 1992
Szepansky, W.-P.: Souverän Seminare leiten. 2. Aufl., Bielefeld 2010
Tenorth, H.-E./Tippelt, R. (Hrsg.): Lexikon Pädagogik. Weinheim 2007
Ternes, D.: Kommunikation. Eine Schlüsselqualifikation. Paderborn 2008
Teschke-Bährle, U.: Arbeitsrecht. Schnell erfasst. 7. Aufl., Heidelberg 2011
Thiel, V.: Grundzüge des Arbeitsrechts. 2004. www.volkerthiel.de/recht/skript_grdzarbr.pdf (Abruf: 15.10.2012)
Thomann, G.: Ausbildung der Ausbildenden. Exemplarische Materialien aus sieben Kompetenzbereichen zur Vor- und Nachbereitung von komplexen Praxissituationen. 3. Aufl., Bern 2008
Tiefenbacher, A. et al.: Das große Buch der Gedächtnistechnik. München 2010
Topsch, W.: Grundwissen für Schulpraktikum und Unterricht. 2. Aufl., Weinheim 2004
Tries, R.: Bundesverwaltungsgericht stärkt Rettungssanitäter bei der Ausbildung zu Rettungsassistenten. Rettungsdienst – Zeitschrift für präklinische Notfallmedizin 2009:2; 166

Tulodziecki, G./Herzig, B./Blömeke, S.: Gestaltung von Unterricht. Eine Einführung in die Didaktik. 2. Aufl., Bad Heilbrunn 2009

Wagner, R. F. et al.: Pädagogische Psychologie. Bad Heilbrunn 2009

Watzlawick, P./Beavin, J. H./Jackson, D. D. (Hrsg.): Menschliche Kommunikation: Formen, Störungen, Paradoxien. Bern 2000

Weber, M.: Gesetzes- und Staatsbürgerkunde für das Gesundheits- und Krankenpflegepersonal. 2. Aufl., Hannover 2004

Weber, M.: Arbeitsrecht für Pflegeberufe. Handbuch für die Praxis. Stuttgart 2007

Weh, S.-M./Enaux, C.: Konfliktmanagement. Konflikte kompetent erkennen und lösen. 4. Aufl., München 2008

Weidenmann, B.: Erfolgreiche Kurse und Seminare. Professionelles Lernen mit Erwachsenen. 8. Aufl., Weinheim 2011

Weinert, A. B.: Organisationspsychologie. Ein Lehrbuch. 4. Aufl., Weinheim 1998

Wendorff, J. A.: Das Lehrbuch. Trainerwissen auf den Punkt gebracht. Bonn 2009

Westerhoff, N.: Neurodidaktik auf dem Prüfstand. Gehirn & Geist 2008:12; 36–42

Wiater, W: Unterrichtsprinzipien. Prüfungswissen – Basiswissen Schulpädagogik. Donauwörth 2001

Wiater, W.: Unterrichten und Lernen in der Schule. Eine Einführung in die Didaktik. Donauwörth 2010

Wiater, W. Unterrichtsplanung. Prüfungswissen – Basiswissen Schulpädagogik. Donauwörth 2011

Widulle, W.: Handlungsorientiert lernen im Studium. Arbeitsbuch für soziale und pädagogische Berufe. Wiesbaden 2009

Wiechmann, J.: 12 Unterrichtsmethoden. Vielfalt für die Praxis. Weinheim 2006

Wien, A.: Arbeitsrecht. Eine praxisorientierte Einführung. Wiesbaden 2009

Wild, E./Möller, J. (Hrsg.): Pädagogische Psychologie. Heidelberg 2009

Wilhelm, W.: Der Ausbilder vor Ort. Ein Kompendium für den Praktiker. 2. Aufl., Hamburg 2009

Winkel, S. et al.: Lernpsychologie. Paderborn 2006

Wittpoth, J.: Einführung in die Erwachsenenbildung. 3. Aufl., Opladen 2009

Wölfl, Chr./Matthes, G. (Hrsg.): Unfallrettung. Einsatztaktik, Technik und Rettungsmittel. Stuttgart 2010

Yerkes, R.M./Dodson, J.D.: The relation of strength of stimulus to rapidity of habit-formation. J Comp Neurol 1908:18; 459–482

Zelazny, G.: Das Präsentationsbuch. 3. Aufl., Frankfurt a. M. 2009

Zurbriggen, E.: Prüfungswissen Schulpädagogik. Grundlagen. Berlin 2009

Stichwortverzeichnis

A

ABC-System 82
Abfragen 110
Ablenkung 65, 80
Abmahnung 210
Abrufen, freies 60
Abrufen von Gedächtnisinhalten
- Störungen 65
- Strategien 70
Abschlussgespräch 6
Abstraktion 48
Abwechslung 57
Accomodator (Lernstil) 49
AED-Trainer 145
Aha-Erlebnis 44, 71
Akronyme als Merkhilfen 77
Aktionsformen im Unterricht 127
Aktives Zuhören 87, 178
ALPEN-Methode 81
ÄLRD (Ärztlicher Leiter Rettungsdienst) 10
Alternativfragen 177
Analyse, didaktische 115
Analytisches Verstehen 48
Änderungskündigung 211
Andragogik 26
Aneignungsphase 125
Anerkennung 158, 180, 188
Anforderungen 14, 186
Angst 66
Ankerwortsystem 79
Annäherungs-Annäherungs-Konflikt 189
Annäherungs-Vermeidungs-Konflikt 189
Anpassungsfortbildung 26
Anregung zur Mitarbeit 90
Anschauung 46, 85, 108
Appell 173, 174, 197
Arbeitgeber 206
Arbeitsauftrag 123, 124
Arbeitsbedingungen 179, 212
Arbeitsblatt 144
Arbeitsgedächtnis 61
Arbeitskampf 205, 220
Arbeitslosenversicherung 223, 226
Arbeitsschutzgesetz (ArbSchG) 202
Arbeitsvertrag 205, 206, 211
Arbeitszeugnis 212
ArbSchG (Arbeitsschutzgesetz) 202
Arglistige Täuschung 207

Ärztlicher Leiter Rettungsdienst (ÄLRD) 10
Assimilator (Lernstil) 48
Assoziation 61, 69, 76, 79
Auditiver Lerntyp 47
Aufgabenformen 151
Aufhebungsvertrag 211
Aufmerksamkeit 62, 71
Aufstiegsfortbildung 26
Auftreten des LRA 86
Ausbilder
- Aufgaben 216
- Qualifikation 13, 216
Ausbildung 214
- Definition 26
- Kosten 216
- verkürzte 4, 6
- zum LRA 14
Ausbildungsgrundlagen für das Rettungsdienstpersonal 2
Ausbildungspflicht 217
Ausbildungs- und Prüfungsverordnung für Rettungsassistentinnen und Rettungsassistenten (RettAssAPrV) 2, 4, 13
Ausbildungsvertrag 214
Auskunftspflicht 12
Ausprobieren 43, 44
Außerordentliche Kündigung 210
Aussprache 47
Auswahlaufgaben 151
Axiome der Kommunikation 172
Axon 33

B

BAföG 222
Balken (Gehirn) 35
BALKEN-Regel 116
Bandura, Albert 43
BBiG (Berufsbildungsgesetz) 26, 214
Beamer 142
Bedingungsanalyse 114
Bedürfnispyramide 51
Behaviorismus 39
Beispiele 69, 85, 90
Belohnung 50, 51, 70, 71
Benjamin-Effekt 167
Beobachtung 42, 43, 48, 49, 123, 163
Berichtsheft 6, 216

Berufsausbildung 214
Berufsberatung 226
Berufsbezeichnungen, geschützte 3, 4
Berufsbildungsgesetz (BBiG) 26, 214
Berufsschule 22, 216
Berufsschulpflicht 18, 217
Bestrafung 41, 51, 53
Betriebsbedingte Kündigung 209
Betriebsrat 159, 210, 217
Betriebsübergang 211
Betriebsverfassungsgesetz (BetrVG) 205, 217
Beurteilung 51, 148
- Fehlerquellen 166
- Kriterien 159, 162, 163
- Methoden 159
- von Leistung 149, 154, 157, 213
- von Verhalten 158, 213
Beurteilungsgespräch 164
Beurteilungskonflikt 190
Beurteilungsraster 164
Bewegungstyp 47
Beziehungsaspekt einer Nachricht 172, 174
Beziehungskonflikt 190
Bezugsnorm 148
Bildungsfreistellung ▶ Bildungsurlaub
Bildungssystem 18, 19
Bildungsurlaub 24
Bismarck, Otto von 223
Blended Learning 108
Blinder Fleck 181
Bloom, Benjamin 95
Brainstorming 112
Broca, Paul 35
Buzan, Tony 75

C

Checklistenverfahren 160
Chunks 61
Coaching 107
Comenius, Johann A. 116
Converger (Lernstil) 49
Corpus callosum 35
Csíkszentmihályi, Mihály 50
Curriculum 28

Stichwortverzeichnis

D

Delegation 8, 196, 216
Dendrit 33
Denker (Lernstil) 48
Didaktik 27, 108, 176
- didaktische Analyse 115
- didaktische Kompetenz 87
- didaktischer Dreischritt 109
Dienstvertrag 204
Digitalkamera 140
Diskussion 47, 48, 135, 191
Diverger (Lernstil) 48
Dokumentation 10
Dozent im Rettungsdienst 15
Dreischritt, didaktischer 109
Dreispeichermodell 60
Du-Botschaft 174, 179
Durchführungsverantwortung 8

E

Ebbinghaus, Hermann 64
Eid des Hippokrates 11
Einbeziehen der Lernenden 51
Einführungsgespräch 6
Einstiegsphase 109
Einstufungsverfahren 160
Einzelarbeit 122
Eisbergmodell 175
Eisenhower-Prinzip 82
E-Learning 108
Emotionen 36, 64, 70, 188, 191
- emotionale Hemmung 66
Empfehlung der Bundesärztekammer zur Notkompetenz 2, 9
Entdecker (Lernstil) 48
Entgeltschutz 202
Entscheider (Lernstil) 49
Episodisches Gedächtnis 63
Erarbeitungsphase 85, 112
Erfahrungsbezug 37, 57
Erfolgserlebnisse 51, 55
Erfolgskontrolle 101
Ergänzungsaufgaben 152
Ergebnissicherung 108, 112
Erinnerungshemmung 66
Erkenntnis 45
Erste-Hilfe-Ausbildung 3
Erwachsenenbildung 105
Eselsbrücken 47, 69, 77
Eskalationsstufen eines Konflikts 192
Experiment 47, 48, 49
Expertenblatt 125
Expertenrolle 104, 105
Explizites Gedächtnis 63
Extrinsische Faktoren 51, 54

F

Fachdidaktik 28
Fachgymnasium 22
Fachhochschule 22
Fachkompetenz 58, 86
Fachliteratur 115
Fachoberschule 22
Fachschule 22
Fallbeispiele 47, 111, 132, 153
Feedback 51, 58, 113, 149, 158, 180
- Regeln 182
Fehleinschätzung 166
Feinziele 96
Fernunterricht 23, 107
Feuern von Nervenzellen 34, 64
Filme, Einsatz 111, 142
Flächentarifvertrag 219
Flipchart 139
Flow-Erleben 50
Folien 141
Fördermaßnahmen 150
Förderschulen 20
Fortbildung, Definition 26
Fortbildungspflicht 2, 12
Frage-Antwort-Spiele 48
Fragetechnik 128, 175
Freiarbeit 107
Freie Aufgaben 152
Freies Abrufen 60
Freie Schulen 19
Freie Wiedergabe 70
Frühdefibrillation (Notkompetenz) 9
Frustration 188, 191
Fünfschrittemethode 72
Fürsorgepflicht 206
Fürsorgeprinzip 217, 222

G

Gaußsche Normalverteilung von Noten 154
Gebundenes Unterrichtsgespräch 128
Gedächtnisformen 60
Gefühle 45
Gegenfragen 178
Gehirn 56, 60
- Aufbau 32
- Entwicklung 35
Gehirnhälften 35, 75
Gemeinsame Grundsätze der ausbildenden Hilfsorganisationen 2, 6
Gemeinsame Rahmenbedingungen der ausbildenden Hilfsorganisationen 2
Gemeinschaftsgefühl 51, 182
Gesamtschule 21

Geschichtentechnik 78
Geschlossene Fragen 177
Gesprächsführung 175, 178, 196
Gesprächsimpulse 129
Gestik 171
Gesundheitsschutz 202
Glasl, Friedrich 191
Gleichzeitigkeitshemmung 65
Gliederung von Lernmaterialien 69
Grafische Skala 161
Grobziele 96
Großhirn 32, 35
Grundbedürfnisse 52
Grundgesetz 18, 203, 219
Grundsätze zur Ausbildung des Personals im Rettungsdienst 2, 3
Gruppe 182
Gruppenarbeit 47, 122, 123
Gruppenentwicklung 183
Gruppenkohäsion 186
Gruppenpuzzle 125
Gruppenrallye 126
Gruppenvergleich 148
Gymnasium 21, 22

H

Haloeffekt 166
Handout 143
Hauptpflicht des Arbeitnehmers 206
Hauptschule 20
Haustarifvertrag 219
Heilpraktikergesetz (HeilprG) 7
Herzberg, Frederick 54
Hierarchieeffekt 167
Hilfsorganisationen, ausbildende 2
Hinweisreiz 60
Hirnhälften 35
Hirnstamm 33
HLW-Phantom 145
Hochschule 22
Hofeffekt 166
Humor 51, 86, 90
Hygienefaktoren 54
Hypothetische Fragen 178

I

Ich-Botschaft 173, 179
Imitationslernen ▶ Lernen am Modell
Implizites Gedächtnis 63
Informationen
- Abruf 62, 64
- Aufnahme 34, 56, 65
- Aufnahmestörungen 61

Informationen
- Auswahl 61
- Einheiten (Chunks) 61
- Speicherung 64
- Verarbeitung 42
Informationsblatt 143
Infusion (Notkompetenz) 9
Ingham, Harry 180
Inhaltsaspekt einer Nachricht 172
Interesse 50
Interferenzen 65, 71
Internet 108
Interpersoneller Konflikt 190
Interpretation 45, 175
Intervention 198
Interview 47
Intrapersoneller Konflikt 189
Intrinsische Faktoren 50, 54
Intubation (Notkompetenz) 9

J

Johari-Fenster 180

K

Kennworttechnik 78
Kennzeichnungsverfahren 160
Kettenmethode 78
KISS-Regel 141
Klassische Konditionierung 39
Klebeeffekt 167
Kleinhirn 33
Kognitivismus 41
Köhler, Wolfgang 45
Kommunikation 170
Kommunikationsfähigkeit 87
Kommunikationsquadrat 173
Kommunikationstheorien 172
Kommunikativer Lerntyp 47
Kompetenzen des LRA 85
Kompromisse 195
Konditionierung 63
Konflikte 184, 186, 189, 190
- Anzeichen 188
Konfliktfähigkeit 187
Konfliktgespräch 196
Konfliktlösung 87
Konfliktlösungsstrategien 193
Konsens 195
Konstruktivismus 45
Kontexteffekt 65
Kontrasteffekt 167
Kontrollstrategien 70
Konzentration 61
Körpersprache 47, 171

Korrekturen 113, 125
Krankenversicherung 224
Kreativität 36, 47
Kritik 158, 180
Kultusministerkonferenz 18
Kündigung 204, 207, 208
Kündigungsschutz 202
Kurzantwortaufgaben 152
Kurzzeitgedächtnis 61

L

Langzeitgedächtnis 62
Lebensnähe von Lerninhalten 108
Lehrbücher 143
Lehrformen 84
Lehrgang 105
Lehrgespräch 177
Lehrplan 28
Lehrrettungsassistent 13
Lehrrettungswache 6
Lehrskizze 117
Lehrstil 104
Leistungsdruck 58
Leistungswillen 54
Lernbegleitung 45, 58, 107, 108
Lernen 34, 157
- am Modell 42, 49
- durch Einsicht 44
- durch Versuch und Irrtum 41
- Formen 38
- Inhalte 56
- Kontrolle 53, 82, 148, 149, 157
- Merkmale 36
- Prozess 57, 176
- Regeln 71
- Stile 48
- Strategien 64, 68
- Techniken 72
- vernetztes 36
Lernfähigkeit 56
Lernfortschritt 101, 149, 157
Lerngerüst 58
Lernmotivation 49
Lernpflicht 216, 217
Lernsoftware 47
Lernstruktur 89
Lerntempo 56
Lerntheorien 39
Lerntypen 46
Lernumgebung 64, 70, 88
Lernvermögen 32
Lernziele 55, 57, 94, 116
- Formulierung 98
- Hierarchie 96
- Schwierigkeitsgrade 95
- Taxonomie 95

Lesetechniken 72
Limbisches System 33
Lob 51, 55, 91
Locimethode 76
Logisches Denken 35
Lückentext 144
Luft, Joseph 180

M

Makromethoden 121
Maslow, Abraham H. 52
MBO (Musterberufsordnung für Ärzte) 11
McGregor, Douglas M. 53
Medieneinsatz 130, 138
Medikamentengabe (Notkompetenz) 9
Merkhilfen 71, 77
Mesomethoden 121
Messung einer Leistung 149
- Gültigkeitskriterien 153
Methodik 28
Mikromethoden 121
Mildefehler 166
Mimik 47, 171
Mindmap 70, 74
20-Minuten-Regel 120
Mitwirkungsrechte des Betriebsrates 218
Mnemotechniken 76
Modelle im Rettungsdienst 47, 145
Moderationskarten 140
Moderationswand ▶ Pinnwand
Moderatorenrolle 136
Motivation 49, 54, 63, 64, 88, 100, 113, 164, 191
- durch Fragen 178
Motivationsspirale 50
Motivatoren 54
Motorischer Lerntyp 47
Multiple-Choice-Aufgaben 60, 70, 151
Musterberufsordnung der Ärzte (MBO) 11

N

Nachahmungslernen ▶ Lernen am Modell
Nachsprechen 47
Nachweisgesetz (NachwG) 205
Näheeffekt 167
Nebenpflichten des Arbeitgebers 206
Nebenpflichten des Arbeitnehmers 206
Negative Verstärkung 41

Stichwortverzeichnis

Neugierde 50
Neuron 33
Neuronales Netz 34
Neuroplastizität 35
Nichtigkeit von Arbeitsverträgen 207
Nikolauseffekt 167
Nonverbale Kommunikation 171
Normen ▶ Spielregeln
Notensystem 154, 161
Notkompetenz 2, 7, 8
Numerische Skala 161

O

Objektivität 153
Offenbarungsbefugnisse 12
Offene Fragen 177
Offenes Unterrichtsgespräch 129
Operante Konditionierung 40
Ordnungsaufgaben 152
Organisationsstrategien 69
Organisatorische Kompetenz 88
Orientierungshilfen 69, 183
Overheadprojektor ▶ Tageslichtprojektor
Overlaytechnik 141

P

Pädagogik 27
PAKKO-Prinzip 177
Paralinguistische Kommunikation 171
Paraphrasieren 179
Pareto-Prinzip 80
Pareto, Vilfredo 80
Partnerarbeit 122, 123
Passivität 188
Pausen 68, 70
Pawlow, Iwan 39
Pegwordmethode 79
Personale Kompetenz 86
Personalrat 217
Pflegestufen 227
Pflegeversicherung 223, 224, 226
Pflichten des Ausbildenden 215
Pflichten des Auszubildenden 216
Pinnwand 140
Plenumsarbeit 122, 126
Positionseffekt 167
Positive Verstärkung 41
PowerPoint 142
Praktiker (Lernstil) 49
Präsenzunterricht 104, 108
Praxisarbeit 105, 106, 134, 153
Primärgruppe 182

Priming 63
Prioritätenklassen 82
Privatschulen 19
Probezeit 207, 215
Problemlösendes Lernen ▶ Lernen durch Einsicht
Programmiertes Lehren 85
Projektarbeit 106
Protokoll 153
Provokation, beabsichtigte 90
Prozedurales Gedächtnis 63
Prüfung 150
– Fernunterricht 23
– mündliche 152
– praktische 153
– Protokoll 153
– schriftliche 150
– zum Dozenten im Rettungsdienst 15
– zum Lehrrettungsassistenten 14
– zum Rettungsassistenten 5
– zum Rettungssanitäter 4
Prüfungsangst 155
Prüfungsvorbereitung 157

Q

Qualifikation 2
Qualifizierungsmaßnahmen 226

R

Rahmenbedingungen, institutionelle und personelle 114
Rangordnungsverfahren 162
Rätsel 111
Realität 45
Realschule 21
Rechtfertigender Notstand 9, 12
Rechtsfragen 7
Redepausen 130
Reduktion, didaktische 116
80/20-Regel 80
Reime 111
Reiz-Reaktions-Lernen 39, 40
Rendezvoussystem 7
Rentenversicherung 223, 224, 225
RettAssAPrV (Ausbildungs- und Prüfungsverordnung für Rettungsassistentinnen und Rettungsassistenten) 2, 4, 13
RettAssG (Rettungsassistentengesetz) 4
Rettungsassistent 4
Rettungsassistentengesetz (RettAssG) 2, 4, 7, 13

Rettungsdienstgesetze der Bundesländer 2
Rettungsdienstschulen 12, 15, 38
Rettungshelfer 2
Rettungssanitäter 3
Rettungswachenpraktikum 6
Rezeptoren 34
Rhetorische Fragen 178
Richtig-falsch-Aufgaben 151
Richtziele 96
Robinson, Francis 72
Rollen 184
Rollenkonflikt 190
Rollenspiel 47, 48, 111, 131
Roter Faden 51, 100
Rückmeldung ▶ Feedback

S

Sachanalyse 115
Sachinformation 172, 173
Sachkonflikt 190
SAG-ES-Formel 194, 197
Schaubilder 70
Schlichtungsgespräch 196
Schlüsselworttechnik 79
Schulabschlüsse 18
Schulpflicht 18
Schulwesen 18
Schulz von Thun, Friedemann 173
Schweigepflicht 11, 217
Sekundärgruppe 182
Selbsterfüllende Prophezeiung 167
Selbstoffenbarungsaspekt einer Nachricht 173
Selbststeuerung 57
Selbsttätigkeit 108
Selbstverstärkung 91
Selbstverwirklichung 53
Selektion 158
Semantisches Gedächtnis 63
Seminar 105
Sensorisches Gedächtnis 60
Sicherheit 52
Sinneskanäle 46
Skala, grafische 161
Skinner, Burrhus 41
Sorgfaltspflicht 217
Soziale Bedürfnisse 52
Soziale Gruppe 58, 70
Soziale Kompetenz 43, 87
Sozialformen 122
Sozialgerichtsbarkeit 222, 227
Sozialgesetzbuch 224
Sozialkompetenz 123
Sozialverhalten 158
Sozialversicherung 223

Spielregeln 182, 185
- für Diskussionen 136
- für Rollenspiele 131
SQ3R-Methode 72
Staatlich anerkannte Ausbildungsberufe 214
Standortbestimmung 150, 164
Stellwand ▶ Pinnwand
StGB (Strafgesetzbuch) 11
Stillarbeit ▶ Einzelarbeit
Störungen im Unterricht 198
Strafgesetzbuch (StGB) 11
Streik 220
Strengefehler 166
520-Stunden-Programm 3
Suggestivfragen 178
Sympathieeffekt 167
Synapse 34, 56

T

Tafel 46, 140
Tageslichtprojektor 141
Tagesrhythmus 52
Tarifvertrag 203, 205, 218
Tarifvertragsgesetz (TVG) 219
Teamentwicklungsuhr 183
Teilnehmerbezogenheit 108
Tendenz zur Mitte 166
Themenformulierung 117
Thorndike, Edward 40
TQ3L-Methode 73
Training 105
TVG (Tarifvertragsgesetz) 219

U

Üben 43, 135
Überforderung 122, 156
Ultrakurzzeitgedächtnis 60
Unfallversicherung 223, 224, 225
Unsicherheit 184
Unterforderung 156
Unterricht 104
- Methoden 120
- Phasen 109
- Planung 100, 114
- Qualität 101
Unterrichtsgespräch 128
Unterrichtsklima 91
Unterrichtsskript 143
Unzufriedenheit 54

V

Venenpunktion (Notkompetenz) 9
Verantwortung 54
Verbale Kommunikation 170
Verfahren der kritischen Ereignisse 160
Vergessen 64, 68
Verhaltensbereiche 37
Verhaltensbeurteilung 162, 213
Verhaltensdarstellung 165
Verhaltensmuster bei Konflikten 193, 194
Vermeidungs-Vermeidungs-Konflikt 189
Vermittlungsphase 125
Versicherungspflicht 224
Versorgungsprinzip 222
Verständlichkeit 88
Verstärkung von Verhalten 41
Vertrauen 131, 194
Vester, Frederic 46
Videokamera 143
Vierstufenmethode der Praxisarbeit 134
Visualisierung 47, 69, 71, 74, 79, 90
Visuelle Kommunikation 171
Visueller Lerntyp 46
Vorbereitung 124
Vorbildfunktion des LRA 44, 90, 185
Vormachen 134
Vortrag 47, 129, 144

W

Wahrnehmung 45, 46
Watzlawick, Paul 172
Wegeunfall 226
Weißwandtafel ▶ Whiteboard
Weisungsbefugnis 217
Weiterbildung 23, 27, 38
Weitergabefragen 178
Werkvertrag 204
Wertekonflikt 191
Wertschätzung 53
Wettbewerb 51
Whiteboard 140
Widerspruch 188
Wiederholung 34, 58, 61, 62, 64, 68, 110
Wir-Botschaft 174
Wirksystem, didaktisches 28
Wissensvermittlung 45
Workshop 106

X

X-Y-Theorie 53

Y

Yerkes-Dodson-Gesetz 156

Z

Zeitdruck 58, 63
Zeitmanagement 70, 80, 81
Zentralstelle für Fernunterricht (ZFU) 23, 107
Zeugnis 212, 216
Zeugnispflicht 217
Zeugnisverweigerungsrecht 12
ZFU (Zentralstelle für Fernunterricht) 23, 107
Zielkonflikt 190
Zielsetzung 70
Zufriedenheit 54
Zuhören 178
- Techniken 73
Zusammenarbeit 122
Zusammenfassung 70
Zwangsverfahren 160
Zweifaktorentheorie 54
Zwischenhirn 33
Zwischenzeugnis 213